증보개정판

닭고기와 계란의 과학

이 성 기 저

yh 도서출판 유한문화사

머 리 말

축산식품 중에서 닭고기와 계란은 기존의 적육이나 우유에 포함시켜 취급하기에 곤란한 독립적 특성을 지닌 식품이다. 대학에서는 이 분야의 학문을 「가금식품학」이라고 한다. 일반 독자들은 물론 산업체 종사자들도 가금식품이라는 용어가 아직 생소하게 여기기 때문에 『닭고기와 계란의 과학』이라고 제목을 정했다. 이 책은 기존 저자가 쓴 『계란과 닭고기의 과학(1999년), 유한문화사』의 증보판이지만 제목을 『닭고기와 계란의 과학』으로 변경한 이유는 닭고기 부분에서 내용을 대폭 추가 · 보완하였으며, 산업적인 측면도 고려했기 때문이다.

닭고기는 지방이 적고 단백질이 풍부한 식품이다. 계란은 콜레스테롤 때문에 오랜기간 억울한 누명을 썼지만 역시 영양가가 풍부하고 건강에 유익한 식품이다. 현재 가금식품은 소비자에게 꾸준히 인기를 얻고 있으며 앞으로도 지속적으로 수요가 창출될 미래의 단백질식품이기도 하다.

닭고기 부분에서는 초판에서 다루지 않았던 닭 근육의 구조와 생리, 사후변화를 기술하였고, 포장을 포함하여 저장성을 증진하기 위한 방법, 국제화 시대에 닭고기 할랄푸드에 대해서도 추가로 다루었다. 계란부분에서는 기존의 틀을 유지하면서 계란의 생산에서 수집, 처리, 가공에 이르는 일련의 과정에서 품질과 위생증진에 대해 선진국의 법규를 소개하면서 설명하였다. 또한 우리나라의 닭고기와 계란의 품질 등급을 소개하고 선진국과 차이를 비교하였다.

본 『닭고기와 계란의 과학』은 학생들의 교재로 사용하기 위해서 집필하였으나, 산업체 종사자에게도 필요한 정보를 담으려고 노력하였다. 우리나라는 제도나 법규에 있어서 아직 보완할 점이 많으므로 미국과 유럽 등 사례를 들어 품질과 위생에 대한 정보를 소개하였다. 과학용어는 가능한 한국식품과학회에서 편찬한 용어집을 따르도록 노력하였지만, 축산식품 분야에서 오랫동안 관행적으로 사용해온 전문용어는 그대로 사용하였다. 복합명사로 이루어진 전공용어의 띄어쓰기는 출판사와 협의하여 결정하였다.

오랫동안 대학에서 가금식품학을 가르치고 연구해온 저자로서 그 동안 꾸준히 준비한 내용을 정리하여 증보판을 내게 되었다. 이 분야를 공부하는 학생과 관련 산업체 종사자에게 유익한 정보가 되길 진심으로 기대한다.

마지막으로 증보판을 내자고 몇 년 전부터 내게 용기와 격려를 주셨던 유한문화사 천승배 사장님께 감사를 드린다. 아시다시피 닭고기와 계란 분야가 독자층이 넓은 분야가 아니어서 수요가 한정적이다. 수요가 적으면 아무리 훌륭한 책일지라도 판매부수가 적기 때문에 경제적 이익이 불투명하다는 의미가 된다. 그런 측면에서 감사하다는 뜻이다. 보답은 독자의 몫이다.

2016년 7월

저자 이성기

차 례

제 1 편 가금육
(닭고기 · 칠면조 · 오리고기)

제 1 장 근육의 생리와 구조 / 23

제 2 장 가금육의 영양가와 건강기능성 / 33

제 3 장 가금육의 품질과 등급제도 / 51

제4장 도계공정 / 79

제 5 장 도체의 분할과 처리 / 107

제 6 장 가금육의 지방산화 / 123

제 7 장 가금육의 미생물 / 135

제 8 장 가금육의 저장 / 151

제 9 장 가금육의 포장 / 171

제 10 장 가금육을 이용한 육제품 제조 / 191

제 11 장 부산물의 가공 / 215

제 12 장 할랄과 코셔법에 의한 가금육의 생산 / 225

제 2 편 계 란

제 1 장 계란의 화학 / 237

제 2 장 계란의 영양과 콜레스테롤 / 251

제 3 장 계란의 품질과 저장 / 281

제 4 장 계란의 기능성 / 313

제 5 장 산업체에서 계란의 1차 가공 / 329

제 6 장 계란 가공식품과 이용 / 353

제 1 편

가 금 육

(닭고기 · 칠면조 · 오리고기)

가금육은 닭, 칠면조, 오리 등 집에서 사육하는 조류고기를 말한다. 세계적으로 가장 많이 사육하여 소비하는 것이 닭고기이다. 닭은 종교나 문화적으로 편견이 없는 동물이고 사육기술이 발달하여 가격이 저렴한 식육자원이다. 최근 들어 가금류의 사육기술이 꾸준히 발달하여 왔다. 1970년대까지만 해도 육계(브로일러)를 사육해서 2kg이 되는 기간이 8주가 소요되었지만, 오늘날에는 6주 이내로 가능해졌다. 생체중 1kg을 증가시키는 데 필요한 사료무게인 사료효율(feed conversion rate, FCR)도 브로일러(육계)는 2 이하로, 칠면조는 2.1～3.7까지 줄일 수 있었다.

우리나라에서도 오래 전부터 길러온 토종닭(재래닭)이 있었다. 그 원산지가 동남아시아로 추정되는 재래닭이 북한에서는 석기시대의 유골로 발견되기도 했고, 남한에서는 신라시대 천마총 무덤에서 계란이 발견되기도 했다. 일제시대부터 일본사람들이 한국의 재래닭에 대해 연구하였는데, 1920년대의 재래종의 특징을 살펴보면 외모는 단관(單冠)으로 갈색레그혼종과 비슷하며 무게는 암탉이 1,200～1,500g이었고, 수탉은 1,500～1,900g이었다. 초산일령이 늦어서 6～7개월령에 산란을 시작하여 약 45g의 갈색란을 연간 80～120개 정도를 산란하였다. 성질은 온순하고 방사(放飼)에 적합하며 취소성(就巢性)이 강하여 부화(孵化)와 육추(育雛)를 잘 하였다고 하였다(정 등, 1989).

고문헌에 의한 다른 가금류로는 꿩에 관한 기록이 자주 등장한다. 임금님의 수라상에 자주 올렸다는 꿩고기는 가축화되었다기보다 야생용으로 포획하여 식용하였던 것으로 추측되며 고려꿩 또는 한국꿩(Korean ring-neked pheasant)이라 부르고 있다.

한국산 재래 오골계도 원산지가 동북아시아로 우리나라에서는 당나라로부터 도입되었으나 다른 지방에서는 멸종되었지만 계룡산 인근 연산지방(옛 명칭은 황산성)에서 명맥을 유지하여 왔고, 천연기념물 265호로 지정되어 사육하고 있다(한, 1996). 그러나 오늘날 사육되어 산업체에서 이용하고 있는 가금육은 대부분 외국에서 도입된 계량종의 육계 또는 난용계이고, 학문적으로도 외래종 가금육에 초점을 맞추어 연구가 많이 진행되고 있다. 재래종은 상대적으로 능력이 떨어지기 때문에 멸종위기까지 갔으나 최근에 일반 소비자의 수요요구에 힘입어 산업체와 학계에서 관심을 가지기 시작했다.

주요 식용자원으로서 가금육(家禽肉)을 분류하면 닭고기, 칠면조고기, 오리고기 등이 있다. 그 중에서 가장 많이 소비되는 것이 닭고기이다. 닭고기는 우리나라 육류 소비량의 약 1/4을 차지하고 있지만, 앞으로 소비 점유율이 계속해서 증가되리라 예상된다. 미국의 경우 1인당 가금육 소비량이 돼지고기와 쇠고기 소비량을 각각 1975년과 1987년에 앞섰고, 닭고기 단일 품목만으로도 1983년과 1990년에 각각 앞섰다. 이와 같이 닭고기는 서구에서도 수요가 폭발적으로 증가하고 있다.

닭고기의 소비가 빠르게 증가할 수 있는 이유는 닭고기가 지니는 영양적 우수성과 건강에 관한 소비자의 긍정적 인식 때문이다. 가금류는 가슴육과 다리육에 따라 영양가 조성이 다르지만 일반 정육에 비하여 영양이 우수하다고 평가되고 있다. 닭고기는 돼지고기나 쇠고기에 비해 단백질 함량이 높고 지방함량과 콜레스테롤 함량이 비교적 낮은 것이 특징이다. 따라서 가금육은 성인병 유발을 걱정하는 현대인의 욕구를 충족시키는 육류인 것이다. 또한 닭고기는 타 육류보다 가격이 저렴하므로 경제적 부담이 적고 부위별로 다양하게 가공, 시판되기 때문에 가정에서 단시간에 큰 노력을 들지 않고 조리할 수 있는 편이성이 있다. 특히 현대인은 맞벌이 부부가 늘어나 가정에서의 노동시간이 줄고 대신 외식하는 경향이 늘고 있는데, 이와 같은 사회적 욕구에 잘 부합되는 식품인 것이다.

최근에 세계적으로 닭고기를 포함한 육류소비의 새로운 변화가 생겼다. 우선 건강한 닭을 도축하여 위생적인 고기를 먹고 싶다는 소비자의 욕구가 증대되고 있다. 지금까지 국제적으로 큰 관심을 보이지 못했던 이슬람 국가의 경제력이 커지고 다문화사회가 형성되고 있다는 점이다. 따라서 친환경 축산에 의한 유기닭고기나 동물복지형 닭고기의 생산이 증대되고 할랄고기와 유대인의 코셔고기의 관심이 증대되고 있다.

가금육은 소형가축으로서 도계라인에 다수를 연속적으로 처리하기 때문에 다른 중형 가축보다 도계공정 중에 쉽게 미생물의 상호오염이 이루어질 수 있다. 또 도계 후 분할하거나 발골(拔骨)할 때 연속적인 공정으로 말미암아 숙성(熟成)을 충분히 시키지 못하므로 개체 간 연도가 균일하지 못할 경우도 있다. 가금육을 주원료로 육제품을 제조하고자 할 때 유화력, 보수성, 결착성이 적색육보다 떨어지기 때문에 특별한 가공기술이 요구된다. 이러한 문제들이 가금육 가공산업에서 극복해야 할 과제이다.

제 1 장

근육의 생리와 구조

닭이나 칠면조와 같은 가금육의 근육구조는 기본적으로 포유동물의 것과 유사하지만 근육의 생리와 사후변화, 나아가 식육의 가공과 저장 면에서 다른 특징을 보이고 있다. 가금육은 다리와 가슴에서 정육량이 많고 쇠고기나 돼지고기에 비해 전반적으로 근육색소 함량이 적다. 동일한 개체 내에서도 부위에 따라 사후 특성, 영양성분, 색소 함량이 다른 특징을 지니고 있다.

1. 근육의 생리

가금육의 근섬유는 육색, 수축 반응속도, ATPase에 의한 염색 등에 의해 분류된다. 수축형태에 따라 속근(빠른 경련근육, α, fast-twitch)과 지근(느린 경련근육, β, slow-twitch)으로 나누고, 육색에 따라 적색(R, red)과 백색(W, white)으로 나눈다. 그러므로 가금육 섬유형태를 분류하면 적색지근(βR), 백색속근(αW), 중간근 형태인 적색속근(αR)으로 나눈다. 생리적인 특성을 보면 적색지근(βR) 섬유는 느린 수축에 긴장성(tonic)의 산화적 대사를 하고, 백색속근(αW) 섬유는 빠른 수축에 위상성(phasic)의 해당계 대사를 하며, 중간근(적색속근, αR) 섬유는 빠른 수축에 산화와 해당계 대사를 모두 한다(표 1-1).

병아리가 부화 후 근육으로 성장할 때까지 근섬유의 형태와 전환, 발달이 다르다. 예를 들면 부화 후 10일에 이르면 조직내 myoblasts와 myotubes가 출현하고 이것이 자라서 근육이 된다. 부화 14일 이후는 myoblasts가 감소하고 myotubes가 증가한다. 이때 α(속근, fast-twitch) 섬유는 β-myotubes 표면에 있는 myoblast 군집군에서 형성된다. β-myotubes는 나중에 근육의 기본구조를 이루는 데 기여한다. 부화중 모든 섬유는 적색섬유(βR, αR)로만 존재하지만 어느 순간에 αR이 αW로 전환된

표 1-1. 근섬유의 특성

특 성	적색지근(βR) (slow-twitch, oxidative)	중간근, 적색속근(αR) (fast-twitch, oxidative-glycolytic)	백색속근(αW) (fast-twitch, glycolytic)
색	적 색	적 색	백 색
마이오글로빈 함량	많 다	많 다	적 다
모세관 밀도	높 다	중 간	낮 다
근섬유 직경	작 다	작다/중간	크 다
마이토콘도리아 수	많 다	중 간	적 다
근원섬유 ATPase			
pH 4	+	-	-
pH 10	-	+	+
수축속도	늦 다	빠르다	빠르다
수축작용	긴장성(tonic)	위상성(phasic)	위상성(phasic)

다. 일단 전환되면 αW의 성장속도가 급증하게 된다.

세포 측면에서 분화와 성장을 보면 세포수 증식(hyperplasia)은 부화 중에 일어나고, 세포의 크기(hypertrophy)는 부화 후에 발생한다. 브로일라는 β섬유가 많고, α섬유는 적다. 그러나 α섬유 중에서는 브로일라가 산란계보다 αW로 전환되는 비율이 크다고 한다. 살아있는 가금육이 성장, 발달을 유지할 때 매일 세포에서 단백질의 대사회전(protein turnover)이 일어나며, 이에 따른 성장과 억제(분해)가 칼페인과 케뎁신과 같은 근형질단백질분해효소에 의해 조절되어 균형을 유지된다. 근육을 형성하는 데 분해보다 합성이 많은 경우를 동화상태(anabolic state)라 하고, 근육조직이 줄어들어 합성보다 분해가 많은 경우를 이화상태(catabolic state)라 한다.

일반적으로 산란계는 브로일라보다 단백질의 생합성과 분해율이 높고, 반면 브로일라에서 단백질 분해율이 산란계보다 낮다. 성축 골격근에서 단백질 합성률이 지근섬유(slow fiber)보다 속근섬유(fast fiber)에서 더 낮다. 영계에서 단백질의 생합성과 분해가 활발히 일어나지만 성장 후 성계가 되면 서서히 진행된다. 근육의 성장은 더 많은 생합성과 상대적으로 낮은 분해율이 일어나는데 근육의 빠른 성장속도는 단백질 분해율이 낮은 것과 관련이 깊다(그림 1-1).

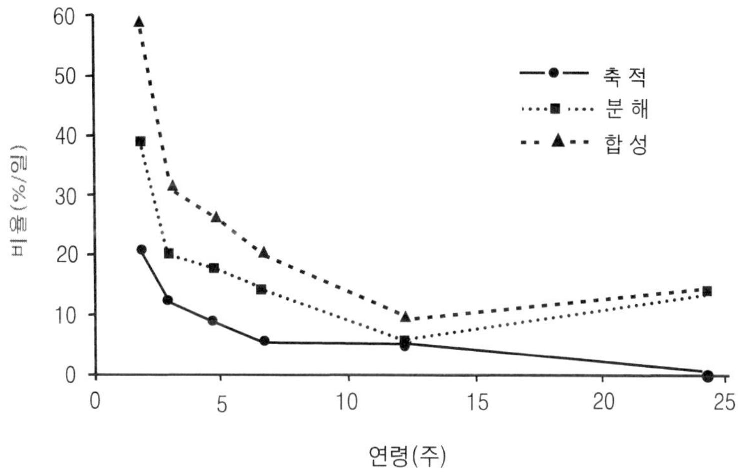

그림 1-1. 닭의 연령에 따른 단백질 합성, 분해, 축적비율(Scanes, 1987)

단백질의 합성과 분해에 영향을 끼치는 요인으로 나이, 영양실조, 운동에 의한 근육세포 크기의 성장, 근섬유수 등을 들 수 있다. 가금류를 포함한 모든 조류는 근섬유에 따라 활동에 필요한 지구력이 다르다. 철새는 중간근(적색속근, αR) 섬유가 우세하고 피하지방이 발달하여 장시간 동안 날을 수 있는 에너지원으로 활용되고 있다. 비둘기와 칠면조는 근육이 순간적으로 수축한다. 이들은 주로 백색근이나 간에 축적된 글라이코젠(glycogen)을 에너지원으로 사용한다. 오리와 거위도 주요 에너지원으로 글라이코젠이 사용되어 젖산과 이산화탄소를 생산한다. 이들 근육은 βR, αW, αR의 3개 형태가 모두 분포되어 있다. 가축화된 닭은 날개가 퇴화되었지만 아직 강력한 가슴육의 힘이 있다. 글라이코젠이 주요 에너지원이고 비행근육(flight muscle)은 주로 백색속근(αW)로 구성되어 있다.

2. 근육의 구조와 기능

가금육의 골격근을 가로질러 절단하면 크고 작은 막이 있다. 그림 1-2에서 보는 바와 같이 근외부의 가장 큰 근외막(epimysium), 중간의 근주막(perimysium), 더 작은 근섬유막(edomysium)으로 근섬유를 둘러쌓고 있다. 전자현미경에 의한 골격근의 모습을 보면 근섬유의 가로 상태로 명암이 교차되는 연속적인 무늬로 형성되어 있는데 이를 횡문근(striated muscle, 가로무늬근)이라고 한다.

어두운 부분을 암대(A띠)라고 하고, 밝은 부분을 명대(I띠)라고 한다. 암대 중심부에 가로로 내려진 선을 M-line이고, 이를 포함한 중앙부 굵은필라멘트에만 존재하고

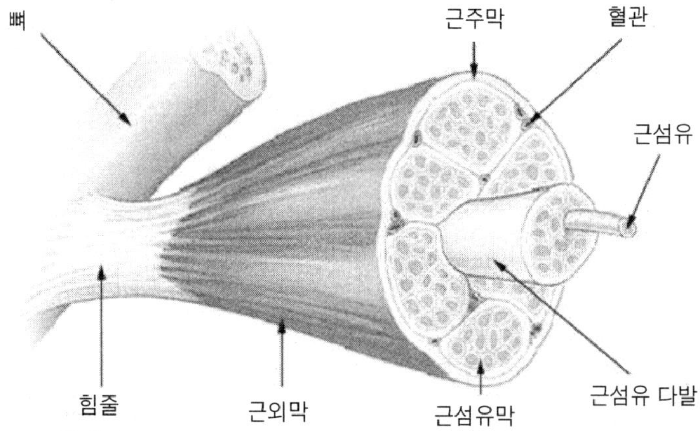

그림 1-2. 골격근의 구조

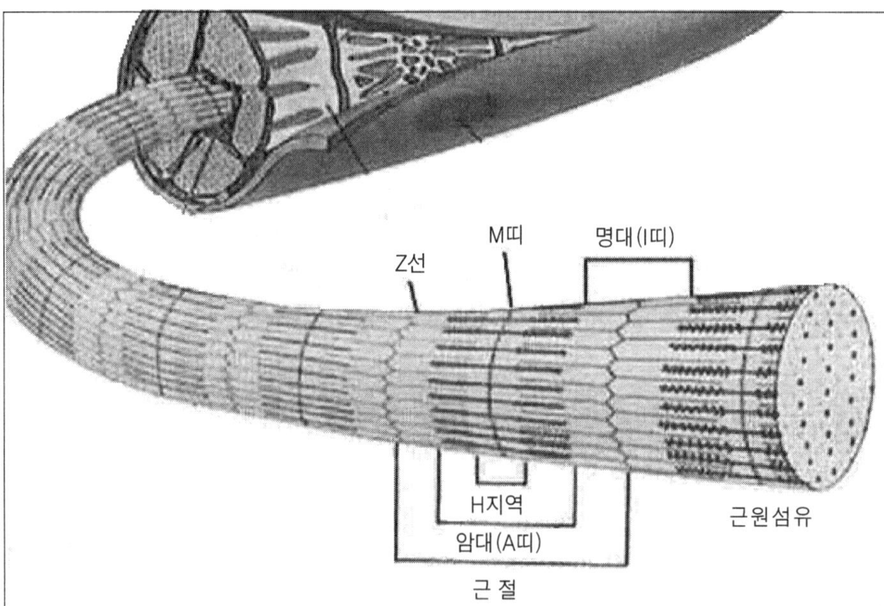

그림 1-3. 근원섬유의 형태

가는필라멘트와 중복되지 않은 지역에 H-zone이 존재한다. 명대 중심부에 가로로 내려져 있는 선을 Z-line이라고 하고, Z와 Z 사이의 거리를 근절 또는 마디(sarcomere)라고 한다. 근절은 근육의 수축과 이완에 따라 움직이는 기본 단위이기도 하다(그림 1-3).

근형질막 안에 근원섬유와 근형질로 구성되어 있다. 근원섬유단백질은 일종의 필라멘트로 굵은필라멘트인 마이오신(myosin)과 가는필라멘트인 액틴(actin)으로 구성되

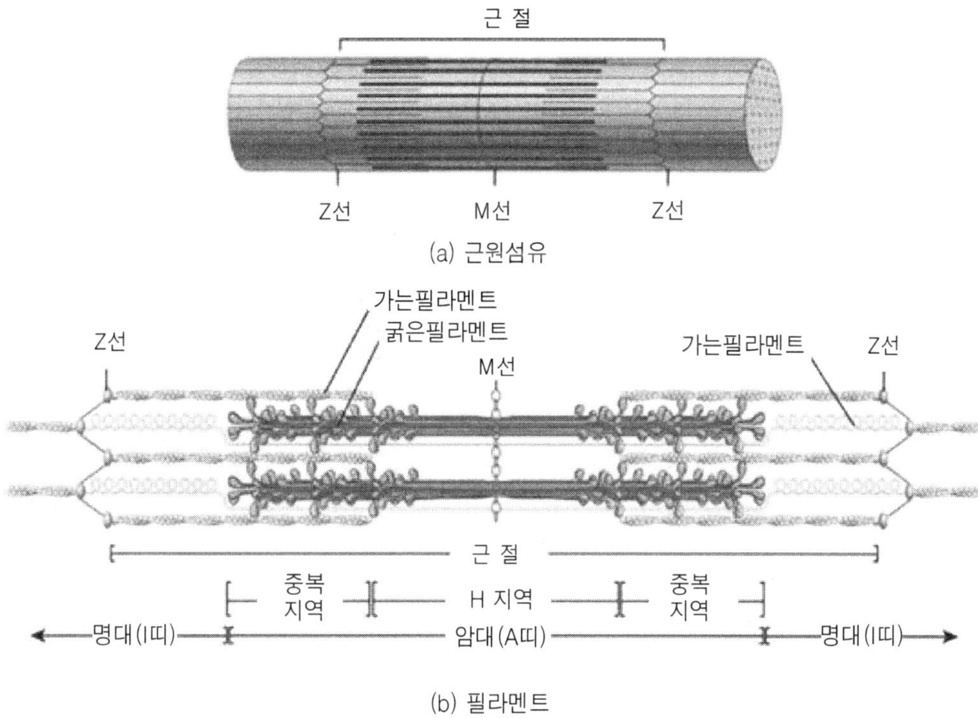

그림 1-4. 근원섬유의 미세구조

어져 있다. 액틴은 Z-line과 연결되어 있고, 중심부의 굵은필라멘트 사이에 들어가 간격을 유지하고 있지만 수축 시에는 굵은필라멘트와 연결되어 안쪽으로 미끄러지게 된다. 마이오신은 머리부분과 꼬리부분으로 구성되어 있으며, 꼬리는 암대의 중앙부분 방향으로 집중되어 있다. 머리는 돌기모양으로 회전하면서 일정하게 배열되어 있고, 수축 시에 액틴과 연결하는 가교역할을 하기도 한다. 액틴은 구형으로 된 사슬형태로 두 갈래로 꼬여 구성되어 있다. 이와 같이 마이오신과 액틴은 골격근에서 양적으로 대부분을 차지하는 주요 단백질이다(그림 1-4).

트로포마이오신(tropomyosin)과 트로포닌(troponin)은 액틴 위에 동일한 방향으로 배열되어 있다. 근육이 이완과 수축에 따라 마이오신의 머리부분과 액틴이 떨어지거나 연결될 수 있도록 조절해 주는 역할을 한다. 이 외에도 소량이지만 근섬유의 입체적 구조를 유지 조절하기 위한 많은 지지단백질이 분포하고 있다.

골격근을 단백질로 분류해 보면 근원섬유단백질, 근형질단백질, 결체조직단백질로 나눌 수 있다. 근원섬유단백질(myofibrillar proteins)은 총 근육단백질 중에서 약 60%를 차지하며 0.6M 이상의 염용액에 녹는 염용성단백질이다. 마이오신, 액틴, 액토마이오신과 같이 수축과 이완을 하는 주체인 수축단백질(contractile protein)이 있고,

트로포마이오신, 트로포닌과 같이 수축과 이완을 하도록 하는 조절단백질(regulatory protein)이 있으며, 근원섬유단백질이 입체적으로 형태를 유지하거나 수축을 안정적으로 하도록 도와주는 지지단백질(cytoskeletal protein)이 있다.

지지단백질은 암대나 명대에 존재하는 단백질이 있고, 틈필라멘트(gap-filament)와 같이 명대와 암대에 걸쳐 존재하는 단백질이 있다. 중간필라멘트(intermediate filaments)는 근원섬유와 Z-line 주위와 측면을 지지하는 단백질이다. 데스민(desmin)의 경우 숙성에 영향을 미치는 근조직 내에 있는 대표적 중간필라멘트이다. 그 외 vimentin, synemin 등이 있다. 틈필라멘트로 티틴(titin)과 네뷸린(nebulin)이 있다. 티틴은 굵은필라멘트와 가는필라멘트를 연결해 주는 단백질로서 Z-line과 M-line까지 연결된다. 구술로 구성되어 실같이 길게 되어 있어 근절의 구조를 유지시키는 역할을 하기 때문에 일명 connectin이라고도 한다. 네뷸린은 티틴과 연결되어 부착하는 역할을 하며, 한쪽 끝은 Z-line과 연결되어 있다.

근형질단백질(sarcoplasmic protein)은 근형질막 내에 존재하는 색소, 마이토콘도리아 등을 말하며 50mM 미만의 낮은 염농도나 물에 녹는 수용성단백질을 말한다. 결체조직단백질(connective tissue proteins)은 근육과 뼈를 연결하는 건, 인대 등의 구성물질인 불용성단백질을 말한다. 가금육에서 단백질을 분해하는 효소는 대부분 세포 내에 존재하는 수용성으로서 근형질단백분해효소(sarcoplasmic proteinase)라고 부른다. 이는 pH에 따라 알칼리성, 중성, 산성효소로 분류하며, 이들은 단백질 분해를 촉진하거나 억제하기도 한다.

알칼리성효소(alkaline protease)는 근원섬유 구조에 강하게 부착되어 있으며 살아 있는 근육에서 단백질대사회전율(turnover)에 관여한다. 최적 활동을 위해 높은 pH를 요구하기 때문에 고기숙성과는 관련이 없는 효소이다. 중성효소(neutral proteinase)는 칼페인(calpain)이라 부르는 단백질분해효소로 근형질(cytosol) 안에 존재한다. 칼페인은 효소의 활력을 위해 칼슘이 필요하며 troponin, C-protein, tropomyosin과 같이 주로 지지단백질(cytoskeletal protein)을 분해하는 특징을 지닌다. 칼페인에는 단백질 분해를 촉진하거나 억제하기도 하고 작용에 필요한 칼슘농도가 다르다. m-calpain은 단백질 50% 분해에 1～2 mM Ca^{++}이 필요하고, u-calpain은 100배 Ca^{++}이 요구된다. Calpastantin은 칼슘과 결합하는 것을 저해하여 단백질 분해를 방해한다.

산성효소(acid protease)는 케뎁신(cathepsin)이라 부르는 단백질분해효소로 라이소좀(lysosome)에 존재하며 cathepsin A, B, C, D, H, L 등이 있다. Cathepsin B, D, H, L은 근원섬유를 분해하는 주요 효소이다. 특히 cathepsin D는 고분자 근원섬유단백질을 분해하는 효소이다.

표 1-2. 근원섬유단백질별 함량 및 부위

단 백 질	함량(%)	근원섬유 내 위치
마이오신(myosin)	43	굵은필라멘트 주요 구성물질
액틴(actin)	22	굵은필라멘트 주요 구성물질
티틴(titin)	8	근절 전역
트로포마이오신(tropomyosin)	5	가는필라멘트 따라 선모양
트로포닌(troponin)	5	가는필라멘트와 트로포마이오신 위
네불린(nebulin)	3	가는필라민트 전역
알파엑티닌(α -actinin)	2	Z-line
마이오메신(myomesin)	0.15	M-line
엑스단백질(X-protein)	1.5	굵은필라멘트
에이치단백질(H-protein)	<0.05	가는필라멘트와 Z-line
데스민(desmin)	0.2	Z-line(중간필라멘트)
이유엑티닌(Eu-actinin)	0.18	Z-line
크레아틴키네이스(creatine kinase)	0.18	M-line
1단백질(1-protein)	0.1	굵은필라멘트 전역
아이단백질(I-protein)	<0.1	A-J 연결부위
필라민(filamin)	<0.1	Z-line
시네민(synemin)	<0.1	Z-line(중간필라멘트)
비멘틴(vimentin)	<0.1	Z-line(중간필라멘트)
빈큘린(vinculin)	<0.1	근원섬유에서 근절위 부착

3. 근육의 사후변화

3.1 사후강직

가금육의 사후강직과 숙성속도는 일반 적육에 비해 빠르다. 예를 들어 칠면조의 가슴육은 돼지의 PSE육과 거의 동량의 αW를 가지고 있지만, 사후 pH 감소는 더 빠르게 진행된다. 도계의 근육대사에 미치는 영향은 사전과 사후에 취급하거나 처리하는 방법에 따라 영향을 받는다. 도계 전에 살아있는 가축을 잡거나 가두기, 이동과 계류, 도계장에서 다리걸기, 전기기절방법 등에 따라 다르다. 사후에는 방혈, 탕침, 탈모, 내장적출, 냉각, 발골, 포장, 저장온도와 기간에 따라 대사에 영향을 미친다.

사후변화에 영향을 미치는 생닭의 영향요인은 더위, 추위, 싸움, 소리, 빛 등의 스트레스나 연령, 질병 등 다양하다. 도계 전에 스트레스를 받게 되면 epinephrine이 방출되고 근육 내 글라이코젠이 소실되게 된다. 사후 근육에 젖산이 생성되고 pH가 감소하여 조직이 단단해진다. 그 중에서 도계전 고온스트레스 와 싸움이 사후 근육의 생리변화에 가장 많이 영향을 미친다. 사전 스트레스를 많이 받은 가금은 사후과정에서 근육내 ATP가 더 많이 감소하고 젖산이 축적되며 냉동후 해동할 때 육즙도 많이 소실된다.

살아있을 때 에너지는 3곳(해당작용, citrate cycle, 마이토콘드리아막)에 호흡기연쇄망에서 생성되나, 사후 산소공급이 중단되면서 일시적으로 해당작용에서 시행된다. 살아있을 때 생성된 젖산은 혈관에서 소실되거나 간에서 재생(glyconeogenesis)되지만 사후에 혈류와 산소가 중단되기 때문에 ATP가 없어 근육내 젖산이 축적하게 된다. 근육에서 ATP가 80%정도 소실되면 사후강직(rigor mortis)이 일어난다. 닭 가슴육의 경우 사후 약 6～7시간 만에 사후강직이 완료되어 가장 조직감이 질기게 된다. 사후강직을 전후로 강직 전(pre-rigor)과 강직 후(post-rigor)로 분류한다(그림 1-5).

근육이 이완되거나 수축될 때는 ATP와 칼슘이 관여하게 된다. 도계전 가금류가 휴식을 취할 때 근형질세망(SR)에 많은 칼슘이 들어 있어 근형질내 자유칼슘(free Ca^{2+}) 농도는 10^{-8}M로 세포 외부의 칼슘 농도보다 10^{3}～10^{5}M 정도 낮다. 수축이나 사후강직이 시작되면 근형질세망의 칼슘이 마그네슘과 칼슘에 의해 활성화되는 ATPase에 의해 근형질로 유입된다. 수축과 이완에서 칼슘 이동력은 지근섬유(slow muscle fiber)보다 속근(fast muscle fiber)에서 더 크다.

3.2 숙성작용

사후 6시간 만에 강직이 완료된 계육은 이후로 서서히 부드러워지기 시작하여 숙성이 진행된다. 마이오신과 액틴이 단단히 결합된 상태에서 내인성단백질분해효소(endogenous proteolytic enzymes)에 의해 결합이 일부 분해되기 시작하여 소편화가 이루어진다. 숙성시킨 근육에 전자현미경으로 관찰하면 단백질 구조가 파괴된 것을 볼 수가 있다. 즉, Z-line의 소실, M-line 농도 감소, Z-line과 M-line에 연결된 측면 구조의 파괴, I-Z 연결부의 세로면 구조의 파괴 등을 들 수 있다. 효소에 따라 근육

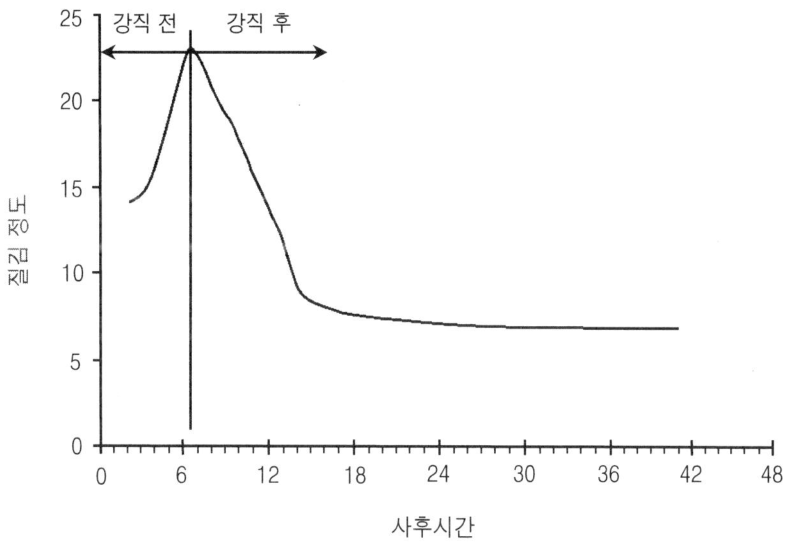

그림 1-5. 사후시간에 따른 닭가슴육의 조직감 변화

단백질의 분해 정도가 다르다. 마이오신은 칼페인, 케뎁신 B, D, L에 의해 분해되고 액틴은 상대적으로 단백질 분해력에 대한 저항성이 강한 것으로 알려지고 있다. 트로포닌 T와 I, 트로포마이오신은 칼페인이나 케뎁신 L에 의해 예민하게 분해되지만 트로포닌 C는 칼페인이나 케뎁신 L에 영향을 받지 않는다. Z-line은 주로 칼페인에 의해 파괴된다.

지지단백질(desmin, titin, nebulin)은 단백질분해효소에 민감하다. 전기영동(SDS-PAGE)에 의하면 숙성에 의해 생성된 단백질분해물(25-34kD, 30kD)의 생성은 식육의 연도와 밀접한 관련이 있다고 한다. 이 분해물이 중성효소에서는 나타나지 않고 산성효소에서 나타나기 때문에 산성효소가 더 분해에 관여한다는 주장도 있다. 그러므로 숙성기간 동안 미생물과 상관없이 고기 스스로 분해하는 자기소화(autolysis) 과정을 거지게 된다. 효소작용에 의해 골격근을 이루는 모든 단백질을 동시에 파괴하는 것이 아니라 효소, 단백질 종류나 부위, pH, 숙성온도와 시간에 따라 선별적으로 이루어진다.

참고문헌

1. Addis, P. B. 1986. Poultry muscle as food. In: Muscle as food. Bechtel, P. J.(ed) Academic Press, London, England. p. 371-401.

2. Fukazawa, T., Briskey, E. J., Takahashi, F., and Yasui, T. 1969. Treatment and post-mortem aging effects on the Z-line of myofibrils from chicken pectoral muscle. *J. Food Sci.* 34:606-610.
3. Goldspink, D. F. 1991. Exercise-related changes in protein turnover in mammalian striated muscle. *J. Exp. Biol.* 160:127-148.
4. Hay, J. D., Currie, R. W., Wolfe, F. H., and Sanders, E. S. 1973. Effects of postmortem aging on chicken muscle fibrils. *J. Food Sci.* 38:981-987.
5. Maeda, Y., Hayashi, K., Tyohara, S., and Hashiguchi, T. 1984. Variation among chicken stocks in the fractional rates of muscle protein synthesis and degradation. *Biochem. Genet.* 22:687-700.
6. Martonosi, A. N. 1984. Mechanisms of Ca^{2+} release from sarcoplasmic reticulum of skeletal muscle. *Physiol. Rev.* 64:1240-1320.
7. Matsukura, U., Okitani, A., Nishimuro, T., and Kato, H. 1981. Mode of degradation of myofibrillar proteins by an endogenous protease, cathepsin L. *BBA-Protein Struct. M.* 662:41-47.
8. Pearson, A. M. and Young, R. B. 1989. *Muscle and meat biochemistry*, Academic Press, San Diego, USA.
9. Robson, R. M. and Huiatt, T. W. 1983. Roles of cytoskeletal proteins desmin, titin and nebulin in muscle. Proceedings of the 36th Annual Reciprocal Meat Conference. p.116-124. Fargo, N. D., National Livestock and Meat Board, Chicago, IL.
10. Samejima, K. and Wolfe, F. H. 1976. Degradation of myofibrillar protein components during post-mortem aging of chicken muscle. *J. Food Sci.* 41:250-254.
11. Scanes, C. G. 1987. The physiology growth, growth hormone, and other growth factors in poultry. *CRC. Crit. Rev. Poult. Biol.* 1:51-105.
12. Suzuki, A., Sawaki, T., Hosaka, Y., Ikarashi, Y., and Nonami, Y. 1985. Post-mortem changes of connectin in chicken skeletal muscle. *Meat Sci.* 15:77-83.
13. Young, O. A., Graafhuis, A. E., and Davey, C. L. 1980. Post-mortem changes in cytoskeletal proteins of muscle. *Meat Sci.* 5:41-55.
14. Schreurs, F. J. G. 1999. Post-mortem changes in chicken muscle. *World Poultry Sci. J.* 56:319-347.
15. 김병철, 박구부, 성삼경, 이무하, 이성기, 정명섭, 주선태, 최양일. 1998. 근육식품의 과학. 선진문화사.

제 2 장

가금육의 영양가와 건강기능성

1. 가금육의 일반조성

가금육의 영양조성을 보면 소와 돼지고기에 비해 지방이 적고 수분이 많은 특성을 지니고 있지만, 가슴과 다리 부위에 따라 다르다. 또한 동일한 개체일지라도 품종, 사료성분, 급여방법 및 환경, 도계후 냉각방법, 표피유무, 연령에 따라 영양성분이 달라진다.

우리나라의 대부분 닭고기는 표피가 포함된 상태에서 판매되고 있지만 서구에서는 소비자의 다양한 요구에 따라 소매단계부터 표피가 붙어 있거나 혹은 제거한 상태로 판매되고 있다. 우리나라도 최근 분할육 생산이 증가되면서 표피를 제거한 고기판매가 늘고 있다. 이는 표피에 기름이 많이 포함되었다는 생각과 함께 외관상 깨끗한 모습을 좋아하는 소비자들이 늘어났기 때문이다. 표 2-1에서 보는 바와 같이 가금육의 품종, 부위, 표피유무에 따른 영양성분을 표시하고 있다. 표피는 지방과 콜라젠단백질 및 수분이 주성분이다. 그러므로 표피를 포함한 고기는 살코기에 비해 지방함량이 많이 들어 있고 상대적으로 단백질과 수분은 적게 들어 있다.

가금육에서 식용으로 차지하는 주요 부위가 가슴과 다리고기다. 가슴육은 흰색이기 때문에 백색육으로 불리고, 다리육은 상대적으로 붉은색을 띠면서 어둡기 때문에 암색육이라고 불린다. 가슴부위는 단백질이 많고 지방이 적게 들어 있다. 다리부위는 가슴부위와 달리 상대적으로 지방이 많고 단백질이 적은 것이 특징이다. 그러므로 소비자들이 가슴육을 먹을 때 퍼석한 느낌이 들고, 다리육을 먹을 때 쫄깃한 식감을 느끼는 이유가 된다. 동일한 부위일지라도 표피를 제거하게 되면 지방함량이 줄어든다.

표피를 포함한 닭고기의 조성을 보면 가슴육과 다리육에서 수분이 각각 68.6%와 65.4%, 단백질이 20.3%와 16.7%, 지방이 11.1%와 18.3%이고, 회분은 모두 1% 미만을 보이고 있다. 가슴육의 지방함량이 다리육보다 상대적으로 적기 때문에 단백질이

표 2-1. 가금육류별 일반조성(식용조직)

가금육	부 위 (표피유무)	수분(%)	단백질 (%)	지방(%)	회분 (%)	에너지 (Kcal/ 100g)
닭(브로일러)	백색육(+)	68.6	20.3	11.1	0.86	186
	백색육(-)	74.9	23.2	1.7	0.98	114
	암색육(+)	65.4	16.7	18.3	0.76	237
	암색육(-)	76.0	20.1	4.3	0.94	125
	표피	54.2	13.3	32.4	0.41	349
칠면조*	백색육(+)	69.1	21.5	8.1	0.90	165
	백색육(-)	73.6	23.6	1.7	1.00	116
	암색육(+)	70.0	18.7	10.3	0.87	172
	암색육(-)	74.0	20.1	4.9	0.95	130
	표피	46.8	11.8	40.6	0.40	417
오 리	전부위(+)	48.5	11.5	39.3	0.68	404
	전부위(-)	73.8	18.3	6.0	1.06	132
거 위	전부위(+)	49.7	15.9	33.6	0.87	371
	전부위(-)	68.3	22.8	7.1	1.10	161
비둘기새끼 (squab)	전부위(+)	56.6	18.5	23.8	1.40	294
	전부위(-)	72.8	17.5	7.5	1.17	142
비둘기	전부위(+)	48.1	15.7	20.2	-	250
꿩	전부위(+)	67.7	22.2	9.3	-	180
메추라기	전부위(+)	69.7	19.6	12.1	-	192

* 칠면조 암컷, 5~7개월

자료 : USDA (2011)

많다. 따라서 칼로리도 가슴육이 186 Kcal로 다리육의 237 Kcal보다 더 낮다. 표피를 제거하게 되면 지방함량은 더 낮아지고 상대적으로 단백질 함량이 더 높아지면서 전체 칼로리는 낮아진다.

칠면조육은 육계보다 덩치가 크고 영양조성도 차이가 있다. 가슴육과 다리육의 지방이 각각 8.1%와 10.3%로 닭고기보다 낮고 단백질 함량이 각각 21.5%와 18.7%로 닭고기보다 상대적으로 높다. 오리, 거위, 꿩, 메추라기 등 품종별로도 영양성분의 차이가 있다. 영양성분은 가금류의 유전요인과 사육환경에 따라 영향을 받지만 가장 차이가 나는 것이 지방함량이다. 예를 들어 표피를 포함한 지방함량을 보면 오리 39.3%, 거위 33.6%, 비둘기새끼 23.8%로 닭고기와 칠면조고기에 비해 상당히 높음을 알 수 있다. 지방함량의 차이가 상대적으로 수분과 단백질과 같은 다른 영양성분의 조성에 영향을 끼친다.

2. 가금육의 부위별 영양성분

닭과 칠면조의 일반조성을 보면 가슴육과 다리육간의 차이는 있지만 동일한 부위에서 큰 차이는 없다. 그렇지만 소와 돼지고기와 같은 적육과 비교해 보면 수분이 약간 높은 편이다. 표 2-2에서 보는 바와 같이 다리육의 수분함량은 닭고기 76.0%, 칠면조고기 74.0%로 쇠고기 73.3%와 돼지고기 73.6%보다 약간 많이 들어 있다. 단백질 함량도 부위별 차이는 있지만 적육에 비해 비슷하거나 높은 편이다. 가금육의 지방함량은 가슴육과 다리육에 따라 차이가 나기 때문에 적육과 직접 비교하기는 어렵다. 가슴육의 경우 지방함량이 낮고, 다리육의 경우 적육과 비슷하다. 전반적으로 닭고기나 칠면조고기는 쇠고기와 돼지고기에 비해 지방함량이 낮은 편이고, 그 함량에 따라서 열량의 차이가 난다.

가금육은 상대적으로 포화지방산이 적고 불포화지방산이 많이 들어 있다. 부위별로 보면 다리육이 가슴육보다 지방이 더 많이 들어 있지만 포화지방산조성을 보면 오히려 낮다. 닭고기는 칠면조고기에 비해 포화지방산과 고도불포화지방산 함량이 낮고, 단일불포화지방산이 현저히 높다. 반면 칠면조고기의 경우 닭고기보다 포화지방산이 더 높았지만 고도불포화지방산도 부위별 각각 4.1%만큼 더 많이 들어 있다.

적육과 비교해 보면 고도불포화지방산 함량에서 월등히 차이가 있다. 닭과 칠면조 가슴육의 고도불포화지방산은 각각 30.8%와 34.9%인데 비하여 쇠고기와 돼지고기는 5.3%와 11.3% 만큼 들어 있다. 가금육의 포화지방산 함량은 반대로 적육에 비해 낮다. 이와 같은 지방산조성 때문에 가금육이 적육보다, 칠면조고기가 닭고기보다 저장 중에 지방산화가 더 촉진되는 이유이기도 하다. 흥미로운 것은 가금육의 콜레스테롤 함량은 가슴육이 다리육보다 낮지만 쇠고기보다 더 높고 돼지고기와 비슷하다는 것이다.

회분은 1% 전후를 보이고 있고 닭고기가 적육에 비해 낮은 경향을 보이고 있으나 일반적으로 큰 차이가 없다. 그 중에 칼륨, 인, 나트륨, 마그네슘 등이 다량 들어 있고 철, 아연, 구리와 같이 미량 들어 있거나 셀레늄과 같이 극미량 들어 있는 경우도

표 2-2. 가금육과 축육의 부위별 100g당 영양성분의 비교

영양성분	영 양 소	닭고기		칠면조고기		쇠고기	돼지고기
		백색육	암색육	백색육	암색육		
일반조성	수분(%)	74.9	76.0	73.6	74.0	73.3	73.6
	단백질(%)	23.2	20.1	23.6	20.1	22.3	21.1
	지방(%)	1.65	4.31	1.66	4.88	3.54	4.22
	회분(%)	0.98	0.94	1.00	0.95	1.19	1.09
	에너지(kcal)	114	125	116	130	127	128
지방	포화지방산(SFA, %)	36.7	31.3	42.1	39.0	45.4	38.2
	단일불포화지방산(MUFA, %)	32.5	38.2	23.0	26.4	49.3	50.0
	고도불포화지방산(PUFA, %)	30.8	30.5	34.9	34.6	5.3	11.8
	콜레스테롤(mg)	58	80	58	62	36	63
무기질	철(mg)	0.73	1.03	1.38	1.90	1.61	0.87
	마그네슘(mg)	27	23	27	23	23	26
	인(mg)	187	162	199	185	211	218
	칼륨(mg)	239	222	299	287	357	370
	나트륨(mg)	68	85	60	74	56	51
	아연(mg)	0.97	2.00	1.59	3.10	4.00	1.85
	구리(mg)	0.040	0.063	0.082	0.152	0.077	0.069
	셀레늄(mcg)	17.8	13.5	24.4	28.6	30.8	33.2
비타민	싸이아민(비타민 B_1, mg)	0.068	0.077	0.060	0.076	0.075	1.086
	라이보플라빈(비타민 B_2, mg)	0.092	0.184	0.131	0.219	0.120	0.292
	나이아신(니코틴산, mg)	10.60	6.25	5.63	2.82	6.47	4.41
	판토텐산(mg)	0.822	1.249	0.690	1.156	0.654	0.828
	비타민 B_6(mg)	0.54	0.33	0.56	0.36	0.63	0.63
	비타민 B_{12}(mcg)	0.38	0.36	0.45	0.40	0.94	0.69

자료 : USDA (2008)

있다. 셀레늄은 사료속에 인위적으로 첨가하지 않는 한 사육장소 주변 자연속에 함유된 천연 셀레늄의 존재여부에 따라 근육에 축적여부가 달라진다고 알려지고 있다. 가금육의 인과 칼륨 함량은 쇠고기와 돼지고기에 비해 더 적게 들어 있고 나트륨은 더 많이 들어 있다.

고기속에는 비타민 B 복합물질이 풍부히 들어 있다. 비타민 B_{12}는 고기속에 들어 있는 주요 비타민 성분중 하나로 체내에서 스스로 합성되지 않기 때문에 필히 인간이

육류로부터 얻어야만 되는 중요한 영양소이다. 참고로 고기에는 비타민 C는 들어 있지 않고 비타민 A는 간에 풍부하게 들어 있다.

3. 가열에 따른 닭고기의 영양조성

가열방법에 따라 영양성분이 변한다. 일반적으로 가금육을 가열처리하면 일부 육성분의 소실로 인해 영양소의 절대량은 줄어들지만 수분감소에 따른 무게당 영양소의 비율은 상대적으로 늘어나고 단백질소화율은 약간 증가된다. 가열로 고기내 수분과 지방이 빠져나가 감소되고 상대적으로 단백질, 회분함량은 증가한다(표 2-3). 미네랄 함량도 가열방법에 따라 고형분이 증감되기 때문에 상대적으로 단위 무게당 함량이 변화된다.

가열방법에 따라 지방함량도 달라진다. 지방이 용해되어 외부로 유출되거나 일부 지방은 다시 육내부로 재흡입되기 때문이다. 가금육을 굽거나 졸이게 되면 중성지질의 구성성분은 크게 변하지 않는다. 양념구이육은 고도불화지방산 함량이 감소하는 경향이 있지만, 상대적인 단일불포화지방산 함량은 증가한다. 반죽튀김이나 기름 튀김을 하면 포화지방산이 약간 감소하나 고도불포화지방산은 튀김오일 성분의 영향으로 약간 증가하는 경향이 있다. 반죽튀김이나 단순튀김은 방법에 따라 다르다. 튀기는 도중 반죽으로 기름이 흡수되기 때문에 지방산조성도 달라질 뿐 아니라 그로 인해 칼로리도 높아진다.

비타민 함량도 가열방식에 따라 가변적이다. 비타민 중에서 싸이아민은 가열에 의해 쉽게 줄어든다. 판토텐산이나 비타민 B_6도 가열 중 액즙속에 포함되어 흘러나오므로 감소한다. 건열(乾熱)처리할 때 온도가 높을수록 라이보플라빈, 나이아신, 판토텐산의 함량이 더 많이 줄어든다. 가열한 고기를 전자레인지에 다시 가열하면 계속해서 영양가가 줄어든다고 한다. 통조림식품은 높은 온도와 압력에서 가열되므로 이때 싸이아민이 가장 많이 감소된다. 통조림으로 제조하였을 때 싸이아민 함량이 일반 적육에서 23～44% 정도 감소되었고, 닭고기의 백색육보다 적색육에서 77% 이상 감소되었다는 보고가 있다.

훈연은 가열과 함께 실시하므로 가열에 의한 영양소의 변화가 일어나고, 훈연성분의 침투와 함께 육단백질의 변성도 초래된다. 훈연을 실시하면 육단백질용해도와 라이신이용성(lysine availability)의 감소, 싸이아민 함량이 감소한다. 건조도 방법에 따라 영양가의 달라진다. 열풍건조를 실시하면 동결건조에 비해 비타민류의 소실이 크다. 동결건조를 실시하면 토코페롤이 35%, 싸이아민이 5～6% 감소하나 그 외 비타민의 파괴는 거의 없다고 알려지고 있다. 가열처리나 조사방법에 비해 가열처리가 가금육의 저장중 영양가의 손실이 적은 편이다.

토종닭(재래닭)의 영양성분에 관한 연구는 많지 않고, 영양조성도 브로일러만큼 잘 알려져 있지 않다. 현재 토종닭이라고 명명하여 산업적으로 판매되고 있는 것이 농촌진흥청축산과학원에서 연구한 바 있는 "우리맛닭"과 개인회사에서 출시한 "한협 3호"

표 2-3. 가열방법에 따른 닭고기가슴육(표피포함 100g)의 영양성분의 비교

영양성분	영 양 소	생 것	구운 것	불고기	졸인 것	반죽튀김
일반조성	수분(%)	69.5	62.4	63.5	66.2	51.6
	단백질(%)	20.9	29.8	27.5	27.4	24.8
	지방(%)	9.25	7.78	8.18	7.42	13.2
	탄수화물(%)	0	0	0.02	0	8.99
	회분(%)	1.01	0.99	1.72	0.84	1.33
	에너지(kcal)	172	197	184	184	260
무기질	칼슘(mg)	11	14	15	13	20
	철(mg)	0.74	1.07	0.55	0.92	1.25
	마그네슘(mg)	25	27	26	22	24
	인(mg)	174	214	255	156	185
	칼륨(mg)	220	245	289	178	201
	나트륨(mg)	63	71	347	62	275
	아연(mg)	0.80	1.02	0.92	0.97	0.95
	구리(mg)	0.039	0.05	0.043	0.044	0.06
	망간(mg)	0.018	0.018	0.017	0.018	0.054
	셀레늄(mcg)	16.6	24.7	30.6	21.8	28.0
비타민	싸이아민(비타민 B_1, mg)	0.063	0.066	0.078	0.041	0.115
	라이보플라빈(비타민 B_2, mg)	0.085	0.119	0.133	0.115	0.146
	나이아신(니코틴산, mg)	9.91	12.71	9.40	7.81	10.52
	판토텐산(mg)	0.804	0.939	1.408	0.547	0.820
	비타민 B_6(mg)	0.530	0.560	0.299	0.290	0.430
	엽산(folate, mcg)	4	4	11	3	15
	콜린(choline, mg)	67.1	72.8	61.9	64.4	64.8
	비타민 B_{12}(mcg)	0.34	0.32	0.32	0.21	0.30
	비타민 A(I.U)	83	93	41	82	67
	비타민 E(mg)	0.31	0.27	0.20	0.27	1.06

자료 : USDA (2008)

표 2-4. 가열방법에 따른 닭고기가슴육(표피포함 100g)의 지방산 및 아미노산 조성

영양성분	영 양 소	100g당 평균값			
		생것	튀김 것	구운 것	졸인 것
지방산	포화지방산(SFA, g)	3.91	4.00	3.20	4.34
	라우르산(12:0)	0.01	0.01	0.01	0.01
	미리스트산(14:0)	0.09	0.09	0.09	0.08
	팔미트산(16:0)	2.33	2.76	2.25	2.07
	스테아르산(18:0)	0.63	1.2	0.62	0.56
	단일불포화지방산(MUFA, g)	4.52	6.02	4.59	6.11
	팔미톨레산(16:1)	0.6	0.45	0.57	0.53
	올레산(18:1)	3.74	5.79	3.51	3.23
	아코세노인산(20:1)	0.12	0.09	0.12	0.11
	고도불포화지방산(PUFA, g)	2.34	3.48	2.48	3.59
	리놀레산(18:2, n-6)	2.07	3.24	1.98	1.83
	리놀렌산(18:3, n-3)	0.10	0.18	0.09	0.08
	모로시틴산(18:4)	-	-	-	-
	아라키돈산(20:4)	0.06	0.07	0.09	0.08
	에이코사펜타엔산(EPA 20:5, n-3)	0.01	0.01	0.01	0.01
	도코사펜타엔산(DPA 22:5)	0.01	0.01	0.02	0.02
	도코사헥사엔산(DHA 22:6, n-3)	0.02	0.02	0.03	0.03
	콜레스테롤	67	84	84	74
	트립토판(tryptophan, g)	0.227	0.268	0.326	0.294
	쓰레오닌(threonine, g)	0.839	0.963	1.202	1.084
	아이소루신(isoleucine, g)	1.015	1.171	1.458	1.316
	루신(leucine, g)	1.477	1.723	2.119	1.91
	라이신(lysine, g)	1.654	1.841	2.374	2.142
	메싸이오닌(methionine, g)	0.541	0.616	0.776	0.699
	시스틴(cystine, g)	0.27	0.326	0.385	0.347
	페닐알라닌(phenylalanine, g)	0.788	0.938	1.13	1.019
	타이로신(tyrosine, g)	0.655	0.762	0.94	0.848
	발린(valine, g)	0.985	1.147	1.412	1.273
	아지닌(arginine, g)	1.268	1.445	1.811	1.629
	히스티딘(histidine, g)	0.597	0.682	0.858	0.744
	알라닌(alanine, g)	1.177	1.334	1.679	1.509
	아스파트산(aspartic acid, g)	1.807	2.04	2.587	2.33
	글루탐산(glutamic acid, g)	2.967	3.75	4.254	3.835
	글라이신(glycine, g)	1.291	1.466	1.823	1.629
	프롤린(proline, g)	0.973	1.238	1.381	1.238
	세린(serine, g)	0.714	0.869	1.021	0.919

자료 : USDA (2011)

가 있다. 그리고 개인 농가에서 사육하고 있는 것을 국가 연구기관에서 관여하여 연구 중인 재래닭이 "연산오계", "현인흑계", "횡성약닭", "황봉" 등이 있다. 그 외에도 최근 소래영농조합법인에서 소래 1호를 토종닭 신품종으로 등록하였다.

토종닭은 오래 전부터 농가에서 방사시켜 사육되어 왔던 닭이기 때문에 크기가 왜소하고 체지방이 적고 상대적으로 육질이 질긴 편이다. 표 2-5에서 보는 바와 같이 상업적으로 시판되는 토종닭과 연구 중인 재래닭의 일반성분을 보면 품종과 부위별로 다르다. 4종류 재래닭의 일반조성을 보면 단백질과 회분에서 차이는 없었으나 지방함량에서 차이를 보였다. 연산오계와 현인흑계의 가슴육 지방함량은 각각 4.94%와 4.69%로 높았고, 반면 횡성약닭이 1.67% 낮았다. 다리육은 품종별 비슷한 경향을 보였다.

수분함량은 지방함량에 따라 영향을 받지만 연산오계와 현인흑계가 횡성약닭과 황봉에 비해 상대적으로 낮았다. 가슴육이 지방함량이 낮고 다리육은 상대적으로 높았

표 2-5. 토종닭의 부위별 일반조성

	부 위	종 류	수분(%)	지방(%)	단백질(%)	회분(%)
시험 1	가 슴	연산오계	73.0	4.9	21.1	0.99
		현인흑계	72.3	4.7	22.0	0.93
		횡성약닭	76.4	1.7	21.0	0.95
		황봉	73.6	3.6	21.8	0.91
	다 리	연산오계	74.1	7.2	17.7	0.93
		현인흑계	73.0	7.0	19.0	1.02
		횡성약닭	76.8	5.6	16.7	0.94
		황봉	76.9	6.5	15.6	0.99
시험 2	가 슴	대조구(소형육계)	74.7	0.9	23.4	1.10
		대조구(대형육계)	73.1	1.9	23.9	1.02
		우리맛닭	74.6	2.6	22.0	0.93
		한협 3호	74.9	1.7	22.5	0.91
	다 리	대조구(소형육계)	74.8	5.3	19.0	0.92
		대조구(대형육계)	71.6	4.3	23.2	0.86
		우리맛닭	75.2	5.1	18.9	0.83
		한협 3호	75.9	3.7	19.6	0.78

자료 : 이 등(2011, 2015)

으나 시판 육계와 비교하여 우리맛닭과 한협3호 간의 일반조성은 특별한 차이는 없다. 그러나 전(2010)에 의하면 우리맛닭의 가슴살이 브로일러에 비해 조지방 함량이 낮고 전반적으로 콜라젠 함량은 높다고 하였다. 조직감 분석에 있어 브로일러보다 더 단단하고 탄력성이 있다고 하였다. 다른 보고를 보면 토종닭과 브로일러의 도계 직후 콜레스테롤 함량을 보면 가슴육이 1.1과 1.3 mg/g, 다리육이 1.8과 2.1 mg/g으로 토종닭이 더 낮았고, 헴색소(heme pigment) 함량이 높아서 색이 더 붉었지만 콜라젠 함량은 오히려 더 낮다고 하였다.

표 2-6. 우리나라 재래닭(가슴육)의 지방산조성 (%)

Items (%)	시 험 1					시 험 2			
	대조구 (레그호온)	연산오계	현인흑계	횡성약닭	황봉	대조구 (소형육계)	대조구 (대형육계)	우리맛닭	한협3호
미리스트산(14:0)	0.93	1.2	1.1	0.78	0.91	0.98	1.1	1.2	1.1
팔미트산(16:0)	30.2	33.6	32.1	26.1	25.5	25.4	23.6	26.4	24.8
팔미톨레산(16:1)	3.4	3.8	3.1	0.89	2.2	6.8	6.3	6.8	6.5
스테아르산(18:0)	11.9	13.9	13.2	15.4	15.3	7.1	6.6	8.2	6.7
올레산(18:1)	35.8	31.8	31.3	39.6	34.8	41.2	41.2	39.8	40.5
리놀레산(18:2)	15.7	12.0	15.4	14.2	18.3	14.5	17.5	13.0	15.9
리놀렌산(18:3, n-6)	0.09	0.04	0.13	0.07	0.09	0.38	0.24	0.40	0.27
리놀렌산(18:3, n-3)	0.40	0.16	0.27	0.27	0.33	0.70	1.1	0.45	0.74
아코세노인산(20:1)	-	-	-	-	-	0.57	0.54	0.55	0.53
아라키돈산(20:4)	-	-	-	-	-	1.6	1.2	2.4	2.1
에이코사펜타엔산 (EPA 20:5)	0.15	0.29	0.25	0.21	0.20	0.12	0.54	0.09	0.08
아드렌산(C22:4)	0.95	2.25	1.84	1.32	1.34	0.41	0.33	0.57	0.55
도코사헥사엔산 (DHA 22:6)	0.58	1.1	1.4	1.3	0.98	0.32	0.22	0.31	0.30
포화지방산	43.0	48.6	46.3	42.2	41.7	33.4	31.3	35.7	32.5
단일불포화지방산	39.2	35.6	34.4	40.4	37.0	48.6	48.0	47.1	47.5
고도불포화지방산	17.8	15.8	19.3	17.3	21.3	18.0	20.7	17.2	19.9
오메가 6/3 지방산 비율	14.9	9.5	9.6	8.9	13.1	14.8	14.0	19.2	16.8

-: 존재 유무가 불확실함.

자료: 이 등(2011, 2015)

우리나라 재래닭의 지방산 분포를 보면 올레산(18:1), 팔미트산(16:0), 리놀레산(18:2), 스테아르산(18:0)이 다량 함유하고 있다. 고도불포화지방산도 17.2%~21.3%로 일반 적육에 비해 더 많이 함유하고 있다. 맛에 영향을 미친다고 알려진 올레산 함량이 횡성약닭의 가슴육에서 39.6%로 가장 많이 들어 있고, 리놀레산은 황봉 가슴육에서 많이 들어 있다. 오메가 6/3 지방산의 비율도 횡성약닭의 가슴육이 8.93, 다리육이 15.6으로 다른 품종에 비해 낮은 특성을 보였다.

산란노계와 종계는 육계에 비해 나이가 많이 든 닭이다. 원래 식용목적으로 사육된 닭은 아니지만 도계 후 대부분 가공용 원료육으로 이용되고 있다. 나이가 많이 들었기 때문에 결체조직이 발달되고 수분이 적은 편이다. 일반조성을 보면 표피유무에 따라 지방의 함량이 차이가 나고 부위에 따라 다르다.

표 2-7에서 보는 바와 같이 미미한 차이지만 산란노계는 육계나 종계에 비해 지방 함량이 낮고 상대적으로 단백질 함량이 높은 편이다. 그러나 콜라젠과 같이 불용성단백질이 많아 소화흡수가 낮고 조직감이 질기다.

노계육의 환우 유무에 따른 지방산조성을 보면 품종과 상관없이 올레산, 팔미트산, 리놀레산, 스테아르산이 다량 들어 있다. 노계육에게는 육계에 비해 스테아르산, 리놀레산이 다량 들어 있고, 반면 팔미토인산, EPA, DHA 등이 적게 들어 있다. 그러므로 오메가 6/3 지방산의 비율이 육계보다 높은 것이 특징이다. 이는 오메가 3 지방산이 적게, 오메가 6 지방산이 상대적으로 많이 들었음을 의미한다(표 2-8).

표 2-7. 육계, 종계, 산란노계(다리육)의 표피 유무에 따른 일반조성

종 류	표피 유무	일반조성(%)			
		수 분	단백질	지 방	회 분
육계(4주령)	표피제거	74.3	19.4	5.4	0.95
종계(80주령)		74.3	20.0	4.9	0.81
산란노계(60주령)		75.0	20.2	4.3	0.71
육계(4주령)	표피포함	69.2	18.2	11.8	0.79
종계(80주령)		68.1	18.4	12.9	0.70
산란노계(60주령)		68.34	19.5	11.5	0.61

자료 : Muhlisin 등(2012)

표 2-8. 산란노계(성계육)의 환우 유무에 따른 지방산조성

지 방 산	처 리 구					
	가슴육			다리육		
	대조구 (육계)	미환우 노계	환우 노계	대조구 (육계)	미환우 노계	환우 노계
미리스트산(14:0)	1.0	0.70	0.77	0.80	0.60	0.83
팔미트산(16:0)	26.2	26.1	28.0	22.5	20.7	21.5
팔미톨레산(16:1)	4.4	1.5	1.27	4.2	1.7	1.7
스테아르산(18:0)	8.3	9.1	9.43	8.3	9.8	9.7
올레산(18:1)	35.8	31.3	27.7	38.2	34.5	36.1
리놀레산(18:2)	18.1	22.0	20.1	19.7	26.1	24.6
리놀렌산(18:3, n6)	0.8	0.40	0.37	0.60	0.40	0.50
리놀렌산(18:3, n3)	0.90	0.53	0.47	0.80	0.70	0.63
아라키돈산(20:4)	2.8	7.1	10.2	3.5	4.6	3.6
에이코사펜타엔산(EPA 20:5)	0.47	0.10	0.10	0.30	0.10	0.10
아드렌산(C22:4)	0.77	0.90	1.17	0.73	0.80	0.53
도코사헥사엔산(DHA 22:6)	0.50	0.30	0.40	0.50	0.10	0.17
불포화지방산	35.6	35.9	38.2	31.6	31.0	32.0
단일불포화지방산	40.2	32.8	29.0	42.4	36.3	37.8
고도불포화지방산	24.4	31.3	32.8	26.1	32.8	30.1
오메가 6/3 지방산 비율	12.2	32.7	33.0	15.3	35.4	33.2

자료 : 이 등(2016)

4. 가금육의 건강기능성

가금육은 적육에 비해 지방함량이 적고 상대적으로 단백질 함량이 많기 때문에 최근 서구국가에서는 건강식품으로 인지되어 소비가 증가되고 있다. 건강기능성 가금육이란 한 가지 이상의 유효성분이 고기 내에 함유되어 그것을 먹었을 때 인체건강에 유익한 역할을 하는 식품을 말한다. 보통 자연 발생적이거나 또는 사료를 통해 유익한 성분이 고기에 축적되는 경우가 많다.

고기 자체에도 건강에 유익한 각종 생리활성물질(bioactive compounds)이 함유하고 있지만, 사료를 통해 유용성분을 근육에 축적시켜 조절할 수 있다. 닭은 다른 축

육에 비해 생산 주기가 짧고 관리하기 편리하기 때문에 사료급여 방법에 의한 건강기능성 계육을 많이 생산되고 있다.

현대인이 고기에서 가장 관심이 많은 영양성분이 지방이다. 고기를 섭취함으로써 인체건강과 밀접한 관계가 있는 총 지방함량, 포화 및 불포화지방산, n-6와 n-3 지방산 비율, 콜레스테롤, CLA, 토코페롤, 지방의 산화억제에 관해 과학적 방법으로 조절함으로써 건강기능성 계육의 생산이 이루어지고 있다.

4.1 오메가-6 대 오메가-3 지방산의 비율

불포화지방산 중에서 오메가-3(n-3)와 오메가-6(n-6) 지방산으로 분류할 수 있다. 오메가-3 지방산은 필수지방산으로 지방산을 구성하는 탄소연결고리 끝의 메틸(methyl)기로부터 3번째 탄소에 이중결합이 처음 있는 지방산이고, 오메가-6 지방산은 메틸기로부터 6번째에 탄소에 이중결합이 처음 있는 불포화지방산이다. 예전에는 지방산의 포화여부에 따라 건강에 관심을 가졌으나 근래에 와서 불포화지방산 중에서도 오메가-6 대 오메가-3 비율이 건강에 더 크게 영향을 끼치는 것으로 알려지고 있다.

야생동물이나 어류의 근육에는 n-3 지방산 함량이 가축의 근육보다 상대적으로 많다. 아주 옛날 수렵시대에 야생동물의 n-6 대 n-3 지방산 비율은 1:1 정도였다고 한다. 약 만년 전부터 인류가 농경사회로 정착하여 야생동물을 가축화하기 시작한 이후부터 n-6 대 n-3 지방산 비율이 증가하기 시작하였다. 오늘날 가축들은 우리 안에서 움직이지 못한 상태에서 단시간에 많은 에너지를 섭취하여 고기나 알을 생산하기 때문에 n-6 지방산 함량은 증가하고 n-3 지방산 함량은 감소하게 되었다. 따라서 현대인은 인위적인 환경에서 사육된 동물성기름을 섭취함으로써 n-3 지방산을 적게 먹고 n-6 지방산을 상대적으로 많이 먹는 식생활형태로 변하게 되었다.

n-6 대 n-3 지방산 섭취비율을 보면 유럽인이나 미국인은 25:1~50:1로 매우 높고, 이에 비해 일본인은 12:1, 그린랜드의 에스키모인들은 1:1로 먹는 것으로 알려지고 있다. 따라서 사망자 중 심근경색 비율도 각각 40%, 12%, 7%로 나타났다(Singer, 2000). 오메가 3 지방산 섭취는 자연산 어류나 친환경으로 사육된 동물성식품의 섭취와 관련이 있어 보이며, 반면 오메가 6 지방산 섭취는 인위적이고 과학화된 방식으로 생산된 근육을 섭취하였기 때문으로 해석된다.

n-6 지방산을 많이 섭취하거나, 또는 n-6 대 n-3 지방산의 비율이 너무 높은 음식을 섭취하면 심장병, 염증, 우울증, 진성 당뇨병, 암, 시각장애 등 각종 질병이 야기하게 된다. 그러므로 오늘날 n-6 대 n-3 지방산의 섭취비율을 낮추기 위해 친환경 유기

축산에 관심을 보이기도 하고, 사료에 유효성분을 넣어 고기속의 지방산조성을 조절하는 기능성고기를 생산하기도 한다.

닭에게 각종 유지류를 급여하면 근육속의 지방산조성을 다르게 할 수 있다. 표 2-9와 같이 닭에게 쇠기름, 올리브유, 해바라기유, 아미인유를 급여한 결과를 보면 급여구 모두 가슴보다 다리에 더 많은 기름이 축적되고, 아마씨유를 급여한 닭에서 오메가-6 대 오메가-3 지방산 비율이 월등히 낮아졌다. 일반적으로 닭과 같은 단위동물에서는 오메가-3 지방산이 다량 함유된 사료를 급여하면 근육에도 유사한 비율로 나타난다. 닭 근육에 오메가-3 지방산을 증가시키기 위해 조류, 아마씨유(linseed oil), 대마유(hemp oil), 평지씨기름(rapeseed oil)을 사료에 첨가하고 있다.

인간건강에 유익한 오메가-6 대 오메가-3 비율은 10:1～5:1이라고 하나 유럽에서는 4:1 이하 또는 그 이하 비율까지 낮추려는 연구가 한창 진행되고 있다. 인체영양적인 측면에서 보면 보통 음식 중 지방을 통한 에너지 섭취를 30% 이하로 해야 하며, 포화와 단일불포화 및 고도불포화지방산 섭취 비율이 1:1:1이고 오메가-6 대 오메가-3 비율이 5:1 이하로 권장하고 있다.

표 2-9. 여러 유지류를 급여한 닭의 가슴과 다리에 축적된 오메가 3과 오메가 6 지방산 함량(mg/지방 g)

	우 지	올리브유	해바라기유	아마씨유
가 슴				
지방함량(%)	1.40	1.35	1.44	1.35
n-6	167.8	155.3	350.4	160.6
n-3	22.1	22.6	12.0	204.7
오메가 6/3 지방산 비율	7.8	7.0	30.0	0.8
n-3 mg / 고기 100g	30.9	30.5	17.3	276.3
다 리				
지방함량(%)	2.06	2.10	2.27	2.24
n-6	179.9	159.4	370.5	185.9
n-3	19.9	19.3	9.0	244.0
오메가 6/3 지방산 비율	9.1	8.4	43.3	0.8
n-3 mg / 고기 100g	41.0	40.5	30.4	546.6

자료 : Crespo와 Esteve-Garcia (2001)

4.2 항산화관련 영양소

닭고기는 적육에 비해 불포화지방산이 다량 들어 있어 지방산화가 쉽게 일어난다. 산화의 초기단계에 형성된 자유라디칼은 산소와 반응하여 peroxyl 라디칼이 된다. 이는 반응성이 강해서 근육내 막조직을 공격하고 심장, 혈관, 뇌, 신경 및 근육조직을 상하게 하며 암을 일으키기도 한다. 그러므로 가금육에서 신선도를 유지하기 위해 지방산화를 가능한 지연시켜야 한다. 지방산화를 억제하는 방법으로 사료속에 유효성분을 첨가하여 근육내에 존재하는 superoxide dismutase, glutathione peroxidase와 같은 항산화효소를 활성화시켜 라디칼 형성을 막거나 비타민 A, E, C, 카르토노이드와 같이 산화 진행과정을 저지시켜야 한다. 사료에 첨가하는 대표적인 항산화영양소로 알파토코페롤과 셀레늄이 있다.

사료에 알파토코페롤를 첨가하면 닭의 근육에서도 알파토코페롤 함량이 축적된다. 그렇지만 사료에 불포화지방산 함량이 증가할수록 근육내 축적되는 알파토코페롤 함량은 정체되거나 감소하는 경향이 있다. 셀레늄은 glutathione peroxidase의 효소역가를 높이는 미량 영양소이다. 무기염 형태와 단백질과 결합체인 유기염 형태가 있다. 무기염보다 흡수율이 좋은 상업용 유기염 셀레늄이 상품화되어 시판되고 있다. 셀레늄을 강화한 닭고기를 냉장저장하게 되면 대조구에 비해 malondialdehyde 함량이 낮아 지방산화가 억제됨을 알 수 있다(그림 2-1).

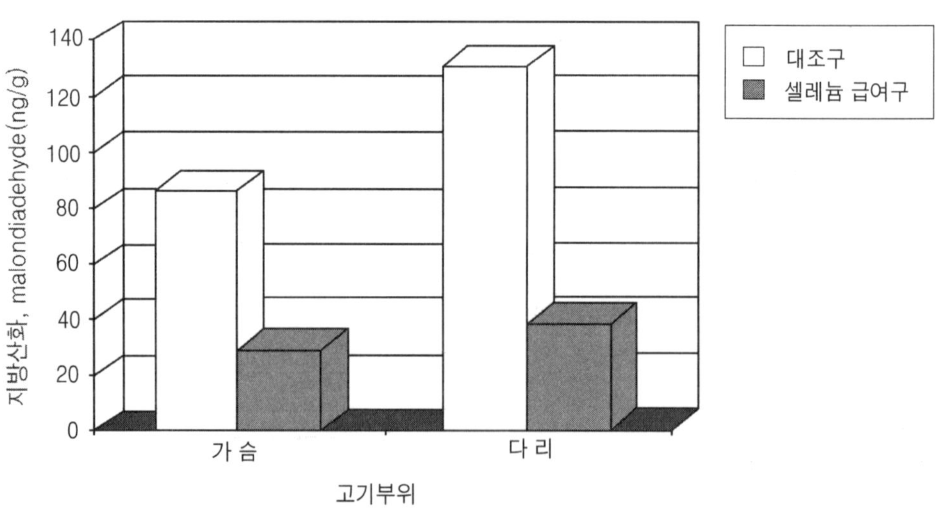

그림 2-1. 셀레늄이 강화된 닭고기를 저온(4℃)에서 1주일간 저장시켰을 때 지방산화 비교(Yaroshenko 등, 2004)

CLA(conjugated linoleic acid)도 건강에 유익한 기능성물질이다. 사료속에 CLA를 첨가하면 가금육에 CLA 함량이 증가하지만 오메가-3 지방산 축적만큼 쉽지는 않다. 사료에 CLA 첨가량을 높이면 근육에서 포화지방산이 증가하고 불포화지방산이 감소하는 경향이 있기 때문에 반추동물만큼 축적효과가 없는 것으로 알려지고 있다.

건강기능성 영양소가 축적함에 따라 영양적 가치는 증가되지만 닭고기의 맛과 냄새, 조직감이 변하는 경우도 있다. 오메가-3 지방산을 강화하기 위해 어유를 급여한 닭고기는 나쁜 냄새와 맛이 난다고 알려지고 있다. 이는 어유의 특이한 비린 냄새나 산패취가 고기속으로 유입되었기 때문이다. 아마씨유를 급여한 닭고기에서도 초기 지방산화와 관련하여 관능검사상 좋지 않은 결과를 보였다고 한다. 그러나 CLA를 급여한 닭고기는 색깔이 약간 어둡고 조직감이 약간 단단하며 더 높은 관능점수를 보였다고 보고되고 있다.

참고문헌

1. Barbut, S. B. 2015. The science of poultry and meat processing. University of Guelph. Library and Archives Canada Cataloguing in Publication. ISBN 978-0-88955-626-3(pdf), Canada.
2. Burger, I. H. 1982. Effect of processing on nutritive value of food, meat and meat products. In Handbook of nutritive value of processed food, M. Jr. Rechcigl(ed.), CRC Press, Inc., Boca Raton Fla. USA.
3. Crespo, N. and Esteve-Garcia, E. 2001. Dietary fatty acid profile modifies abdominal fat deposition in broiler chickens. *Poultry Sci.* 80:71-78.
4. Crigler, J. C. and Dawson, L. E. 1968. Cell disruption in broiler breast muscle related to freezing time. *J. Food Sci.* 33:248-250.
5. Decker, Eric A. and Yeonhwa Park. 2010. Healthier meat products as functional foods. Meat Sci. 86:49-55.
6. Grashorn, M. A. 2007. Functionality of poultry meat. *J. Appl. Poult. Res.* 16:99-106.
7. Harris, R. S. and Karmas, E. 1975. Nutritional evaluation of food processing. 2nd ed, AVI Publishing Co., Westport, Conn. USA.
8. Jeon, Hee-Joon. 2010. Meat quality characteristics of Woorimatdag (Korea Native chicken). Ph.D. Thesis. Seoul National University. Korea.
9. Klose, A. A. 1980. Fluoride content of commercially prepared mechanically deboned poultry meat. *Poultry Sci.* 59:2570-2573.

10. Muhlisin, Kang, S. M, Choi, W. H., Kim, C. J., Ahn, B. K., Kang, C. W., and Lee, S. K. 2012. 12. New approach to Chuncheon Dakgalbi processing by various chicken materials, seasoning and cooking methods. *Korean J. Food Sci. An.* 32:740-748.

11. Nir, I. 1972. Modifications of blood plasma components as related to the degree of hepatic steatosis in the force-fed goose. *Poultry Sci.* 51:2044-2049.

12. Posati, L. P. 1979. Composition of foods. Poultry products : Raw, processed, prepared. USDA Agriculture handbook 8-5, Washington, D.C., p. 330.

13. Sarwar, G., Peace, R. W. and Botting, H. G. 1985. Purine content and protein quality of mechanically separated poultry meat products produced in Canada. *Can. I. Food Sci. Tech. J.* 18:251-255.

14. Singer, P. 2000. Was sind, wie wirken Omega-3-Fettsäuren? Umschau Zeitschriftenverlag, Bredenstein GmbH, Frankfurter, Germany.

15. Stadelman, W. J., Olson, V. M., Shemwell, G. A., and Pasch, S. 1988. Egg and poultry-meat processing. Ellis Horwood Ltd., Chichester, England.

16. Sudarmadji, S. and Urbain, W. M. 1972. Flavor sensitivity of selected animal protein foods to gamma radiation. *J. Food Sci.* 37:671-672.

17. Thomas, O. P. and Combs, G. F. 1967. Relationship between serum protein level nd body composition in the chick. *J. Nutr.* 91:468-472.

18. Twing, P. V. Jr., Thomas, O. P., and Bossard, E. H. 1978. Effect of diet and type of birds on the carcass composition of broilers at 28, 49, and 59 days of age. *Poultry Sci.* 57:492-497.

19. Zhang, W., Xiao, S., Samaraweera, H., Lee, E. J., and Ahn, D. U. 2010. Improving functional value of meat products. *Meat Sci.* 86:15-31.

20. Yaroshenko, F. O., Surai, P. F., Yaroshenko, Y. F., Karadas, F., and Sparks, N. H. C. 2004. Theoretical background and commercial application of production of Se-enriched chicken. Proc. XXII World's Poult. Congr., Istanbul, Turkey.

21. Zeuer, P. S. 1986. Food irradiation-A technology at a turning point. *Chem. Eng. News* 64(18):46-56.

22. 권연주, 여정수, 성삼경. 1995. 한국산 토종 닭고기의 품질특성. 한국가금학회지 22:223-231.

23. 박구부, 김진형, 이한기, 김영직, 김용곤, 이정일, 박태선, 정대철. 1997. 오메가계열 지방산 급여가 산란 노폐계육의 지방산조성 및 저장성에 미치는 영향. 한국가금학회지 24:73-83.

24. 오봉국. 1998. 한국 재래닭 고품질 육용화 연구 - 한국 재래닭 및 백색산란계 산업의 육성방안. 한국가금학회 Proceeding p. 9-24.

25. 이성기, 김희주, 강선문, 최원희, 무흘리신, 안병기, 김천제, 강창원. 2011. 육용 브로일러, 산란종 병아리 및 백세미육으로 제조한 춘천 닭갈비의 품질 비교. 한국가금학회지 38:113-119.

26. 이성기, 백기호, 이승규, Dicky Tri Utama. 2016. 수출 성계육의 품질조사. IPET 닭고기 수출사업단 2년차 결과보고서. 건국대학교.

27. 이승규, Dicky Tri Utama, 백기호, 박영현, 한재용, 이성기. 2015. 4계통 재래종 닭고기의 이화학적 특성 비교. 한국가금학회지 42:335-345.

28. 정선부, 정익정, 박응우, 여정수. 1989. 한국 재래닭의 유전적 특성에 관한 연구 조사. 한국가금학회지 16:209-217.

29. 한성욱. 1996. 한국 재래 오골계의 생산기술과 현황. 한국가금학회지 23:145-151.

제 3 장

가금육의 품질과 등급제도

가금육의 품질은 넓은 의미로 영양가, 위생상태, 관능적 항목으로 분류될 수 있다. 품질 항목 중에서 위생과 영양은 필수적으로 갖추어야 할 기본요건이기 때문에 본 장에서 취급하고자 하는 품질이란 구체적인 개념이다. 따라서 실제적으로 품질은 가금육의 색깔, 향기, 조직감, 맛과 같이 소비자들이 판단하는 관능적 항목이라 하겠다. 더 나아가 가금육의 품질은 가공용 원료로서 기능성 향상, 수율증대, 저장성 증대, 경제적 이익과도 밀접한 관련이 있다.

품질에 영향을 미치는 단계로 사육단계, 도계전 단계, 도계단계, 추가가공 단계로 나눌 수 있다. 사육단계에는 사육방법, 사육환경과 관리 등이 포함되며, 도계전 단계는 생계의 수집, 이동, 도계전 환경 등을 들 수 있고, 도계단계는 기절, 방혈, 탕침, 탈모, 내장적출, 분무수세, 냉각, 포장단계이며, 추가 가공단계는 도계 분할, 발골하는 1차 가공단계와 가공식품을 제조, 유통하는 2차 가공단계가 있다. 이와 같이 생계에서 도계과정 후 소비자에 이르기까지의 전 과정이 품질에 영향을 주며, 도살 후 도계중량도 품질과 관계가 있다.

1. 도계전 취급방법에 따른 품질

1.1 취급에 따른 상처와 골절

닭의 취급환경이 도계후 품질에 미치는 요인을 보면 장기와 단기적 기간으로 구분하여 설명할 수 있다. 장기적 기간으로 병아리가 부화하여 성장하면서 유전, 사양, 영양, 관리, 질병 등에 따른 영향이고, 단기적인 기간은 출하 농장에서 도계 직전까지 약 24시간 사이에 일어나는 요인이다. 현실적으로 생산자와 소비자 모두에게 직접적으로 가장 영향을 끼치는 품질 변화는 도계전 24시간이라고 할 수 있다.

도계작업을 실시하기 위해 닭을 수집하여 차에 싣고 이동 후에 도계장에서 계류한 다음 도계라인으로 이송하여 다리를 걸고 마지막 실신하는 단계를 거쳐야 한다. 이 때 닭들은 급격한 환경의 변화를 겪게 된다. 동물이 지니는 항상성이 외부 환경 변화에 의해 영향을 받아 반응하게 된다. 환경 변화 정도에 따라 받는 스트레스는 호르몬계의 교란과 근육 속에 함유된 글라이코젠의 고갈 등 가금류의 생리적인 변화를 초래하여 도계 후 품질까지 영향을 미치게 된다. 또한 농장에서 도계라인까지 이동 중에 상처가 나거나 골절 경우도 있고 때로는 폐사하기도 한다.

도계 전에 발생할 수 있는 대표적인 품질저하 요인을 보면 출혈, 멍, 골절, 변색, 보수력 저하, 감량 등을 들 수 있다. 표 3-1에서 보는 바와 같이 외형 손상으로 인해 출혈로 근육색이 변하게 된다. 이들은 분할과 절단, 포장과정에서 등급외 판정으로 분류되어 일부 제거되기도 한다. 도계의 품질을 최소화하려면 스트레스를 받지 않으면서 신체적 상해가 없이 취급해야 하는데 현실적으로는 어려움이 많다.

닭을 수집하거나 이동, 하차, 도계전 다리걸이를 할 때 취급자의 부주의와 닭들이 공포감으로 인해 저항함으로써 상처와 골절이 발생한다. 연구보고에 따르면 상처의 90~95%가 도계전 12시간에 발생하며 사육자 책임이 30~35%이고, 수집가 책임이 30~40%이며, 나머지는 계류 후 도계과정에서 발생한다고 한다.

표 3-1. 도체의 품질을 저하시키는 외형손상

도계의 외형결함	날개 끝의 붉은색 미자골(pygostyles)의 붉은색 붉은색 깃털자국 날개정맥 부위의 충혈 등부위 윗쪽의 멍 발톱손상과 찢겨진 피부
근육의 멍	가슴근육 다리근육
골절이나 비틀림	흉근뼈 날개뼈 다리뼈

자료 : Raj (1999)

칠면조의 경우 대부분 기계적인 방법으로 수집하지만, 닭의 경우 사육장의 크기와 자동기계의 설비요건에 따라 많은 제약을 받기 때문에 아직도 선진국에서도 인부가 손으로 직접 수집하는 경우가 많다. 야간에는 닭들이 매우 조용한 상태로 있기 때문에 수집작업이 비교적 수월하다. 수집과정에서 닭들이 강하게 저항하게 되면 날개에서 골절이 발생하기 쉽다. 또 서로 몸통째 강하게 부딪치게 되어 멍이 들기도 하고 혈흔이 발생하기도 한다. 수집작업은 동물복지와 연계되어 있어 닭의 경우 한꺼번에 5마리(4lb) 이상 잡거나 날개와 목을 잡으면 안 된다고 한다. 그리고 한쪽 다리만 잡아서는 날개 저항이 심하므로 두 다리를 잡거나 다리와 날개를 동시에 잡아야 한다고 권장하고 있다. 동물복지의 방법으로 수집하면 작업효율은 늦어지지만 상처와 골절을 줄이는 데 효과가 있다.

닭을 수집 후에 crate나 module(cooping)에 싣고 수송하게 된다. 차위에 쌓여 있는 닭장에 5,000~6,000마리의 닭들이 밀집되어 실리게 된다. 내부에서 닭들끼리 체온 발산에 의해 온도가 증가하고 외부에는 바람과 노출된 환경으로 온도가 낮아 고통 받는 경우가 많다. 특히 여름철에는 고온스트레스 로 품질이 저하되거나 폐사하는 경우가 늘어난다. 농장에서 도계장까지 수송할 때 폐사율이 유럽의 경우 0.2~0.5% 정도로 보고되고 있다. 특히 산란노계를 수송할 때 폐사율은 더 높다는 보고가 있다.

폐사율을 낮추기 위해 수송 중 모듈내 닭의 밀집농도를 줄이고 환기를 원활하게 해주어야 한다. 또 습도를 높여 주면 과도한 호흡현상이 완화되어 체온상승 방지에 도움이 된다. 외부 상처가 난 닭들이 수송 중에 죽는 경우가 많으므로 운송할 때 외상의 방지도 폐사율을 줄이는 데 중요하다.

수송거리도 폐사율에 영향을 많이 끼친다. 영국의 경우 평균 수송거리는 닭이 3.6시간, 칠면조는 2.2~4.5시간이라고 한다. 그러나 지역에 따라 장거리 수송이 이루어지면 폐사율이 증가한다. 연구보고에 따르면 9시간 수송 시 폐사율이 0.283%로 4시간의 0.156%보다 증가하였다는 보고가 있다.

1.2 금식에 따른 육질

농장에서 출하하여 도살할 때까지 닭에게 사료와 물을 급여하지 않는다. 금식을 실시하므로 이동 중 밀집된 공간에서 분뇨 유출로 인해 상호오염을 막을 수가 있고, 나아가 도계과정에서 분뇨에 의한 미생물의 오염을 최소화 할 수 있기 때문이다. 근래에 미국 농무성에서는 도계 후 닭 내장에서 나온 분뇨가 도체를 냉각할 때 냉각수에 조금도 함유되어서는 안 된다고 HACCP에 의해 규정하여 관리하고 있다. 금식시간이란 계사에서 머무는 시간, 수송시간, 도계장에서 계류한 총 시간을 말하며, 브로일러의 경우 8~12시간, 칠면조의 경우 6~12시간 정도이다.

도계할 가금류에게 불필요한 사료낭비를 줄이고 위생적인 도계를 생산하기 위해 금식이 필요하다. 도계 후 장내 내용물이 남아 있게 되면 내장적출 후 냉각과정에서 장내미생물이 유출되어 냉각수를 통해 다른 도계로 전파되는 문제가 있다. 금식을 하게 되면 위생적인 면뿐만 아니라 사후 근육의 대사에도 영향을 미쳐서 고기의 품질이 달라지게 된다.

금식시간이 늘어나면 지속적으로 생체중 함량이 줄어들고 더 나아가 도체율도 감소하게 된다(그림 3-1). 보통 금식을 12시간에서 24시간 동안 실시할 경우 시간당 생체 감소비율은 0.18%에서 0.39% 만큼 늘어난다고 한다. 생체 감량이 가장 적게 하려면 금식을 6시간만 실시하면 된다. 그렇지만 이때 아직 분뇨가 배출되는 과정이므로 취급하기에 불편하고 도계 후 도체오염이 높아지기 때문에 더 긴 시간이 필요한 것이다. 금식시간이 길어지면 간의 무게도 줄어들어 금식 1시간에 비해 10시간에 간의 무게가 7% 줄어든다고 한다. 금식기간에 생체중이 줄어드는 것은 온도와 환기에 따라 영향을 많이 받는다. 온도가 높고 습도가 낮은 환경에서는 닭의 호흡이 가빠지고 수분이 많이 배출되므로 그 만큼 생체중이 줄어든다.

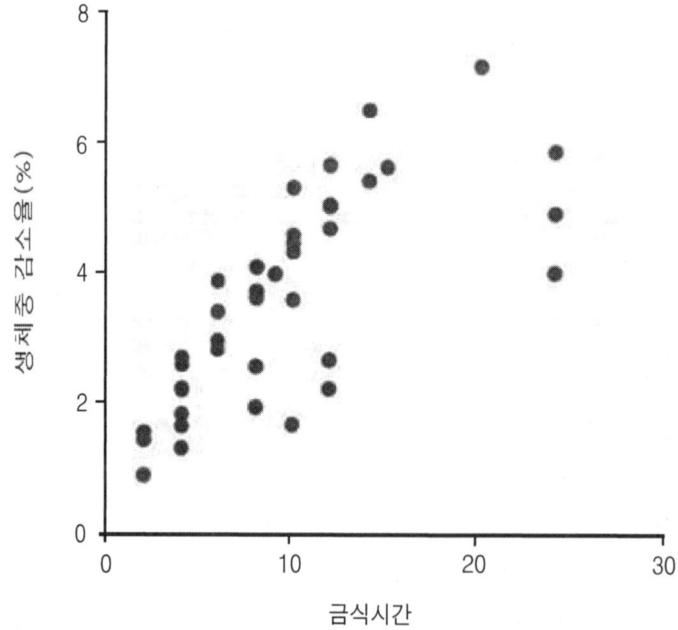

그림 3-1. 브로일러의 금식시간에 따른 생체중 감량비율 변화(Warriss 등, 1999)

금식에 따른 소화기관의 생리적인 변화가 도계의 육질과 위생에 영향을 끼친다. 충분한 빛과 급수환경에서 금식이 시작되면 4~6시간 후에 장내 내용물의 60~70%가 소화되어 비우게 된다. 그렇지만 어두운 밤이나 상차하여 모듈에 가두었을 때는 소화속도가 느려진다. 여름철과 같이 무더운 환경에서는 먹은 사료가 장에 머무는 시간이 더욱 길어진다. 그렇지만 외부 환경과 상관없이 보통 8~12시간 만에 대부분 내용물이 소화되어 비워진 상태가 된다.

금식과 관련하여 소낭의 미생물 생육활동은 내용물의 유무에 따라 달라져서 육질에 영향을 미치게 된다. 소낭(모래주머니)은 먹이가 식도로 들어온 후 먼저 머무는 곳이다. 내용물이 비워있을 때는 lactobacilli가 줄어들어 젖산을 생성하지 못하기 때문에 근육의 pH가 증가하고 상대적으로 *Campylobacter*나 *Salmonella*가 잘 자란다. 충분히 급여한 모래주머니의 pH는 5.5이지만 12시간 동안 금식한 모래주머니의 pH는 6.5만큼 증가하게 된다. 내용물이 충만하면 젖산균의 생성으로 젖산을 생성하여 독성 미생물의 성장을 억제시키는 것이다. 그런 의미에서 금식에 의해 소낭이 비우게 되면 위생적으로 불리한 측면도 있을 수 있다.

금식을 실시하면 근육내 글라이코젠(glycogen) 함량이 감소한다. 근육내 글라이코젠은 동물의 세포에서 단시간 내에 에너지를 보존하는 다당류이다. 글라이코젠은 사후 해당작용을 통해서 근육에 젖산을 축적하게 된다. 글라이코젠 함량이 줄어들면 젖산 생성량이 적기 때문에 상대적으로 근육의 pH가 조금 상승하게 된다. 연구보고에 따르면 16시간 동안 금식을 하게 되면 가슴육과 다리육의 글라이코젠 함량이 각각 0.22%와 0.27% 줄어든다고 한다.

글라이코젠 함량은 금식 24시간까지도 계속 감소되며 간에서도 역시 감소된다. 수송과 계류에도 영향을 미치게 된다. 도계장에서 1시간 동안 계류시키면 글라이코젠이 감소하여 pH 5.84로 계류시키지 않은 급여구의 pH 5.78보다 약간 상승시켰다고 한다. 생육의 글라이코젠 함량은 닭이 왕성하게 활동하거나 금식이나 스트레스에 의해 고갈이 된다. 칠면조의 경우 도계 전에 극심한 물리적인 스트레스가 가슴육의 pH를 0.1만큼 증가시키고 도계 후 근육의 드립감량을 증가시켰다고 한다. 글라이코젠 감소에 따른 금식기간 중 pH의 상승은 주로 다리육에게만 해당이 된다. 금식시간에 따라 글라이코젠 함량은 가슴과 같은 백색근에서는 거의 변하지 않는 것으로 알려지고 있다.

그림 3-2에서 보는 바와 같이 브로일러를 36시간 동안 금식시켜 시간대별로 먹이 급여구와 비교한 결과를 보면 극한 pH가 다리육(biceps femoris)에서 증가하였다. 가슴육(pectoralis superficialis)에서는 정상 급여육보다는 약간 높았지만 금식기간 중에 증가하지 않고 있다. 따라서 금식이나 수송에 따른 스트레스가 다리육의 글라이코젠

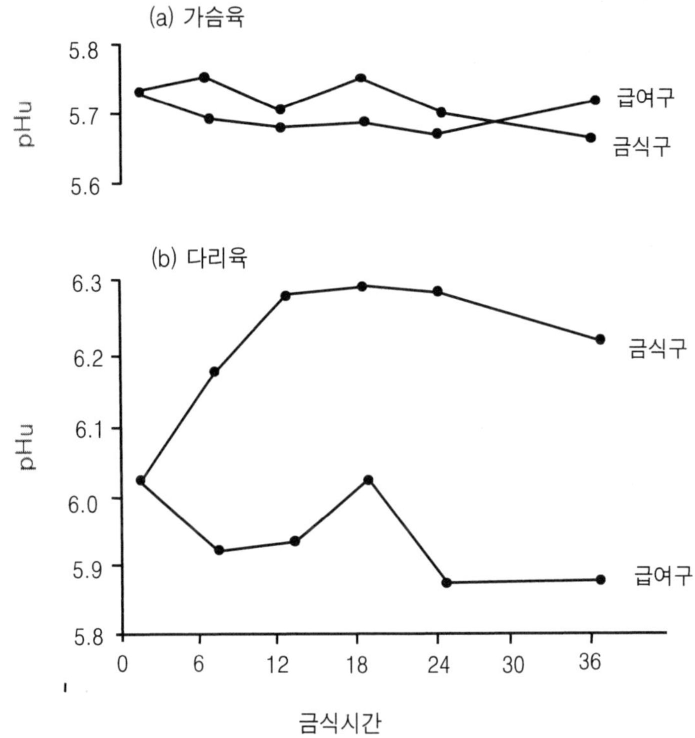

그림 3-2. 36시간 동안 금식시킨 브로일러와 정상 먹이를 준 브로일러의 가슴육과 다리육의 시간대별 극한 pH 변화(Warriss 등, 1988)

고갈에 따른 pH 영향을 많이 끼치나 가슴육에는 거의 미미한 것으로 알려지고 있다. 그렇지만 장시간 동안 계속해서 금식을 실시하면 근육내 글라이코젠 함량과 pH는 동시에 감소된다. 수컷 브로일러를 36시간 동안 극단적으로 금식을 실시하면 도계 후 3분 이내의 가슴육의 글라이코젠 함량은 급여구의 7.0 mg/g에서 3.5 mg/g으로 감소하고, pH도 급여구의 pH 6.97에 비해 pH 6.36으로 낮아진다. 이들 차이도 사후 34시간이 경과하면 같아진다고 한다.

1.3 스트레스에 따른 육질

도계전 각종 스트레스가 닭과 칠면조의 육질을 저하시킨다. 농장에서 도계장으로 수송 후 계류시간이 길수록 스트레스를 많이 받고 체온도 상승한다. 칠면조의 경우 도계공장에 도착즉시 도계처리를 하면 보수력과 적색도(a value)가 증가하고 전단력이 낮아져 육질이 향상된다. 이와 달리 도계전 계류시간이 길어지면 체온이 올라간다. 도계라인에 입고하기 전 4시간 동안 계류시키면 체온이 0.4℃ 상승한다. 이것은 닭들이 스트레스를 받고 있음을 의미한다. 닭을 29℃에서 12시간 방치하는 것이 7℃에서 방치하는 것보다 가슴육의 극한 pH가 낮고 전단력이 높아진다고 한다.

닭들에게는 고온 스트레스가 사후 대사와 육질에 나쁜 영향을 미친다. 도계전 근육내 글라이코젠 함량이 감소하면 다리육에서는 pH 증가로 인해 어두운 육색의 고기가 출현하기도 한다. 그러나 가슴육에서는 마이오글로빈의 함량이 낮기 때문에 창백한 육색의 고기가 출현하기도 한다. 대형 칠면조 가슴육에서는 돼지에서와 같은 PSE육이 종종 발생하다. 이는 가슴육이 35℃ 이상의 고온상태에서 스트레스로 인한 혐기적 대사가 급격히 진행되어 pH를 저하시켰기 때문이다.

칠면조를 도계전 고온(밤 32℃, 낮 38℃)에 4주간 방치했을 때 저온(밤 16℃, 낮 24℃)에서 방치한 것보다 pH가 낮고 명도(L*), 드립감량, 가열감량이 높아서 PSE육과 유사한 현상을 나타내었다. 캐나다에서 상업용 칠면조의 가슴육을 명도(L*)로 측정한 결과 18~34%가 50 이하였기 때문에 상당한 고기가 비정상적인 창백한 색을 띠고 있음을 알 수 있다. 이와 같이 도계 전에 장시간 동안 금식을 실시하거나 운송, 활동, 고온 등 스트레스를 주게 되면 근육내 글라이코젠 함량을 고갈시켜 고기로 전환된 후에 pH, 보수력 등 육질에 영향을 미치게 된다.

2. 전기기절과 관련된 품질

전기기절을 실시함으로써 품질에 많은 영향을 끼친다. 기절에 의해 다리에 타박상과 같은 상흔이 발생하는 경우가 있다. 전기기절은 해당작용의 촉진으로 말미암아 pH를 더 빨리 저하시키는 원인이 되기도 하고, 전살 후 24시간 동안 숙성시켜 가열처리하였을 때 조직감이 더 부드러워진다. 이것은 전기기절에 의한 육분해 효소인 카텝신(cathepsin)의 역가가 증대되기 때문이라고 한다. 만약 전기기절에 실패하여 의식을 지닌 채로 방혈시키면 스트레스로 인해 심하게 몸을 움직이게 되어 도체의 해당작용 촉진과 pH의 급격한 저하로 조직이 질기게 되고, 가슴과 다리에 혈액의 유입 등으로 전체적인 품질이 떨어진다.

전기기절에 사용되는 전류나 전압의 세기가 도계의 품질에 미치는 영향에 관해 체계적인 연구는 미흡한 실정이다. 그러나 고전압으로 전기기절을 시켰을 때 일어나는 부정적인 효과는 피부가 붉어지고, 날개에 굳지 않은 피가 모여 출혈(haemorrhage)이 발생하고, 가슴육에도 혈흔이 남을 수 있다. 또 탕침에 의해 털이 잘 빠지지 않거나 뼈(furculum)가 부러지는 경우가 있다. 그래서 기절에 의한 심장마비가 일어날 수 있는 범위에서 가능한 낮은 전류를 이용하여야 한다. 이와 같이 전기기절에 의한 도계의 품질은 심장마비와 이에 따른 방혈과 관련이 깊다.

가금류 1마리당 26mA를 흘려보내어도 심장의 섬유성 연축(fibrillation) 현상이 일어나지만, 99% 이상을 심장마비 시키려면 적어도 마리당 148mA의 전류가 필요하다고 한다. 60mA 이하보다 100mA 이상에서 가슴육의 혈흔이 증가하고 냉도체의 pH도 높다. 심장마비가 되면 목베기 작업 전에 날개가 축 늘어져 날개정맥에서 피가 잘 빠지지 않고, 탈모과정에서 응혈되지 않고 잔존하게 된다. 심장마비는 고주파보다 50Hz에서, 직류(DC)보다 교류(AC)가 더 잘 일어난다. 고전압일수록 방혈량이 줄어들고 날개에 피멍이 많이 든다. 전기기절에 의해 심장마비를 시키는데 인도적인 측면에서 짧은 시간에 이루어 고통을 최소화 하려면 닭 마리당 교류 50Hz에서 148mA가 되어야 하는데, 영국에서는 마리당 105mA 이상을 사용하도록 권장하고 있다.

3. 사후강직에 따른 부위별 품질

살아있는 가금류가 목숨을 잃게 되면 근육에서 식육으로 전환되는 과정에서 생리, 이화학적 변화가 일어나서 품질에 영향을 끼친다. 생체 때 유연한 근육이 도계 후 일정시간이 지나면 신전성이 사라져 단단하게 강직된다. 계육의 사후 변화에 대한 기본 원리는 일반 식육과 비슷하나 백색 근섬유가 많은 가슴육은 적색근 섬유가 많은 다리육과 현저히 다른 것이 특징이다.

가슴육과 다리육의 총 단백질 함량이 같아도 표피를 제거하면 가슴육이 다리육에 비해 3~4%의 단백질이 더 많이 들어 있다. 가공용 원료육으로서 중요한 단백질 추출률은 가슴육이 더 높고, 도축 후 극한(ultimate) pH는 다리육이 더 높다. 부위별 근섬유 형태도 품질에 영향을 끼치게 된다.

최근 연구에 의하면 백색육(가슴)에는 type I(βR) 적색섬유가 들어 있지 않고, 대부분 Type II(αW) 섬유만 들어 있다고 한다. 반면 암색육(다리)에는 Tpye I, Type II-A(αR, intermediate), Tpye II-B 섬유를 함유하고 있다. 이와 같은 섬유는 사후강직과 관련하여 생화학적 대사경로나 반응이 다르게 작용하여 품질 변화의 원인을 제공하게 된다. 생계의 pH는 약 7.0이지만 사후강직이 되면 가슴육의 pH는 5.6~5.8, 다리육의 pH는 6.1~6.4로 변한다. 사후 초기에는 creathine phosphate에서 ATP를 일부 생성하여 유연성을 유지하다가 이내 강직되기 시작한다. ATP 함량이 20~30%만 감소하여도 해당작용(glycolysis)이 촉진되어 유연성은 사라지고 강직된다.

계육은 다른 축육에 비하여 강직상태가 빨리 진행되는 특징을 지니고 있다. 브로일러의 경우 가슴육은 60분 이내에, 다리육은 30분 이내에 강직이 시작된다. 해당작용이 빨리 진행될수록 강직이 빨리 일어나고 조직감도 딱딱해진다. 도축 전 소유, 날씨,

서로 몸이 부딪침, 날개짓, 상처발생 등의 요인으로 스트레스를 받게 되면 도계 직후 근육에 젖산이 이미 많이 축적된 상태가 되어 품질에 이상이 생긴다. 그림 3-3에서 보는 바와 같이 도계 직후 근육의 젖산 함량이 증가할수록 도계 24시간 후에 측정한 전단력도 증가하여 조직이 질겨지는 것을 알 수 있다. 가슴살을 기준으로 도계 후 15분에 pH를 측정하였을 때 pH 5.7 이하이면 PSE(pale soft exudative)육이고, pH 6.4 이상일 때 DFD(dry, firm, dark)육이다.

도축 전에 받은 스트레스로 인해 생긴 이상육은 2종류의 해당작용(muscle glycolysis)과 밀접한 관련이 있다. 첫째로 아드레날린이 유도된 글라이코젠 분해(adrenaline-induced glycogenolysis)는 생계 상태에서 스트레스를 받으면 분비된 아드레날린이 혈액 내에 침투하여 근육 수축이 이루어져 조직이 딱딱하게 된다. 둘째로, 아세틸콜린이 유도된 근수축(acetylcholine-induced muscle contraction)은 도축 전후의 환경과 상관없이 일어나는 현상이지만 간접적인 관련이 있다고 한다. 초기에 스트레스를 받으면 해당작용이 급격히 일어나 pH가 급격히 떨어져 PSE가 되기 쉽고, 계속적으로 스트레스를 받으면 혈액내 글라이코젠(glycogen) 함량이 감소하므로 pH가 증가하고 조직감이 오히려 향상된다는 보고가 있다.

소, 돼지와 달리 닭고기에서 PSE, DFD가 품질의 중요한 지표로 활용되지 못하고

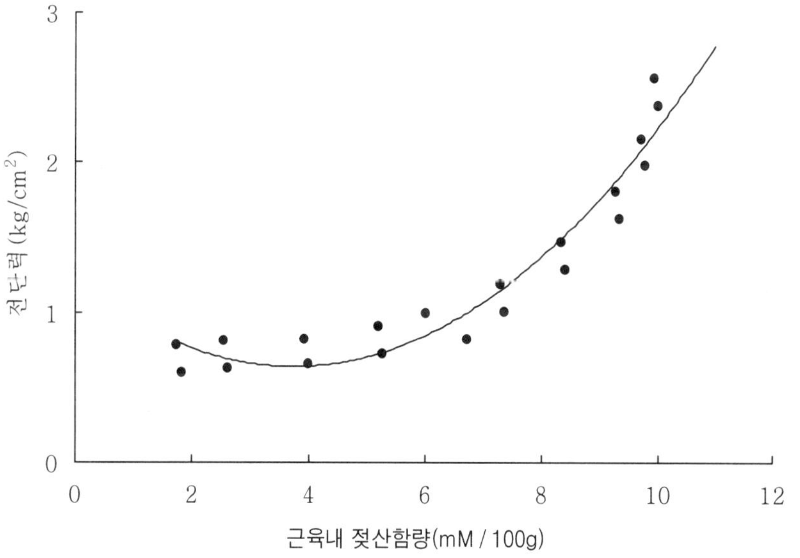

그림 3-3. 도계 후 가슴육의 젖산함량에 따른 전단력의 변화

(Khan과 Nakamura, 1970)

있는 실정이다. 왜냐하면 계육의 pH가 사후강직 중에 근육의 ATP 소실, 젖산의 축적과 생화학적 대사과정과 직접적으로 관련성이 적기 때문이다. 그러나 pH와 근섬유 직경이 생화학적 대사속도에 관여하는 것은 확실하며 궁극적으로 고기의 품질에 영향을 끼치게 된다. 대사속도가 다르고 동일한 개체일지라도 pH가 약간씩 다른 것은 근섬유의 직경과 밀접한 관련이 있다는 보고가 있다. 닭고기 가슴육에서 후반부(posterior part)가 전반부(anterior part)보다 pH가 약간 높고, 사후강직도 더 서서히 진행되는 이유가 후반부 근섬유 직경이 더 굵기 때문이라고 한다.

해당작용이 매우 빠른 근육의 전반부는 도축 후 15분에 pH가 6.0 이하로서 중간섬유가 5~7%가 포함되어 있다. 이때 빠른 해당작용을 하는 근육에서 근섬유 평균 직경은 94μm로 정상적인 근섬유(pH 6.0~6.7)나 느린 해당작용을 하는 근육(pH>6.7)의 평균 직경 100μm보다 작음을 알 수 있다. 이와 같이 다양한 요인 때문에 상업적으로 시판되는 도계의 연도가 균일하지 못하는 것으로 설명될 수 있다.

4. 색깔과 외양에 영향을 미치는 품질 요인

도계는 표피가 부착된 상태나 또는 제거된 상태에서 판매된다. 도계의 색깔과 외양은 소비자의 구매에 직접적으로 영향을 끼치는 중요한 요인이다. 색깔의 변화는 닭의 사육 및 환경조건과 도계과정에 따라 달라진다. 상업용 시판육에서 특히 가슴육은 제품 간 색깔이 균일하지 못해서 문제가 되고 있다.

4.1 스트레스

도계전 스트레스가 육색을 변하게 한다. 도계장까지 운반되는 거리(80km 이상)와 시간(4시간 이상)이 길수록 칠면조의 가슴육이 더 창백해진다고 한다. 그런데 도계전 절식시간이 10에서 21시간 동안 연장시켰을 때 도계 15분에 측정한 pH의 변화와는 정의 관계가 있었으나 이로 인한 색깔의 차이는 없었다고 한다. 이것은 사후강직 중에 pH 변화에 따른 색깔의 직접적인 영향이 없는 것으로 평가되고 있다. 도계처리하기 전에 가금류를 고온에 방치하게 되면 스트레스를 받게 된다.

칠면조나 오리를 도살 전 1~2시간 동안 40℃ 이상에서 두게 되면 정상 온도보다 pH가 더 높고 색깔이 더 붉었다고 한다. 그러나 높은 온도에서 도계한 고기색이 더 창백하고 pH가 낮으며, 총 육색소 함량이 낮았다는 상반된 보고도 있다. 이와 같이 스트레스와 pH 및 육색소의 변화가 도계육의 색깔이 변하는 원인이 되지만 결정적인 원인이 무엇인지는 아직 밝혀지시 않고 있다. 특히 스트레스에 의한 생계 및 도계 가슴육의 색깔은 마이오글로빈(myoglobin)과 같은 주요 색소만큼이나 사이토크롬 C(cytochrome C)가 중요한 역할을 하는 것으로 여러 학자들은 보고하고 있다.

4.2 가금육의 종류와 부위

가금육의 종류와 연령, 부위에 따라 색깔이 다르다. 근육에서 색소는 80~90%가 마이오글로빈(myoglobin)이고, 10~20%가 근육에 잔존하는 혈액 색소인 헤모글로빈(hemoglobin)이며, 사이토크롬 C(cytochrome C)는 미량 함유하고 있다.

표 3-2에서 보는 바와 같이 닭고기와 칠면조고기는 다리육이 가슴육에 비해 총 헴색소량이 많다. 따라서 그만큼 다리육이 가슴육에 비해 색깔이 붉게 보이는 것이다. 부위별 마이오글로빈과 헤모글로빈 함량의 비율이 달라서 가슴육은 3 : 1이고 다리육은 2 : 1의 분포를 보인다. 이와는 달리 오리나 거위 고기는 가슴육이 다리육 보다 더 많은 헴색소를 지니고 있다.

일반적으로 헴색소는 나이가 증가할수록 증가한다. 나이가 증가하면 근육에 수분이 감소함으로써 상대적으로 육색소 함량의 농도가 증가하는 간접적인 영향도 있다. 성별 차이로서 수컷이 암컷보다 마이오글로빈 함량이 높고, 운동을 많이 하는 부위일수록 더 많은 색소를 지니고 있다. 사이토크롬 C는 헴색소보다 1/50 이하로 소량 함유하고 있지만, 열저항성이 강하고 근육 g당 3.5배 이상 붉은색을 띠므로 헴색소가 소량 들어 있는 가슴육에서는 그 영향이 크다고 할 수 있다.

표 3-2. 가금육의 부위별 헴색소 함량과 사이토크롬(cytochrome) C의 비율

가금육	헴색소 함량(mg/g)		총 헴색소량에 대한 사이토크롬 C 함량의 비율(%)	
	가슴육	다리육	가슴육	다리육
육 계	0.49	1.66	2.33	2.14
산란계	0.64	3.06	2.22	2.75
칠면조	0.58	2.15	2.36	2.20
거 위	6.53	3.90	2.16	2.76
새끼오리	4.31	3.54	2.58	4.23
머스코비 오리	3.57	2.54	2.28	3.83

자료 : 이 등(1998)

4.3 도계과정

가금류를 기절시키지 않는 상태에서 오랫동안 다리걸이를 해두거나 방혈시키면 날갯짓을 심하게 한다. 이로 인해 근육의 해당작용이 촉진되고 가슴육에 사이토크롬 C 함량이 높아져 분홍색으로 변할 수 있다. 또 살아있는 상태에서 탕침을 실시하면 표피의 염증에 의해 붉어지는 경향이 있다. 전기기절 시키면 전반적으로 피부가 하얗게 되지만 날개에 울혈이 생기기도 한다. 도계 전에 일산화탄소(CO)를 흡입시키면 고기색이 붉어진다. 또한 사후 24시간에 pH가 높은 고기일수록 더 검은 색을 띤다.

4.4 방 혈

도계 후에 충분히 방혈을 시키지 않으면 고기가 변색된다. 정상적인 방혈시간은 2분 정도가 적당하며, 이때 생계가 지닌 총 혈액의 35～50%가 외부로 방출되고 나머지는 도체나 내장에 잔존한다. 만약 방혈이 충분히 이루어지지 않으면 날개 정맥, 복강, 심장, 간, 비장 등에 울혈이 생기고 근육조직도 붉은 혈색을 띤다. 충분히 방혈시키지 않은 도계를 가열하면 뼈가 검정색으로 변한다. 이것은 골수 속에 있는 혈액이 뼈의 외부로 이동된 후 열변성되었기 때문이다. 교류전기로 기절시키는 것이 직류보다 도계의 방혈량을 증가시키기 때문에 색깔이 더 좋아진다.

4.5 탕 침

탕침온도가 너무 높거나 탕침시간이 길면 변색된다. 그러나 때로는 고온탕침으로 의도적으로 변색시키는 경우가 있다. 예를 들면 옥수수 사료를 먹였기 때문에 생긴 노란색 피부는 58～60℃의 고온탕침을 실시함으로써 하얀 표피색으로 변하게 되는데, 이 변색이 오히려 소비자의 기호성을 증진시킨다. 공장에 따라서 고농도의 염소(chlorine) 용액을 사용하면 가열한 계육이 흑갈색으로 변하기도 한다. 이는 염소가 동관(銅管)의 구리염과 반응하여 검정색의 유황 화합물로 변하여 계육에 침투하기 때문이다.

4.6 냉장 및 포장

도계를 냉각수에서 하룻밤 이상 장시간 침지시켰을 때 물 속에 들어 있는 미량의 질산염이나 아질산염 때문에 표면색이 붉어질 수가 있다. 냉각방법에 따라 차이도 나는데 냉수침지 방법에 의한 도계는 신선하고 밝게 보이나 공기냉각 시킨 도계는 오래되고 어둡게 보인다. 이것은 공기냉각 중에 도체 표면이 건조되기 때문이다. 따라서 공기냉각을 실시할 때는 주기적으로 표면에 분무를 시키는 것이 바람직하다.

냉동계육은 저장온도와 기간에 따라 변색된다. 계육이 -12℃에서 6개월, -20℃에서 12개월 이후가 되면 회녹색(grey-green)으로 변색된다(Grey 등, 1982). 냉장육은 저장 중 미생물 오염과 관련하여 변색될 수 있다. 계육을 0℃로 저장시킬 때가 -1℃ 또는 -4℃보다 색깔이 좋다고 한다. 칠면조육을 산소 투과성 필름으로 포장하여 냉장시키면 바람직한 청자색(blue-purple)을 띠지만, 산소가 투과되지 않은 필름으로 포장하면 좋지 않은 색깔이 나타난다. 칠면조 다리육을 진공포장하면 드립(drip)으로 인한 표면이 건조되어 변색될 수 있고, 피부를 벗긴 가슴육인 경우는 푸르스름한 색깔로 변할 수 있다. 칠면조를 급속 냉동시키면 흰색으로 변한다. 그러나 염화칼슘 용액에 담근 후에 얼리면 변색문제가 일어나지 않는다. 오리는 함기포장, 진공포장, 이산화탄소 포장에서는 변색이 발생하지 않지만, 이산화탄소와 질소를 혼합한 가스포장에서 우유빛 색깔이 발생하였다는 보고가 있다(Mead 등, 1986).

4.7 방사선

방사선조사처리는 가금육을 분홍색으로 변하게 한다. 미국에서 상업용으로 가금육에 최대 3 kGy를 시키고 있지만, 표 3-3에서 보는 바와 같이 닭고기를 0∼10 kGy를 조사처리하였을 때 조사선량이 증가할수록 관능검사에 의한 분홍색과 색차계에 의한 적색도가 증가하였다. 이와 같이 방사선에 의한 육류의 붉은색 현상은 산소화마이오글로빈(oxymyoglobin)의 형성 또는 다른 화합물의 형성 때문이라는 의견이 있어 명확하게 알려지지 않고 있다. 일반적으로 적육에 조사처리하면 색깔 증진으로 말미암아 소비자의 기호성을 증대시키지만, 닭고기의 경우는 다르다.

표 3-3. 조사처리 한 닭고기의 색깔 변화

조시량 (kGy)	관능검사 (분홍색)	CIE a*(적색도)	
		가슴육	다리육
0.0	4.4	7.5	14.3
2.5	5.8	12.8	17.6
5.0	5.8	14.8	21.2
7.5	6.3	14.4	21.7
10.0	6.3	14.5	21.5

자료 : Stevenson (1992)

5. 향기에 영향을 미치는 품질 요인

가금류의 냄새는 저장수명(shelf-life)과 밀접한 관련이 있다. 일반적으로 별다른 냄새가 없거나 고유한 고기냄새가 나면 신선한 상태이지만, 나쁜 냄새가 발생하면 화학적 또는 미생물학적 변질이 일어난 것이다. 도계과정에서 위생적인 처리를 하지 않거나 물과 같은 매개체가 오염되어 있으면 나쁜 냄새가 날 수 있고, 저장중 단시간 내에 변질된다. 도계의 포장과 저장환경이 적절치 못하면 쉽게 냄새가 발생한다. 나쁜 냄새는 주로 지방산화(脂肪酸化)에 의한 산패취거나 미생물 오염에 의한 부패취가 대부분이다.

5.1 냉각방법

공기냉각이나 액체질소에 의해 냉각시킨 닭고기가 침수냉각보다 일반적으로 향기가 좋다. 하지만 위생적인 상태에서 침수냉각을 실시하면 공기냉각과 큰 차이가 없다고 한다.

5.2 저 장

저장온도와 기간에 따라 가금육의 이취가 발생된다. 공기냉각시킨 닭고기는 -12℃에서 3달, -20℃에서 6달 이후부터 이취가 발생되었다고 한다. 그리고 칠면조의 경우 5℃에서 보관할 경우 7일, -2℃는 38일 만에 이취가 발생되었다고 한다.

5.3 포 장

가스포장은 계육의 저장기간을 연장시키지만 가금류의 종류와 저장기간에 따라 향기가 다르게 나타난다. 사분체로 분할시킨 계육의 경우 80%의 이산화탄소를 사용하여 저장하였을 때 신선한 계육에 비하여 28일까지는 차이가 없었지만 35일에는 신선육에 비해 냄새가 좋지 않았다고 보고한 바 있다(Hotchkiss 등, 1985).

5.4 산패취

일반 축육에 비해 닭고기나 칠면조고기는 쉽게 지방이 산화되어 변질된다. 이것은 불포화지방이 다량 함유하고 있어 산소와 반응하여 저급분자량의 화합물질이 생성된 것이다. 생육에서는 자동산화가 일어나고, 가열한 고기에서는 더 빠른 시간에 산화가 진행된다. 보통 가열에 의해 나타나는 나쁜 냄새를 산패취(warmed-over flavor)라고 한다. 닭고기를 원료로 제조된 냉동식품 중에 항산화제를 첨가하지 않았다면 쉽게 산화가 진행되며, 이를 다시 가열하여 먹을 때는 산화가 더욱 촉진되는 것이다. 지방이 분해되어 포화 또는 불포화탄화수소(hydrocarbon), 알코올, 알데하이드(aldehyde), 키톤(ketone), 산, 에테르(ether) 등과 같은 지방성 화합물(aliphatic compounds)과 퓨란(furan), 락톤(lactone), 사이클릭 키톤(cyclic ketone)과 같은 사이클릭화합물(cyclic compound)이 생성된다.

5.5 방사선조사취

우리나라에서는 가금육에 방사선처리가 허용되지 않고 있지만, 세계 많은 나라에서는 저장성 연장을 위해 방사선조사(irradiation)를 실시하고 있다. 조사취는 금속이나 유황냄새, 탄듯한 냄새, 염소나 젖은 개에서 나는 나쁜 냄새가 발생한다. 이것은 단백질과 지방이 분해되어 저급분자 화합물이 생성되었기 때문이며 대부분 휘발성이 강하다. 가금육 속에 있는 수분은 조사에 의해 불안정하면서 강력한 산화촉진 물질인 hydroxyl radical(· OH)과 기타 자유라디칼이 형성된다. 단백질은 수분을 매개체로 형성된 자유라디칼(특히 hydroxyl radical, · OH)에 의해 간접적으로 아미노산을 분해한다. 지방은 조사선에 의해 중성 지방의 지방산 연결고리를 절단하여 각종 저급 화합물이 생성된다(그림 3-4).

방사선조사취는 지방과 단백질에서부터 생성된 독립적인 저급 화합물이 아니라 상호 관련되어 나타나는 복합 분해산물이다. 나쁜 냄새성분이 확실히 알려지지 않았지만 함유황 아미노산이 분해되어 생성된 황화수소, 메틸메르캅탄(methylmercaptan)이나 암모니아와 같은 휘발성아민류, 조사하지 않은 육류에서는 발견되지 않은 methio-

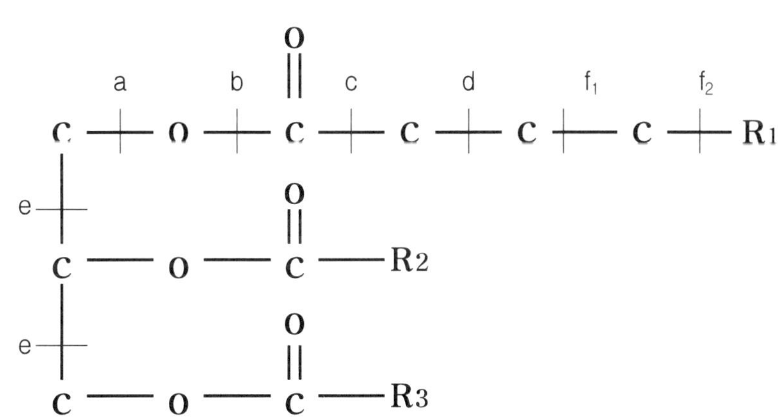

절단부위 : a, b, c, d, e, f_1, f_2 지방산 : R_1, R_2, R_3

그림 3-4. 방사선조사에 따른 중성지질의 분해(Stevenson, 1992)

nal, 기타 알코올, 알데하이드 등 함유황 또는 탄소화합물들로 추측된다. 조사량이 많을수록 대부분 분해산물이 많이 검출되며 따라서 냄새도 심하게 난다. 조사처리한 가금육을 가열처리하면 생육의 냄새가 변하거나 어느 정도 감소하기도 한다. 그러나 저장중 산소가 있는 한 급속히 지방이 산화되어 산패취가 발생한다.

6. 연도에 영향을 미치는 품질 요인

가금육의 조직감은 관능검사에 의한 주관적인 방법과 기계장치에 의한 객관적인 방법이 있는데, 이들 간에는 항상 일치하지는 않는다. 관능적인 방법은 소비자의 기호성에 따라 차이가 나고 기계적인 방법에서도 시료의 크기나 절단 위치, 가열조건에 따라 결과가 달라질 수가 있기 때문이다. 가금육의 연도는 가금의 품종, 나이, 사료, 환경과 같은 도계전 요인과 도계후 발골 및 부수적인 처리에 의해 달라진다.

6.1 도계전 요인

닭과 칠면조는 고유의 품종에 따라 도계육의 조직감이 달라진다. 개량종이 토종에 비해 부드럽다. 그리고 사육기간 중에 마음대로 운동할 수 있는 평사계육이 운동을 못하는 케이지(cage) 사육 계육보다 더 질기다. 수컷과 암컷 간에는 차이가 없는 것으로 알려지고 있다. 연령에 따른 조직감의 차이는 산란노계나 종계와 같이 나이가 많이 든 가금육일수록 조직이 질기다. 그렇지만 육용종에서는 어린 것보다 어느 정도 성숙된 것이 더 부드럽다. 그 이유는 성숙될수록 근섬유 속에 지방이 침착하고 다즙성이 증가되기 때문이다. 사료 중에 고영양, 고에너지 사료를 급여하면 도계의 근육에 지방이 많이 침착되어 조직이 부드러워진다.

사육환경이 열악하면 고기가 질기게 된다. 공기중 암모니아 750ppm, 이산화탄소가 5,000ppm 이상 함유된 사육장에서 7일 이상 방치한 후 도계처리하였을 때 가슴육의 전단력(shear value)이 증가하였다는 보고가 있다. 또한 여름철에 가금류를 38～42℃에서 오랫동안 방치하면 오리나 칠면조의 가슴육이 단단해진다. 따라서 사육 도계장의 환기시설이 도계의 연도에 중요한 영향을 끼친다.

6.2 도계공정

도계 전에 스트레스를 받거나 도계중에 완전히 기절되지 않은 상태에서 날개짓을 심하게 하면 근육의 pH와 보수성이 떨어짐으로써 고기가 질기게 된다. 따라서 가능한 단시간에 의식을 잃게 하는 기절방법이 중요하나 하겠다. 탕침온도가 높을수록 근육의 pH가 더 낮아지므로 고기가 질기게 된다.

6.3 연화처리

침수냉각 시 소금물을 도계 내에 주사하면 조직감이 훨씬 부드러워진다. 미국이나 캐나다에서는 이렇게 처리된 닭을 「소금물로 냉각시킨 닭(brine-chilled chicken)」이라고 포장지에 표시하도록 법적으로 규정하고 있다. 일부 국가에서는 노계를 연화할 목적으로 피신(ficin), 브로멜린(bromelin), 파파인(papain)과 같은 단백질분해효소를 사용하기도 한다. 칠면조육에는 코코넛 오일과 같은 식용유를 근육 내에 주입시켜 연화를 증진시키기도 하고 양념장으로 재워서 조직감을 부드럽게 한다.

6.4 분할육 및 발골

분할육의 절단형태와 도축후 절단까지의 시간에 따라 고기의 조직감이 매우 달라진다. 도계후 사후강직 개시 전에 분할작업을 실시하면 조직이 질기게 된다. 그러므로 분할작업은 도계후 4～6시간 정도 둔 후에 실시하여야 바람직하다. 발골시기도 연도에 영향을 미친다. 도계 즉시 발골하는 온도체 발골을 실시하면 수율이 증가하고 시간과 공간이 절약되는 이점은 있지만 더 질기다. 따라서 발골작업도 도계후 최소한 6～10시간 후에 실시해야만 고기가 질겨지는 것을 방지할 수 있다(표 3-4).

6.5 전기자극

가금류를 기절시킨 후 전기자극에 따른 도계육의 품질변화에 대해 아직 체계적인

표 3-4. 가금류 가슴육의 연도 증진을 위해 권장되는 숙성시간

품 종	분 류	권장 숙성시간(시간)
닭	Broiler	4
	Roaster	6
	Fowl	4
칠면조	Fryers	24
	Young hen	8
	Young tom(수컷)	8
오 리	Roaster	4

얼음물로 침수냉각 시켰을 때 숙성기간

자료 : Stadelman (1988)

연구가 미흡하다. 전기자극 방법으로 50～90V의 저전압과 800V의 고전압에서 구분하여 실시하고 있다. 원래 도축에게 전기자극을 실시하는 이유는 사후 해당작용을 촉진시켜 사후강직을 빠르게 하고, 숙성중 연도를 증진시켜 숙성기간을 단축하는 데 있다. 가금육인 경우 전기자극 유무에 따른 조직감 특성과 자극온도에 따른 효과가 아직 명확하지 않다. 전기자극을 실시할 때 전압이 높으면 근원섬유의 파괴가 심하고, pH 변화나 ATP 손실이 심해도 비교적 근절의 길이가 길게 유지되기 때문에 조직이 더 부드럽다는 보고도 있다. 지금까지 밝혀진 결과에 의하면 전기자극을 실시하면 도계의 사후강직 시기를 앞당기고, 초기 연화속도를 촉진하지만 냉장기간 중에 서서히 연화가 일어난다는 것이다.

전기자극을 실시하지 않은 도계는 도계 직후 조직이 질기지만 냉장저장 24시간이 경과하면 부드럽게 된다. 일반 도계는 숙성기간 중에도 개체별 조직감의 차이가 매우 심하여 상품이 균일하지 못하는 단점이 있다. 더구나 산업적으로 발골하는 시기가 도계 후 2.5시간이기 때문에 조직감 면에서의 품질이 균일하지 못하다. 가장 이상적인 발골시기는 연도가 증진되고 개체별 변이(표준편차)도 적은 도계 후 6～24시간이 적당하나 산업체에서는 도계공장의 설비 특성상 연속적인 공정을 실시해야 하기 때문에 최적시간보다 앞당겨 실시하고 있다. 이에 반해 전기자극을 실시하면 초기부터 조직감이 부드러워져 숙성기간 중에 큰 변화가 없이 균일하다(그림 3-5).

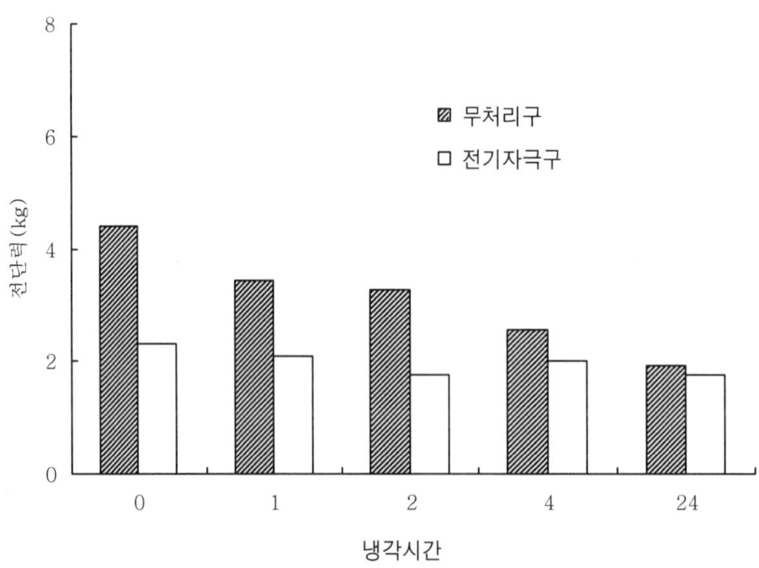

그림 3-5. 전기자극 유무에 따른 닭고기 가슴육의 전단력(Jones와 Grey, 1989)

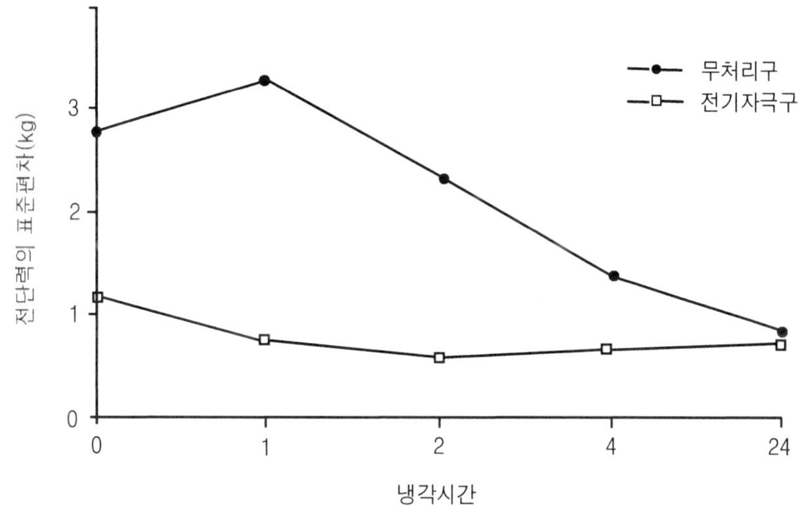

그림 3-6. 숙성기간 중 평균 조직감의 변이(표준편차)(Jones와 Grey, 1989)

더욱 중요한 것은 개체별로 품질의 변이가 적기 때문에 균일한 제품을 생산할 수 있고(그림 3-6), 따라서 불가피하게 연속적 공정에 의해 도계 후 2.5시간 만에 발골하는 산업체에서도 품질에 별 문제없이 작업이 가능하다. 따라서 도계산업에서 전기자극의 가장 큰 장점은 도계 후 즉시 발골하여도 냉장, 숙성기간 중에 균일하고 부드러운 조직감을 얻을 수 있다는 것이다.

7. 수분흡수와 관련된 품질 요인

7.1 도체내 수분흡수

산업체에서 도계공정으로 도계 1kg당 약 10ℓ의 물을 탕침, 수세, 냉각과정 등에 사용한다. 가금의 도계공정 중에 물이 흡수되어 수율은 증가하지만 품질은 저하된다. 특히 냉동계육이 해동될 때 드립(drip)량이 많아 상품성이 떨어지고 저장중 미생물 오염이 쉽게 이루어진다. 연구보고에 의하면 도계공정 중 탕침 후 2~5%, 탈모공정 후 2%, 내장적출 후 2%, 분무수세 후 3.1%, 침수냉각 후 5.5%의 수분이 흡수된다고 한다(Woltersdorf, 1971). 산업체에서 역류침수 냉각방법으로 처리하였을 때 도계에 4~10%의 수분이 대부분 흡수된다고 보고되고 있다(그림 3-7).

외부수분이 도계육 내부로 이동되는 것은 피부를 통하는 것이 아니라 내장적출이나 세절로 말미암아 표면이 칼에 의해 상처가 나서 생긴 체공부(body-cavity)를 통

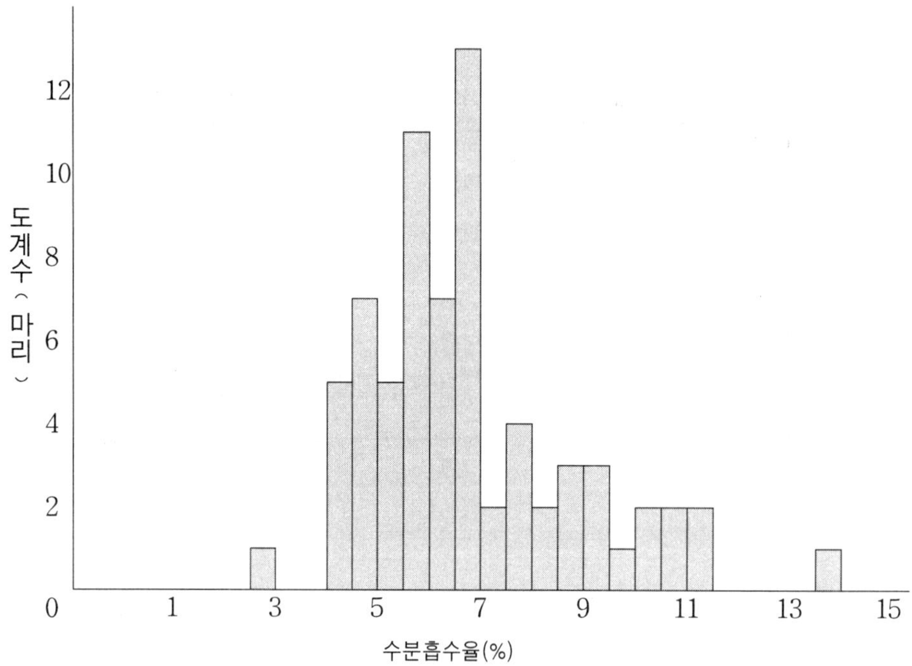

그림 3-7. 상업용 역류 침수냉각 방법으로 처리하였을 때 도계내 수분흡수 분포 (Mead, 1989)

하여 이루어진다. 흡수량이 표면부위에 많고 심부로 갈수록 적지만 쇄골까지도 흡수된다. 침지시간이 길거나 물의 온도가 높을수록 또 교반 정도가 클수록 흡수량이 많아진다. 빙수에 30분간 교반하고 10～15분간 탈수시켰을 때 냉각전 지육 기준으로 11.7%의 물이 흡수되고, 이 중 4.9%의 물이 피부와 근육 사이에 존재함으로써 쉽게 탈수되지 않는다. 수분흡수는 품질과 위생 면에서 문제가 있기 때문에 각국별로 과도한 수분흡수를 막기 위해 공정단계나 최종 수율면에서 규제하고 있다. 즉, 침수냉각시킨 다음 최소 5분 이상 탈수(draining)시키도록 권장하고 있다. 탈수를 촉진시키기 위해서 톱니모양의 드럼을 경사지게 하고 서서히 회전시키는 것을 권장하고 있다. 분무수세 할 때 사용되는 물의 양을 규제하고 침수냉각 시 침지시간을 규제하고 있다.

영국의 예를 들면 분무수세 후 침수냉각 작업으로 전환될 때 시간을 절대 지연시켜서는 안 된다고 규제하고 있다. 최종 제품의 흡수량도 검사하는데 냉장육보다 냉동육을 더 엄격히 규제하고 있다. 대부분 침수냉각을 실시하는 미국은 포장하기 전에 원래 브로일러 지육무게보다 물의 무게가 12% 이상 초과해서는 안 된다고 규정하고 있고, 유럽국가에서는 냉동계육의 수분흡수량이 약 6% 이상을 초과하지 않아야 하며, 해동에 의한 드립 물량이 5.2% 이상이면 안 된다고 규정하고 있다.

우리나라도 축산물가공처리법 시행규칙에 의하면 냉각세척 후 증량 증가 허용기준이 닭고기는 8%로 규정하고 있다. 칠면조고기는 중량별로 4.5kg 미만은 8%, 4.5~9kg은 6%, 9kg 이상은 4.5%로 정하고 있고, 이외 기타 가금류는 6%까지 허용기준을 두고 있다. 그리고 빙수냉각을 한 냉동식육의 최대 허용 흡수량 및 수분함유량은 증가된 중량의 백분율이 19%를 초과하여서는 안 된다고 규정하고 있다.

7.2 흡수된 수분함량 검사법

(1) 간이식 방법(in-plant method : 방법 I)

산업체에서 도계공정 중에 매 4시간마다 표본 시료를 무작위로 선발하여 수세, 냉각, 탈수공정이 완료되었을 때 도계내의 수분 흡수량을 간이식으로 측정하는 방법이다. 첫 시료는 도계의 최종 분무수세 직후 25마리의 도계를 무작위로 수거하여 표식과 함께 무게를 측정한 다음 계속적으로 가공라인을 거쳐 최종 탈수작업이 끝나고 포장하기 전에 무게를 단다. 수분 흡수율은 탈수 직후 무게에서 분무수세 직후 무게를 뺀 값이 된다. 서구의 경우 초기 무게에서 수분 흡수로 인한 무게가 5%를 초과해서는 안 된다고 규정하거나 또는 총 외부에서 침수된 물의 양이 7.4% 이상이면 안 된다고 규정하고 있다. 이와 같은 방법은 초기무게 측정시기가 분무수세 직후이므로 이미 그 전에 물이 외부로부터 일부의 물이 흡수되었고(보통 6% 정도 흡수), 분무수세 횟수에 따라 흡수량의 변화가 심한 단점이 있다.

(2) 해동시험(thaw test : 방법 II)

냉동계육에 수분이 과도하게 흡수되었는지 여부를 매우 신속하게 실시하는 방법이다. 폴리에틸렌 포장지(polythene bag)에 포장한 20마리의 냉동 도계를 42±2℃에 일정시간 방치하여 드립에 의한 해동 감량을 무게로 측정한다. 해동 후에 비해 냉동상태에서 5.2% 이상의 무게가 나왔다면 과도한 수분이 흡수되었다고 판단하고 실험실에서 다시 화학검사를 실시한다. 냉각중 수분 흡수량과 드립 양과의 상관계수는 0.82이다. 예를 들면 드립 양이 6%이라면 수분 흡수량은 8%로 본다. 도계의 수분 흡수는 냉각전 단계에서도 진행이 되므로 총 수분 흡수량은 10~11%로 간주하고 있다. 물론 이 같은 방법에서 도계의 냉동속도에 따라 결과가 달라질 수 있다. 완만 해동을 시키면 고기 내에 있는 유리수가 많이 나오기 때문에 드립 양이 증가한다. 따라서 급속동결시킨 도계에만 적용되어야 한다. 그리고 냉각수에 소금이나 인산염을 첨가한 냉동육은 이 방법을 적용해서는 안 된다.

(3) 화학적 방법(chemical method : 방법 III)

화학적 방법은 도계의 단백질과 수분과의 상관관계를 이용하는 것으로 간편하면서 재현성이 뛰어나는 장점이 있어 가장 널리 이용되는 방법이다. 7개의 냉동도계를 개별 또는 함께 세절하여 단백질과 수분함량을 측정한다. 총 단백질 함량을 한계 회귀공식(limit regression equation)에 대입하여 총 수분함량을 산출해 낸다. 실제 측정한 수분함량이 회귀공식에 의해 산출된 기존 값보다 높으면 실험이 잘못된 것으로 간주한다. 이와 같은 방법으로 산출된 수분함량 중에서 외부에서 흡수된 수분함량이 7.4% 이하이어야 한다고 규정하고 있다. 물론 이 물은 냉각 전에 흡수된 물까지 포함된 것이다. 유럽국가에서는 그 이상의 물이 도계에 포함되었을 때 포장지에 "유럽에서 규정하는 한계 이상의 물이 함유되어 있음(water content exceeds the EEC limit)"이라고 써서 기준을 초과하였다는 사실을 명시하여야만 한다.

(4) 화학적 방법(chemical method : 방법 Ⅳ)

공기냉각과 같이 물과 접촉이 비교적 적은 방법으로 도계공정을 마친 냉동도계에 적용하는 방법이다. 이것은 가식부 도체에서 수분과 무지방고형물(fat-free dry matter)의 비율은 일정하다는 원리를 이용한 것이다. 따라서 시료를 세절하여 수분과 지방함량을 구하고, 원래 고기가 지니고 있는 수분을 측정하기 위해 도입된 회귀공식을 대입함으로써 알 수가 있다. 이 공식에 의해 원래 수분함량보다 많은 수분은 외부로부터 유입된 수분으로 6%를 초과하면 안 된다고 규정하고 있다. 이 방법은 비교적 장시간과 노동이 요구되며, 방법 III보다 결과의 재현성이 낮기 때문에 널리 이용되지는 못하고 있다.

8. 닭고기의 등급제도

우리나라의 닭고기 등급은 축산물품질평가원에서 민간인이 자율적으로 의뢰한 통닭과 부분육을 대상으로 품질을 평가하고 있다. 닭도체(통닭)는 외관, 비육상태, 지방부착상태, 신선도와 깃털, 외상, 이물질 유무 등에 따라 등급판정을 하며 부분육은 냉동하지 않은 신선한 원료육만을 대상으로 실시하되 과도한 변색이나 골절, 오염, 이물질이 포함된 원료는 사전에 제거한 후 평가하여 등급판정을 실시하고 있다. 최종 품질등급으로 통닭은 1^+, 1, 2 등급, 부분육은 1, 2 등급으로 구분하고 있다.

8.1 중량규격

(1) 중량규격의 구분

표 3-5. 우리나라 닭고기의 중량 구분

종량규격	소		중 소			중		
해당호수	5호	6호	7호	8호	9호	10호	11호	12호
중량범위	451 ~ 550	551 ~ 650	651 ~ 750	751 ~ 850	851 ~ 950	951 ~ 1,050	1,051 ~ 1,150	1,151 ~ 1,250

종량규격	대		특 대		
해당호수	13호	14호	15호	16호	17호
중량범위	1,251 ~ 1,350	1,351 ~ 1,450	1,451 ~ 1,550	1,551 ~ 1,650	1,651 ~ 이상

닭도체의 중량규격은 신청인이 제시하는 닭도체의 중량에 따른 호수를 기준으로 소(5~6호), 중소(7~9호), 중(10~12호), 대(13~14호), 특대(15~17호)의 5개 규격으로 구분하며, 중량 규격별 중량 범위는 표 3-5와 같다.

(2) 중량규격 확인방법

축산물품질평가사는 신청인이 제시한 닭도체의 중량규격이 맞는지를 확인하기 위하여 표본 추출된 닭도체의 중량을 칭량하여 중량 범위에서 2% 이상 미달하는 닭도체의 수가 5%를 초과하는 경우에는 해당 롯트에 대한 중량규격의 재선별을 신청인에게 요구할 수 있도록 제도화되어 있다.

8.2 품질등급

닭고기(통닭)의 품질등급은 롯트의 크기에 따른 표본수를 선발한다(표 3-6). 품질평가사는 등급판정용으로 신청된 롯트 크기에 따라 적정수의 표본을 무작위로 추출하여 해당 롯트가 목표등급에 부합되는지 여부를 판정한다. 롯트의 크기가 작거나 정확한 등급판정을 위해 필요한 경우에는 해당 롯트 모두를 전수 등급판정 할 수 있다.

표 3-9에 제시한 품질기준 A, B, C 등급에 따라 판정하고 표 3-7과 3-8의 등급판정 기준에 따라 최종적으로 1^{+}등급, 1등급, 2등급의 3개 등급으로 구분한다. 고품질

표 3-6. 롯트의 크기에 따른 표본수 무작위 선발

벌크포장 수	표본수
1∼4	모두
5∼50	4
51∼100	5
101∼200	6
201∼400	7
401∼600	8
601개 이상은 매 100단위 증가 시	1 추가

표 3-7. 전수 등급판정에 의한 등급 부여방법

등 급	품질평가 결과
1^+ 등급	닭도체 품질기준의 모든 항목이 A급 이상이어야 함
1 등급	닭도체 품질기준의 모든 항목이 B급 이상이어야 함
2 등급	닭도체 품질기준의 모든 항목이 C급 이상이어야 함

표 3-8. 표본수 등급판정 구성비율에 따른 등급 부여방법

등 급	품질평가 결과
1^+ 등급	A급의 것이 90% 이상이고 C급의 것이 5% 이하이어야 함(나머지는 B급)
1 등급	B급 이상의 것이 90% 미만인 경우
2 등급	B급 이상의 것이 90% 미만인 경우

등급의 닭고기가 되려면 신선하면서 외관과 착육성이 좋고 깃털, 잔모, 외상, 변색이 없어야 한다. 예를 들어 표 3-8에서 보는 바와 같이 표본 추출한 시료에 대한 판정 구성비율에 의해 신청한 전체 물량이 1^+가 되려면 A급의 것이 90% 이상이고 C급의 것이 5% 이하이어야 한다고(나머지는 B급) 규정되어 있다.

표 3-9. 품질등급 판정기준

항 목	품 질 기 준		
	A등급	B등급	C등급
외 관	날개, 등뼈, 가슴뼈 및 다리가 굽지 않고 좋은 외형과 피부병 등 질병의 흔적에 의해 도체 외관의 손상이 없는 것	날개, 등뼈, 가슴뼈 및 다리가 외관을 손상시키지 않는 범위에서 약간 휘거나 피부병 등 질병의 흔적에 의해 도체 외관의 손상이 약간 있는 것	날개, 등뼈, 가슴뼈 및 다리가 비정상적으로 휘거나 피부병 등 질병의 흔적에 의해 도체 외관의 손상이 많이 있는 것
비육 상태	충분한 착육성을 지니며 특히 가슴과 다리에 고기의 부착이 잘 된 것	보통의 착육성을 지니며 특히 가슴과 다리에 고기의 부착이 보통인 것	빈약한 착육성을 지니며 가슴과 다리에 고기의 부착이 적은 것
지방 부착	피부의 지방층이 매우 잘 발달된 것	피부의 지방층이 충분히 발달된 것	피부의 지방층이 빈약한 것
잔털, 깃털	깃털은 아래의 허용기준치를 넘어서는 안 되며 약간의 잔털이 있다. - 길이 1cm 이하의 깃털 2개 이하	깃털은 아래의 허용기준치를 넘어서는 안 되며 잔털이 일부분만 퍼져 있다. - 길이 1cm 이하의 깃털 4개 이하	깃털은 아래의 허용기준치를 넘어서는 안 되며 잔털이 넓게 고루 퍼져 있다. - 길이 1cm 이하의 깃털 6개 이하
신선도	피부색이 좋고 광택이 있으며 육질의 탄력성이 있다.	피부색, 광택 및 육질의 탄력성이 보통이다.	피부색이 불량하고 광택이 없으며 육질의 탄력성도 없다.
외 상	피부가 상처로 노출된 살이 가슴과 다리부위에는 없어야 하고, 기타 부위는 노출된 살의 총면적의 지름이 2cm를 초과해서는 안 된다.	피부가 상처로 인해 노출된 살이 가슴과 다리부위에는 없어야 하고, 기타 부위는 노출된 살의 총면적의 지름이 4cm를 초과해서는 안 된다.	피부가 상처로 인해 노출된 살이 총면적의 지름이 가슴과 다리부위는 2cm, 기타 부위는 6cm를 초과해서는 안 된다.
변 색	가벼운 상처나 멍, 피부의 변색은 허용하나 색이 분명한 것은 총면적에 대해 장축의 지름이 아래의 허용치를 초과해서는 안 된다.	가벼운 상처나 멍, 피부의 변색은 허용하나 색이 분명한 것은 총면적에 대해 장축의 지름이 아래의 허용치를 초과해서는 안 된다.	가벼운 상처나 멍, 피부의 변색은 허용하나 색이 분명한 것은 총면적에 대해 장축의 지름이 아래의 허용치를 초과해서는 안 된다.

(계속)

항 목	품 질 기 준					
	A 등급		B 등급		C 등급	
중량 규격	가슴과 다리부위	기타 부위	가슴과 다리부위	기타 부위	가슴과 다리부위	기타 부위
13호 미만	1.5cm	3cm	2.5cm	5cm	3.5cm	7cm
13호 이상	2.5cm	4cm	4cm	6cm	6cm	8cm
	상처로 인한 응혈이 있어서는 안 된다.					
뼈의 상태	골절 및 탈골된 것이 없어야 한다.		골절된 것이 없어야 하고, 1개의 탈골된 뼈는 허용한다.		1개 이하의 골절 및 2개 이하의 탈골은 허용한다.	
이물질 부착	없 음		없 음		없 음	
냄 새	이상취 없음		이상취 없음		이상취 없음	
도체 처리	머리와 다리의 무릎관절 부위 및 허파, 식도, 기도, 모래주머니 등의 내장이 제거되고 위 내용물, 분변, 혈액, 담즙에 의해 오염되지 않아야 한다.					

참고문헌

1. Coleby, B., Ingram, M. and Shepherd, H. J. 1960. Treatment of meats with ionizing radiation. III. Radiation pasteurization of whole eviscerated chicken carcasses. *J. Sci. Food and Agric.* 11:61-71.
2. Grey, T. C., Griffiths, N. M., Jones, J. M. and Robinson, D. 1982. The effect of chilling procedures and storage temperatures on the quality of chicken carcasses. *Lebensm. Wiss. Technol.* 15:362-365.
3. Hotchkiss, J. H., Baker, R. C. and Qureshi, R. A. 1985. Elevated carbon

dioxide atmospheres for packaging poultry. II. Effects of chicken quarters and bulk packages. *Poultry Sci.* 64:333-340

4. Jones, J. M. 1992. Factors influencing poultry meat quality. In: The chemistry of muscle-based foods, Ledward, D. A., Johnston, D. E., and Knight M. K.(eds.), The Royal Society of Chemistry, Cambridge, UK, p. 27-39.
5. Jones, J. M. and Grey, T. C. 1989. Influence of processing on product quality and yield. In: Processing of poultry. Mead, G. C.(ed.), Elsevier applied science, London, UK, p. 127-181.
6. Khan, A. W. and Nakamura, R. 1970. Effects of pre- and postmortem glycolysis on poultry tenderness. *J. Food Sci.* 35:266-267.
7. Kijowski, J. and Niewiarowicz, A. 1978. Emulsifying properties of proteins and meat from broiler breast muscles as affected by their initial pH values. *Int. J. Food Sci, Tech.* 13:451-459.
8. Kijowski, J., Niewiarowicz, A. and Kujawsak-Biernat, B. 1982. Biochemical and technological characteristics of hot chicken muscle. *Int. J. Food Sci, Tech.* 17:553-560.
9. Lyon, C. E., Hamm, D. and Thomson, J. E. 1985. pH and tenderness of broiler breast meat deboned various times after chilling. *Poultry Sci.* 64:307-310.
10. Mead, G. C. 1989. Processing of poultry. Elsevier Science Publishers LTD., London, UK.
11. Mead, G. C., Griffiths. N. M., Grey, T. C., and Adams, B. W. 1986. The keeping quality of chilled duct portions in modified atmosphere packs. *Lebensm. Wiss. Technol.* 19:117.
12. Molins, R. A. 2001. Irradiations of meats and poultry. In: Food irradiation: Principles and applications. Molins, R. A.(ed) Wiley-Interscience, John Wiley & Sons, Inc., New York, USA.
13. Raj. 1999. Chapter 10. Effects of stunning and slaughter methods on carcass and quality. In: Poultry meat science. Poultry Science Symposium Series Vol 25, Richardson, R. I. and Mead, G. C.(ed) CABI Publising.
14. Stevenson, M. H. 1992. Irradiation of meat and poultry. In: The chemistry of muscle-based foods, Ledward, D. A. Johnston, D. E., and Knight, M. K.(eds) The Royal Society of Chemistry, Cambridge, UK, p. 308-324.
15. Warriss, P. D., Kestin, S. C., Brown, S. N., and Bevis, E. A. 1988. Depletion of glycogen reserves in fasting broiler chickens. *Brit. Poultry Sci.* 29,149-154
16. Woltersdorf, W. 1971. Die Bestimmung des Wassergehaltes in Gefrierhahn-

chen und Vorschlag eines Grenzwertes. *Fleischwirtschaft*. 51:531-534.

17. 이무하, 김병철, 박구부, 성삼경, 이무하, 이성기, 정명섭, 주선태, 최양일. 1998. 근육식품의 과학, 제3장 근육식품의 품질, 선진문화사, p. 93-169.
18. 축산물품질평가원. 2015. 축산의 모든 정보 eKAPEPIA.. 축산유통종합정보센터 축산정보 판정기준. http://www.ekape.or.kr/view/user/main/main.asp

제 4 장

도계공정

도계(slaughter)공정이란 농장에서 닭들을 수집하여 이송, 계류시킨 다음 도계장에서 기절, 방혈, 탕침, 탈모와 내장적출 하여 도체를 생산하는 모든 과정을 말한다. 때로는 통닭상태의 완도체나 부분육으로 분할하는 과정도 포함되기도 한다. 본 장에서는 농장에서 수집된 닭을 도계처리 하여 완도체 상태로 수세 완료된 상태까지만 기술하고, 최근 동물복지와 관련한 친환경 닭고기의 생산방식이 기존 도계공정에서 생산된 방식과 비교하여 소개하고자 한다.

도계작업을 실시하기 위해서 닭들이 농장에서 차량으로 이송되어 기절할 때까지 의식이 있는 상태에서 진행된다. 의식이 있는 동안 스트레스를 최소화하여 도계후 육질저하를 막아야 한다. 도계장도 품질과 위생증진을 위해 각 단계별 구역을 나누어 공정이 이루어져야 한다. 따라서 도계장은 계류장(bird reception), 도계장(killing area), 내장적출(evisceration), 냉각실(chilling area), 분할 및 포장(portioning & packaging)으로 크게 5구역으로 구분할 수 있다.

이와 같이 가금류는 연속적인 공정에 의해 계류장에서 시작하여 포장까지 이동되나 미생물의 상호오염원을 차단하기 위하여 독립된 구역을 두게 된다. 계류장은 입구와 출구가 독립되어 있고, 세차시설이 있으며, 도계장에는 기절기, 목절단기, 방혈작업, 탕침, 탈모작업이 이루어진다. 내장적출 라인에는 내장을 꺼낸 후 내장의 선별, 검사, 수세들이 이루어진다. 각 단계별 구체적인 가공공정은 다음과 같다.

1. 생계군의 위생검사(flock testing)

도계(屠鷄)하기 2～3주 전에 생계군(生鷄群)에서 위생검사를 실시한다. 견실도와 같은 외양검사와 살모넬라 오염여부 등의 미생물 검사를 실시한다. 만약 생계군에서 살모넬라가 발견되면 사전 폐기처분시키거나 또는 도계장에서 정상적인 계군을 도계한 다음 마지막 단계에 도계시켜 상호오염을 방지하도록 한다.

2. 생계의 수집

생계를 수집하는 데는 전통적으로 사람이 직접 잡아 틀(crate)에 넣었지만 오늘날은 대부분 기계(broiler harvester)로 수집하여 틀이나 모듈(module) 속에 넣는다. 수집할 때 닭들이 놀라거나 날개짓을 하기도 하고, 틀에 가두어 차량으로 이동 시 여러 마리가 좁은 공간에 가두어져 진동, 소리, 온습도 등에 의해 스트레스를 받게 된다. 스트레스를 받으면 도축 후 육조직이 딱딱해지거나 PSE(pale soft exudative)육의 발생 가능성이 높다.

가금육이 받는 가장 큰 스트레스 중의 하나가 수집 및 이동과정에 발생하기 쉬운 상처이다. 대부분의 상처는 도계공정 12~24시간 전인 사육장에서 수집, 상차, 수송 과정 중에 발생한다. 외국의 통계를 보면 월별 평균 16.6~28.4%의 닭이 상처를 받기 때문에 수집하는 작업자의 숙련된 기술이 요구된다. 야간에 수집작업을 하면 상처 발생률을 1% 정도 줄일 수 있다고 한다. 생계상태에서 상처가 나면 도계 후에 상처 부위의 고기가 변색된다. 도계 12시간 전에 난 상처의 색깔은 분홍색 또는 붉은색을 띠며, 도계 후 12시간이 경과하면 붉은색에서 자줏빛으로 변하고, 24시간이 되면 초록빛을 띤 색으로 변한다. 상처로 인한 색깔은 4~5일 이상 지속되어 상품성을 저하시키는 원인이 되고 미생물이 쉽게 자라는 장소가 되어 부패요인이 된다.

가금류를 수집하거나 차량으로 이동시킬 때는 금식을 시켜야 한다. 금식으로 인해 배변량을 줄여서 오염을 최소화하고 취급하기 편리하도록 한다. 보통 금식으로 인한 조직감량(tissue shrink)은 12시간 이상 먹이지 않았을 때 발생하며, 24시간 금식시켰을 때는 12시간에 비해 2배 이상 감량이 일어난다고 한다. 따라서 금식은 도계전 최소한 4~10시간 내에 실시하여야 조직 감량이 일어나지 않으며 사료비도 절감되기 때문에 경제적으로도 이익이 된다.

2.1 틀(crate)

가금육을 가두어 넣는 데는 틀(crate)과 모듈(module)을 사용하고 있다. 틀에는 산개(散開)틀(loose crate)과 고정틀(fixed crate)이 있다. 산개틀은 전통적으로 사용되어 왔던 닭 수집 바구니로 철망이나 나무상자, 플라스틱으로 제작되었고 크기가 0.8m×0.6m×0.3m이다. 이 방법은 저비용으로 융통성 있게 작업을 할 수 있고 가벼워서 청소하기 쉬운 장점도 있지만, 사람이 직접 닭을 잡아넣는 작업을 해야 하므로 인건비가 많이 들고 취급자의 부주의로 닭이 상처받기 쉽다. 반면 고정틀은 여러 개의 틀을 닭 운반용 차량 위에 고정시켜 제작된 것이다. 보통 차량 양쪽에 96개의 틀이 있고 중앙에는 환기통이 설치되어 있다. 닭을 상하차시킬 때 한꺼번에 여러 마리의 닭을 동시에 잡아서 넣을 수가 있다. 고정틀 설치는 산개틀보다 자본이 많이 드나 노동비가 약간 저렴하게 소요되며 닭의 스트레스도 적은 편이다.

2.2 모듈(module)

오늘날 기계식으로 닭을 수집하여 자동 상하차시키는 모듈을 많이 쓴다. 모듈은 금속모형으로 한 단위에 4~16개의 틀(crates)이나 칸막이가 탑재되어 있고, 상하차 때 지게차로 운반하여 하단의 바퀴에 의해 이동된다. 보통 1모듈의 공간은 $4m^3$로서 500kg~1,000kg의 닭을 실을 수 있다. 모듈로 운반하면 노동력이 절감되고 기계식으로 하기 때문에 닭에게 스트레스를 적게 주고 상처를 줄일 수 있지만, 상하차 시 기계를 포함한 전체 설치비가 비싸게 소요되며 작업할 장소가 필요하다.

3. 이동(transportation)

사육장에서 도계장으로 이동시킬 때 차량 위 좁은 공간에 닭들이 밀집되어 있으므로 스트레스를 받거나 상호 미생물에 오염되기 쉽다. 특히 창문이 없는 차량에서 이동되므로 외부온도에 노출되고 빠른 바람을 맞게 되어 스트레스를 받는다. 영국의 경우 닭을 수송할 때 직사광선을 피하고 닭이 고통을 느낄 수 있는 극한 온도를 피하여야 하며 환기시설을 갖추어야 한다고 규정하고 있다. 도계중에 오염된 살모넬라(*Salmonella*)균은 운반 중에 배변을 통해 감염되기 쉽다. 그래서 운반차량에 분뇨받이를 설치하여 오염을 최소화한다. 표 4-1에서와 같이 영국에서는 생계를 운반에서 도계완료까지 제반사항을 권장하거나 법적으로 규제하고 있다. 우리나라에서도 축산물가공처리법 시행규칙에 의해 가금류의 도살 및 처리방법에 관하여 기술하고 있으나 제시하는 내용이 미흡하다.

4. 계류(reception)와 도계라인 이송(unloading)

계류장은 운반용 차량에서 살아있는 가금류가 도계라인에 이송되기 전에 잠시 머물면서 휴식을 취하는 곳으로 지붕이 있고 가급적 여유 있는 공간이어야 좋다. 닭들을 하차시킨 다음 차량 위의 틀과 모듈을 세척해야 한다. 상호오염을 막기 위해서 차

표 4-1. 영국에서 가금류의 기절 및 도살방법과 관련된 제반 권장사항이나 요구조건

가금류	권장사항 또는 요구조건
모든 종(種)	사육장에서 도계라인까지 이송할 때 12시간을 초과하면 안 됨
모든 종(種)	작업중 상처 난 가금류를 도계장 도착 즉시 도계처리 하여야 함
모든 종(種)	도계장에 도착한 가금류를 가능한 빨리 도계처리 하여야 함. 만약 도계가 지연되면 직사광선이나 극한 온도를 피하고 환기가 되는 계류장에서 계류시킬 것
모든 종(種)	도계전 계류장이나 도계장의 상대습도가 70%를 초과하면 안 됨
모든 종(種)	기운이 없거나 설사 나는 가금류는 즉시 도계처리 하여야 함
모든 종(種)	다리걸이용 족쇄를 품종과 크기에 따라 적절한 크기와 형태로 선택할 것
닭	기절시키기 전에 거꾸로 매달려 3분 이상 두면 안 됨
칠면조	기절시키기 전에 거꾸로 매달려 6분 이상 두면 안 됨
모든 종(種)	기절 즉시 기절시켜 의식을 잃게 하여 죽을 때까지 고통이 없어야 함
닭	기절시 전류는 교류 50 Hz를 이용할 경우 1마리당 105mA 이상을 사용할 것
모든 종(種)	수조기절기(water-bath stunner)를 지나도 간혹 의식이 있는 것은 목 비틀림이나 손잡이 기절기(hand-held stunner)로 실신시켜야 함
모든 종(種)	목 절단은 기절 후 10~15초 사이에서 실시해야 함
모든 종(種)	자동목절단 기계는 일정하게 작동되어야 하며, 만약 작동과정에서 그냥 지나친 것은 손작업으로 절단하여 방혈시킬 것
닭	목 절단에서 90초 이후에 탕침을 실시할 것
칠면조	목 절단에서 2분 이후에 탕침을 실시할 것
모든 종(種)	모든 가금류는 완전히 죽은 상태에서 탕침조에 넣어져야 하며, 각막의 반사작용이 없을 때 죽은 것으로 판단함

자료 : Mead (1989)

량 입구와 출구 방향을 달리하는 것이 좋다. 계류장에는 여름철에 팬에 의한 환기시설이 갖추어져 있어야 하고 냉각분무 장치와 함께 70%의 습도를 유지하여야 한다. 계류시간을 포함하여 사육장에서 도계까지 12시간 내에 처리되어야 한다. 도계라인으

로 이송시키는 데는 틀(crate) 하나씩 컨베이어로 옮기는 경우도 있고, 수직상하로 움직이는 이동대(platform) 위에 차량을 세우고 도계라인에 자동 연결하기도 한다(그림 4-1).

차량에서 닭들이 하차할 경우 경사를 이용하여 미끄러지듯이 떨어지는데 이때 경사도가 너무 가파르거나 하강속도가 커서 닭들이 골절되지 않도록 주의해야 한다. 수동으로 사람이 닭을 잡을 경우 다리와 날개를 잡아야 한다. 칠면조는 덩치가 크고 힘이 세서 취급하기가 불편하다. 칠면조는 기계적으로 자동 하차시키기보다 사람이 손으로 잡아 내리는 경우가 더 많다. 하차작업을 할 때 작업자의 작업위치와 모듈의 위치가 같아야 작업이 편리하고 상처발생을 줄일 수 있어 수율이 향상된다.

도계라인에는 컨베이어에 스테인레스 스틸로 된 족쇄(shackle)가 달려 있다. 이송된 닭의 두 다리가 여기에 걸려 거꾸로 매달리게 된다. 이 때 날개짓을 심하게 하여 먼지와 오물이 흩어져 공기를 오염시키기 때문에 도계라인 작업장과 분리하여 벽을 설치함으로써 상호오염을 극소화하여야 한다. 작업장에서 환기시설은 필수적으로 요구되며, 작업자의 복지증진을 위해 반드시 마스크를 착용해야 한다. 다리걸이 할 때 정상적인 작업이 이루어지도록 약간 어두운 조명이 필요하며, 때로는 스트레스를 줄일 목적으로 색깔 있는 조명을 쓰기도 한다.

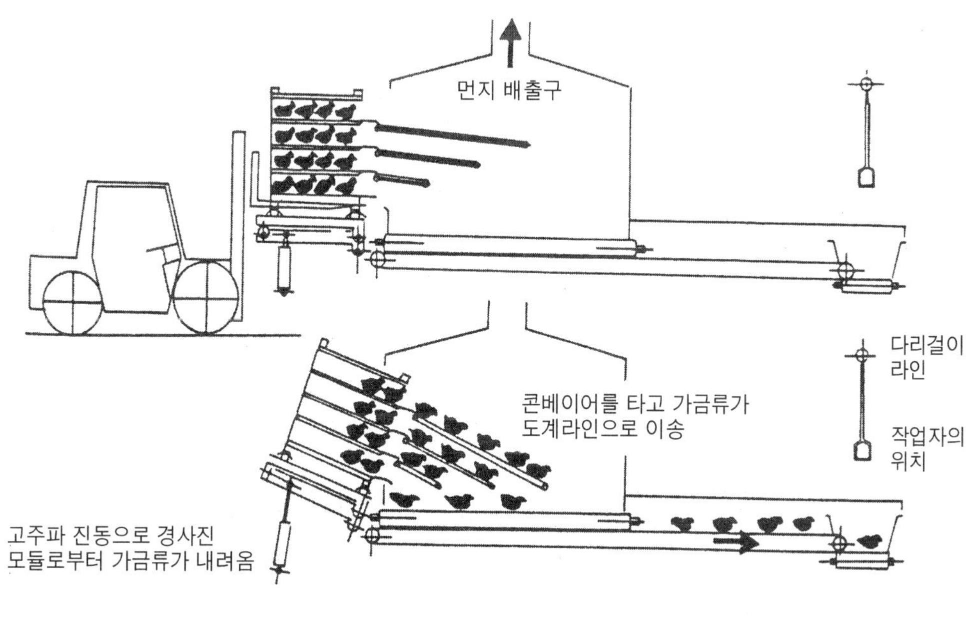

그림 4-1. 도계장에서 도계라인으로 이송과정(Tamdev APS 4000 module)

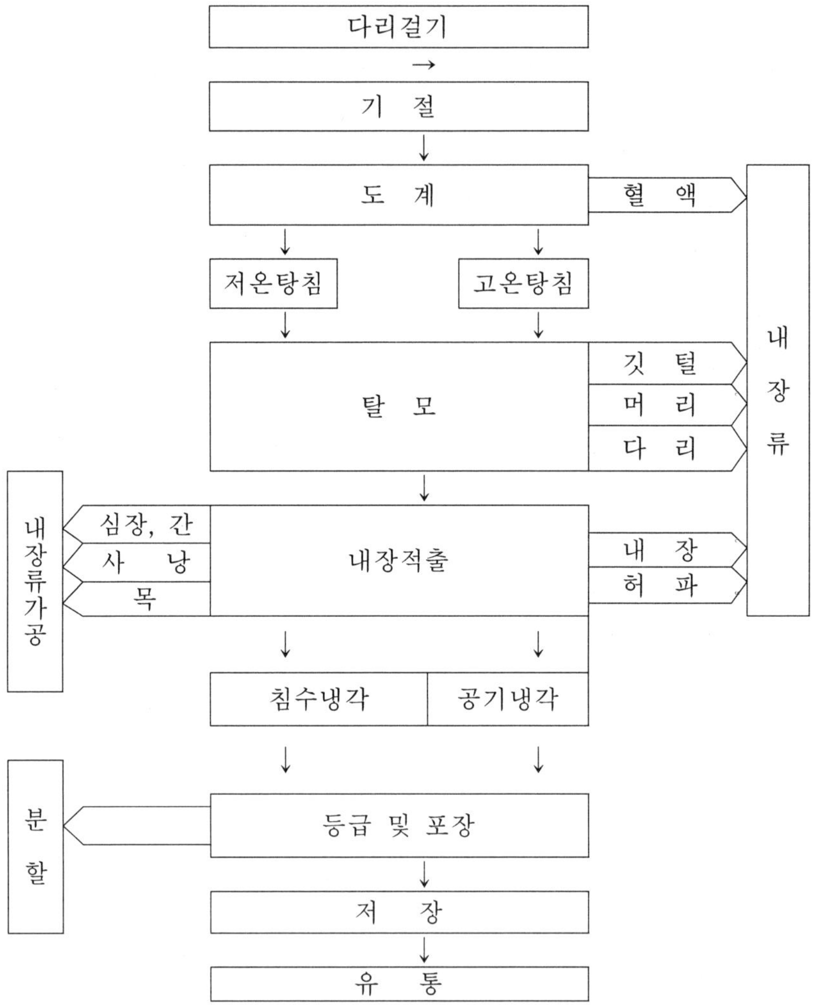

그림 4-2. 가금류의 도계공정도(Mead, 1989)

미국에서는 닭들이 조용히 기절하도록 어두운 터널을 통과시키는 방법을 채택하고 있다. 가금류의 도계 전 과정을 요약하면 그림 4-2와 같다. 살아있는 가금류를 취급할 때 스트레스를 받게 되면 이상 호로몬이 분비되고 2차 반응이 일어난다. 단시간에 강한 스트레스를 받을 경우 혈액 내에 아드레날린과 노르아드레날린과 같은 catecholamine 호르몬이 급증하고, 서서히 스트레스를 받을 경우 코티솔과 코티코스테론과 같은 corticosteroid 호르몬이 증가하게 된다. 스트레스에 의해 호로몬이 증가하면서 체온과 심박동이 증가하고 호흡이 거칠어지며 배뇨, 배변도 잦아진다. 또한 적혈구용적 증가, 글루카곤 분비, 글라이코젠 감소, 면역반응이 감소한다.

5. 기절(stunning)

도계를 시작하기 첫 단계로 가금류를 기절시킨다. 그러나 이슬람 문화권의 할라방법이나 유대인의 코셔방법은 기절시키지 않은 상태에서 도계를 실시한다. 대부분 나라에서는 법 규정과 상관없이 작업의 효율성과 동물복지 증진목적으로 방혈 전에 기절을 실시킨다. 방혈이 끝난 후 완전히 죽을 때까지 기절상태가 유지되고 가능한 한 순간적으로 의식이 잃어야 육질이 좋아진다. 기절방법으로 전기기절법(electrical stunning), 가스기절법(CAS, controlled stmosphere stunning), 뇌사법(captive bolt stunning)이 있다. 우리나라와 미국에서는 전기기절법을 많이 쓰고, 유럽지역에서는 가스와 전기기절법을 많이 쓰고 있다.

5.1 전기기절법

전기기절은 교류나 직류를 가금의 뇌로 통과시켜 고통을 주지 않으면서 순간적으로 의식을 잃게 하거나 심장이 멈추게 하는 원리이다. 전극의 접촉 불량이거나 전압이 너무 낮은 경우에 기절되지 않아 가금에게 고통을 주고 방혈이 잘 되지 않은 원인이 된다. 전압이 너무 강하게 되면 정맥이나 모세관이 파열되어 피멍이 고여 가슴육 위쪽에 혈반이 형성되거나 골절이 되기도 한다.

가금류에게 전기를 흘려보내면 동공이 커지고 머리와 등이 굽고 근육이 강직되어 다리가 뻣뻣해지다가(=tonic, rigid) 이어서 간헐적으로 경련이 일어난다(clonic, kicking). 기절용 전기로는 교류(AC)를 이용하지만 임피던스(impedance), 전압, 전류, 주파수의 세기와 형태 등에 따라 기절형태가 달라진다. 전류세기가 너무 약하면 완전히 기절하지 않아 계속 다리를 움직이고, 너무 강한 전류를 흘리면 심장박동이 금방 멈추고 날개 끝이 분홍색으로 변한다. 칠면조 수컷인 경우 덩치가 너무 크므로 강한 전류를 흘렸을 때 격렬한 반응으로 쇄골(鎖骨)이 부러지는 경우도 있다. 고주파일수록 물리적인 경련이 줄어든다는 보고도 있고, 50Hz와 AC 148mA일 때 99%의 닭이 심장박동을 멈추었다는 보고가 있다.

전기기절 장치로 현재 산업체에서 가장 널리 사용되는 것이 수조기절기(water-bath stunner)이다, 1%의 소금물이 담긴 수조(水槽)에 닭의 머리부분이 닿으면 전극을 통해 전류가 몸을 통해 족쇄(shackle)의 접지전극으로 흐른다. 미국에서 브로일러의 경우 10∼20mA, 칠면조의 경우 20∼40mA를 이용하여 10∼25V에서 10∼12초간 실시한다. 직류나 교류를 50∼500Hz의 고주파를 사용한다. 유럽의 경우 미국보다 높은 전류를 사용하고 있다. 브로일러는 90mA 이상, 칠면조는 100mA 이상에서 4∼6초간 실시하여 심장마비를 일으켜 뇌로 가는 혈류를 막아 의식이 회복할 수 없는 상태로 만든다. 그러므로 유럽식으로 기절한 가금류의 도체에는 혈흔과 골절이 많이 발생하는 편이다.

소형 가금류는 물에 담기지 않아 기절에 실패할 경우도 있고, 대형 가금류는 날개까지 담겨질 염려가 있다. 또한 수조에 물이 넘치면 닭이 미리 전기적 자극을 받아 머리를 높이 쳐들어 수조에 담기지 않아 생존할 수 있다. 그러므로 수조내 물의 높이를 잘 조절하여야 한다.

5.2 가스기절법

가금류에게 밀폐된 공간에서 공기의 조성을 변화시켜 질식시키는 방법이다. 대표적인 공기는 이산화탄소, 아르곤(argon), 질소로 단독으로 사용하기 보다는 혼합시켜 많이 사용하고 있다. 마취가스로 알려진 이산화탄소는 닭의 뇌척수액의 pH를 변화시켜 질식시킨다. 아르곤과 질소 혼합가스를 사용하면 역시 산소부족으로 단시간 내에 의식을 읽게 된다.

가스질식 방법에는 나중에 다시 의식이 회복되는 경우와 회복되지 않은 경우를 나눌 수 있다. 회복 가능한 방법으로 이산화탄소 10～40%와 공기 60～90%를 혼합하여 30～45초간 실시하면 심장박동이 방혈 때까지 유지된다. 그러나 의식 회복이 불가능한 방법으로 아르곤 55～70%와 질소 0～15%를 혼합하거나 또는 이산화탄소 40～80%와 산소를 혼합하여 2～3분간 장시간 실시하면 방혈작업 때 이미 죽은 상태가 된다.

유럽에서는 아르곤 혼합가스를 많이 사용하나 미국에서는 대신 이산화탄소, 산소, 공기를 혼합한 가스를 사용하고 있다. 닭들이 컨베이어 벨트에 타고 가스터널로 통과하면서 질식하게 되고 이어서 다리걸이로 옮겨진다. 예를 들어 첫 단계로 닭들을 이산화탄소 40%와 산소 30% 혼합가스에 1분간 노출시켜 마취시킨 다음 2단계로 이산화탄소 80%에 2분간 노출시켜 무산소 상태를 만들어 질식사 시킨다. 최근에는 도계장에 도착한 차량 위에 칠면조나 닭들이 모듈상태에서 하차하지 않고 전체를 한꺼번에 질식시키는 방법이 개발되었다. 한꺼번에 전체를 질식시킴으로써 하차하거나 다리걸이를 실시할 때 스트레스를 줄 필요로 없고, 궁극적으로 동물복지 증진에 기여하는 방법이라 할 수 있다.

5.3 총격법(captive bolt stunning)

가금류의 머리를 고정시키고 금속핀이나 첨예한 바늘로 두개골을 찔러 뇌를 손상시켜 기절시키는 방법이다. 기절에 의한 품질이 아직 잘 알려지지 않았기 때문에 널리 사용되고 있는 방법은 아니다.

6. 방혈(exanguination)

기절한 가금류를 완전히 죽이는 것과 동시에 방혈작업을 실시하는 단계이다. 도살시킬 때 가금류가 더 이상 움직이거나 외부 자극에 대한 반응이 없는 상태를 뇌사(brain failure)라고 한다. 도계방법에 따라 뇌사에 필요한 시간이 각각 다르다. 가능한 뇌사시간이 짧을수록 다음 단계의 방혈작업이 용이하고 품질도 증진된다. 가장 뇌사시간이 짧은 것은 전기기절로 심장마비(cardiac arrest)시키는 방법이다. 목을 절단하는 방법(decapitation)도 비교적 뇌사를 단축시키나 자동화가 어렵다. 반면 한쪽 경정맥절단법은 뇌사시간이 길기 때문에 바람직하지 않다.

산업적으로 가장 널리 이용되는 방법은 전기기절 시킨 후에 연속적으로 양쪽 경정맥과 경동맥을 원형칼날이 회전하면서 모두 베는 목베기법이다. 목베기법은 그림 4-3에서 보는 바와 같이 가금류의 경정맥(junglar vein)이나 경동맥(junglar artery), 척추동맥(vertebral artery)을 기계나 손으로 자르는 방법이다. 목베기법에는 목 한쪽부위에 경정맥과 경동맥을 동시에 절단하는 방법, 목뼈와 표피를 제외하고 모두 절단하는 방법, 목 전면을 비교적 얇게 절단하여 양쪽 경동맥과 한쪽 경정맥을 절단하는 방법, 가금류의 입안에 칼을 넣어서 경정맥 합류지점을 자르는 방법 등이 있다. 덩치가 큰 가금류일 경우는 등뼈와 기관 사이의 목뼈 옆쪽을 찌른다.

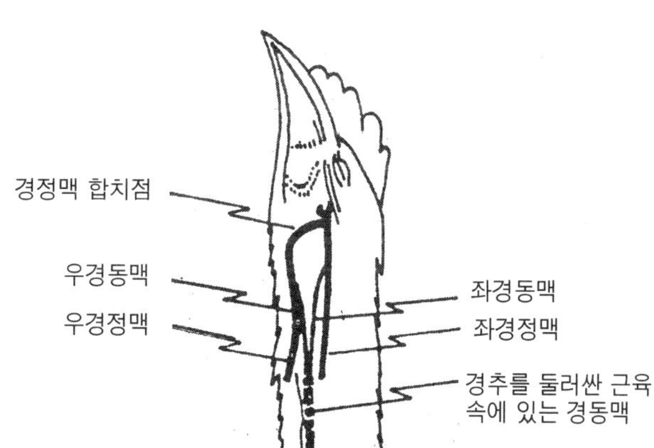

그림 4-3. 닭의 머리와 목의 혈관

칼날의 깊이가 너무 깊으면 척수액까지 잘라져 신경자극으로 탈모작업이 나빠진다. 반대로 너무 얇게 자르면 방혈이 충분치 않아 혈액에 근육에 많이 남아 있어서 피부 변색의 원인이 된다. 특히 날개 끝에 붉은색이 나타나서 상품성을 떨어뜨리며 저장성도 나빠진다. 기계식으로는 단칼, 회전칼, 원형칼, 2개의 회전용 칼 등의 형태가 있으며, 기계구조와 도계 위치에 따라 목의 앞, 옆, 뒷면을 잘라서 방혈시킨다.

방혈작업은 기절 후 7~10초 사이에 이루어지며, 총 방혈시간은 2~3분 소요되지만 동물복지 차원에서 닭은 최소 90초, 칠면조는 120초 동안 실시한 다음 탕침조로 옮겨야 한다. 방혈미흡으로 심장박동이 정지되지 않은 상태에서 탕침조에 넣으면 안 된다. 물론 심장박동이 뛰고 기절한 상태이지만 동물복지 측면뿐 아니라 탕침 중에도 혈액이 외부로 유출되어 도체 표면으로 유입되어 도계가 붉은색으로 변한다. 이를 홍계(red bird, cadaver)라 하여 상품가치를 상실하였기 때문에 식품원료로 이용되지 못하게 된다. 혈액은 생체 중에 4% 정도 함유하고 있는데 목 절단 후 3분 이내에 35~50%의 피가 방혈된다. 방혈로 인한 체중이 생체기준으로 약 4% 정도 감소된다. 시판되는 통닭에는 혈액이 37~45% 정도 남아 있다고 한다.

7. 탕침(scalding)

탕침(湯浸)이란 털을 뽑기 위해 높은 온도에서 일정 시간을 두는 작업으로 탕지라고도 하며, 대부분 뜨거운 물에 담그는 침수탕침(immersion scalding) 방법을 사용한다. 탕침은 가금이 죽은 후에 실시하여야 한다. 최근에는 분무장치(spray steam)를 쓰거나 마이크로파 에너지를 쓰는 건조방식도 일부 사용되고 있다.

생체상태에서는 털이 소포(follicle)에 붙어 있어서 뽑기가 힘들다. 그러므로 뜨거운 열을 가하여 피부 단백질 일부를 열변성시켜 느슨하게 만든 다음 뽑는다. 가금류의 피부구조를 보면 그림 4-4에서 보는 바와 같이 내부의 진피층과 외부의 표피층이 있다. 표피층도 내부의 조종층과 최외부에 각피층(cuticle)으로 구성되어 있다. 이들 단백질은 온도에 따라 열변성 정도가 달라서 가금류의 종류나 상업적인 목적에 따라 온도를 다르게 실시한다.

국가에 따라 소비자들이 닭 피부색에 대한 선호도가 다르다. 각피층에는 노란 색소가 함유하고 있어 브로일러의 경우 저온으로 처리하면(예를 들어 53℃에서 120초) 열변성이 되지 않으므로 노란색을 유지할 수 있다. 그러므로 일부 소비자들은 신선한 닭으로 인식하기 때문에 냉장유통으로 판매된다. 반면 각피층은 왁스물질이 많고 수분을 방출하는 특성이 있기 때문에 튀김용 빵가루 무침에 불리하다. 튀김과 같은 2차

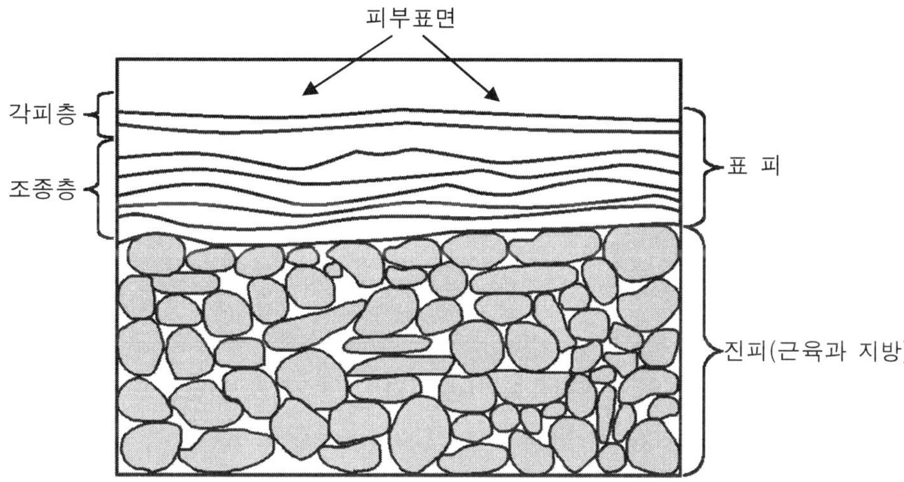

그림 4-4. 닭의 표피조직(Sunderman 등, 1981)

가공의 원료로 이용하고자 하는 닭은 조금 더 온도를 높여(예를 들어 62~64℃에서 45초) 각피층을 열변성시켜 색소와 함께 제거하는 것이 바람직하다.

탕침온도에 따라 4종류의 탕침방법으로 분류할 수 있다.

① 저온탕침(soft-scalding): 50℃에서 150초까지 침수시키는 방법으로 대부분 브로일러, 대형 가금류에 적용한다.

② 중저온탕침(semi-scalding): 53~55℃에서 1~2분간 침수시키는 방법으로 저온탕침법에 이용되는 가금류와 함께 사용한다.

③ 중온탕침(sub-scalding): 59~60℃에서 45~90초간 실시하며 대부분 칠면조, 노계, 오리, 거위와 피부를 하얗게 하고 싶은 가금류에 적용한다.

④ 고온탕침(hard-scalding): 63℃에서 가금류 종류에 따라 시간을 조절한다. 대부분 노계(老鷄)류나 물새 등에 이용한다.

탕침시킬 때 주의해야 할 사항은 시간보다 온도이다. 탕침온도가 높을수록 털이 잘 뽑혀지지만 도계 표면이 열에 의해 변성될 수 있다. 저온 및 중저온 탕침법은 탕침 후에도 도계의 표피(epidermis)가 벗겨지지 않고 유지되기 때문에 공기 냉각 중에 일어나기 쉬운 표면 건조나 변색을 막을 수 있어서 냉장용 계육으로 판매된다. 반면 중온 및 고온탕침법은 고온처리로 말미암아 표피가 쉽게 벗겨지므로 시각적으로 상품성을 증진시킬 수 있는 장점은 있지만, 탕침온도가 55℃ 이상의 고온에서는 조직감이 나빠지기도 한다. 또한 고온에 의해 표피기름이 녹아 수율이 낮아지거나 가슴부위에 하얀색 밴드가 형성되기도 한다. 고온탕침육은 주로 냉동육으로 판매되며, 저장중 변색이나 건조에 의한 연도 감소를 막기 위해 표면에 보습상태를 유지시키는 것이 중요하다.

탕침은 여러 가금류가 함께 동시에 들어갔다가 나오는 작업이 진행되어 미생물의 상호오염이 되기 쉬운 공정이다. 또 분뇨가 녹아 요산 암모늄(ammonium urate)이나 요산(uric acid)이 용액에 잔존하므로 pH가 6.0 이상 증가하기 쉽다. 이와 같은 pH 조건에서는 살모넬라가 열에 저항성이 생겨 생존할 수 있으므로 자주 탕침액을 깨끗한 물로 교환해 주어야 한다. 미국의 경우 닭 1마리당 1ℓ의 물이 탕침조에서 넘치도록 규정하고 있다. 산업계에서는 탕침시 미생물의 상호오염을 막기 위해 분무장치를 쓰거나 도계와 탕침액과 반대방향으로 이동시키는 역류탕침법(counter-current scalding), 여러 탕침조를 거치는 다단계 탕침법(multi-stage scalding) 등을 이용하고 있다.

다단계 탕침법은 흐르는 물에 온도가 각각 다른 3개의 탕침조가 있어 연속적으로 작업이 수행된다. 처음에 뜨거운 물을 흘려 오염원을 씻어주고 사전에 브로쉬로 털에 묻어있는 오염원을 씻어준다. 사용목적에 따라 탕침조의 수온을 조절하지만 일반적으로 48.9℃~56.7℃에서 2~4분간 실시한다.

8. 탈모(defeathering)

탈모작업이란 탕침에 의해 느슨해진 털을 뽑는 과정이다. 탕침조 옆에 탈모기가 연결되어 있어 도계의 육온(肉溫)이 떨어지기 전에 탈모작업(脫毛作業)이 진행되어야 한다. 탈모기는 역회전 장치로 스테인리스 돌출부에 원통형 2개 또는 4개로 구성된 고무손(rubber finger)이 부착되어 있다. 너무 오랫동안 회전시키거나 몸체와 세게 부딪치면 육질이 질겨진다. 탈모과정에서는 이미 방혈된 상태이므로 피멍은 들지 않는다. 돌출부 고무손과 도체가 너무 가까우면 표피가 찢어지거나 날개가 골절될 수 있고 너무 멀면 적절한 탈모가 되지 않으므로 도체크기에 따라 적당한 간격을 유지하여야 한다.

주로 탈모과정 중에 연속적으로 물을 분사하여 털을 제거하지만 드물게 공기압축이나 진공방법으로 털을 제거하기도 한다. 오리나 거위는 송진기름을 왁스(wax)에 섞어 녹인 용액에 담근 후 꺼내어 찬물로 굳힌 다음 손작업으로 왁스와 털을 뜯어낸다. 보통 60℃ 탕침조에 담근 후 87℃의 액체왁스에 담그면 위생적으로 안전하다.

탈모작업이 끝난 후에도 잔털이나 송곳털(pin feathers)이 남아 있는 경우도 있다. 남은 잔털들은 불(arc flame)로 태우고 송곳털은 빠지지 않기 때문에 손으로 뽑아야

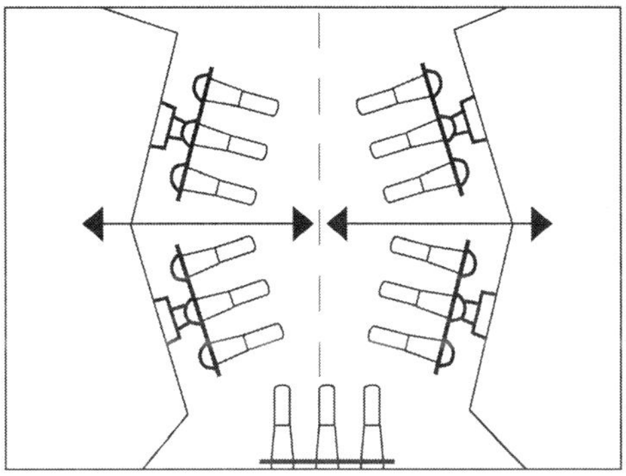

그림 4-5. 탈모기의 내부구조(네델란드의 Stork PMT사)

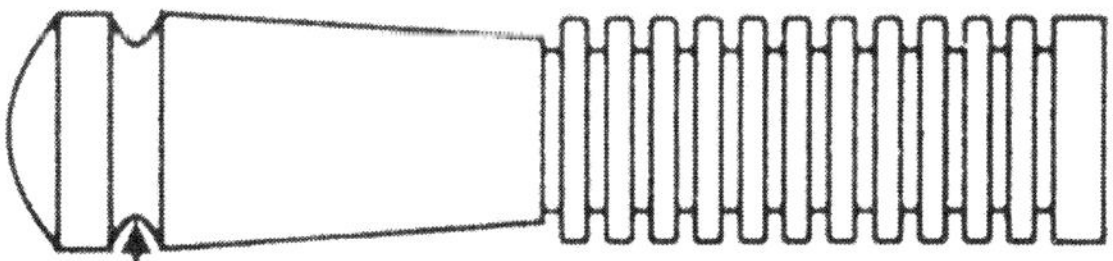

그림 4-6. 탈모작업을 위한 고무손의 구조

한다. 탈모 후에 미생물이 쉽게 오염될 수 있으므로 신속히 표면을 세척해야 한다. 탈모과정으로 인해 6.5%의 수율이 감소하게 된다.

탈모과정에 이어 냉각조로 가기 전에 머리와 발을 자르는 공정이 있다. 머리는 목을 잡아당겨 끊거나 칼로 벤다. 머리의 수율은 3%이다. 닭발도 원형칼날로 자른다. 닭발도 정상적인 것에 비해 어두운 색소의 상처가 있으면 스트레스를 많이 받은 것이라고 판단할 수 있다. 닭발의 수율은 3.5%이다.

9. 내장적출(evisceration)

머리와 다리를 제거한 다음 내장적출을 실시한다. 내장을 꺼내기 위해 기존 다리걸이에서 자동적으로 도계 양다리의 무릎 연결부(hock joint)로 옮겨 걸게 된다. 칠면조는 양다리와 머리를 수평상태로 고정한 후 실시한다. 내장제거는 각 공장마다 다양한 기계와 방법으로 자동시스템에 의해 연속공정으로 이루어지고 있다. 그렇지만 미국과 같은 나라에서 칠면조의 경우 아직 기계자동화가 되지 못하고 수작업을 하는 산업체가 많다고 한다.

내장적출을 하는 과정은 크게 3단계로 이루어진다. ① 항문에서 흉골 후반부까지 내장을 꺼내기 위해 칼로 잘라 구멍을 낸다. ② 창자, 염통, 허파, 생식기를 꺼낸다. ③ 내장 중에서 염통, 간, 모래주머니 등 가식부산물(giblets)을 따로 정리하고 몸통에 붙어있는 기타 조직들을 떼어낸 후 물로 씻는다. 적출한 가식내장의 수율은 7%이고, 불가식 내장은 3%이다. 목은 가식 부산물에 속하나 완도체 검사가 완료된 후에 나중에 수거한다. 닭발은 내장부위는 아니지만 가식 부산물로서 국가에 따라서 통닭에 가식내장과 함께 포함하여 판매하기도 한다.

일부 국가에서는 내장적출을 하지 않은 상태에서 판매하는 경우도 있다. 브로일러를 도계하여 탈모와 방혈만 실시하고 소비자에게 직접 판매하는 형태이다. 문화 차이기는 하지만 이런 상태에서 구입하는 것이 신선하다고 생각하기 때문이다. 내장을 적출하지 않고 통닭형태로 판매할 때는 도계 후 서너 시간 내에 처리되는 것이 일반적이다.

내장적출 작업은 회전하는 수직실린더 적출기구에 의해 여러 단계를 거쳐 작업이 실시된다. 즉, 꽁지부분(oil gland) 제거 → 칼로 베어 구멍내기 → 내장 꺼내기 → 검사 실시 → 모래주머니 제거 → 허파제거 → 목 제거 → 도체 내·외부 수세순서로 진행된다.

① 머리제거 : 기계장치(head and windpipe puller)에 부착된 2개의 지렛대(bar) 사이에 머리가 걸린 상태에서 계속 이동됨에 따라 경사진 아래 방향으로 잡아당겨 머리를 포함한 식도와 기관을 동시에 뽑아낸다. 이때 소낭과 허파도 물리적 힘을 받아 느슨해지므로 내장적출 때 쉽게 이탈될 수가 있다.

② 다리제거 : 회전칼날이 달린 자동 다리절단기로 며느리발톱(spur) 상단부를 자른다.

③ 항문절단 : 지방이 많은 꼬리 하단 항문주위를 진공상태에서 흡입시키면서 실린더형 회전칼날이 달린 개공기계(venter cutter 또는 buttonholer)로 절단한다. 기타 체내부에 붙어 있는 조직들은 진공을 멈추게 되면 분리가 된다. 기계작업이기 때문에 조직을 자르는 과정이나 분뇨가 새어나올 경우 도체가 상호오염이 일어나기 쉽다.

④ 내장 꺼내기 : 도체를 고정시키고 복강을 개봉하여 크게 만든 체공부로 국자모양의 기구가 내부로 들어가 아래로 민다. 밀려난 가식내장이나 염통을 잡아서 다시 되돌아오면서 내장 전체를 밖으로 끄집어낸다. 내장이 외부로 나오면 검사

자들이 신속히 병변여부, 도체이상 유무를 검사한다. 만약 문제가 있다고 판단되면 시료를 따로 분리하여 검사한다.

⑤ 내장분리 : 가식성 내장인 염통, 사낭(모래주머니), 간을 분리하여 수세한다. 창자류, 전위(前胃), 식도 하부, 췌장, 생식기관 등을 부산물 처리장으로 보낸다.

⑥ 모이주머니 : 회전절단기(cropper)가 동공을 통하여 내부로 들어가 모이주머니를 잡아서 머리부분 방향으로 밀어내므로 제거된다. 미국에서는 보통 모이주머니를 도계에 포함시켜 시판하지만, 다른 국가들은 분리하도록 규제하기도 한다.

⑦ 허 파 : 허파제거기(lung removal machine)의 진공프로브를 내부로 넣어 진공을 걸어 흡입하면 허파조직이 도체로부터 분리된다. 때로는 진공총을 이용하여 수동시스템으로 실시하는 경우도 있다.

⑧ 목 절단 : 목 절단기가 등 안쪽과 목 부위를 자른 후 목을 잡아당겨 분리한다.

내장적출이 완료된 후에 도체의 외부상태도 검사한다. 내장 파열이나 분뇨 유출에 따른 미생물 오염여부를 파악하고 만약 금식기간이 적절치 않아 오염이 되었을 때는 염소수액으로 수세를 한다. 냉각조에 들어가기 전에 염소수로 스프레이를 이용하여 도체 내·외부를 깨끗이 수세한다. 또한 내장적출에 사용되는 기계들은 수시로 점검하여 유지 관리되어야 하고 도계의 크기에 맞게 조절되어야 한다. 그렇지 못할 경우 피부가 찢겨지거나 골절, 내장 파열이 생겨 미생물의 오염이 증가되고 상품성이 떨어지는 원인이 될 수 있기 때문이다.

내장적출이 완료된 도체를 냉각, 수세하기 전에 전기자극을 실시하기도 한다. 전기자극을 실시함으로써 사후강직 시간을 단축시킬 수 있고 도계 후 3~4시간 내에 발골하여도 연도를 증진시켜 개체별 균일한 제품을 생산할 수 있다. 고전압과 저전압 방법 등 다양한 범위에서 실시하고 있지만 450V와 450mA로 2초 간격으로 7회 실시하면 도계육의 pH가 감소하고 ATP의 고갈이 촉진되며 가슴살의 연도가 증진되었다는 보고가 있다. 최근 도계장에서 가금육에 전기자극을 하는 작업이 늘고 있는 추세이다.

10. 냉 각

냉각은 도체 체온을 낮추어 미생물의 성장을 억제시키는 과정이다. 일반적으로 내장적출 후 1~2시간 내에 도체 체온을 4℃ 이하가 되도록 신속하게 냉각할수록 좋다. 국가마다 다르지만 보통 도계 후 브로일러는 4시간 내, 칠면조는 8시간 내에 냉각이 완료될 것을 규정하고 있다. 수세 완료된 도계의 냉각방법은 침수냉각과 공기냉각이 있다. 주로 미국에서는 침수냉각, 유럽에서는 공기냉각을 많이 사용하고 있다.

침수냉각은 열효율이 빠르기 때문에 경제적이고 효과적이다. 사전냉각 단계와 본 냉각단계로 구분되어 운영된다. 사전냉각은 내장적출 직후 체온이 38℃인 도계를 직접적으로 1℃의 찬 용액에 담그면 품질이 나빠지기 때문에 사전에 7~12℃에서 10~15분 동안 예비냉각을 실시하는 과정이다. 사전냉각 시에 표피에 묻어 있는 이물질을 제거되지만 아직 표피지방이 굳지 않아 약 2~4%의 수분이 흡수된다. 본 냉각조는 예비냉각조보다 대형으로 입구의 물의 온도는 4℃이지만 출구 때 1℃로 조절한다. 가금류의 크기에 따라 다르지만 45~110분 동안 냉각을 실시한다. 미생물의 증식을 억제시키기 위해서 냉각조에 염소수를 첨가하기도 한다.

냉각효율을 증진시키고 미생물의 상호오염을 최소화하기 위해 냉각수와 냉각해야 할 도계의 이동방향이 역방향으로 설계되어 있다. 입구에 들어가는 닭은 냉각수의 마지막 부분에 해당되고, 마지막 출구의 닭은 입구가 신선한 냉각수가 들어가도록 되어 있다. 닭의 이동은 스크루로 돌려 물의 흐름에 역행해도 이동될 수 있도록 하였고, 도계의 냉각효율을 증진시키기 위해 공기버블을 뿜어 나오게 설계되어 있다. 최근에는 고속의 냉각펌프를 설치하는 산업체도 있다.

냉각수를 충분히 사용해야 오염된 부분을 세척할 수도 있고 냉각효율도 높일 수 있다. 그래서 국가별로 도체 마리당 사용할 물의 양과 온도 등을 규제하고 있다(표 4-2). 침수냉각의 경우 물이라는 매개체에 의해 함께 냉각작업을 실시하므로 도계 간 상호오염을 배제할 수 없다. 그래서 미국에서는 염소수 용액을 실시하지만 유럽에서는 이를 금지하고 있다.

공기냉각법은 온도와 습도가 조절된 냉장공간에 도계들이 이동하면서 냉각되는 방법이다. 냉각조에 비해 열효율이 낮고 공간 설치비 및 에너지가 많이 들지만 물과 접촉을 하지 않기 때문에 미생물의 상호오염을 막을 수 있는 장점이 있다. 공기냉각으로 인한 감량을 막기 위해 냉각실 입구에는 -8~-6℃로 두고 출구에는 -4~-1℃로 조절한다. 때로는 스프레이로 물을 분사하여 표피에 얼음막을 형성시켜 수분이 증발되는 것을 막는다. 최종적으로 공기냉각에 의해 도계의 무게가 감소되지 않도록 해야 한다.

침수작업을 올바르게 실시하지 못하면 비정상적인 육질이 발생된다. 가금류에서 PSE(pale soft exudative)는 도계 전 스트레스에 의해 주로 발생되나 냉각과정에서도 발생될 수 있다. 도계 후 부적절한 냉각방법으로 높은 온도에서 장시간 도계를 방치하게 되면 단백질이 변성되고 품질이 떨어지게 된다. 특히 칠면조와 같이 덩치가 큰 가금류에서 더 많이 발생한다. 표 4-3에서 보는 바와 같이 칠면조를 도계 후에 0℃

표 4-2. 국가별 연속식 침지냉각 시스템에서 도계육 크기당 최소 물의 요구량

영 국		캐나다		미 국	
중량(kg)	물(ℓ)	중량(kg)	물(ℓ)	중량(kg)	물(ℓ)
2.5	2.5	2.5	2.0	Fryer*	2.27
2.5～5	4.0	2.5～6.5	2.75		
> 5.0	6.0	> 6.5	3.5	칠면조	4.45
냉각 중에 도계 부위의 최대 허용온도(℃)					
16		18		18.3	

*13주 이하의 닭,
자료 : Mead (1989)

표 4-3. 칠면조 도살 후 4시간 동안 0℃와 40℃에 두었을 때 품질 비교

항 목	방치시킨 온도	
	0℃	40℃
pH(도살 후 2시간)	6.02	5.87
명도(L*)	51	57
가열감량(%)	24.1	28.9

자료 : Sams와 McKee (2010)

와 40℃에 각각 4시간 방치하였을 때 육질의 변화를 보면 사후강직 2시간 만에 pH가 각각 6.02와 5.87로 40℃에 방치한 구에서 낮았으며, 고온에서 방치하면 명도(L*)와 가열감량이 높게 나타났다. 그러므로 도계 후 냉각온도를 신속하게 내려주지 않으면 도계육의 pH 저하, 육색 밝기 증가, 드립 및 가열감량 증가, 젤 강도와 단백질 추출률이 감소된다. 이는 생육 및 가공육 원료로서 도계의 품질이 저하되는 원인이 된다.

도계업무 방식은 유럽과 미국에서 약간씩 차이가 있다. 표 4-4에서 보는 바와 같이 유럽에서는 동물복지를 중시하여 높은 전류에 의한 전살방법이나 상대적으로 고통이 적은 가스로 도계처리 하지만, 미국은 수컷 칠면조만 가스로 기절시키고 대부분 전기기절 방법을 채택하고 있다. 유럽은 민간단체가 자율적으로 물을 적게 사용하는 공기

냉각을 실시하고 염소화물을 사용하지 않으며 도축라인도 신축성 있게 조절하여 대응한다. 이에 반해 미국은 염소가 포함된 냉각수를 사용하여 단시간에 냉각시키며 연방정부가 직접 위생과 안전에 관련된 도체검사에 더 치중하고 있다.

표 4-4. 유럽과 미국의 도계업무의 차이

	유 럽	미 국
	• 민간업자에 의한 자율성이 강한 편	• 국가통제가 강한 편 - 식품안전 및 검사국
기 절	• 전살방법 시행, 동물복지 차원 • 전살은 기절보다 5~6배 많은 전류 사용. • 품질저하 : 골절빈도 상승, 출혈근육 조직발생	• 전기기절방법 - 방혈까지 심장박동 (이슬람과 유대인은 사용하지 않음)
가 스	• 가스기절 도입(고전류의 문제점 개선 방안) - 이산화탄소, 아르곤, 질소 혼합사용 - 영국, 벨기에 많이 사용 • 닭을 케이스에 가둔 상태로 가스 주입 : 취급용이 • 수율과 등급 개선 • 공장상황에 따른 유연성 있게 조절 • 적출라인 속도 175수/분당	• 무거운 수컷 칠면조 도살에 이용 • 유계 : 고려중
도축 라인		• 국가기관이 내장적출과 라인속도를 규제 • 적출라인 속도 140수/분당
도체 검사	• 도축 검사자는 정부 위탁받은 회사 종업원이 컴퓨터 프로그램에 정보 입력과 카메라로 보고 8개 부분에서 등급판정을 실시	• 연방정부의 산하 직원이 주로 담당
관심 사항	• 도체설비, 가동조건 등에 더 집중	• 도체검사에 더 집중
냉각 방법	• 공기냉각, 물을 적게 사용 - 염소수 사용 불허. 1~2% 감량	• 침수냉각. 염소수 사용. 수율 증가 - 육계와 칠면조 도체의 온도는 도살 후 각각 4시간과 8시간 이내에 4℃ 이하가 되어야 함
요 약	• 민간 자율성이 강함 • 동물복지 차원	• 연방정부 관여가 강함 • 향후 민간 자율운영으로 전환중

11. 수율 및 중량별 명칭

도계육의 무게는 닭의 품종과 사육기간에 따라 다르고, 수율은 도체의 냉각방법에 따라 약간의 차이가 있다. 최종 무게는 육질과 위생에 영향을 끼치고 업자들의 경제적인 면에서도 중요한 의미를 지닌다. 무게의 증감은 사육된 생계에서 최종 소비될 때까지 수율로 판정한다. 수율은 도계전 금식 전후의 생계체중, 내장적출 후 도체중, 냉각후 도체중, 그리고 사낭, 목, 표피, 뼈 등의 포함여부에 따른 무게 등에 따라 측정된다.

산업적으로는 냉각이 완료된 다음에 무게를 측정하여 분류하고 있다. 냉각방법에 따라 수율이 크게 달라질 수 있으므로 냉도체(冷屠體)의 무게가 중요하다. 보통 도체율(屠體率)은 내장적출 후 도체중 / 생체중×100으로 계산한다. 닭고기의 도체율은 60～80%이다. 도체율이 높을수록 가식용 살코기가 많다는 것이다.

가금육의 가식부를 크게 가슴육과 다리육으로 분류할 수 있으므로 각 부위별 수율도 중요시 되고 있다. 고기, 표피, 뼈를 포함한 가슴육의 수율은 32～36%이고, 다리육은 32～47% 정도이다. 가슴육과 다리육의 무게는 사육환경, 사료영양 수준에 따라 달라진다. 가슴육의 무게는 나이가 오래 될수록 많아지지만 다리육은 일정한 편이다. 사육온도가 높으면 체중이 감소하고, 특히 31℃ 이상에서는 가슴육의 수율도 줄어든다고 한다.

냉각 완료된 완도체를 중량별로 구분하기 위해서 예전에는 기계식으로 실시하였으나 오늘날에는 전자식으로 자동 칭량한다. 컨베이어에 달린 도계는 중앙 컴퓨터 통제실에 규정된 무게 구역에 이르면 자동적으로 떨어지게 된다. 우리나라의 닭고기 등급제도에서 중량은 표 3-5에서와 같이 5호에서 17호까지 소, 중소, 중, 대, 특대로 구분되고 있다. 그렇지만 상인들의 오랜 거래관습으로 삼계 340～560g, 쎄미 670～890g, 센타 940～1,120g, 하이 1,230～1,780g으로 부르고 있다(김 등 1996). 미국의 경우 닭고기에 식용으로 널리 이용되고 있는 브로일러는 주로 8주 이내의 것이고, 성별과 연령에 따라 명칭과 이용방법이 각각 다르다(표 4-5). 기타 가금류도 연령과 성별로 분류하여 명칭을 부여하고 있다(표 4-6).

12. 닭고기의 유통형태

우리나라 닭고기의 약 90%는 계열업체를 통해 생산하여 도축한 다음 분할, 유통되고 있고, 나머지 10%만이 양축농가에서 생산하고 있다. 기존 계열화 업체의 유통물

표 4-5. 미국에서 닭의 상업적 등급

명칭	나 이	성 별	특 징	이 용
Broiler 또는 fryer	8주 이하	무 관	육 조직, 표피가 부드럽고 가슴 연골육이 유연성이 있음	튀김용, 삶거나 바비큐용, 편이 식품용
Cornish game hen	4주	무 관	육 조직, 표피가 부드럽고 가슴 연골육이 매우 유연함. 매우 어린 브로일러로서 야생 조류가 아님	구이용, 미식가용 구이
Roaster	10주 이하	무 관	육 조직, 표피가 부드럽지만 가슴 연골육이 덜 유연함	구이용
Capon	5개월 이하	거세한 수컷	육 조직, 표피가 부드러운 편	구이용
Stag	10개월 이하	수 컷	조직이 거칠고 검정색을 띰. 가슴 연골육이 경화됨	스튜(stew) 요리용, 기계분리육용
Hen 또는 fowl 또는 stewing chicken 또는 spent layer	11～15개월	암 컷	Roaster보다 질기며, 가슴 연골육의 유연성이 완전히 떨어짐	스튜 요리용, 기계분리계육용
Broiler mother	14개월 이하	암 컷	때로는 heavies라고도 부르며, hen보다 시장 요구량이 많음	구이용
Cock 또는 old rooster	10개월 이상	수 컷	조직이 거칠고 질기며, 검정색을 띰. 가슴 연골육이 경화됨	스튜 요리용, 기계분리계육용

자료 : Mead (1989)

표 4-6. 미국에서 칠면조, 오리, 거위, 비둘기의 등급

종(種)	분 류	나 이	성 별	특 징
칠면조	Fryer 또는 roaster	16주 이하	무 관	조직과 피부가 부드럽고, 가슴 연골이 유연함
칠면조	Young hen turkey	5～7개월	암 컷	조직이 부드러우나 가슴 연골이 약간 덜 유연함
칠면조	Young tom turkey	5～7개월	수 컷	조직이 부드러우나 가슴 연골이 약간 덜 유연함
칠면조	Yearling hen turkey	15개월 이하	암 컷	충분히 성숙한 암컷으로 조직감이 적당하게 부드러움

(계속)

종(種)	분 류	나 이	성 별	특 징
칠면조	Yearling tom turkey	15개월 이하	수 컷	충분히 성숙한 수컷으로 조직감이 적당하게 부드러움
칠면조	Mature 또는 old turkey	15개월 이상	무 관	피부결이 거칠과 조직이 질김
오 리	Broiler 또는 fryer dockling	8주 이하	무 관	조직이 부드럽고, 부리와 기관(氣管)이 유연함
오 리	Roaster duckling	16주 이하	무 관	조직이 적당히 부드럽고, 부리와 기관이 덜 경화된 상태
오 리	Mature 또는 old duck	6개월 이상	무 관	늙은 오리로 조직이 질기고, 부리와 기관이 경화됨
거 위	Young goose	8개월 이하	무 관	조직이 부드럽고, 기관이 외부 힘에 의해 쉽게 부러질 수 있음
거 위	Mature 또는 old goose	9개월 이상	무 관	성숙 또는 늙은 거위로 조직이 질기고 기관이 경화됨
비둘기	Squab	4주	무 관	조직이 매우 부드러움
비둘기	Pigeon	3개월 이상	무 관	조직이 질기고 피부가 거칠음

자료 : Parkhurst와 Mountney (1988)

량의 대부분 위탁농가로부터 공급받고, 일시적으로 공급이 부족할 경우 일반 육계농가로부터 공급을 받아 유통시키고 있다.

위탁 사육된 닭은 계열업체에서 대형 유통업체를 통해 소비자로 가거나 계열업체에서 대량 수요처로 유통된다. 나머지 육계농가에서 생산한 물량은 산지 유통인이 도매상과 소매상을 거쳐 소비자에게 전달된다. 육계농가가 위탁사육을 선택한 이유는 병아리 입식과 출하가 편리하고 수익이 안정적이기 때문이다.

닭고기는 통닭 61%, 분할육 18%, 정육 21% 비율로 유통되어 소비자들이 분할육보다 통닭을 더 선호하는 것으로 나타났다. 이것은 선진국과 달리 분할육이 덜 발달된 유통구조이다. 이어지는 닭고기 추가가공 산업의 발달도 전체적으로 늦어질 수밖에 없는 소비형태이다. 소비자들은 튀김이나 구이용 통닭(47%)으로 구입하거나 생통닭(35%)을 많이 구입하였다. 이것은 생고기를 구입하여 조리하는 것보다 이미 조리된 편이식품을 많이 구입하는 것으로 나타났다.

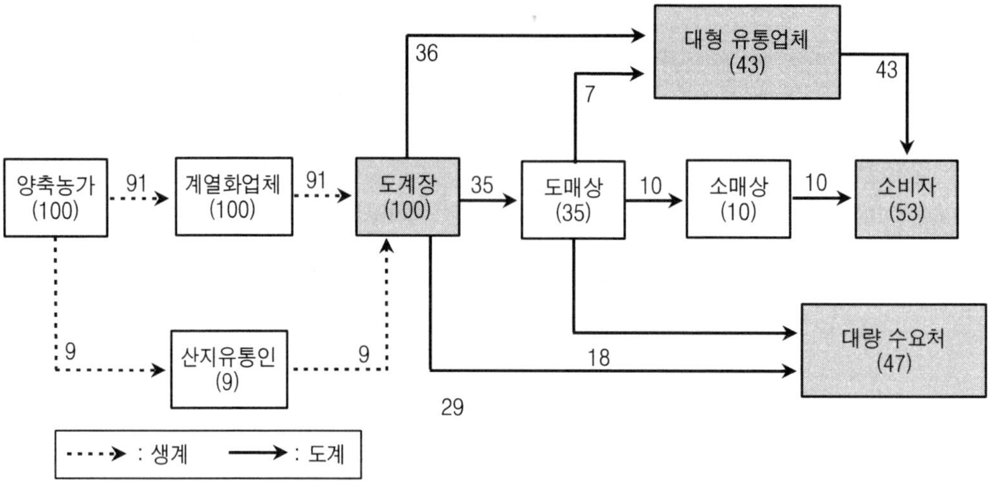

그림 4-7. 닭고기의 유통경로(한국농수산물유통공사, 2011)

13. 동물복지와 친환경인증 닭고기

동물복지와 친환경인증 닭고기의 생산은 인간과 동물의 건강과 안녕을 도모하고 고기의 품질을 향상시킬 목적으로 생산되는 방식이다. 오늘날 소비자들은 그들이 선택하는 고기가 어떠한 과정을 밟아 왔는지 동물의 사육과 도축과정을 알고 싶어 한다. 그래서 그들이 먹는 닭고기가 건전하게 사육되어 왔길 바라고 화학첨가물, 항생제, 호르몬과 같은 잔류 유해물질이 없기를 바라고 있다. 이러한 소비자의 욕구를 반영하여 최근에 동물복지와 관련한 친환경 닭고기나 유기닭고기의 생산과 소비가 급증하고 있다. 동물복지 측면에서 세계 여러 나라마다 철장에 가두었던 사육방식에서 방사형태로 바꾸고 사료, 시설, 환경, 도계 등에 관하여 주로 민간업체의 주도로 제도를 발전시켜 왔다. 동물복지 증진에 관한 기본적인 목표는 같으나 시행하기 위한 구체적인 지침이나 프로그램은 국가별 운영자에 따라 차이가 있다.

유기축산은 동물복지에 의한 닭고기의 생산보다 법과 제도면에서 엄격하게 관리되고 있으며, 우리나라에서는 친환경인증 닭고기 중 하나로 분류된다. 유기축산은 주로 정부의 주도하에 규제하고 관리하고 있다.

13.1 동물복지에 의한 닭고기의 생산

닭의 동물복지 관리방식은 농장에서 닭을 수집하여 도계장으로 이송하고 계류시간을 거친 다음 기절 및 방혈, 탕침시켜서 마지막 목숨을 잃을 때까지 인도적인 측면에서 동물을 관리하자는 것이다. 가금류가 죽는 단계까지 고통 없이 취급되어야 인도적인 측면에서나 고기품질 면에서 좋다. 일반적으로 복지에 관한 표준형 관리지침이 있는 것이 아니라 표 4-7에서 보는 바와 같이 협회, 기관마다 차이가 있다.

사육단계에서 복지관리가 끝난 닭들은 이어서 도축단계까지 복지관리가 진행된다. 도계작업을 실시하기 위해 농장에서 도계장으로 옮길 때부터 도계시점을 기준으로 일정기간 금식과 금수를 실시한다. 이 때 동물복지를 위해 닭들에게 굶주림과 목마름의 고통을 최소화해야 하므로 가능한 짧은 시간동안 실시해야 한다. 미국양계협회에서는 도계전 24시간 동안 금식과 금수를 제한하고 있지만 그 외 다른 지침에서는 8～16시간으로 정하고 있다.

농장에서 닭을 수집하기 위해 사람이 손으로 직접 잡거나 기계로 작업하지만, 수집과정에서 날개골절이 일어나거나 상처, 멍이 들지 않도록 조심해야 한다. 미국양계협회의 지침에 따르면 1.8kg 이상의 닭을 한손으로 최대 5마리 이상 잡으면 안 된다고 한다. 다른 프로그램을 보면 한손으로 3～4마리로 되어 있기도 하다. 너무 많은 닭을 한손으로 잡으면 무리가 가서 골절과 피멍이 들어 닭들에게 고통을 주기 때문이다. 다리를 잡을 때 양다리를 함께 잡아야 하고 날개나 목을 잡아서는 안 된다고 한다. 닭고기 회사는 수집과 수송과정 중에 발생하는 비정상적인 상태의 닭을 기록하여 관리해서 고통발생의 원인을 사전에 예방하고 골절된 닭들을 신속하게 처리해야 한다.

수송을 위해 닭을 넣어두는 틀(crate)은 적절한 크기에 깨끗해야 하고 쾌적한 상태에서 닭이 운반되어져야 한다. 틀 안에는 닭들이 위아래 포개짐이 없이 앉을 수 있는 공간이 확보되어야 한다. 어떤 프로그램은 0.028m^{3}에서 닭 3kg 이하만 넣을 수 있도록 주어진 공간에서 닭의 무게로 제한하고 있다. 수송차량에는 극한 추위나 더위를 피할 수 있어야 하고 환기시설도 갖추도록 요구하고 있다. 농장에서 계류장에 도착한 닭들이 도계라인에 들어가기 전에 기다리는 총 시간도 2～10시간으로 한정하고 있다.

닭들이 스트레스를 많이 받았는지 여부는 계류장에 도착할 때 도착폐사율(dead on arrival, DOD)을 보면 알 수 있다. 도착폐사율이 낮다는 것은 그 만큼 닭들이 농장에서 수송하여 도계장까지 좋은 환경에서 취급되었다는 것을 의미한다. 지침마다 다르나 미국양계협회는 하루에 폐사율이 0.6%, 다른 프로그램에서는 3개월에 0.2～0.3%, 동물복지의 세계적 권위자인 Grandin 교수는 하루에 0.25% 미만으로 제시하고 있다.

계류장에서 도계라인에 들어가기 위해 사람이 손작업으로 닭을 매단다. 이 때 한쪽 다리만 걸어서는 안 되고 가금류의 크기에 따라 적절한 설비기구를 구비해야 한다. 오래 매달리면 닭들이 고통스럽기 때문에 매달리는 시간을 90초 이내로 제안하고 있

표 4-7. 미국에서 닭의 도축 전후에 따른 동물복지 관리지침이나 프로그램의 비교

	미국양계 협회(NCC)	기타 동물복지 관리지침이나 프로그램			
		A	B	C	D
최대 금식기간	24시간	12시간	16시간	8시간	
닭의 수집	한손에 최대 5마리(마리당 1.8kg 이상)	한손에 최대 3마리, 양쪽 다리를 잡을 것	한손에 최대 3마리, 양쪽 다리를 잡을 것. 20초 내에 틀 속에 넣을 것		
이송용 틀 속의 닭의 밀도	닭을 틀 안에서 위아래로 밀착하여 싣지 않음	닭을 틀 안에서 위아래로 밀착하여 싣지 않음		최대 3 kg / 0.028 m^2	
최대 계류시간	6시간	10시간	10시간	2시간	
수송으로 인해 도착지에서 폐사율	하루에 0.6%	3개월에 0.3%	3개월에 0.3%		하루에 0.25% 이내
최대 날개 골절률	5%				
기절시키기 전 거꾸러 매달려 있는 시간		90초	90초		
기절후 목자르기 까지 최대 시간		10초	10초		
복부절개 요구		요 구	요 구		
탕침전 의무 방혈시간		90초	90초		
기 타	의식이 있는 상태에서 탕침 속에 들어가면 안 됨	의식이 있는 상태에서 탕침 속에 들어가면 안 됨	의식이 있는 상태에서 탕침 속에 들어가면 안 됨		99% 닭이 기절후 목절단. 100% 죽은 닭만을 탕침

자료 : Fanatico (2010)

다. 매달려 기절시키는 라인은 조용한 분위기에 조명이 낮은 상태에서 외부인이 보지 못하도록 차단막이 쳐있으면 좋다. 날개짓에 의한 골절 방지를 위해 가슴에 방책(breast bar) 시설을 요구하기도 한다. 이와 같이 차분한 환경은 동물복지 증진에 도움이 되고 다음 단계로 효과적인 기절작업을 실시하는 데 도움이 된다.

기절방식은 많은 나라에서 1% 소금물에 전기를 흘려보내 닭의 머리에 접촉해서 감전되는 전기기절 방식을 이용하고 있다. 이 때 가능하면 낮은 전압을 사용해야 한다. 복지 측면에서 신경을 많이 쓰는 것은 전기기절의 실패이다. 그러므로 전기 접촉면과 닭의 크기가 적당히 맞추어 처리되는 모든 닭의 머리가 물에 닿아 감전될 수 있도록 해야 한다. 항상 숙달된 전문 도축인이 옆에 있어서 전기에 의해 기절된 상태를 확인하고, 만약 의식이 있는 닭들이 발견되면 즉시 수작업을 실시해야 한다. 전기기절 된 닭도 약 60～90초 후면 의식이 다시 회복되기 때문에 기절 후 10초 안에 목을 베어 방혈을 시켜야 한다.

가스로 기절시키는 경우에는 닭을 매달거나 방혈작업까지 취급하는 데 편리하기 때문에 동물복지 측면에서 선호하는 경향이다. 이산화탄소 함량에 따른 닭의 고통문제로 유럽에서 아르곤 가스와 혼합사용하기도 한다. 기절한 닭의 목 부분을 베어 방혈작업을 실시하는데 의식이 있는 상태에서 실시하면 안 된다. 99% 이상의 닭이 의식이 없는 상태에서 목베기 작업에 들어가야 하고, 100% 닭이 의식이 없거나 죽은 상태에서 탕침작업으로 이어져야 한다고 한다. 충분히 방혈을 시켜야 죽음으로 인해 의식이 없어진다. 전기기절 시킨 닭의 경동맥과 경정맥 부위를 세절하여 최소 90초간 방혈작업을 실시한 다음 탕침시켜야 한다는 지침도 있다. 또 짧은 시간에 많은 양을 방혈시키기 위해 복부를 절개하여 경동맥과 경정맥으로 혈액이 흐르도록 유도하는 복지지침도 있다.

우리나라의 동물복지 닭고기는 정부가 관여하는 지침에 포함된다. 농림축산검역본부에서 2012년에 처음으로 시작한 동물복지제도는 해마다 사업범위를 넓혀 육계부분은 2014년부터 인증작업이 운영되고 있다. 인도적으로 사육하는 농장에서 출하한 닭고기에 대해 정부가 인정하여 「동물복지 축산농장 인증마크」를 표시해 주는 제도이다. 동물복지의 기본적인 5가지 원칙이 지켜지고 관리되어 생산된 닭고기만이 인증을 받을 수 있다. 즉, 닭들이 충분한 건강과 활력을 유지할 수 있도록 신선한 물과 먹이에 쉽게 접근하도록 해야 하고 충분한 영양성분을 섭취, 피난처와 안락한 휴식장소를 포함한 적절한 환경, 각종 질병예방과 신속한 치료, 넓은 공간과 적절한 시설, 그리고 동료들과 어울림 유지, 정신적 고통을 피할 수 있는 여건이 되어야 한다.

우리나라에서 시행하고 있는 동물복지축산농장의 인증기준을 보면 ① 적정 사육밀도 유지, ② 조명, 깔짚 등 사양환경 충족, ③ 강제환우, 발치 및 절치, 꼬리 자르기 등 인위적인 조치 제한, ④ 홰 설치와 무리지어 사육 등 동물의 본성 유지가 기본 골격이다. 산란계 농장의 경우 케이지 내 밀집사육 금지, 금식을 통해 산란시기를 조절하는 강제환우나 부리 다듬기의 금지, 휴식을 취할 수 있는 횃대 마련, 모래목욕이 가능한 깔짚 제공으로 닭의 기본 본능을 충족시켜야 한다. 그러나 농장에서 도계작업까지 구체적인 방안은 아직 마련되지 않은 상태이다.

13.2 친환경인증 닭고기의 생산

우리나라에서 시행되고 있는 친환경인증 축산물은 국립농산물품질관리원에서 운영하는 친환경농산물인증제도이다. 이 인증제에는 「유기축산물과 무항생제 축산물」이 있다. 닭만 독립적으로 규정된 것은 없고 축산물 전체에서 축사 및 사육조건, 가축의 입식, 사료관리, 동물복지나 운송, 도축과정, 분뇨처리 등을 규정하고 있다. 친환경축산을 인증받기 위해 농가는 1년 이상 경영자료를 가지고 있어야 한다.

무항생제 축산물로 인증을 받으려면 국립농산물품질관리원에서 제시하는 조건으로 사육해서 도계를 실시해야 하며, 호르몬제, 항생제, 합성항균제가 포함된 사료를 사용해서는 안 된다. 유기축산물의 인증은 사료부터 축사시설 및 사양관리 등 전반적으로 무항생제 축산물의 인증보다 훨씬 더 까다롭다. 사료로 비식용 유기가공품(유기사료)을 급여해야 하며 유전자변형 농산물이 함유된 성분이 사료에 혼입되어서는 안 된다. 물론 항생제, 합성항균제, 구충제, 항콕시듐제 및 호로몬제, 성장촉진제의 사용이 불허된다. 최종 출하되는 고기에서 동물의약품이 잔류되어서도 안 된다. 동물복지 측면에서 가축에 있어 꼬리 부분에 접착밴드 붙이기, 꼬리 자르기, 이빨 자르기, 부리 자르기 및 뿔 자르기와 같은 행위는 해서는 안 된다. 사육시설 조건도 산란성계와 종계는 마리당 $0.22m^2$, 산란 육성계는 마리당 $0.16m^2$, 육계는 마리당 $0.1m^2$의 면적을 요구하고 있다.

미국의 유기축산물 인증제를 보면 100% 유기축산물(100% organic), 유기축산물(organic), 유기관련 축산물(made with organic) 등 3 종류로 분류하고 있다. 100% 유기축산물은 물과 소금을 제외한 모든 사료와 성분이 100% 유기물로 생산된 것을 말한다. 그냥 유기축산물은 물과 소금을 제외한 모든 사료와 성분이 95% 유기물로 생산된 것을 말한다. 나머지 5% 물질은 따로 규정되어 있다. 유기관련 축산물은 물과 소금을 제외한 모든 사료와 성분이 70% 유기물로 생산된 것을 말한다. 나머지 30% 물질은 따로 규정되어 있다.

참고문헌

1. American Humane association. 2016. Farm animal welfare. http://www.americanhumane.org/
2. Elson, A. 1986. Careful handling key to downgrades. *Poultry World* 140 (1):16.
3. Fanatico, A. 2010. Poultry processing under animal welfare and organic standards in the United States. In: Poultry meat processing. Owens, C. M., Alvarado, C. Z., and Sams, A. R.(eds). 2nd ed., CRC Press. FL, USA.
4. Grandin, T. 2006. Poultry slaughter plant and farm audit: Critical control points for bird welfare. http://gradin.com/poultry.audit.html.
5. Gregory, Y. N. and Wotton, S. B. 1986. Effect of slaughter on the spon-taneous and evoked activity of the brain. *Brit. Poultry Sci.* 27:195-205.
6. Gregory, Y. N. and Wotton, S. B. 1987. Effect of electrical stunning on the electroencephalogram in chickens. *Brit. Vet. J.* 143:175-183.
7. Jones, J. M. 1986. Review: Application of science and technology to poultry meat processing. *J. Food Technol.* 21:663-681.
8. Kettlewell, P. J. and Turner, M. J. B. 1985. A review of broiler chicken catching and transport systems. *J. Agric. Eng. Res.* 31:93-114.
9. Mead, G. C. 1989. Processing of poultry. Elsevier Applied Science, London, UK.
10. National Chicken Council(NCC) 2016. National chicken council animal wel-fare guideline and audit checklist. http://www.nationalchickencouncil.org/.
11. Ngoka, D. A. and Froning, G. W. 1982. Effect of free struggle and pre-slaughter excitement on color of turkey breast muscles. *Poultry Sci.* 61: 2291-2293.
12. Niemand, J. G., Haauser, G. A. M, Clarke, I. R., and Thomas, A. C. 1977. Radiation processing of poultry. Report PER-16, Atomic Energy Board, Pelindaba, South Africa.
13. Parkhurst, C. R. and Mountney, G. J. 1988. Poultry and egg marketing. In: Poultry and egg production. An AVI Book, Nostrand Reinhold Co. New York, USA.
14. Sams, A. R. and McKee, S. R. 2010. First processing-Slaughter through chilling. In: Poultry meat processing. 2nd ed., Owens, C. M., Alvarado, C. Z., and Sams, A. R.(eds). CRC Press. FL, USA.

15. Veerkamp, C. H. and de Vries, A. W. 1983. Influence of electrical stunning on quality aspects of broilers. In: Stunning of animals for slaughter, Eikelenboom, G.(ed.), Martinus Nijhoff, Boston, USA, p. 197-207.

16. Vernadakis, A. and Burkhalter, A. 1965. Convulsive responses in developing chickens. *Proceedings of society for Experimental Biology and Medicine* 119:512-514.

17. Wood, D. F. and Richards, J. F. 1975. Effect of preslaughter epinephrine injection on postmorten aspects of chicken broiler pectoralis muscle. Poultry Sci. 54:520-527.

18. 국립농산물품질관리원 2016. 홈페이지. 친환경농산물인증 종류별 인증기준. http://www.naqs.go.kr/.

19. 농림축산검역본부 2016. 홈페이지 자료실. http://www.qia.go.kr/animal/protect/ani_prot_ani_law_his.jsp.

20. 정민국, 송우진. 2012. 제6장. 축산물과 축산식품 유통체계 개선연구. 정민국, 이창범, 우병준, 송우진, 지인배, 이명기, 남경수. 물가안정을 위한 축산물과 축산식품 유통체계 개선 연구 1, 2차 연구결과 연구보고서 R678. 한국농촌경제연구원.

제 5 장

도체의 분할과 처리

1. 도계의 분할

도계장에서 도계공정이 완료되고 나서 보통 분할작업까지 실시한다. 닭고기가 통닭 상태로 시판되기도 하지만 분할하거나 발골하여 슈퍼마켓에서 판매되거나 직접 레스토랑을 통해 가공조리 하여 판매된다. 각종 편이식품이 발달한 선진국일수록 분할육 유통비율이 높다. 분할을 하므로 소비자는 시간과 노동력을 줄이면서 고부가가치화된 닭고기를 구입할 수 있고, 생산 유통업자는 고가로 소비처에 따라 필요한 부위를 판매하기 때문에 이윤을 증대시킬 수 있다.

최근 도계의 상업적 거래형태가 통닭 형태에서 여러 조각으로 나누는 분할육 형태(cut portion)로 바뀌어 가는 추세이지만 국가별로 분할방법에 대한 표준이 잡혀져 있지 않다. 분할육이라는 용어도 1983년 세계가금학회 유럽연합에서 처음으로 정의되었다(Jensen, 1983). 근육이 많이 포함되어 있는 가슴과 다리를 중심으로 여러 조각을 내지만 기본적인 분할에 따른 명칭은 그림 5-1과 같다.

미국에서는 표 5-1에서 보는 바와 같이 살코기, 뼈, 표피를 포함하여 여러 가지로 분할하여 이용하고 있다. 계육을 다리(leg), 북채(디리하부, drumstick), 대퇴부(다리상부, thigh), 가슴과 갈비(breast with ribs), 등(back), 날개(wing)로 분류하고, 칠면조육은 다리와 제거부(leg and site of removal), 북채(drumstick), 대퇴부(thigh), 가슴살 원형(intack and boneless breast), 분할된 날개원형(intack and disjoined wing)으로 대분류한다. 그 외에도 각 부위별 여러 종류의 세분할육이 있다.

분할육의 수율은 최초 생닭의 무게에서 먹을 수 있는 부위의 백분율로 표현된다. 내장적출 후 통닭의 수율은 70～75%이다. 일부 국가에서는 가식성 내장을 포함시켜 판매할 경우 비율이 조금 올라갈 가능성이 있다. 도체기준으로 약 60%가 근육이고 약 40%가 뼈이다. 60%에 해당하는 근육 중에서 약 60%가 백색근(가슴살)이고, 40%

가 암색근(다리살)이다. 그러나 수율이 가공공장, 고기량, 나이, 유전요인에 따라 달라질 수 있다.

분할작업은 손작업과 기계작업이 있다. 손작업으로 6개의 소조각(cutting-up bird)을 내기에는 너무 많은 시간과 노동력이 소요된다. 그러므로 오늘날 대부분 기계작업을 실시한다. 기계적 자동절단은 시간당 2,000마리 이상 절단할 수 있어 효율적이지만 정확한 곳을 절단하지 못하고 수율이 낮으며, 품질도 손작업보다 떨어진다. 분할순서를 보면 목 껍데기를 제거하고 날개, 가슴, 등뼈를 차례로 제거한 후 대퇴부와 북채를 분할한다. 반 조각(Halves)과 1/4조각(quarter)으로 분할하기 위해서 보통 줄톱이나 구형 회전칼날을 사용한다. 분할 및 발골을 위해 사용되는 주요 기계로 목껍데기분리기(neck skin trimmer), 꼬리절단기(tail cutter), 날개절단기(wing tip cutter), 가슴육 조각절단기(breast piece cutter), 도체 정형기(carcass trimmer), 2분체절단기(halving machine), 다리육절단기(leg processor), 발골기(deboner), 육편기(filleter) 등이 있다.

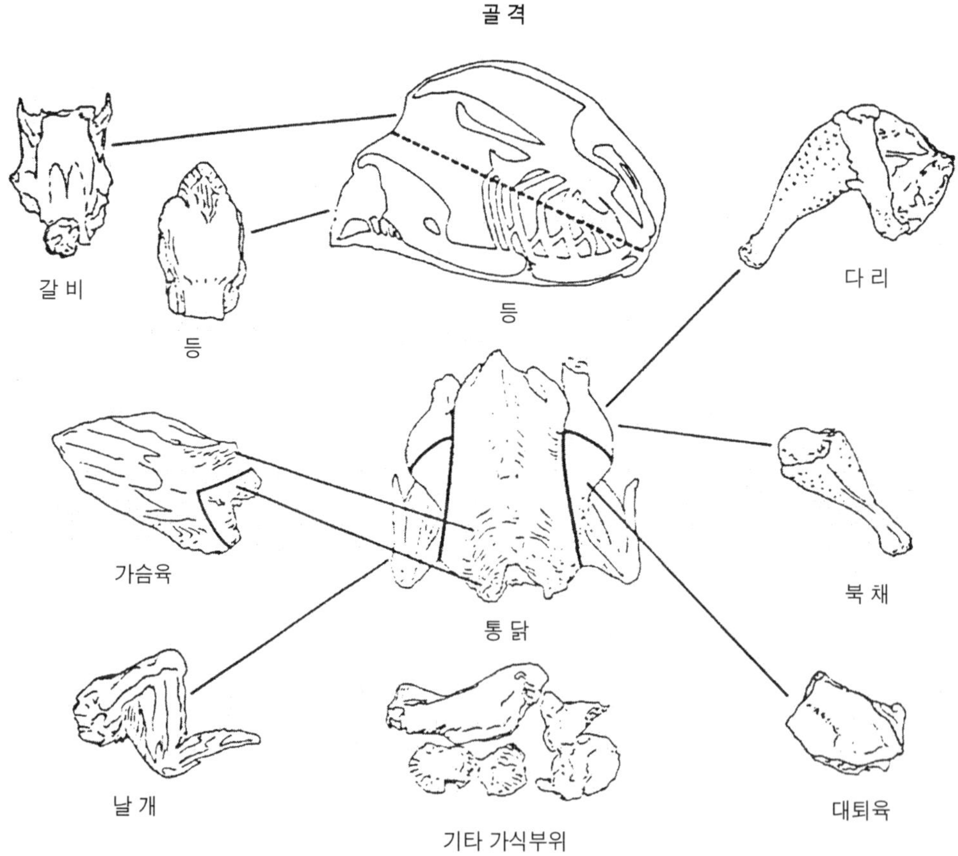

그림 5-1. 닭고기의 분할

표 5-1 일반적으로 분할 판매되는 부위(미국)

부 위	서 술
완도체(whole carcass)	통닭. 수세 냉각된 분할 전 닭
반도체(half carcass)	등뼈를 중심으로 좌우 양분된 도체
가슴 사분체(breast quarter)	4등분하였을 때 가슴과 날개, 갈비뼈가 포함된 앞부분
다리 사분체(leg quarter)	4등분 하였을 때 등뼈 반절, 대퇴부, 북채가 포함된 뒷부분
날개(wing)	일부 가슴살이 포함한 날개부분
가슴(breast)	흉골(sterum)과 갈비 양면에 붙어있는 근육과 뼈 및 표피도 포함되는 경우도 있음
대퇴부(thigh)	대퇴골(femur)과 그 주위에 붙어있는 근육으로 다리의 상부
북채(drumstick)	경골, 비골 및 그 주위에 붙어있는 근육으로 다리의 하부
드러메트(drumette)	날개의 안쪽부위
날개부위(wing portion)	날개의 중앙부위로 날개 끝이 포함될 경우도 있음
가슴전체(whole breast)	날개가 제거된 도체의 전반부 반절부위. 등뼈가 붙어있는 경우도 있음
용골조각(keel piece)	분리하기 전 가슴육 후반부 끝부분(전체 가슴육의 1/3)
가슴육 조각(breast piece)	가슴육에서 용골조각을 뗀 후 나머지 좌우 두 개로 분할된 조각
다리전체(whole leg)	등뼈가 없이 대퇴부와 북채
등뼈 및 등뼈조각(back or strip back)	등뼈와 골반를 포함한 조각
가슴반절(breast half or front half)	전체 그대로 도체의 전반부 반절부위
다리반절(leg half, back half or saddle)	전체 그대로 도체의 후반부 반절부위

자료: Sams와 Owens(2010)

닭고기의 분할은 그림 5-1에서 보는 바와 같이 통닭에서 이분채와 4분채(4조각)로 분할되고 더 세분화 된다. 국가별로 다르긴 하지만 미국의 경우 상품화로 활용되는 분할방법을 보면 표 5-1과 같다. 분할육으로 가장 많이 사용하는 프라이드치킨용은 9개 조각이다. 가금육의 크기에 따라서 분할하여 사용용도가 다르다. 육 덩치가 적은 분할육은 튀김이나 마리네이드 양념육에 많이 쓰이고, 덩치가 큰 고기들은 발골하여 결체조직이나 지방을 제거하고 너깃이나 재조합육의 원료로 활용하고 있다. 분할 및 발골육 속에는 절단과정에서 뼈 조각이 포함되어서는 안 되기 때문에 출하하기 전에 뼈조각를 검사하는 X-ray 장치를 설치 운영하고 있다.

2. 도계의 숙성

도계 직후 사후강직이 시작되면서 육질이 질기기 시작한다. 일정시간이 지나면 숙성(aging, maturing)이 진행되면서 조직이 연해진다. 그러므로 연하고 균일한 조직감을 지닌 가금육을 생산하기 위해서는 도계 후 일정한 사후 대사시간을 둔 다음 분할하거나 발골해야 한다. 적어도 사후강직이 완료된 이후 숙성기간 중에 발골해야 한다. 예전에는 냉장고에 통닭상태로 하룻밤 방치하여 충분히 숙성시킨 다음 발골하기도 하였다. 그러나 자동기계 설비를 갖춘 현대 가공장에서는 연속적이고 효율적으로 이루어져야 하기 때문에 가능한 짧은 기간 내에 숙성이 완료되길 원한다.

브로일러의 경우 상업적으로 최소 요구되는 숙성시간은 사후 평균 4시간(내장적출 후 2.5～3시간)이다. 숙성시간이 길어질수록 에너지, 공간, 노동력이 많이 들고 도계의 수율도 떨어지므로 경제적으로 손해가 크다. 미국에서 숙성을 위해 닭가슴육을 냉장고에 둘 경우 2～3%의 수율이 감소되며, 이를 연간 돈으로 환산할 경우 500만 달러에 이른다고 보고한 바 있다(Hirschler과 Sams, 1998). 그렇지만 실제적으로 현대 가공장에서는 연속적인 닭고기 처리 작업라인 때문에 도계 후 약 1.5～2시간 만에 발골작업을 실시하고 있다. 사후 짧은 시간 내에 분할과 발골을 하므로 육질이 질기고 균일하지 못한 제품이 되기 쉽다. 가공육제품의 원료로 쓰일 때는 문제가 없으나 소비자에게 직접 판매되는 분할육은 균일한 연도가 매우 중요한 품질 항목이 된다.

사후강직은 도계 후 산소 공급이 중단되고 젖산이 생성되면서 근육의 수축이 일어나는 현상이다. 사후강직이 완료되면 pH가 낮아져 근육이 질기고 다즙성이 떨어진다. 만약 사후강직 전에 도체를 절단하거나 발골하게 되면 근육이 뼈나 표피와 분리되어 더 빨리 단축되게 된다. 그러므로 가능한 사후강직이 완료된 다음 숙성을 시켜 발골작업을 실시하는 것이 좋으나 현실적으로는 불가능하다. 산업적으로 연속적인 기계작업을 하게 되면 숙성을 위해 지연시켜야 할 시간이 없기 때문이다. 이러한 문제점을 해결하기 위해 시도된 방법이 전기자극 방법이다.

전기자극(electrical stimulation)이란 사후 도체에 전기를 흘려보내어 근육에 잔존해 있는 ATP을 빨리 소실시켜 사후강직과 숙성과정을 빠르게 유도함으로써 사후 대사과정을 단축시키는 방법이다. 또한 전기자극으로 인한 수축된 actomyosin의 일부 필라멘트를 파괴시켜 조직을 부드럽게 하는 원리이다. 보통 방혈 또는 탈모 직후 실시하며, 전류를 도체의 머리부분에서 몸통을 통해 다리로 흘려보낸다. 산업적으로 450V의 고전압을 사용하거나 200V 이하의 저전압을 사용하고 있다. 이 외에도 육조직을 부드럽게 하는 방법으로 널리 이용되는 것이 소금이나 인산염으로 처리하는 마리네이드(marination) 방법이 있다.

3. 도계의 발골

닭고기나 칠면조고기를 발골하여 다양한 용도로 활용하고 있다. 발골과정은 전통적으로 수작업에 의지하였으나 오늘날 자동 기계작업으로 전환되고 있는 추세이다.

3.1 손발골(hand deboning)

손발골은 전통적인 방법이고 오늘날까지도 이용하는 나라가 많다. 발골에 따라 가금육의 수율은 품종에 따라 차이가 난다(표 5-2). 다리걸이가 된 도계는 내장적출 후 라인에 따라 실시하는 온도체 발골과 냉각 후에 실시하는 냉도체 발골이 있다. 사람이 칼로 가슴육, 다리육을 도려내어 뼈와 분리한다.

표 5-2. 가금육 품종별 도계후 수율(%)

품 종	뼈	표 피	식 육
닭	34	14	52
칠면조	21	12	67
오 리	28	38*	34
거 위	19	34*	4
꿩	14	10	76
메추라기	10	14	76

* 분리할 수 있는 지방포함.

자료 : Posati (1979)

가슴육은 흉근(pectral muscle)만을 포함시키는데 날개를 먼저 제거하고 흉근 내부쪽을 잘라서 쉽게 분리해 낼 수 있다. 가슴육은 큰 부위는 가슴 필렛(breast fillets), 작은 근육은 안심으로 팔린다. 가슴을 분리하고 남은 몸체에서 다시 다리를 분리한 다음 이어서 북채와 대퇴부를 분리한다.

산란노계의 경우 미리 삶은 후에 발골하는 경우도 있다. 미리 삶기 때문에 주요 부위를 파손시키지 않고 원형 그대로 발골하는 장점이 있다. 삶은 고기를 발골한 것은 냉각시키거나 주사위(dice) 형태로 보관하면서 국(soup), 샐러드(salad) 등으로 이용하고 동결 건조시켜 즉석국 재료(dehydrated soup mix)로 이용한다.

3.2 기계를 이용한 정육발골(machine deboning)

기계를 이용한 정육발골은 고기의 조직을 파괴시키지 않고 부위별 원형고기를 얻는 작업이므로 기계적 회수육(mechanically recovered meat)과는 구별된다. 가장 널리 이용되는 것이 가슴육 발골기(breast-fillet remover)로 작업 성능이 좋다. 냉각이 완료된 도체 중에서 보통 가슴육의 제거를 위해 자동화된 기계로 빠른 시간에 발골이 이루어진다. 기계에 의한 자동발골은 뼈와 살코기가 완전히 분리하기 어렵기 때문에 수율이 낮은 편이고 작업과정에서 쇄골조각 일부가 고기에 유입될 가능성이 있다.

대퇴부(thigh)와 북채(drumstick)의 근육을 분리하는 기계는 아직 수율이 낮으므로 손작업을 하는 경우가 많고 기계작업과 혼용 사용하기도 한다. 그러나 최근에 특별히 제조된 틀 속에 다리를 넣고 쥐어짜듯이 힘을 가하여 뼈와 다리살을 분리하면서도 고기조직이 살아있는 기계가 개발되고 있고, 냉각 후 다리를 걸어 둔 채 살코기를 뼈와 분리하는 자동기계가 개발되고 있다.

발골된 고기들도 소비자의 사용용도에 따라 더 세분화되고 균일화가 요구된다. 가슴육의 경우 추가로 세분화 절단을 한다. 칠면조고기의 가슴육은 크기가 크고 두껍기 때문에 균일하게 세분화 작업을 실시한다. 그림 5-2에서 보는 바와 같이 너무 두꺼운 가슴육은 기계를 이용하여 균일한 두께로 수평상태에서 잘라 위아래로 양분화시킨다. 또한 가슴살과 같은 연한 조직을 자를 때에는 초고압 수압의 힘으로 물을 분사시켜 원하는 육조직을 부셔 조직을 분리한다. 또한 원하는 크기의 정형된 고기를 제조하기 위해 특별한 모형틀을 만들어 압력과 흡입력을 이용하여 가슴육이 들어가도록 하여 균일된 형태의 가슴육을 세분화시킨다. 두께가 다른 가슴육은 일정한 두께의 압착기로 이동시키면서 육 표면을 눌러 찍어줌으로써 균일하면서도 연도를 증진시키는 제품으로 만들고, 이는 가공용 원료육으로 활용할 때 마리네이드 염지액이 쉽게 스며들도록 제조하고 있다(binding, cubing).

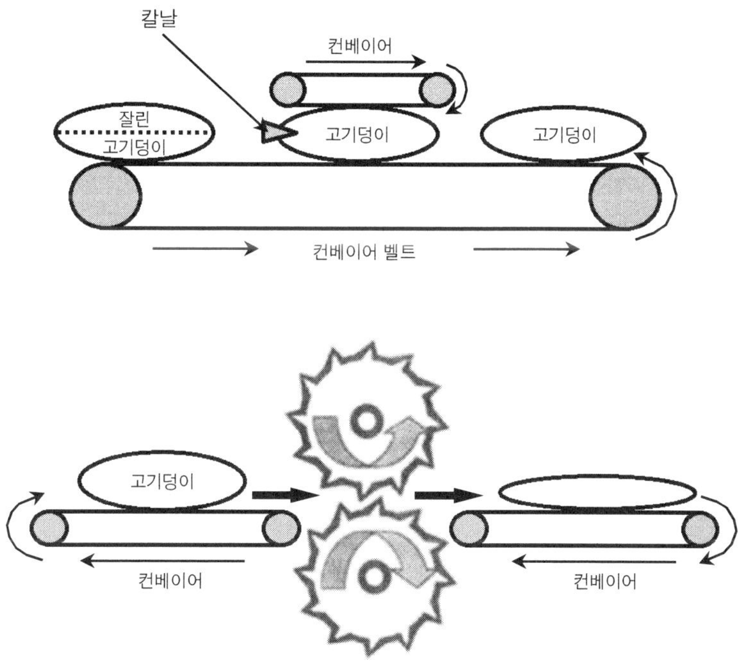

그림 5-2. 기계에 의한 가슴육의 세분화 작업(Sams와 Owens, 2010)

3.3 기계분리가금육

통닭을 분할이나 발골시키고 나면 나머지 뼈, 표피 등 잡육이 부산물로 생산된다. 기계분리계육(mechanically separated chicken meat)이란 분할하고 남은 잡육에서 뼈를 분리하거나 산란노계의 통닭으로부터 압착, 추출시켜 분리된 일종의 육혼합물이다. 그러므로 조직형태가 없고 뼈 성분 외에 모든 성분이 함께 포함되어 있으므로 조직이 살아있는 발골정육(machine deboned meat)과는 완전히 다른 개념이다. 예전에는 이를 기계발골계육(mechanically deboned chicken meat)이라고도 불렀으나 기계를 이용한 정육의 발골 개념과 다르기 때문에 기계회수육 또는 기계분리육으로 부르는 것이 적절하다. 기계분리계육은 각종 유화형소시지나 너깃의 원료로 활용하고 있고, 나머지 뼈 찌꺼기는 동물사료로 가공되어 활용되고 있다.

3.3.1 기계분리방법

(1) 벨트-드럼방식(belt-drum system)

잡육들이 고무벨트와 구멍 난 스테인리스 드럼 사이로 통과되어 육혼합물은 구멍을 통해 내부로 빠지고 뼈나 결체조직은 외부에 남게 하는 분리방식이다. 벨트 위에 압력을 적절히 주어 더 잘 빠져 나오게 한다. 이와 같은 방법은 원래 생선에서 살코기를 분리하기 위해 개발되어 사용해왔던 가장 오래된 방식인데 가금육 산업에 응용되었다. 분리 능력은 약하나 근육의 작은 조각을 회수할 수 있다.

(2) 나사식 압출방식(rotating auger system)

기존 그라인더의 구조와 비슷하게 잡육을 투입구에 넣으면 내부의 나사식 회전홈으로 이동되어 칼날에 의해 고형물들이 세절된다. 세절 혼합물이 이동할 수 있도록 압력을 높여 주면 스크린 세망을 통해 빠져 나오고 나머지 결체조직을 포함한 뼈 찌꺼기는 망에 걸려 외부로 버려진다. 세망의 크기로 고형분의 통과를 조절하는데 보통 직경 0.5mm를 사용한다. 이와 같이 나사식 압출법은 비교적 구형 방식으로 원료를 기계에 투입하기 전에 사전세절(pre-grinding)이 필요하고, 세망을 통과할 때 원래 고기온도보다 10℃ 이상 올라가며 내용물에 뼈조각이 혼재될 수 있는 것이 단점이다.

(3) 수압식(hydraulic press)

실린더 모양의 긴 투입구로 고기나 부드러운 조직을 넣고 피스톤으로 15～45Mpa 압력으로 힘을 가하게 되면 실린더 형태의 세망을 통해 내용물이 압출되어 나온다. 나사식 압출법과는 달리 사전에 뼈를 세절할 필요가 없고 회전하지 않기 때문에 온도 상승이 거의 없고 기계적 마손이 없는 장점이 있다. 또한 압출육에 뼈조각이나 칼슘 함량이 적게 들어 있기 때문에 뼈 함량을 법적으로 규제하는 나라에서는 유리한 기계이다. 그러나 나사식 압출법에 비하여 수율이 70～80% 수준으로 떨어진다. 그리고 나사식 압출법과 마찬가지로 원래의 육조직과 형태를 상실하는 것이 단점이다.

3.3.2 기계분리육의 특징과 이용

기계분리육의 조성은 일정하지 않고 차이가 심하다. 이것은 투입되는 잡육의 부위와 조성, 뼈와 고기의 비율, 표피 유무, 절단방법, 가금류의 품종이나 나이에 따라 다르기 때문이다. 또한 압력에 따라 수율도 다르고 이에 따라 일반성분 조성도 다르다.

표 5-3에서와 같이 통닭뼈, 등과 가슴뼈로부터 분리한 기계분리육의 조성을 보면 수분 61～64%, 단백질 16～20%, 지방 15～21%, 회분 4～5%이다. 특히 지방함량은 원료육 부위별로 차이가 많이 난다. 칠면조의 경우를 보면 등뼈로부터 분리한 육혼합물의 지방함량은 9.1%이었고, 가슴뼈와 목으로부터 얻은 것은 22.1%였다고 한다. 지방은 표피부위에 다량 함유하고 있으므로 콜라젠과 함께 표피 유무가 분리육의 단백질 함량에 영향을 끼친다. 기계분리육은 뼈 성분을 제외한 정육, 혈액, 건, 인대 등 모든 성분이 포함되어 있다.

표 5-3. 투입구 압력에 따라 기계분리계육의 수율과 일반조성의 변화

압력 (lb/in²)	수분(%)	단백질 (%)	지방(%)	회분(%)	칼슘 (ppm)	철(ppm)	수율
기계분리육							
40	69.8	20.7	8.1	1.05	582	10.0	45
75	70.4	20.8	7.9	1.04	534	11.7	44
120	70.3	20.1	8.5	1.12	568	10.6	42
150	71.1	20.7	6.8	1.23	764	17.9	82
손발골계육							
	73.2	23.7	3.1	0.94	164	6.3	-

자료 : Barbut 등(1989)

표 5-4. 정육, 기계분리계육 및 수세육의 조성 비교

조 성	닭다리 정육	기계분리계육		
		통닭뼈	등과 가슴뼈	수세육
수분(%)	76.0	64.2	61.4	82.9
단백질(%)	20.1	19.7	16.4	12.8
지방(%)	4.3	15.0	20.9	3.4
회분(%)	0.9	1.1	1.3	1.1
총 색소(mg/g)	—*	2.83	1.73	—
마이오글로빈(mg/g)	—	0.26	0.19	—
콜라젠(%)	—	3.30	4.39	—
단백질 회수율(%)	—	—	—	73.5
지방제거율(%)	—	—	—	67.4

*- : 측정하지 않았음

자료 : 이 등(1993, 1994b)

그러나 파쇄, 압착과정에서 일부 연골이나 뼛가루가 혼입되기 때문에 무기질함량이 정육에서보다 많다. 콜라젠은 기계에 따라 통과되거나 여과되기도 한다. 일부 노계육의 경우 미리 가열한 상태에서 기계분리를 하는 경우가 있는데, 이때는 콜라젠이 젤라틴으로 변하여 스크린 세망을 통과하게 된다.

기계분리가금육은 손발골육보다 지방과 무기질 함량이 많고 수분함량이 적다. 그리고 압력의 세기에 따라 수율과 성분이 달라진다. 압력이 셀수록 수율은 증가하고 이에 따라 철, 칼슘 등 무기질 함량이 증가하고 지방함량이 줄어든다(표 5-4). 기계분리가금육은 쉽게 변질되기 때문에 2℃에서 48시간 내에 사용하는 것이 좋다. -25℃에서 6개월까지도 저장이 가능하다. 기계분리가금육은 소시지, 패티, 너깃 등의 원료육으로 약 15% 정도를 사용하고 있다.

3.3.3 기계분리육의 품질

(1) 기계분리가금육은 대부분 압출에 의해 분리되므로 미세한 뼈조각이 유입된다. 특히 나사압출방식에 의해 제조된 분리가금육은 사전에 뼈를 절단하기 때문에 뼈조각이 더 많이 함유되어 있다. 보통 직경이 100~300μm의 뼈조각들이 있으므로 이것을 주원료로 제조한 육가공제품을 만들면 뼈가 그대로 남아 있어 먹을 때 입 속에서 씹히기도 한다. 미국 농무성에서는 가공제품에서 기계분리가금육을 첨가할 경우 뼈가 1% 이상 함유되어서는 안 된다고 규제하고 있다. 이 함량을 칼슘으로 환산하면 칠면조나 노계육 분리육으로 만든 육제품에 0.235%, 6~8주된 브로일러 분리육으로 만든 육제품에서는 0.175%에 해당된다. 노계육은 뼈가 부셔지기 쉬우며 칠면조고기는 큰 뼈조각이 많다. 종종 손발골육에서 1mm 이상의 큰 뼈조각이 발견되는 경우도 있다. 뼈조각의 크기도 규제의 대상이다. 미국 농무성에서는 분리육에 존재하는 뼈조각의 90% 이상이 0.5mm 이하여야 하고, 0.85mm 이상이 함유해서는 안 된다고 규제하고 있다.

(2) 기계분리가금육은 지방산패가 일반 정육보다 훨씬 빨리 일어난다. 압출과정에서 뼈가 파괴되어 골수성분이 유입되고 헤모글로빈이 3배나 많이 유출된다. 여기에 함유된 유리철(free iron)이 다량의 지방과 접하게 되고, 작업과정에서 기계적 접촉에 따른 금속물질의 촉매작용으로 말미암아 산화가 촉진된다. 따라서 기계분리육은 지방산화와 관련하여 변색과 이취도 쉽게 발생한다. 골수에서 유출된 햄색소가 열을 받거나 공기와 접촉하여 햄색소의 산화가 촉진되면 비정상적인 색깔로 변한다. 기계분리가금육으로 만든 육제품은 저장기간 중에 비정상적인 노란색, 녹색, 회색의 발생 비율이 높다고 한다. 표피가 많이 함유된 기계분리육으로 만든 육제품에서 색깔의 명도

가 높아지고 적색도가 낮은 것으로 보아 육색은 지방산화와도 밀접한 관련이 있다. 또한 기계분리육을 이산화탄소로 포장하여 냉동시키면 pH 저하에 따른 색소 산화가 촉진되어 색깔이 조금 엷어진다.

기계분리가금육은 저장중 쉽게 이취를 발생시킨다. 대부분의 이취도 지방 및 색소 산화와 밀접한 연관이 있다. 3℃에서 6일 이상 저장하면 가식할 수 있는 지방산화의 한계를 넘었다고 봐야 한다. 기계분리가금육으로 제조한 서머소시지도 지방산화에 따른 이취발생 때문에 6달 이내에 소비해야 한다. 분리육의 산화는 원료의 지방함량, 제조시 압력, 공기와 금속물질의 접촉, 온도에 영향을 받으므로 최적 조건으로 취급해야 하고 항산화제를 첨가하여 보관해야 한다.

(3) 원래 큰 덩어리 고기보다 분리육은 기계적 세절작용을 거치므로 표면에 노출되는 부위가 많아 미생물의 오염이 쉽게 된다. 절단, 세절, 발골 과정에서 각종 기구와 접촉하면서 미생물이 오염되고 압력에 의해 골수의 지방과 헴단백질이 유출되어 미생물이 성장하기에 좋은 환경이 된다. 세절과정에서 1~6℃, 발골과정에서 5~7℃ 온도가 상승하기 때문에 미생물의 성장을 돕는다. 미생물의 성장을 억제하려면 제조 즉시 4℃ 이하에서 보관하고 24시간 이내에 추가가공 목적으로 사용해야 한다. 더 오랫동안 보관하려면 -18℃ 이하에 보관해야 한다. 장기간 보관하려면 액체질소를 뿌리거나 이산화탄소로 냉동시키면 된다. 이산화탄소로 냉동시킬 경우 6개월 이상 지나면 pH 저하로 말미암아 지방산화가 촉진되기 때문에 그 전에 사용하는 것이 좋다.

(4) 기계분리가금육은 가공적성에 저해되는 각종 물질이 함께 포함되어 있다. 색깔, 보수성, 유화성, 유화 안정성, 가열감량이 일반 정육에 비해 불리하므로 가공육의 원료로 이용하기에 한계가 있다. 가공적성에 가장 많이 영향을 미치는 요인은 단백질, 지방, 콜라젠 함량이다. 분리육에 단백질 함량이 높을수록 염용성단백질 추출률도 높아서 조직감이 향상된다. 반면 표피가 다량 함유될수록 결체조직과 지방함량이 높아서 소시지의 유화력이 감소한다. 분리육에 표피 함량이 높고 가열시간이 길수록 조직감이 질기다는 연구보고도 있다. 그러므로 유화형 육가공 제품이나 결착성을 요구하는 재형성육에 기계분리가금육을 다량 넣으면 품질에 문제가 있다. 미국에서는 기계분리가금육을 지방 25% 이내, 단백질 14% 이상, 단백효율(protein efficiency rate) 2.5 이상의 것을 정상적인 분리육으로 인정하고 있다. 따라서 육가공제품의 원료로써 사용량을 규제하는데, 예를 들어 프랑크푸르트 소시지의 경우 총량의 15% 이내에서 사용하도록 하고 있다.

(5) 일부 기계분리가금육에는 우리 몸에 해로운 무기질이 들어 있다. 성계(成鷄) 암컷으로부터 압출된 분리육은 불소(F)가 다량 들어 있으므로 건강에 나쁘다고 육제

품에 첨가하는 것을 규제한 바 있다. 그러나 여러 연구결과 이 정도의 함량으로 건강에 문제가 되지 않는다고 결론을 짓고 규제를 풀은 적이 있다. 그렇지만 육가공 제품별로 최대 첨가 허용량을 규제하고 있다. 노계의 콩팥에는 중금속인 카드뮴(Cd)이 다량 들어 있기 때문에 이를 섭취하면 6~12세의 성장기 어린이에게 해롭다고 한다. 그러므로 산업계에서는 기계분리육을 제조하기 전에 콩팥을 제거한 다음 생산하고 있다. 건강유무와 상관없이 미국에서는 기계분리육을 유아식품에 첨가하는 것을 허용하지 않고 있으며, 어린이용 식품에도 제품별로 다량 함유되지 않도록 규제하고 있다.

3.3.4 기계분리가금육의 품질 증대

품질 측면에서 기계분리육의 대표적인 문제점은 가공적성 저하, 취급과정에서 산패 발생과 미생물 오염을 들 수 있다. 미생물 오염을 줄이기 위해서는 위생적인 작업과 온도관리가 필요하다. 가공적성을 증진시키기 위해서 분리육에 인산염이나 소금을 첨가하면 보수력과 유화력이 증가시킬 수가 있다(표 5-5).

또한 기계분리육을 예비혼합(preblend)시켜도 가공적성이 향상된다. 기계분리계육에 아질산염 120ppm, 아스코브산 500ppm, 인산염(pyrophosphate) 0.5%로 5일간 예비혼합시킨 것을 지방과 물을 첨가하여 유화물을 제조하였을 때 무첨가구에 비해 유리수분과 유리지방이 훨씬 적었으며, 소금첨가 수준이 높을수록 유리수분과 유리지방이 줄어든다. 기계분리육의 지방산화를 억제하기 위해 가금류의 사양단계에서 사료

표 5-5. 인산염과 소금첨가가 기계분리계육의 가공 적성에 미치는 영향

첨가구	pH	보수력 (g/g 단백질)	유화력	
			mL /시료 100 mg	mL/단백질 100 mg
무첨가구	6.79	3.48	25.6	144
인산염(0.3%)	7.00	3.84	38.6	216
인산염(0.5%)	7.08	4.06	41.4	232
인산염(0.3%)+소금(1%)	6.83	4.13	63.5	356
인산염(0.5%)+소금(3%)	6.86	4.15	55.1	309

자료 : 이 등(1994a)

에 고농도 토코페롤을 급여하여 근육 속에 전이시키거나 기계분리육에 항산화제를 첨가하여 보관하는 방법이 있다. 분리육에 첨가하는 항산화제로 BHA, BHT, TBHQ와 같은 일반 육제품에 사용되는 것을 주로 쓴다. 표 5-6과 같이 천연 향신료 추출물(oleoresin)을 첨가해도 저장중에 지방산화 진행을 지연시킬 수 있다.

근래에 와서 기계분리가금육의 품질을 증대시키고자 수세(washing)방법이 시도되고 있다. 수세란 분리육에 용액을 첨가하여 혈액, 뼈, 인대, 지방 등을 제거하고 가공적성에 좋은 염용성단백질만을 회수하는 작업이다. 수세작업(水洗作業)은 원래 일본에서 시행해온 어육수리미(fish surimi)에서 유래한다. 어육을 기계로 뼈와 살코기를 분리시켜 물로 잘 씻은 다음 냉동보관하면서 연제품의 원료로 이용하였던 것이다. 기계분리가금육도 어육수리미(fish surimi) 제조과정을 모방하여 도입된 것이다. 따라서 수세처리한 분리가금육을 서구에서도 가금육 수리미라고 명칭하고 있으며, 학자에 따라서는 가금육 단백질 추출물(poultry myofibrillar protein extract)이라고도 한다.

수세방법으로 단순히 물만으로 고기단백질을 회수하기도 하고, 여기에 소금, 인산염, 아스코브산, 아세톤(acetone), 탄산수소나트륨(베이킹소다, sodium bicarbonate), 초산나트륨(sodium acetate), sodium metasulphite 등의 용액으로 처리하기도 한다. 표 5-7에서와 같이 물, 인산염, 탄산수소나트륨 용액으로 수세하였을 때 원래 분리육에 비해 색깔이 밝아지고 붉은색이 현저히 감소되었다. 이것은 마이오글로빈과 같은 수용성 물질이 제거되고 단백질이 정제되었음을 의미한다. 수세하여 얻은 정제 단백질의 품질은 주로 열에 의해 형성되는 젤(gel)화 정도에 의해 평가된다. 정제가 잘된 수세분리계육일수록 근원섬유단백질 함량이 높아서 젤 형성 능력이 좋다.

표 5-6. 향신료 추출물(oleoresin) 첨가에 의한 기계분리계육의 저장중 산화 변화 (TBA값, mg/kg)

처리구	3℃에서 저장일수		
	2	4	8
무첨가구	0.4	0.9	3.1
로즈메리(rosemary, 0.1%)	0.2	0.2	0.6
세이지(sage, 0.1%)	0.2	0.2	0.2
로즈메리(0.05%) + 세이지(0.05%)	0.2	0.2	0.2

자료 : 이 등(1993)

표 5-7. 수세한 기계분리계육(수리미)의 색깔

수세처리구	색 깔		
	밝기(L)	붉은색(a)	황색(b)
대조구	37.9	11.0	11.5
증류수	42.2	6.9	12.9
인산염(0.04M, pH 8.0)	50.2	3.3	12.2
탄산수소 나트륨(0.5%, pH 8.0)	54.9	2.2	12.8

자료: 이 등(1994c)

표 5-8. 용액별로 수세처리한 기계분리계육의 조직감의 변화

처리구	경도 (kg)	응집성	검성(kg)	탄력성 (mm)	씹힘성 (kg-mm)
무처리구	1.5	0.74	1.1	8.9	9.6
수돗물	2.5	0.70	1.8	9.0	15.8
0.1M 소금물	2.5	0.70	1.8	9.3	16.4
인산염 완충액	2.0	0.71	1.4	9.4	12.9
0.5% 베이킹파우더	1.7	0.75	1.3	9.3	12.3

자료: Froning과 McKee(2010)

가금육 수리미가 단단한 젤을 형성하면 그 만큼 가공제품에서 조직감 증진에 기여하는 것이다. 표 5-8에서 보는 바와 같이 수세하지 않은 기계분리육에 비해 물, 0.1M 소금물, 인산염 완충액, 0.5% 베이킹소다수로 수세를 하면 모든 조직감이 현저히 증가된다.

참고문헌

1. Barbut, S., Drapper, H. H., and Cole, P. P. 1989. Effect of mechanical deboner head press on lipid oxidation in poultry meat, *J. Food Protect.* 52:21-25.

2. Froning, G. W. and McKee, S. 2010. Mechanical separation of poultry meat and its use in products. In: Poultry meat processing. Owens, C. M., Alvarado, C. Z., and Sams, A.R.(eds), 2nd(ed), CRC Press, Boca Raton, FL, USA.
3. Gregory, N. G. and Wotton, S. B. 1987. Effect of electrical stunning on the electroencephalogram in chickens. *Brit. Vet. J.* 143:175-183.
4. Henrickson, R. L. 1978. Meat, poultry, and seafood technology. Prentice-Hall, Inc., New Jersey, USA.
5. Hirschler, E. M. and Sams, A. R. 1998. The influence of commercial-scale electrical stimulation on tenderness, breast meat yield, and production costs. *J. Appl. Poult. Res.* 7:99-103.
6. Hudson, B. J. F. 1994. New and developing sources of food proteins. Chapman & Hall, London, UK.
7. Ingling, A. L. and Kuenzel, W. J. 1978. Electrical terminology, measurements and units associated with the stunning technique in poultry processing plants. *Poultry Sci.* 57:127-133.
8. Jensen, J. F. 1983. Terms used for parts of poultry in different languages. *World Poultry Sci. J.* 39:64-73.
9. Jin, S. K., Hwang, J. W., Moon, S. S., Choi, Y. J., Kim, G. D., Jung, E. Y., and Yang, H. S. 2014. The effects of mechanically deboned chicken hydrolysates on the characteristics of imitation crab stick. *Korean J. Food Sci. An.* 34:192-199,
10. Richardson, R. I. 1989. Utilization of turkey meat in further-processed products. In: Processing of Poultry, G. C. Mead(ed), Elsevier Applied Science, London, UK, p. 283-324.
11. Sams, A. R. and Owens, C. M. 2010. Second processing-Parts, deboning, and portion control. In: Poultry meat processing. Owens, C. M., Alvarado, C. Z., and Sams, A. R.(eds). 2nd(ed), CRC Press, Boca Raton, FL, USA.
12. Vadehra, D. V., Bower, R., Rattrie, N., and Baker, R. C. 1972. Chemical composition and the nature of proteins in mechanically deboned meat waste. In: *Poultry Sci.* 51(5), Poultry Science Assoc. Inc. p. 1881
13. Wood, D. F. and Richards, J. F. 1975. Effect of pre-slaughter epinephrine injection on postmortem aspects of chicken broiler pectoralis muscle. *Poultry Sci.* 54:520-527.
14. 김천제, 이상훈, 임성천, 최병규. 1994. 텀블링 조건과 염지방법이 칠면조 Drumstick의 품질에 미치는 영향. I. 텀블러 시간과 염지방법이 칠면조육의 보수성 및 수율, 단백질 용해성에 미치는 영향. 한국축산식품학회지 14:33-36.
15. 박형일, 이무하, 유익종, 정명섭. 1992. 식물성 유지의 첨가가 인삼을 함유한

저지방 계육소시지의 품질에 미치는 영향. 한국축산학회지 34:370-376.

16. 성삼경, 이신호. 1989. 노계육의 preblend와 기계발골육의 특성 및 이용에 관한 연구. II. 기계발골 노계육 preblends의 기능적 특성과 그 유화물의 조직적 특성. 한국축산학회지 31:42-46.
17. 유익종, 송인상, 송계원: 1988. 염지방법과 염지육의 부위 및 인산염의 첨가가 닭고기햄의 품질에 미치는 영향. 한국축산학회지 30:178-185.
18. 이성기, 김용재, 김희주, 조규석, 강창기, 채영석. 1994a. 소금, pH, Sodium Tripolyphosphate 첨가가 기계발골계육(MDCM)의 가공적성에 미치는 영향. 한국축산식품학회지 14:229-234.
19. 이성기, 김희주, 강창기, 채영석. 1995. 성장단계에 따른 적색 및 백색계육 염용성 단백질의 gel화 특성에 관한 연구. 한국축산학회지 37:87-97.
20. 이성기, 김희주, 김용재, 조규석, 김종원. 1994b. 부위별로 제조된 기계발골 계육의 가공적성에 관한 연구. 한국가금학회지 21:277-284.
21. 이성기, 정재경, 조규석, 채영석, 강창기, 김종원. 1994c. 수세용액과 Oleoresin 향신료 첨가가 기계발골계육의 품질 특성에 미치는 영향. 한국축산학회지 36:76-82.
22. 이성기, 조규석, 박구부, 하정기, 이상진, 정선부. 1993. Oleoresin Rosemary와 Sage에 의한 기계발골계육의 산패억제 효과. 한국가금학회지 20:115-123.
23. 최양일. 1992. 인산염이 조리된 재조직 닭고기제품의 결착성 및 저장성에 미치는 영향. 한국축산학회지 34:307-312.

제 6 장

가금육의 지방산화

닭고기나 칠면조고기는 다른 축육보다 쉽게 산화된다. 산화란 고기의 지방이 산소에 노출되어 분해과정을 거쳐 저급 화합물이 생성되는 결과이다. 산화가 진행되면 나쁜 냄새, 육색의 퇴화, 단백질의 기능성 저하, 영양가 감소, 인간이 섭취했을 때 노화촉진 등 바람직하지 않은 현상을 유발시킨다. 그 중에서 가장 문제가 되는 것이 나쁜 냄새이다. 원래 산화취는 가열한 고기에서 나는 산패취(warmed-over flavor)를 말하나, 산화로 말미암아 발생하는 모든 나쁜 냄새를 통칭하기도 한다. 가금육의 산화는 가열 외에도 장기간 냉동시키거나 저장온도의 변화가 심할 때 쉽게 발생하고, 사전에 가열한 재조합육이나 조리목적으로 소금에 절였을 때도 쉽게 진행된다. 사료의 지방산조성, 산패된 상태, 산패취 등이 도계후 근육에 영향을 끼친다. 어분박을 4% 이상 급여한 닭을 삶아서 냉장고에 두면 이취가 발생된다고 한다. 이와 같이 가금육은 사료성분에 영향을 쉽게 받고, 자체 근육도 불포화지방산이 많으므로 지방산화와 산패취가 발생하기 쉽다.

1. 산화와 관련된 가금육 지방의 특징

가축의 지방에는 축적지방(adipose tissue)과 조직지방(intramuscular lipids)으로 나눌 수 있다. 축적지방은 근육 외부에 부착되어 있는 피하지방이나 복강지방으로 품종, 사료, 나이, 성(性)에 따라 지방산조성이 변하며, 대부분 중성지방들로 구성되어 있다. 특히 닭과 같은 단위동물은 사료지방산의 불포화도 여부에 따라 축적지방의 조성도 쉽게 변한다. 이에 비해 조직지방은 근육내 세포의 구성물질을 이루는 지방으로 외부 사료에 영향을 적게 받는다. 주로 마이토콘드리아(mitochondria)와 같은 세포벽의 구성물질로 존재하기 때문에 막지질(membrane lipid)이라고 한다.

막지질은 이중결합이 1개 이상 되는 불포화지방산이 많고, 인(P)을 함유하고 있는 인지질(phospholipid)이다. 닭고기나 칠면조고기가 소나 돼지고기보다 쉽게 산화되는 근본적인 이유는 근육 속에 인지질이 다량 함유하고 있기 때문이다. 세포막에 단백질과 함께 결합된 상태로 존재하는 인지질은 0.5~1.0%로 일정한 편이며, 그 중에서 탄소수가 C_{20}과 C_{22}인 것이 많다. 인지질 속에 포함된 불포화지방산이 중성지방의 불포화지방산보다 15배 이상 많이 함유하고 있다.

동일한 가금육일지라도 다리육(암색육)은 총 지방과 중성 지방함량이 높으나 인지질 함량이 낮은 편이다(표 6-1). 반대로 가슴육(백색육)은 총 지방함량이 낮으나 단위지방 무게당 인지질이 더 많다. 따라서 총 지방함량이 많다고 다리육이 가슴육에 비해 현저히 산화가 촉진되는 것은 아니다. 가슴육도 지방함량은 상대적으로 적지만 불포화지방산이 다량 함유된 인지질이 함유하고 있기 때문에 산화가 쉽게 진행된다. 비슷한 예를 보면 기계발골계육을 수세하여 많은 지방을 제거한 정육도 저장중 지방산화가 계속해서 촉진된다고 한다. 제거된 지방은 근세포 외부에 있는 축적 지방이며, 수세 후 정육부분에 소량 남아 있는 지방은 대부분 막지질(인지질)이기 때문에 비록 소량만 존재하여도 지방산화가 유발되는 것이다.

이와 같이 부위별 지방 조성과 함량이 다르지만 그래도 다리육이 가슴육보다 산화가 더 잘 진행된다. 이것은 고기산화를 촉진시키는 유리철(non-heme iron)이 다리육 속에 더 많이 들어 있고, 다리육 속에 함유된 총 지방함량이 가슴육보다 많기 때문에 상대적으로 그 만큼 총 불포화지방 함량도 비례해서 많이 함유되어 있기 때문이다.

표 6-1. 육류와 고기 부위별 지방조성

육 류	부 위	함 량(%)		
		지 방	중성지방	인지질
닭고기	백색육 암색육	1.0 2.5	52 79	48 21
칠면조고기	백색육 암색육	1.0 3.5	29 74	71 26
돼지고기	안 심	4.6	79	21
쇠고기	암 심	7.7	88	12
양고기	암 심	5.7	83	10

자료 : Allen과 Foegeding (1981)

표 6-2. 육류별 근육 속에 함유된 인지질의 불포화지방산조성

지방산	함 량(%)			
	닭고기	돼지고기	쇠고기	양고기
C18 : 1	20.25	12.78	13.44	19.51
C18 : 2	14.20	35.08	10.52	18.49
C18 : 3	0.90	0.33	1.66	0.43
C20 : 2	–	–	0.69	0.34
C20 : 3	1.30	1.31	2.77	0.62
C20 : 4	11.60	9.51	8.51	13.20
C20 : 5	1.55	1.31	0.76	–
C22 : 4	2.10	0.98	0.88	–
C22 : 5	5.75	2.30	0.92	–
C22 : 6	5.75	2.30	–	–

자료 : Melton (1983)

표 6-2에서 보는 바와 같이 동일한 인지질일지라도 이중결합이 3개 이상 되는 고도불포화지방산이 닭고기, 돼지고기, 쇠고기, 양고기 순으로 함유하고 있음을 알 수 있다. 가축의 근육내 불포화지방산이나 인지질 함량이 많을수록 산화가 빨리 진행된다. 따라서 닭고기나 칠면조고기는 이들이 지닌 근육의 특성상 산화가 쉽게 되는 육류인 것이다.

2. 산화의 초기인자

가금육이 산소와 접해서 지방산화가 진행되는 작용기작을 알아보자. 원래 육류에 포함된 불포화지방산과 산소분자 간에는 반응이 극히 느리기 때문에 산화가 잘 진행되지 않는다. 따라서 삼중항 상태의 산소(triplet state oxygen)가 일중항 상태(single state)의 불포화지방산에 유입되기 위해서 초기인자(initiator)가 필요하다. 지금까지 알려진 과학적 사실에 의하면 생리계에서 생성되는 대표적인 초기인자는 과산화수소(hydrogen peroxide)가 분해되어 형성된 hydroxyl radical(· OH)로서 펜톤반응

(Fenton reaction)에 의해 생성된다.

$$Fe^{2+} + H_2O_2 \rightarrow OH^- + \cdot OH + Fe^{3+}$$

Hydroxyl radical은 반응성이 가장 강한 산소류로서 가금육의 불포화지방산에서 수소(H)를 빼앗으므로 지방산화를 유발시킨다. 기타 초기인자는 아직 명확히 입증되지는 않았지만 대부분 과산화수소와 헴색소에 있는 철이온(iron ion)과 반응하므로 형성된다고 한다.

3. 지방산화의 작용기작

지방산화는 불포화지방산이 산소와 반응하여 hydroperoxide(ROOH)를 생성하면서 연속적인 진행과정을 밟는다. 이미 언급한 바와 같이 불포화지방산의 이중결합 부위에 초기 인자가 작용하여 수소를 빼앗으므로 자유라디칼이 생성된다. 자유라디칼은 산소와 반응하여 peroxy radical을 형성하고 다시 불포화지방산과 반응하여 hydroperoxide를 생성한다. 종결단계에서는 peroxy radical(과산화라디칼, ROO・)이나 지방유리라디칼(lipid free radical) 간 서로 결합하여 안정된 물질이 되는 것이다.

초 기: RH(불포화지방산) $\xrightarrow{\text{초기인자}}$ R・(lipid free radical)

진 행: $R\cdot + O_2 \xrightarrow{\text{빨리 진행}} ROO\cdot$ (peroxy radical)

$ROO\cdot + RH \xrightarrow{\text{서서히 진행}} ROOH$ (hydroperoxide)

종 결: $R\cdot + R \longrightarrow R\text{-}R$

$R\cdot + ROO\cdot \longrightarrow ROOR$

$ROO\cdot + ROO\cdot \longrightarrow OR + O_2$

4. 산화촉진물질

지방산조성 측면에서 닭고기나 칠면조고기는 산화되기 쉬운 육류이지만, 가공처리과정에서도 더욱 쉽게 산화된다. 특히 가열처리 하거나 소금에 절이게 되면 더 산화가 촉진되어 산패취(warmed-over flavor)가 발생한다. 고기에서 산화촉진과 밀접한 관련을 가지고 있는 것이 육색소를 포함한 철이온(iron ion)이다. 마이오글로빈이나 헤모글로빈과 같이 haematin 화합물이 hydroperoxide를 파괴시켜 자유라디칼(free radical)을 발생시킨다고 한다. 그러나 현재까지 가장 확실하게 산화를 촉진시키는 원인물질은 육색소 내에 결합된 철이 아니라 헴링(heme ring)에서 벗어난 자유로운 상태의 철이온 때문이다. 이것을 유리철(free iron 또는 non-heme iron)이라고 한다.

가금육의 종류와 부위별 유리철 함량을 보면 칠면조다리와 가슴육이 각각 2.5 μg/kg와 0.92 μg/kg, 닭의 다리와 가슴육이 각각 0.55 μg/kg, 0.24 μg/kg으로 칠면조육과 다리육에서 높은 함량을 나타내고 있다. 고기를 가열하게 되면 헴색소가 파괴되어 생육보다 더 많은 철이온이 유리되어 자유라디칼을 형성시키고, 지방조직도 파괴되어 불포화지방산이 노출되면서 자유라디칼이 쉽게 접근할 수 있는 환경이 조성된다. 소금을 첨가하여도 가열의 원리와 유사하게 지방산화가 촉진된다. 소금에 의한 지방산화는 가열에 비해 상대적으로 시간이 조금 더 소요되나 소금의 Cl이온이 헴색소에 있는 철이온과 치환되면서 철이온을 유리시키는 것이다. 유리된 철이온은 다음과 같은 반응에 의해 자유라디칼을 형성시킨다.

$$ROOH + Fe^{2+} \longrightarrow RO\cdot + OH^{-} + Fe^{3+}$$
$$ROOH + Fe^{3+} \longrightarrow ROO\cdot + H^{+} + Fe^{2+}$$

유리된 철이온(non-heme iron)은 2가의 환원형 철로서 lipid hydroperoxide (ROOH)와 반응하여 자신은 산화되어 3가 철이온(Fe^{3+})으로 변하면서 매우 반응성이 강한 alkoxy radical(RO・)를 생성한다. 다시 3가 철이온은 lipid hydroperoxide과 반응하여 비교적 반응성이 느린 peroxy radical(ROO・)를 생성하는 연속적인 과정을 거친다. 따라서 이들 자유라디칼에 의해 지방산화가 진행되는 것이다. 유리된 철이온 외에도 고기를 산화시키는 촉진물질에 대해 여러 가지 학설이 있지만, 모두 헴색소의 산화나 산화상태에 따라 과산화수소를 분해시키므로 산화가 촉진된다고 한다.

5. 산패취 발생

지방산화 때문에 발생하는 나쁜 냄새는 지방이 분해된 저급 화합물질 때문이다. 지방분해의 1차 생성물은 peroxy radical(ROO・)이 불포화지방산과 반응하여 생성된 lipid hydroperoxide(ROOH)이다. 이것은 냄새를 발생시키지 않고 다음 반응으로 이어져 휘발성 또는 비휘발성 저급 화합물을 생성시키는 모태로서 역할을 한다.

$$
\begin{aligned}
\text{R-CH(OOH)-R} &\longrightarrow \text{RO} \cdot + \cdot \text{OH} \\
\text{RO} \cdot &\longrightarrow \text{R} \cdot + \text{Aldehyde} \\
\text{RO} \cdot + \text{RH} &\longrightarrow \text{Alcohole} + \text{R} \cdot \\
\text{RO} \cdot + \text{R} \cdot &\longrightarrow \text{Ketone} + \text{RH} \\
\text{RO} \cdot + \text{RO} \cdot &\longrightarrow \text{Ketone} + \text{ROH}
\end{aligned}
$$

Hydroperoxide의 산소간 결합이 분리되면서 반응성이 매우 강한 alkoxy radical (RO・)과 hydroxyl radical(・OH)이 형성된다. 다시 alkoxy radical의 탄소간 결합이 분리되면서 알데하이드(aldehyde)가 생성된다.

표 6-3. 지방산화물별 냄새 감지농도

종 류	감지농도(ppm)
Hydrocarbons	90～1250
Alk-1-enes	0.02～9
Substituted furans	2～27
2-Phenylfuran	1～10
Saturated alcohols	0.3～2.5
Vinyl alcohols	0.05～3
Oct-1-en-3-ol	0.001
Aldehydes	0.014～0.03
Alk-2-enals	0.04～2.5
Alkanals	0.04～1
t,t-Alka-2,4-dienals	0.005～0.5
t,c-Alka-2,4-dienals	0.002～0.6
Methyl ketones	0.16～5.5
Vinyl ketones	0.0002～0.007

자료 : Drumm과 Spanier (1991)

표 6-4. 알데하이드류의 감지농도와 냄새

알데하이드	감지농도(ppm, 기름)	냄 새
trans-Hex-2-enal	0.5	푸성귀 냄새
Deca-trans-2-trans-4-dienal	0.1	신선하지 못한 기름 냄새
Nona-trans-2-trans-6-dienal	0.02	오이냄새
Nona-trans-2-cis-6-dienal	0.0015	콩 냄새
Non-trans-6-enal	0.00035	경화유 냄새

자료 : Angelo 등 (1987)

지방산 분자에서 수소원자를 제거함으로써 알코올(alcohol)이 생성된다. Alkoxy radical과 다른 자유라디칼이 반응하여 키톤(ketone)이 생성된다. 이와 같이 지방분해로 생성된 알데하이드, 알코올, 키톤류가 지방 산패취의 대표적인 화합물이다. 산화취는 각종 지방분해 산물의 종류나 농도에 따라 그 강도가 다르다. 인간이 직접 냄새를 감지하는 농도(threshold)는 각 분해산물별로 다르다.

표 6-3에서 보는 바와 같이 탄화수소(hydrocarbons)의 감지농도는 90～2,150ppm 이지만 알데하이드는 0.014～0.03ppm이다. 따라서 소량에서도 냄새가 감지되는 분해물이 산패취의 원인물질인 것이다. 표 6-4에서와 같이 알데하이드 종류에 따라서 감지되는 농도는 매우 다르다.

Trans-Hex-2-enal은 0.5ppm과 같이 비교적 다량에서 감지되지만 non-trans-6-enal은 0.00035ppm과 같이 극소량에서 냄새가 감지되는 것이다. 식육에서 감지 농도(threshold)가 낮으면서도 산화과정에 많이 생성되는 물질이 리놀엔산에서 산화된 hexanal이나 기타 알데하이드류, heptanal, n-nona-3,6-dienal 등이다. 이들은 대부분 휘발성 저급화합물로서 관능검사에 의한 나쁜 냄새 감지와 관련이 있다.

6. 콜레스테롤 산화물

최근 식품분석학의 발달로 미량 성분이지만 콜레스테롤 산화물(cholesterol oxide)이 육류식품에 발견되고 있다. 콜레스테롤 산화물은 인체노화에 직접적으로 해를 끼치는 유해물질로 알려지고 있다. 콜레스테롤 산화는 불포화지방산에서 산화와 같이 수소원자가 빠져 나감으로써 자유라디칼이 생성되고, 이것이 산소와 반응하여 peroxy

표 6-5. 칠면조고기와 쇠고기의 콜레스테롤 산화물 생성량(4℃ 저장)

저장기간 (일)	칠면조고기		쇠고기	
	지방산화 (TBARS, mg/kg)	총 콜레스테롤 함량 중 산화물(%)	지방산화 (TBARS, mg/kg)	총 콜레스테롤 함량 중 산화물(%)
0	1.66	ND	0.52	ND
3	3.53	1.20	1.88	0.45
8	4.68	2.90	2.22	1.74

ND : 측정하지 않았음

자료 : Park과 Addis (1987)

radical(ROO·)을 생성한다. Peroxy radical은 다른 불포화지방산에서 수소를 빼앗으므로 계속해서 산화가 진행된다. 콜레스테롤은 탄소 7번째에 이중결합이 되어 있으므로 초기 산화에 7a-, 7b-hydroperoxides가 먼저 형성되고 이어서 대부분의 콜레스테롤 산화물인 7a-, 7b-hydroxycholesterol과 7-ketocholesterol이 형성된다. 콜레스테롤 산화물은 인지질이 많을수록 다량 생성된다. 따라서 가금류는 일반 적색육에 비해 인지질이 많기 때문에 콜레스테롤 산화물도 더 많이 생성될 수 있다. 표 6-5에서와 같이 칠면조고기는 쇠고기에 비해 지방산화도(TBARS)와 콜레스테롤 산화물도 더 많이 생성되었음을 알 수 있다.

7. 산화방지

사료성분 중에서 가금육의 산화를 촉진시키는 것도 있지만 사료 속에 알파 토코페롤(α-tocopherol)이나 셀레늄(selenium) 등은 근육 속에 축적되어 고기의 산화를 억제시켜 주는 역할을 한다. 사료로 급여된 토코페롤은 칠면조육보다 계육에서, 가슴육보다 다리육에 더 많이 축적되고, 도계전 단시간 급여하는 것보다 장시간 급여한 것이 더 많이 축적된다. 브로일러에 토코페롤을 6주간 급여했을 때 암색육과 백색육의 마이크로솜에 축적된 토코페롤이 대조구보다 각각 2.8배와 4배만큼 더 많았다(표 6-6).

토코페롤은 근육 내 마이토콘드리아(mitochondria)나 마이크로솜(microsome)의 막에 축적되어 막지질에서 일어나는 산화를 억제시킨다. 또한 토코페롤은 고기에 존재하는 콜레스테롤이 산화되는 것도 지연시키는 것으로 알려지고 있다. 축육의 저장중에 생성되는 미량의 콜레스테롤 산화물은 토코페롤을 첨가한 사료를 급여함으로써 생성량이 줄어드는 것으로 보고되고 있다. 따라서 사료로 통해 근육에 축적된 토코페롤은 중요한 항산화제로서 역할을 하기 때문에 가금육의 냉장 또는 냉동기간 중에 지방산화를 현저히 억제시킨다. 셀레늄도 근육에 존재하는 항산화 효소인 글루타치온 퍼록시데이스(glutathione peroxidse)의 작용을 도와서 근육내 축적되어 지방의 산화를 억제시켜 준다. 셀레늄과 결합된 glutathione peroxidse는 근육의 마이토콘드리아나 근장(cytoplasm) 속에 존재하면서 수소나 지방과산화물(lipid peroxide)을 환원시키는 데 기여한다. 이와 같이 사료 속에 토코페롤이나 셀레늄을 첨가하여 닭이나 칠면조에 급여하면 지방산화를 지연시킬 수 있다.

가금육의 산화를 억제하기 위한 기본적인 조치로 도계장이나 운반기기 등이 청결해야 하고 모든 도계공정에서 엄격한 온도관리가 필요하다. 도계장에서 기구 세척제로 흔히 사용하는 염소수가 세척 후 기계류에서 완전히 제거되지 않으면 도계과정 중에 가금육과 작용하여 산화를 촉진시킨다. 또한 운반용 트럭에 질소 산화물이 오염되어서도 안 되고, 닭고기가 금속용기에 접하거나 특히 철이나 구리금속 물질과 접하게 되면 산화가 촉진되므로 피해야 한다. 온도가 높으면 미생물 오염, 고온 단축뿐 아니라 산화를 촉진시키는 요인이 된다. 온도가 높으면 효소 및 비효소적 산화반응이 빨리 진행되기 때문에 도계를 처리할 때 저장 중에 냉장상태로 잘 유지시켜야 한다. 가금육을 가공하거나 저장할 때도 가능한 산화가 촉진되지 않는 기술적 방법을 사용하는 것이 좋다.

닭고기를 분할하거나 가공목적으로 세절하면 인지질이 들어 있는 막이 파괴되어 산소, 효소, 헴색소, 금속이온에 쉽게 노출되고 표면적도 넓어지기 때문에 산화가 촉진된다. 그러므로 장기간 저장시킬 가금육은 가능한 통닭 형태로 두는 것이 좋고, 분할

표 6-6. 브로일러에서 사료로 급여한 토코페롤이 근육의 마이토콘드리아에 축적된 함량

급여구	마이토콘드리아(mitochodria)		마이크로솜(microsome)	
	암색육	백색육	암색육	백색육
무급여구	2.1	0.9	48.3	0.9
토코페롤* 10일간 급여구	2.1	0.9	91.7	1.4
토코페롤* 6주간 급여구	2.3	1.6	135.7	4.0

*알파 토코페롤을 kg당 200 mg 급여

자료 : Aruoma 등 (1989)

하거나 세절한 고기는 빨리 소비시키거나 항산화제를 첨가하는 것이 좋다. 저장할 때는 빛이 차단된 냉암소가 좋으며, 공기가 투과하지 못하는 재료로 포장하는 것이 좋다. 장기간 보존하는 통닭이나 칠면조육을 진공포장하는 것이 가장 일반적이지만, 최근에 포장 내에 질소나 이산화탄소를 인위적으로 조절하여 포장하기도 한다.

우리나라는 가공하지 않은 축육에 어떠한 첨가제도 첨가하지 못하도록 규제하고 있지만 추가가공 목적으로 처리하고자 할 때는 항산화제를 넣어 지방산화를 억제시킬 수 있다. 특히 추가가공에는 세절, 가열, 소금첨가와 같이 산화를 촉진하는 공정이 많으므로 신속히 대처하여야 한다. 지금까지 산업체에서 널리 쓰이고 있는 합성 항산화제로 BHA(butylated hydroxyanisole), BHT(butylated hydroxytoluene), TBHQ (tertiarybutyl hydroquinone), 갈산프로필(propyl gallate) 등이 있다. 이들은 모든 육가공 제품에 쓸 수 있는 것이 아니라 국가에 따라 제품별로 사용을 제한하고 있다. 최근에는 소비자들의 인공합성첨가제에 대한 거부감이 높아짐에 따라 식물에서 추출한 천연 항산화제를 첨가하기도 한다. 잘 알려진 대로 지구상에 존재하는 대부분의 식물, 과일, 곡류, 씨앗에는 항산화 물질이 함유하고 있으며, 이들의 주요 성분이 식물 페놀류인 플라보노이드(flavonoids)이다.

산업적으로 널리 이용되고 있는 천연 항산화제로는 로즈메리이다. 로즈메리 추출물(rosemary oleoresin)에는 carnosol, rosmanol, rosmariquinone, rosmaridiphenol과 같은 항산화 성분이 다량 함유하고 있다. 닭고기를 이용한 2차 가공제품에서 염지(curing)를 실시하는 제품에는 산화가 잘 발생하지 않는다. 왜냐하면 대부분의 염지제에는 강력한 항산화 물질이 들어 있기 때문이다. 식육가공에 필수적으로 쓰이는 아질산염, 인산염, 아스코브산, 에르소브산 나트륨(sodium erythorbate), 구연산(citric acid) 등과 같은 염지제는 모두 산화를 억제시키는 역할을 한다. 훈연을 실시하는 육제품에도 연기 성분 중에 페놀류(C_6H_5OH)와 같이 산화를 억제시키는 물질이 다량 들어 있기 때문에 별 문제가 되지 않는다.

참고문헌

1. Allen, C. E. and Foegeding, E. A. 1981. Some lipid characteristics and interactions in muscle foods-A review. *Food Technol.* 35:253-257.
2. Allen, J. C. and Hamilton, R. J. 1989. Rancidity in foods. 2nd(ed.), Elsevier Applied Science, Publishers Ltd., London, UK.
3. Angelo, A. J. St., Vercellotti, J. R., Legendre, M. G., Vinnett, C. H., Kuan,

J. W., James, Jr. C., and Dupuy, H. P. 1997. Chemical and instrumental analyses of warmed-over flavor in beef. *J. Food Sci.*, 52:1163-1168.

4. Aruoma, O. I., Laughton, M. J., and Halliwell, B. 1989. Carnosine, homocarnosine and anserine: could they act as antioxidants *in vivo*: *Biochem. J.* 264(3):863-869.
5. Chan, K. M., Decker, E. A., and Feustman, C. 1994. Endogenous skeletal muscle antioxidants. *CRC Cr, Rec. Food Sci.* 34(4):403-426.
6. Chen, C. C., Pearson, A. M., Gray, J. I. Fooladi, M. H. and Ku, P. K. 1984. Some factors influencing the nonheme iron content of meat and its implications in oxidation. *J. Food Sci.* 49:581-584.
7. Drumm, T. D. and Spanier, A. M. 1991. Changes in the content of lipid autoxodation and sulfur-containing compounds in cooked beef during storage. *J. Agric. Food Chem.* 39:336-343.
8. Gray, J. I., Gomaa, E. A., and Buckley, D. J. 1996. Oxidative quality and shelf life of meats. *Meat Sci.* 43:111-123.
9. Halliwell, B., Murcia, M. A., Chirico, S., and Auroma, O. I. 1995. Free radicals and antioxidants in food and in vivo: What they do and how they work. *CRC. Cr. Rev. Food Sci.* 35:7-20.
10. Hultin, H. O. 1994. Oxidation of lipids in seafoods. In: Seafoods-Chemistry, processing technology and quality. Shahidi, F. and Botta, J. R.(eds.), Blackie Academic & Professional, London, UK.
11. Igene, J. O., King, J. A., Pearson, A. M., and Gray, J. I. 1979. Influence of heme pigments, nitrite and nonheme iron on development of warmed-over flavor(WOF) in cooked meat. *J. Agric. Food Chem.* 27:838-842.
12. Kanner, J., German, J. B., and Kinsella, J. E. 1987. Initiation of lipid peroxidation in biological systems. *CRC. Cr. Rev. Food Sci.* 25:317-364.
13. Kanner, J., Harel, S., and Jaffe, R. 1991. Lipid peroxidation of muscle foods as affected by NaCl. *J. Agric. and Food Chem.* 39:1017-1021.
14. Ledward, D. A., Johnstom, D. E., and Knight, M. K. 1992. The chemistry of muscle-based foods. The Royal Society of Chemistry. Cambridge, UK.
15. Lee, S. K., Mei, L., and Decker, E. A. 1997. Influence of sodium chloride on antioxidant enzyme activity and lipid oxidation in frozen ground pork. *Meat Sci.* 46:349-355.
16. Maiorino, M., Gregolin, C., and Ursini, F. 1990. Phospholipid hydroperoxide glutathione peroxidase. In: Methods in enzymology, Packer, L. and Glazer, A. N.(ed.), Academic Press, London, UK.
17. Melton, S. L. 1983. Methodology for following lipid oxidation in muscle foods. *Food Technol.* 37:105-111.

18. National Live Stock and Meat Board. 1988. Warmed-over flavor in meat. Research and nutrition information. National Live Stock and Meat Board. Chicago, USA.

19. Park, S. W. and Addis, P. B. 1987. Cholesterol oxidation products in some muscle foods. *J. Food Sci.* 52:1500-1503.

20. Rhee, K. S. 1988. Enzymic and nonenzymic catalysis of lipid oxidation in muscle foods. *Food Technol.* 42:127-132.

21. Salih, A. M., Price, J. F., Smith, D. M., and Dawson, L. E. 1989. Lipid oxidation in turkey meat as influence by salt, metal cations and anti-oxidants. *J. Food Quality* 12:71-83.

제 7 장

가금육의 미생물

1. 미생물의 오염

가금류는 털, 날개, 분뇨에 많은 미생물이 존재하고 있고, 도계공정 중 탕침, 탈모, 내장적출, 수세, 냉장과정 등에서 미생물이 오염되기 쉽다. 닭고기가 타육류에 비해 미생물면에서 위생증진이 강조되는 이유는 상호오염 되기 쉬운 도계공정과 도체 표피의 구조 때문이다.

가금류는 일반가축과 달리 덩치가 작기 때문에 도계공장에서 단시간에 연속적으로 도살처리 된다. 통상 1시간에 약 6,000마리가 도계라인을 거치면서 물과 같은 매개체를 서로 통하기 때문에 미생물의 상호오염을 완전히 막기가 거의 불가능하다. 또 가금류의 피부는 미생물이 부착되기 좋은 구조를 지녔고, 탈모 후 털이 박힌 자리에 구멍이 남아 있어 미생물이 침입하여 성장하기에 적합한 구조이다. 내장적출 작업은 미생물 오염이 가장 많이 되는 공정중의 하나로서 복부의 내장을 개별적으로 분리하여 수세하기가 곤란하기 때문에 연속적으로 실시하며, 더 나아가 분할육의 경우는 동일한 칼날로 작은 조각으로 여러 번 절단하므로 상호오염이 이루어진다.

닭고기의 오염은 부패균과 식중독을 일으키는 병원성 세균으로 나눌 수 있다. 어떤 균일지라도 닭고기의 품질 저하와 위생적 유해요인이 되므로 초기오염을 막는 것이 중요하다. 살아있는 가금육에는 그람양성균이나 *Micrococci*가 주로 피부에 존재하지만 도축된 고기의 표면에는 *Flavobacteria*, *Enterobacteriaceae*, *Pseudomonas*, *Acinobactor*, *Moraxella*와 같은 저온성 또는 그람음성균들이 많이 분포한다. 이들 대부분이 도계산업에서 위생적으로 문제가 되는 균들이다.

닭고기에서 가장 빈번하게 식중독을 일으키는 균이 살모넬라(*Salmonella* ssp.)와 캠필로박터(*Campylobacter*)이다. 이들 균은 살아 있는 가금류의 내장에 잠복하고 있지만, 도계전에는 뚜렷한 질병 증후군을 보이지 않는다. 다만 도계과정에서 고기로 전환될 때 오염되기 쉽고, 오염된 고기를 섭취하였을 때 식중독을 유발시킬 수 있는 균이다.

2. 오염에 민감한 도계 피부의 특징

도계과정에서 피부에 일단 오염된 미생물들은 그 후 물이나 소독액으로 씻어내더라도 잘 제거되지 않고 유통 중에 계속적으로 남아 생육하게 된다. 내장적출 후 가장 위생적으로 분무수세를 실시하더라도 일단 부착된 균을 10^1마리 이상 감소시킬 수가 없다고 한다. 이것은 수세방법으로 표면에 부착된 미생물을 제거하기가 힘들다는 의미이고, 또 부착된 세균들이 용액에 첨가한 염소수에 저항성이 크다는 것을 의미하는 것이다. 이와 같은 원인은 계육 피부의 성질과 표면 구조의 특성 때문이다. 계육 피부를 현미경으로 관찰하면 울퉁불퉁한 표면에 굴곡이 미로처럼 엉켜져 있다. 또한 도계의 냉각저장 단계에서 부착된 미생물 위에 확인되지 않은 유기물질(organic material)층이 덮어 있어서 외부로부터의 보호막 구실을 하고 있다.

미생물이 도계에 부착되는 과정은 두 단계로 나눌 수 있다. 먼저 도계 표면이 치밀하지 않은 상태에서 London-van der Waals force를 포함한 가역적인 흡착력과 관련이 깊고, 표면에 형성된 점질 고분자물질(viscous polymers)에 미생물이 붙어서 시간의 경과된 후에 안착되는 단계가 있다. 도계 표피의 갈라진 틈이나 미세 경로 등이 수분흡수로 말미암아 팽윤되어 더욱 쉽게 미생물이 침범하여 내부에 안착되기 쉬운 구조로 변한다. 실험 예를 들면 닭고기를 물이나 생리 식염수에 침지하였을 때 표피의 콜라젠(collagen)이 확장되어 그물망 섬유조직으로 변하는데, 실제 수분에 의해 확장된 콜라젠에 운동성, 비운동성 살모넬라균이 많이 부착되었다고 한다.

표 7-1. 분무수세 회수에 따른 도계에 부착된 *Enterobacteriaceae* 제거 정도 (log_{10} 마리/표피 g)

수세 회수	탈모 후	내장적출 후
0	3.7	5.0
1	3.6	4.4
2	3.6	3.9
3	3.7	3.7

자료 : Notermans 등 (1980)

때로는 운동성이 강한 편모균이 수중에서 더 쉽게 부착된다는 설도 있다. 세균이 일단 도계 피부에 부착하게 되면 수세처리나 염소수(chlorine)로 씻어도 완전히 제거되지 않고 계속적으로 변질, 부패에 관여하게 되는 것이다. 표 7-1은 탈모와 내장적출 후 여러 차례 분무수세를 하여도 도체에 *Enterobacteriaceae*가 쉽게 제거되지 않고 있음을 보여주고 있다. 따라서 수세를 통한 미생물 제거보다 사전 오염경로를 차단하여 상호오염을 막는 것이 더 중요하다고 하겠다.

3. 도계공장에서 미생물의 오염

살아있는 가금류의 털, 다리, 표피, 내장과 호흡기관에 각종 미생물이 존재한다. 건강한 닭일지라도 흙, 먼지, 분뇨를 통해 오염된 미생물이 도계공장으로 전파시킨다. 건강한 가금류의 내장에는 *Lactobacillus*, *Corynebacterium*, *Escherichia*(*E. coli*), *Streptococcus*(*S. facecalis*), *Clostridium perfringens* 등이 존재하고, 비공이나 허파에는 *Streptococcus*, *Staphylococcus*, *Corynebacteria*, *Lactobacillus*, *Escherichia*, *Bacillus* 등이 발견되고 있다. 도계공장에서는 본격적으로 미생물들이 전파되어 오염되며, 각 단계별로 오염정도가 다르다.

3.1 탕 침

탕침과정은 물을 매개로 상호오염이 된다. 탕침내 미생물들은 닭의 기관(trachea)이나 기낭(air ascs)을 통해 침입되고 이어서 장이나 근육까지 전파되는 것이다. 탕침온도에 따라 다르지만 열에 약한 미생물들은 탕침과정에서 사멸된다. 대표적인 저온성 균인 슈도모나스(*Pseudomonas*)는 탕침액 속에서 거의 발견되지 않고, 열에 약한 살모넬라(*Salmonella*)도 매우 낮은 수준으로 발견된다. 또한 탕침 시에 끊임없이 새로운 물이 유입시키기 때문에 열처리와 함께 미생물의 상호오염을 차단할 수가 있다. 그렇지만 포자가 있는 *Cl. perfringens*는 탕침온도와 상관없이 기낭이나 장관 내에 생존할 수가 있다.

탕침온도가 높을수록 탕침액 내에 존재하는 열에 민감한 미생물이 사멸되나 닭고기 표면에 열변성이 일어나기 때문에 탕침 후 미생물이 쉽게 침범할 수 있다. 가금육을 고온탕침(hard-scalded)시키면 도체 표피의 표피층(epidermal layer)이 제거되고 표피가 부분적으로 열변성되어 냉장유통 시에 슈도모나스(*Pseudomonas*)가 자라기 좋은 여건이 된다. 따라서 고온탕침한 가금육일수록 저온저장보다는 냉동저장을 실시하는 것이 좋다.

3.2 탈모 및 내장적출

내장적출 전에 탈모된 상태에서 수세를 하면 도체 표면에 있는 미생물이 탕침 직후 미생물수보다 상대적으로 줄어든다. 표면 미생물 수는 탕침온도에 영향을 받아서 온도가 높을수록 줄어든다. 온도가 낮을수록 살균되지 않기 때문에 증가하는 경향이 있다. 탈모과정은 복잡한 기계 사이에 미생물이 잔존하여 오염되기 쉽다. 이어서 내장적출 과정도 장내미생물을 통해 상호오염 되기 쉬운 단계이다.

3.3 수세 및 냉각

수세와 냉각단계에서 이미 도체에 부착된 미생물 수, 도계 마리당 새로 공급되는 물의 양, 냉각기 내에 도계와 물의 비율에 따라 미생물의 수에 영향을 미치게 된다. 표 7-2에서 보는 바와 같이 *Staphylococcus aureus*를 오염시킨 다음 염소수로 처리하였을 때 균이 함유된 완충용액과 스테인리스 스틸용기에 부착된 균은 염소수 리터당 2mg이 함유된 처리구에서 모두 사멸되었으나 닭고기 표피에 부착된 균에는 전혀 사멸효과가 없었다. 도계의 냉각과정에서는 미생물이 감소되지 않으며 오히려 미생물이 도체에 부착할 확률이 높다. 그러므로 사전에 도계공정에서 미생물의 오염을 방지하는 것이 수세효과보다 더욱 중요하다.

실험 예를 보면 살모넬라에 오염된 도체 전 계군이 5.5%이었는데 냉각 후 11.6%로 증가하였다는 보고가 있고, 닭에서 *Cl. perfringens*도 침지냉각 후에 더 증가하였다는 보고가 있다. 이와 같이 수세과정에서 부착된 미생물은 수세 회수를 반복할수록 일부는 제거되나 피부에 부착된 균은 염소수 처리에 의해서도 쉽게 제거되지 않는다. 또한 냉각과정에서도 위생적인 처리를 하지 않으면 계속해서 미생물이 오염된다. 여러 연구자가 냉각수에 염소수 40～120ppm을 넣거나 분무냉각을 실시하여 상호오염

표 7-2. 염소수에 강한 *Staphylococcus aureus*의 생존율($\log_{10}$ 마리/g 또는 cm^2)

오염된 곳	무첨가구	염소수	
		1mg/ ℓ	2mg/ ℓ
완충액(pH 7.0)	6.5	0	0
스테인리스 스틸용기	4.6	4.4	0
닭고기 표피	4.9	4.5	4.6

자료 : Mead (1989)

을 막는 방법을 제시하고 있다. 산업체에서 냉각 중에 미생물 오염을 최소화하기 위해서는 적절한 냉각설비를 갖추는 것이 무엇보다 중요하며, 냉각중 새로운 냉각수를 계속해서 공급해야만 한다.

4. 추가 가공단계에서 미생물의 오염

4.1 절 단

절단작업은 기계에 의해 연속적으로 이루어지기 때문에 칼날에 의해 미생물이 상호오염 되기 쉽다. 절단이란 도체의 표면적을 넓히는 작업이므로 공기, 작업자의 손, 작업대, 컨베이어 표면, 물 등으로부터 미생물이 부착된 도체 표면에는 cm^2당 1,500~2,100마리의 미생물이 붙어 있으나 절단작업을 실시한 후에는 6~8배가 증가하였다고 한다.

4.2 발골 및 세절

발골 및 세절작업은 고기의 조직을 파쇄시키는 행위이므로 절단과정보다 더 많은 미생물이 오염된다. 대표적인 세절작업인 기계발골계육은 그램당 10만에서 100만 개의 세균이 포함되어 있다. 세절육에 미생물 오염을 줄이기 위해서는 최신 설비로 제작된 기계의 사용과 위생적인 취급방법이 선행되어야 한다.

4.3 사전 가열한 육제품

사전에 가열처리하여 유통시키는 가공육은 소비자가 즉석에서 먹을 수 있기 때문에 위생적인 중요성이 더욱 강조된다. 일반적으로 고기의 내부 온도가 71℃ 이상이면 살모넬라를 포함한 대부분 호기성균과 부패성균들이 사멸된다. 그러나 가열 후 절단, 포장과 같은 취급 과정에서 미생물이 추가 오염될 수 있기 때문에 제품의 저장수명의 연장을 위해 살균 후 재오염 방지가 무엇보다 중요하다.

4.4 염지 가공육

염지 육제품에는 아질산염, 인산염, 소금 등이 필히 첨가되므로 미생물이 잘 자라지 못한 환경이라 할 수 있다. 아질산염은 *Cl. botulinum*의 성장을 억제시킬 수 있다. 그러나 50ppm의 아질산염 단독으로는 독소 미생물을 효과적으로 사멸시키지 못하며, 소브산(sorbic acid)과 인산염 및 소금과 조합시켜야만 사멸시킬 수 있다. 가금육의 암색육이 백색육보다 미생물을 억제시키기 위해서는 더 많은 아질산염이 필요하다.

이것은 암색육이 백색육보다 많은 철을 함유하고 있어 아질산염 환원제인 산화질소(nitric oxide, NO)와 결합하기 위해서는 더 많은 농도가 필요하다. 고기 속의 철은 호기성균의 성장에 필수로 요구되는 광물질이기 때문에 아질산염에 의해 봉쇄된다.

5. 식중독 미생물

5.1 살모넬라(*Salmonella*)

살모넬라는 살아있는 닭과 닭고기에서 흔히 발견되는 균이다. 병아리가 부화될 때부터 오염되기도 하고, 성장과 도계과정에서 상호오염 되기 쉬운 균이다. 살모넬라에 오염된 영계는 맹장(caeca)에서 10^8/g까지 증가하는 특징이 있다. 살모넬라에 의해 닭에서 발병되는 파라티푸스 감염증의 대표적인 균으로 쥐티푸스균(*Salmonella typhimurium*)과 장염균(*Salmonella enteritidis*)이 있다. 살모넬라에 의한 내병성은 품종에 따라 백색계가 유색계에 비해 훨씬 강한 것으로 보고되고 있다(표 7-3).

살모넬라는 도축전 분뇨, 털, 피부뿐만 아니라 도축단계의 연속적 공정에서 오염된다. 그러나 위생적인 도계과정을 거쳐 상호오염을 막는다면 살모넬라의 수를 매우 낮은 수준으로 줄일 수 있다. 살모넬라는 7℃ 이하에서 성장속도가 매우 떨어지므로 도계를 0～3℃의 냉장유통(cold chain system)시키는 것이 중요하다. 닭의 부위별로 살모넬라가 성장하는 경향을 보면 다리육이 가슴육보다 세대 교체시간이 짧은 것으로 나타났다(표 7-4). 이것은 다리육 pH가 6.4로 가슴육 pH 5.8보다 중성 영역에 가깝기 때문에 살모넬라가 생존하기 쉬운 환경이기 때문이다.

표 7-3. 닭 품종 및 감염부위별 가금티푸스 내병성 비교

품 종	일령별 폐사율(%)					
	2주령		4주령		7주령	
	근 육	경 구	근 육	경 구	근 육	경 구
유색계	86.9	82.6	90.5	81.0	57.1	71.4
백색계	4.4	4.4	0	0	0	0

*살모넬라 접종량: 1×10^7 cfu/닭마리

자료 : 김 (1998)

영국에서는 시판되는 닭고기에 살모넬라의 오염 정도를 조사하고 있는데, 최근에 들어서 검출률이 줄어들고 있으며, 냉동보다 냉장육에서 더 낮은 비율을 보이고 있다(표 7-5).

5.2 *Campylobacter jejuni*

*Campylobacter*는 가금류에서 가장 많이 발견되는 균 중에 하나이다. 특히 생계의

표 7-4. 살모넬라를 접종한 세절 계육의 10℃에서 계대시간

미생물명	가슴육(pH 5.8)	다리육(pH 6.4)
S. agona	14.3	6.6
S. cerro	13.3	5.0
S. haardt	12.0	7.4
S. livingstone	12.0	7.8
S. typhimurium	15.8	7.3

자료 : Mead (1989)

표 7-5. 영국의 소매상에서 판매되는 닭고기의 살모넬라 검출률

조사년도	시판 온도상태	시료수(마리)	살모넬라 (*Salmonella* ssp.) 검출률 (%)	장염균 (*S. enteritidis* PT4) 검출률 (%)
1979~1980	냉 동	100	79	0
1987	냉 동	101	64	20
1990	냉 동	143	54	23
1994	냉 동	281	41	20
1987	냉 장	103	54	10
1990	냉 장	143	41	20
1994	냉 장	281	33	12

자료 : DH (1996)

분뇨에서 많이 발견되고, 창자의 회장이나 맹장에 10^7/g까지 있어도 생계에는 어떠한 질병의 징후는 없다. 그러나 인간에게는 500마리 정도로도 질병을 유발시키는 특징이 있다. *Campylobacter*는 비교적 성장온도가 높아서 30℃ 이하에서는 잘 자라지 못한다는 점에서 살모넬라와 다르다. 비록 냉장온도에서는 생육이 멈추나 사멸되지 않고 생존한다. *Campylobacter*는 성장중 산소에 민감한 microaerophiles이다. 건조한 환경에서도 공기냉각을 실시하면 급격히 감소한다.

감염경로를 보면 도계공정 중에 상호오염이 되기 쉽고, 특히 침수냉각 때 적절치 못한 환경에서 오염되기 쉽다. 또한 도계를 접시에 옮기거나 칼 표면이나 손으로 취급할 때 오염될 수가 있다. 염소수(chlorine)나 monochloramine에 저항력이 약한 편이어서 *E. coli*보다 쉽게 사멸시킬 수가 있다. 그러나 이미 도계 표면에 부착된 균은 쉽게 사멸되지 않는다.

5.3 *Clostridium perfringens*

*Cl. perfringens*는 토양, 먼지와 같은 자연환경과 닭, 칠면조와 같은 가축의 내장에 널리 존재하며, 포자가 있어 대체로 열에 저항력이 강하다. A형은 인간에게 식중독을 일으키는 균인데, 비교적 열에 민감하고 용혈작용(haemolysis)이 있는 것과 열에 저항성이 있으나 용혈작용을 못하는 것으로 분류된다. 이 균은 15℃ 이하에서 성장하지 못하며, 절대혐기성균(obligate anaerobe)이기 때문에 도계공정 중에 대부분 사멸된다. 그러나 가열한 고기를 적절치 못한 환경에 방치하게 되면 세대기간(generation time)이 10～12분으로 매우 빠르게 증식한다. 다리육의 경우 pH 6.4로 혐기적 상태가 되면 매우 잘 자랄 수 있는 조건이 된다.

5.4 황색포도알세균(*Staphylococcus aureus*)

*Staphylococcus aureus*는 호기성 그람양성구균이다. 일부 coagulase-positive균은 성장과정에서 장내독소(enterotoxin)를 생성한다. 인간에게 이 독소는 보통 장내복통과 설사를 일으킨다. 독소에 의해 질병을 유발하려면 10^6 cfu/g 이상이 있어야 한다. 이 균은 중온성균으로 단백질이 풍부한 축산식품에서 잘 자란다. 보통 20℃와 pH의 중성영역에서 냄새, 색의 변화없이 급속히 자라 독소를 생성한다.

흥미롭게도 살아있는 가금류에서 *S. aureus*에 의한 질병이 잘 유발되지 않지만, 인간에게는 식중독을 쉽게 일으키는 것으로 알려지고 있다. 대부분 닭고기 가공장에서 *S. aureus*에 의한 식중독은 작업자에 의한 2차 감염에 의한 것이며, 가열한 고기에서 많이 발생한다고 한다. 이 균은 66℃에 12분, 100℃에 1분 만에 사멸되지만 형성된

독(enterotoxin)은 121℃에 30분 이상 소요될 만큼 열저항성이 강한다.

6. 부패형 미생물

도계와 수세과정이 완료되고 저장할 경우 도체 표면에서부터 저온성균(psychrophiles)과 내냉성균(psychrotrophs)이 성장한다. 저온성균은 낮은 온도인 빙결점 이상에서 자라며 대부분 34℃ 이상에서는 성장하지 않는다. 균종에 따라 -3℃에서 자라는 경우가 있다. 성장일수가 1～14일 정도로 다양하다.

도계에서 분리되는 내냉성균(psychrotrophs)은 *Pseudomonas* spp.와 *Alteromonas putrefaciens*, *Shewanella*, *Aeromonas* spp., *Serratia liquefaciens*, *Flavobacterium* spp., *Cytophaga* spp. *Acinetobacter* / Moraxella spp., *Psychrobacter immobilis*, *Brochothrix thermosphacta* 등이다. 이들 모두가 부패에 관여하는 것은 아니지만 대부분 이취와 변색, 부패에 관여한다. 저온성 균이 $10^8/cm^2$이면 악취가 발생하여 부패하게 된다. 이때 가장 우점하는 균이 *P. fluorescens*, *P. putida*, *P. fragi* 등과 같은 슈도모나스(*Pseudomonas*)이다. 도계를 함기포장 하여 냉장상태에서 저장할 때 저장수명(shelf-life)은 초기에 오염된 슈도모나스 수와 밀접한 관련이 있으므로 도계과정에서 상호오염을 막는 것이 가장 중요하다 하겠다. 도계에 슈도모나스가 사육환경과 도계과정에서 오염될 수 있고, 염소수에도 대장균(*E. coli*)보다 저항성이 강하기 때문에 도계 표면에 부착하여 생존할 가능성이 높은 균이다.

7. 도계공장에서 위생관리(HACCP)

위생적인 도계를 생산한다는 것은 품질과 밀접한 관련이 있다(제3장 참조). 살아있는 가금류에서부터 오염원을 지니고 있으며, 도계라인에 들어와서 기절 후 일련의 도계공정을 거치면서 본격적인 상호오염이 계속된다. 그림 7-1에서 보는 바와 같이 도계라인 중에서 내장적출 단계에서 오염미생물이 최고에 이르다가 수세를 실시하면 어느 정도 감소한다. 현실적으로 철저한 위생처리를 하여도 완전한 오염방지는 불가능하지만 도계공정 중 상호오염이 줄어들수록 마지막 단계에서 도계에 부착되는 세균 수는 적다.

부착된 세균수가 곧 저장수명과 품질에 밀접한 관련이 있기 때문이다. 도계공정이 완료된 후 완도체(통닭)를 추가로 분할작업을 실시하면 칼날, 작업기계, 포장지, 작업자 등으로부터 오염되어 미생물이 증가한다(그림 7-2).

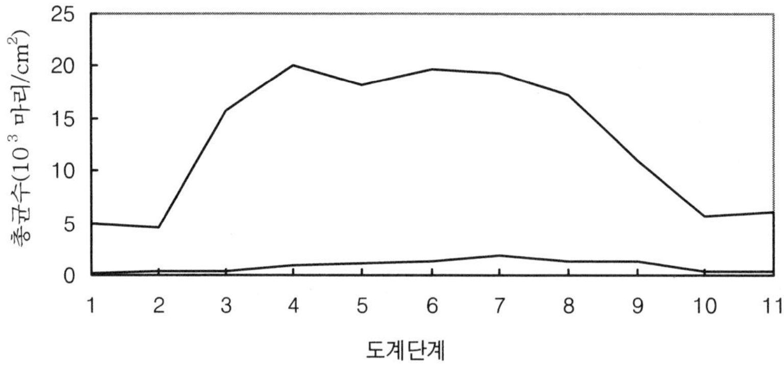

1. 탈모와 수세 완료, 2. 다리, 부리제거, 3. 내장적출 라인으로 이송,
4. 개복작업, 5. 내장 꺼내기, 6. 도체검사, 7. 내장제거, 8. 허파제거,
9. 소낭제거, 10. 최종 수세, 11. 가정에서 검사

그림 7-1. 도계단계별 미생물의 오염분포(Bailey 등, 1987)

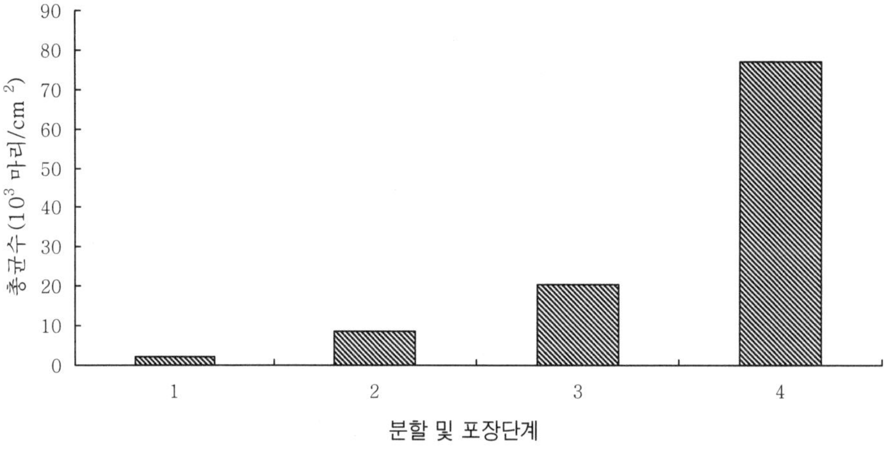

1. 분할 전, 2. 분할 후, 3. 포장 후, 4. 컨베이어 이송중

그림 7-2. 가금육의 분할, 이송중 미생물의 번식(Bailey 등, 1987)

표 7-6은 닭이나 칠면조가 사육지에서 도계장으로 운반되어 계류될 때부터 도계장, 분할, 포장하는 전 과정에 따라 오염원을 나타내고 있다. 이것은 살아있는 가금류가 죽어서 식품으로서 이용될 때까지 오염에 노출되어 있다는 것이다. 상호오염을 막고 위생적으로 생산하기 위해서는 도계공정의 연속적인 자동화와 항상 깨끗한 수세용액의 공급, 소독제 사용 등이 병행하여 작업이 이루어져야 한다.

표 7-6. 도계공정별 미생물의 상호오염빈도

도계공정	작업자의 손	기계 및 도구	도계끼리 오염	기타 (물, 공기, 분뇨 등)
도계전 처리				
사육과정	–	–	○	○○
생계포획(수집)	–	–	○	○
생계운반	–	–	○○○	○○○
다리걸기	–	–	–	–
도계공정				
전기기절	–	–	–	○
도 계	–	–	–	–
탕침 및 탈모				
열탕침지	–	–	○○	○○○○
탈 모	–	○○○○	○	–
수 세	–	○	–	○○○○
털 그을리기	-	–	–	–
송곳털 뽑기	○○○	○○	–	–
무릎절단		○	–	–
흔들기		○○	○○○	–
내장적출				
라인에 다시걸기	○○○	–	–	–
내장적출(손작업)	○○○○	○○○○	–	–
내장적출(기계작업)	○	○○○○	–	–
도계검사	○○○○	–	–	–
다듬기	○○○○	○○○○	–	–
진공 폐장흡입기	○○○	○○○	–	–
수세 및 냉각				
수 세	–	○	–	○○○○
냉 각	–	–	○	○○○○
흔들기	–	○○○	○○○	–
라인에 다시걸기	○○○○	–	–	–
포장 및 가공				
분 류	–	○○○	○○○	–
상자담기	○○○○	○	○	–
추가가공	○○○○	–	–	○

오염빈도 : ○○○○ 극히 높음, ○○○ 매우 높음, ○○ 높음, ○ 약간 높음,

— 중요하지 않거나 상관없음

자료 : Brant 등 (1982)

근래 미국의 도계산업체에서는 연속적인 생산라인 설치와 소독제를 첨가한 분무수 세식 공정을 개발함으로써 도계간 상호오염을 차단하고 생산된 계육의 저장기간을 혁신적으로 연장시키고 있다. 즉, 소독제로 sodium chlorite($NaClO_2$)와 구연산(citric acid)을 혼합 첨가하고 pH 3.0 이하로 조절하여 실시한다고 한다. pH가 낮은 상태에서 sodium chlorite 용액은 *Listeria*, *Campylobacter*, *Salmonella*, *Escherichia coli*, *Shigella* 등을 효과적으로 살균시킬 수 있다(Mermelstein, 1998).

도계공정 단계별로 위생적인 도계를 생산하기 위하여 HACCP(Hazard Analysis Critical Control Point)를 도입하는 국가가 늘고 있다. HACCP란 도계를 생산하여 취급하는 과정에서 미생물에 의해 야기되는 유해성을 체계적으로 확인, 평가, 조절하는 제도이다. 위생관리를 위한 핵심사항은 다음과 같다.

7.1 생계 운반

도계 전 2~3주에 살모넬라 검사를 실시한다. 운반용 틀(crate)에 사육군이 다른 닭을 섞어 운반시키거나 도계라인에 혼합 투입하여서는 안 된다. 항상 운반 차량을 농장 간, 도계장과 농장 간 이동하기 전에 세차, 소독한다. 차량 위에 고정틀(fixed crate)은 세척하기 어려우므로 가능한 세척하기 편리한 분리틀(loose crate)을 쓴다.

7.2 작업실의 구역화

각 도계공정에서 전체적으로 연속성을 유지하되 단계별로 독립된 지역으로 격리시켜 상호오염을 줄이도록 한다. 즉, 도계라인을 계류실, 도계공정실, 내장적출실, 냉각실, 분할 및 포장실 등 5개 구역으로 나누어 완전히 벽으로 차단하고 자동이송 라인만 통과하도록 설계해야 한다.

7.3 탕 침

도계 후 유통형태에 따라 가금육의 탕침온도가 결정된다. 즉 냉장용 판매 목적일 때는 50~52℃에서 실시하여 열에 의해 표피가 상하지 않게 한다. 따라서 냉장보관 중에도 표피의 보존으로 저장성을 연장시킬 수 있다. 그러나 이 온도에서는 일반 미생물이 사멸되지 않으므로 상호오염 방지를 위해 특별히 주의를 요한다. 반면 냉동용으로 유통시키고자 하는 도계는 탕침온도를 60℃ 이상에서 실시하는데, 비록 표피가 열에 의해 변성이 되지만, 냉동 중에는 미생물이 생육할 수 없기 때문에 문제가 되지 않는다. 60℃ 이상에서서는 살모넬라나 저온성 균들을 대부분 사멸되지만 *Cl. perfringens*과 같은 균은 생존하기 때문에 초기부터 외부 오염의 차단이 무엇보다 중요하다.

오염을 최소화하기 위해 탕침액 속에 소독제를 첨가하기도 한다. 또한 도계끼리 탕침 중에 상호오염을 줄이기 위해서 이동식 역류탕침방법(counter-current tanks), 다단계 탕침방법, 분무식 탕침방법 등을 이용해야 한다.

7.4 새로운 기계설비의 개발

상호오염을 극소화하는 기계설비나 쉽게 세척할 수 있는 기계를 개발한다. 예를 들어 가장 미생물이 오랫동안 잔존하는 탈모기의 고무손(rubber fingers)을 쉽게 해체하거나 청소할 수 있는 기계로 대체한다. 상호오염이 덜 되는 내장적출기를 개발한다. 기타 위생적으로 쉽게 조절될 수 있는 기계를 개발하여 사용한다.

7.5 탈 모

탈모과정은 덥고 습도가 높으므로 미생물 번식이 왕성한 곳이다. 고무손가락은 구조상 완전히 세척하기가 매우 어렵게 되어 있으므로 청소상태를 검사하고 독성 미생물의 잔존 여부를 확인한다. 고무손에는 *S. aureus*가 10^6cells/cm^{2}까지 잔존하였다는 보고가 있다. 닳거나 손상된 탈모손에는 더 많은 미생물들이 홈에 끼여 생존할 수 있으므로 정기적으로 교체하여야 한다. 탈모기 내에 털이 박혀있거나 홈이 막히지 않게 점검한다. 탈모 가동중 열수나 염소수를 사용하여야 하지만, 이것만으로 미생물이 제거되지 않는다는 사실을 명심해야 한다.

7.6 내장적출

가장 오염이 잘 되는 단계이므로 가식부와 비가식부를 분리하는 자동기계를 선택한다. 내장 수세 시 내부와 외부가 상호오염 되거나 다른 도체가 함께 오염되지 않도록 주의한다. 내장적출 후에 분무수세를 하면 상호오염을 최대로 막을 수 있다. 내장적출과 함께 즉각적인 위생검사를 실시한다.

7.7 냉 각

철저한 냉각프로그램을 유지한다. 침수냉각 방법에서 정치식을 쓰지 않고, 유럽에서 많이 사용하는 역류냉각법(counter-flow chilling)이나 미국에서 주로 사용하는 병류냉각법(through-flow chilling)을 선택한다. 침수냉각은 과학적인 근거에 의해 유해요인을 제거한다. 예를 들면 물의 온도, 도체가 침지된 시간, 유수에 대한 도체의 이동시간, 물의 첨가량 등을 결정한다.

7.8 공장의 정기적 청소

작업이 완료된 직후나 또는 시간을 정하여 정기적인 청소를 실시한다. 기계 설비를 청소하지 않고 깨끗한 냉각수만 교체하면 이미 10^6cells/ml 만큼의 미생물이 오염되었기 때문에 위생적인 큰 의미가 없다. 공장기계 수세는 고압분무로 실시해야 하며, 기계에 따라 고압분무가 불가능할 경우에 한해 기포세척(foam cleaning)을 실시한다. 수세단계를 보면 1차적으로 물을 이용하여 고압분사로 전체적인 기계장치를 청소한다. 다음에 세척제(detergent)를 타서 청소를 하고 물로 세척제를 제거한다. 다시 소독제(disinfecting agents)를 타서 청소를 한 후 살균에 필요한 시간을 주기 위하여 10분간 작업을 중단한다. 소독제로는 염소수 또는 hypochlorite를 사용한다. 마지막으로 소독제를 제거할 목적으로 물로 세척한다.

7.9 기 타

분할과정은 표면적을 넓히는 과정이므로 오염기회가 늘어나기 때문에 철저한 방지 점검을 실시한다. 작업자의 옷, 손, 머리 등으로부터 올 수 있는 미생물 오염원을 차단한다. 작업자들에게 위생에 정확한 인식을 위한 체계적인 교육을 실시하고 확인한다.

참고문헌

1. Bailey, J. S., Thomson, J. E., and Cox, N. A. 1987. Contamination of poultry during processing. In: The microbiology of poultry meat products, Schweigert, B. S.(ed.), Academic Press, INC., USA.
2. Boer, De. E. and Hahne, M. 1990. Cross-contamination with Campylobacter jejuni and Salmonella spp. from raw chicken products during food preparation. *J. Food Protect.* 53:1067-1068.
3. Brant, A. W., Goble, J. W., Hamann, J. A., Wabeck, C. J., and Walters, R. E. 1982. Guidelines for establishing an operating broiler processing plants. USDA Agriculture Handbook No 581.
4. DH. 1996. Report on poultry meat. Advisory committee on the micro-biological safety of food. HMSO, London, UK.
5. Firstenberg-Eden, R. 1981. Attachment of bacteria to meat surfaces: A review. *J. Food Protect.* 44:602-607.

6. Gibbs, P. A. 1971. The incidence of clostridia in poultry carcasses and poultry processing plants. *Brit. Poultry Sci.* 12:101-110.
7. Humphery T. J. and Lanning D. G. 1987. Salmonella and Campylobacter contamination of broiler chicken carcasses and scald tank water: The influence of water pH. *J. Appl. Bacteriol.* 63(1):21-25.
8. Humphrey T. J. 1981. The effects of pH levels of organic matter on the death rates of Salmonellas in chicken scald tank water. *J. Appl. Bacteriol.* 51(1):27-39.
9. Mead G. C. 1990. Food poisoning Salmonellas in the poultry-meat industry. *Brit. Food J.* 92:32-36.
10. Mead, G. C. 1989. Processing of Poultry. Elsevier Applied Science, London, UK. *Food Technol.* 52:108-109.
11. Notermans, S., Terbijhe, R. J., and Schothorst, Van M. 1980. Removing faecal contamination of broilers by spray-cleaning during evisceration. *Brit. Poultry Sci.* 21:115-121.
12. Olson, D. G. 1998. Irradiation of food. *Food Technol.* 52:56-62.
13. Oosterom, J., Notermans, S., Karman, H., and Engels, G. B. 1983. Origin and prevalence of Campylobacter jejuni in poultry processing. *Journal of Food Protect.* 46:339-344.
14. Thomas, C. J. and McMeekin, T. A. 1980. Contamination of broiler carcass skin during commercial processing procedures: an electron microscopic study. *Appl. Environ. Microbiol.* 40:133-144.
15. Thomas, C. J. and McMeekin, T. A. 1981. Attachment of Salmonella spp. to chicken muscle surfaces. *Appl. Environ. Microbiol.* 42:130-134.
16. Xiong, H., Li, Y., Slavik, M., and Walker, J. 1998. Chemical spray conditions for reducing bacteria on chicken skins. *J. Food Sci.* 63(4):699-701.
17. 김기석. 1998. 가금유래 살모넬라 감염증의 발생과 방제대책. 한국축산학회지 40:431-446.
18. 김영붕, 김기성. 이성기, 김경환, 유익종. 1990. 저장온도가 닭고기 가공제품의 저장성에 미치는 영향. 한국가금학회지 17:39-46.
19. 박구부, 하정기, 이성기, 정선부, 김홍국, 조규석, 신태순, 박태선, 이정일. 1996. 포장방법이 동결 계육의 저장성 및 미생물의 증식에 미치는 영향. 한국가금학회지 23:203-207.

제 8 장

가금육의 저장

닭과 칠면조와 같은 가금육은 소, 돼지고기에 비해 덩치가 작기 때문에 그룹으로 사양, 이송, 도계, 가공처리 하여 소비자에 전달된다. 살아있을 때 밀집사양 때문에 피부와 호흡기를 통해 상호 미생물이 오염되기 쉽고, 도계공정도 물을 매개체로 기계적인 연속공정이 이루어지므로 상호오염을 피하기 어렵다. 가금육의 표피조직도 굴곡이 심하여 도계단계에서 미생물이 오염되면 수세에 의해서도 쉽게 제거되지 않는다. 미생물 오염 외에도 가금육은 일반 적육에 비해 지방함량은 적지만 인지질이나 불포화지방산이 다량 함유되어 있어 지방산화가 쉽게 일어나 품질이 저하되는 특성을 지니고 있다.

식육의 저장이란 미생물 및 화학적 변질을 최대로 억제시켜 식용 가능한 기간을 연장하는 행위라고 할 수 있다. 이러한 측면에서 보면 가금육은 미생물 오염에 취약하고 화학적 변질도 쉽게 진행되므로 일반 적육에 비해 저장기간이 짧을 수밖에 없다. 가금육의 저장성도 일반 식품과 동일한 원리로 미생물 및 화학적 변질을 지연시켜 식품으로써 안전하고 소비자 기호성에 부합되는 가식기간을 늘리는 것이다. 저장방법에 따라 최종 형태가 원래 신선한 상태의 육질과 맛을 유지하는 것이 있고, 때로는 가공기술이 추가되어 맛과 형태가 달라지는 것이 있을 수 있다. 가금육에서 유해미생물과 화학적 변질을 억제시키기 위해 냉장, 냉동, 가열, 건조, 발효, 훈연 등을 실시하고 있다.

1. 냉장 및 냉동

도계장에서 도계 직후 도체를 냉각수에 담그거나 냉장실에 분무처리를 하여 체온을 39℃에서 최종 5℃로 낮춘다. 가금류가 살아있을 때는 면역력이 있으나 죽음과 동시에 면역력이 상실되고 미생물의 오염이 시작되기 때문에 가능한 빠른 시간에 온도를 낮추어야 한다. 또한 품질면에서도 신속하게 체온을 낮추지 못하면 고온단축이 발생하기 때문에 조직이 질겨져 결국 품질이 떨어지게 된다. 그렇다고 도계 직후 즉시 냉각시키면 저온단축이 발생된다는 보고도 있다. 미국에서는 도계 후 8시간 내에 체온이 15℃ 이하가 되어야 한다고 규정하고 있다. 산업적으로 보면 도계 후 4~6시간에 절단 및 발골작업이 이루어지고 나서 그 후에 5℃ 이하의 냉장상태에서 보관되고 있다.

온도는 모든 미생물의 생존과 사멸에 직접적인 영향을 끼친다. 가금육에서 121℃에 아포(spore)가 있는 열저항성 미생물이 사멸되고, 71℃에 살모넬라균 사멸, 64℃에 일반 세균이 사멸된다. 그렇지만 10~50℃ 구간에서는 일반 세균이 왕성히 성장하는 범위이다. 그러므로 미생물이 생육하는 온도 범위를 피해야 저장성을 증진시킬 수 있다. 가열처리하면 살균효과가 있지만 고기 단백질이 열변성이 된다. 단백질의 열변성은 불가역적이어서 원래 생육의 특성을 상실한다. 그렇기 때문에 닭고기의 고유 조직을 살리면서도 저장성을 증진시키기 위해 미생물과 화학적 변질이 적게 일어나는 냉장상태로 보존하는 것이다. 냉장상태에서 일부 저온성 미생물은 성장하지만 대부분 위해성 미생물의 성장은 지연된다.

물의 빙점은 0℃이고 닭고기의 빙점은 -2℃이다. 만약 고기를 -2℃ 이하로 냉동보관하게 되면 대부분의 미생물의 성장이 멈추게 되고, -10℃에서는 모든 미생물의 성장이 정지하게 된다. 얼린 고기를 다시 해동시키면 냉동 중에 사멸되지 않고 남아있는 미생물이 다시 성장을 하게 된다. 해동으로 인해 드립로스 증가와 보수력 저하 등으로 냉동하지 않은 신선육에 비해 미생물의 성장이 더 빠르게 진행된다. 화학적 변질도 온도에 영향을 받지만 멈추지는 않는다. 냉동 중에도 지방산화가 냉장 및 상온에 비해 속도는 느리지만 계속해서 진행되고, 단백질도 변성된다.

고기의 품질을 유지하면서 미생물과 이화학적 변질을 최소화하려면 급속냉동이 유리하다. 산업체에서 급속냉동으로 가금육을 보관하는 온도는 -28℃~-40℃ 범위이다. 닭고기의 저장수명은 온도가 낮을수록 오랫동안 보관할 수 있지만 무한정 보존할 수가 없다. 보관온도에 따라 -12℃에서 2달, -18℃에서 4달, -24℃에서 8달, -30℃에서 10달까지 보관할 수가 있다(Hedrick 등, 1994). 그 이상 보관하면 비록 위해성 미생물의 오염 측면에서 안전할지 몰라도 지방산화로 인해 육색과 냄새가 나빠지고, 단백질 변성에 의해 가공적성과 조직감이 나빠져 먹을 수 없는 상태가 된다. 가금육을 장기간 보존하려면 온도조절과 함께 무엇보다 초기 미생물의 오염을 줄이는 것이 중요하다. 또한 포장방법에 따라 미생물의 추가오염을 막고 화학적 변질을 지연시킬 수가 있다.

냉동저장을 실시할 때 냉동속도, 냉동 중 온도관리, 해동방법이 닭고기의 품질에 절대적으로 영향을 끼친다. 닭고기에는 70~80%의 수분이 함유하고 있으므로 이들이 얼고 녹는 과정에 따라 수율, 드립로스, 가열감량, 보수력, 조직감이 달라진다. 냉동이 시작되면 근육내 세포 내외의 수분이 얼음 결정으로 변하는데 가능한 급속냉동을 시켜야 얼음 형성대(-1℃~-5℃)를 빨리 통과하게 되고, 많은 얼음구 알갱이가 작은 상태에서 세포 내외에 골고루 퍼지게 된다. 만약 서서히 냉동시켜 빙결정대를 지나게 되면 얼음구의 크기가 커지게 되고, 얼음 부피의 팽창으로 세포막이나 근육의 입체구조를 파괴시켜 해동 시에 수용성 영양소를 포함하는 전해질까지 유출시키기 때문에 품질을 저하시킨다.

그림 8-1에서 보는 바와 같이 송풍냉동법이 정지공기냉동법보다 얼음 형성대를 통과하는 시간이 짧고 빠른 시간 내에 온도가 떨어지는 것을 알 수 있다. 냉동보존기간 중에 일정한 온도를 유지시켜야 한다. 만약 온도가 오르락내리락 한다면 육세포 내외에 퍼져 있던 얼음구가 재결정화 되어 얼음구가 커지면서 세포막을 파괴하게 된다. 마지막으로 냉동된 가금육을 녹이는 과정이 해동(thawing)이다. 해동은 급속냉동과 달리 고품질을 유지시키기 위해 완만히 해동을 실시해야 한다. 냉장고에 넣거나 흐르는 물에 침지하거나 마이크로웨이브에 넣어 해동을 실시한다. 해동방법에 따라 해동

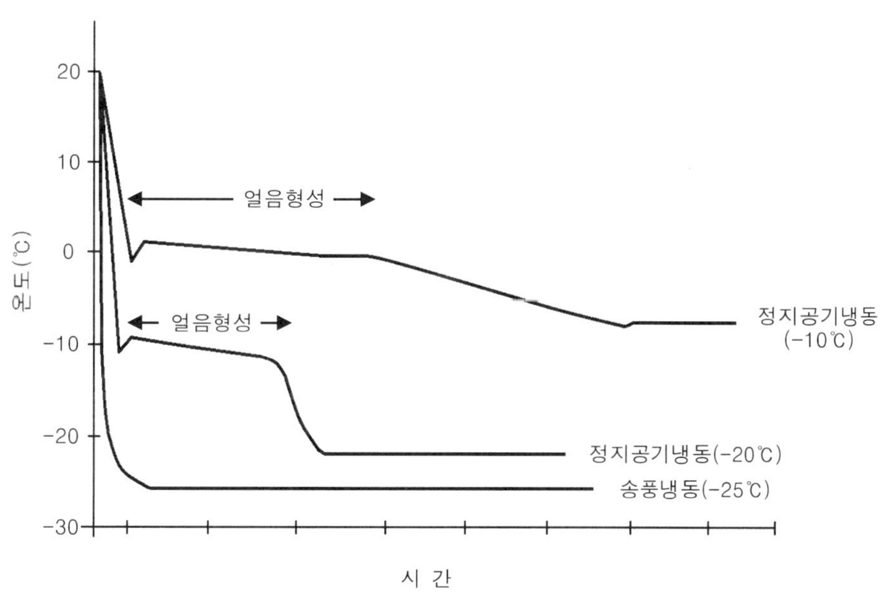

그림 8-1. 냉동방식에 따라 고기내 온도감소 경향

속도가 달라지는데, 마이크로웨이브 방법을 이용하려면 두께가 균일해야 균일한 속도로 전체를 해동시킬 수 있다.

해동 중에 미생물의 오염을 방지하기 위해서 상온에서 해동시키는 방법은 바람직하지 못하다. 냉동 중에 화학적 변질을 지연시키기 위해 항산화제를 넣거나 동결변성 방지제를 첨가하기도 한다. 가금육에 사전에 각종 항산화제를 첨가하였을 때 냉동 저장기간을 3개월에서 18개월 더 연장할 수 있다는 보고도 있다. 또한 냉동 중에 가금육에서 뼈가 검어지고, 뼈와 맞닿는 근육부위도 검은색으로 변하는 모습을 종종 발견할 수 있다. 특히 미세공이 많은 영계의 뼈에서 발생을 많이 하는데, 원래 육색소인 마이오글로빈이 적색으로 유지하다가 산화가 진행되면서 산화마이오글로빈(MetMb)으로 변했고, 가열하면서 더 검정색으로 변한다. 냉동중 흑골현상을 막기는 쉽지 않지만, 검정색 때문에 고기의 조직감, 안전성 면에서 큰 문제가 있는 것은 아니다.

상업적으로 이용되고 있는 가금육의 냉동방법은 다음과 같다.

(1) 정지공기냉동(still freezing)

가정에서 사용하는 냉동고와 같이 공기의 대류에 의해 열이 전달되어 냉동이 된다. 냉동속도가 느리기 때문에 대량의 고기를 저장하기에는 품질 저하가 우려된다. 보통 -10℃~-25℃를 유지하나 냉동고에 적재되는 고기의 양에 따라 냉동효율이 달라질 수 있다.

(2) 송풍냉동(air blast freezing)

팬을 돌려 냉동고 내부에 공기를 흘려보내 냉각속도를 증진시키고 균일하게 냉각시키는 방법이다. 주로 공기의 흐름을 30~1100m/분, 온도 -10℃~-40℃를 유지시키는 것이 일반적이지만 산업체에서 가장 보편적으로 쓰는 방식은 750m/분에 -30℃를 유지시킨다. 소규모 산업체에서 고정된 공간에서 송풍냉동을 실시하는 방법도 있지만 칠면조 완도체와 같이 대형 가금류를 얼리기 위해 이동식 벨트 위에 올려놓고 송풍이 되는 냉동터널로 통과시키는 방법도 있다. 송풍식 냉동으로 급속히 가금육을 얼리면 육 표면이 딱딱하고 약간 건조한 상태가 된다. 이를 포장하여 일반 냉동고에 옮겨 저장한다. 칠면조고기를 송풍냉동고에 급속 냉동시키면 표면 육색이 밝아지는 경향이 있다.

(3) 판형냉동(plate freezing)

두께가 일정한 세절육, 패티, 너깃, 필렛 등의 고기를 직접 또는 랩트레이에 포장한 것을 냉동판에 직접 올려놓고 냉동시킨다. 냉동판을 위아래 양쪽 모두 사용하기도 하는데, 직접 접촉에 의해 이루어지는 전도에 의한 냉동이므로 신속하게 냉동이 실시된다.

(4) 액체냉매냉동(liquid refrigerant freezing)

액체를 담그거나 가금육에 분사하는 냉동방식이다. 플라스틱 포장지로 포장한 조각육이나 완도체 고기를 콘벨트에 따라 이동시켜 터널에 분무하거나 냉동액(소금, glycol, propylene glycol)에 담근다. 액체 냉동작업을 마친 후에 포장지 표면에 묻은 액체를 물로 씻은 다음 일반 냉동실로 옮겨진다.

(5) 극저온냉동(cryogenic freezing)

융점이 -196℃인 질소와 -78.5℃인 이산화탄소를 액체나 분무형태로 사용한다. 이동식 벨트 위에 분무하게 되면 냉동효율이 좋아 단시간에 급랭이 이루어진다. 덩어리가 큰 완도체의 경우 급랭에 의해 내부에 금이 갈수 있기 때문에 크기가 작은 육각형의 고기, 너깃, 패티, 필레 등을 냉동시킬 때 주로 사용한다.

최근에는 IQF(individual quick freezing)이라고 하여 고급 품질을 유지시키기 위한 소규모 원료육을 얼리는 데 사용하고, 때로는 빵가루를 입힌 프라이드 치킨너깃 등을 냉동시킬 때 이용한다. 냉동시키기 전에 -20℃에서 얼린 후에 IQF 작업을 실시한다. 극저온 냉동방법은 냉동속도가 빠르고 온도변이가 없어서 균일한 제품을 생산할 수 있지만 설치 및 운영비가 많이 들기 때문에 고급 가금육 식품에만 이용되고 있다.

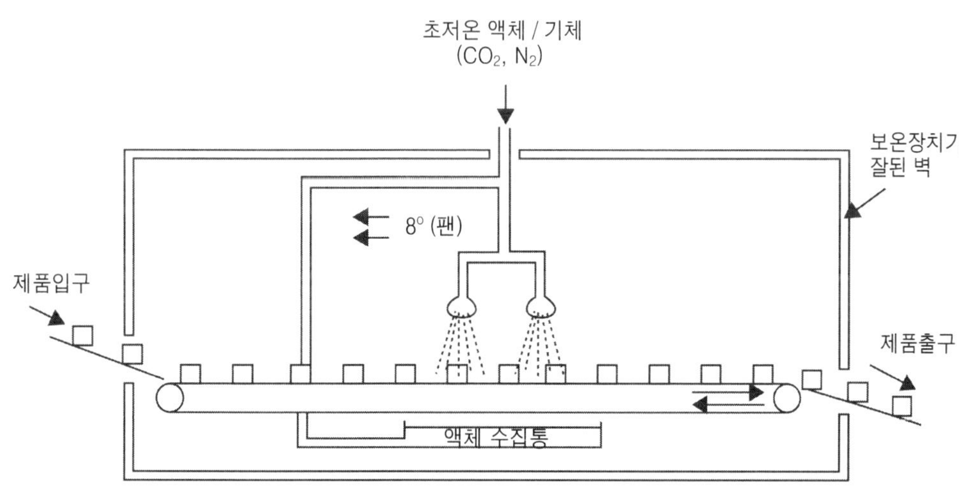

그림 8-2. 극저온 냉동고(Fellows, 1988)

2. 가 열

고기의 가열처리는 인류의 가장 오래된 조리 및 저장방법이다. 가금육을 가열하면 오염된 미생물이 사멸되어 저장성이 증가된다. 가열후에도 미생물이 다시 자랄 수 있기 때문에 멸균제품이 아닌 가열육은 냉장고에서 보관해야 한다. 가금육을 60～90℃로 가열하여 독성 및 부패성 미생물을 사멸시키는 것이 살균방법이다. 살균으로 모든 미생물이 사멸되지 않는다. 그러나 온도를 100℃ 이상, 통조림의 경우 121℃와 고압에서 가열하여 아포가 있는 미생물을 포함하여 모든 균들을 사멸시키는 것이 멸균방법이다. 밀봉이 잘 된 레토르트 파우치나 캔 제품을 멸균시키면 무균상태이기 때문에 상온에서 보관해도 문제가 되지 않는다.

가열을 하면 고기 단백질이 변성되어 향기, 냄새, 색깔, 조직감 등이 변한다. 이것은 불가역적인 변화이기 때문에 가열전 고기가 지닌 고유한 성질이 되돌아가지 못하게 된다. 가열온도가 높거나 가열시간이 길어질수록 단백질의 열변성이 많이 일어나고 미생물 살균효과가 커진다. 그러므로 가공조리 할 최종 육제품의 품질이나 조리형태를 고려하여 가열온도와 시간을 정해야 한다. 닭고기나 칠면조고기의 가열형태를 보면 물에 넣어 삶는 경우(100℃), 기름에 튀기는 것(180～195℃), 바비큐구이와 같이 그릴에 굽는 것(350℃) 등이 있다. 열의 이동은 아래 3종류의 방식에 의해 이루어진다.

① 전도(convection) : 고형물이 많은 고기에 직접 열이 닿아 전달되는 방식이다.
② 대류(convection) : 물과 같이 유동성 매개체를 이용하여 열이 전달된다. 뜨거운 매체는 상승하고 차가운 매체는 가라앉는다.
③ 방사(radiation) : 열이 공간을 통해 전달되어 식품의 표면에서 흡수되는 방식으로 전기난로, 적외선램프가 이에 해당된다.

고기는 균일한 식품이 아니므로 지방과 살코기 함량에 따라 가열에 필요한 열량이 다르다. 1g의 식품이 1℃ 증가시키는 데 필요한 에너지가 비열이다. 고기에서 지방보다 살코기 함량이 많을수록 비열이 높기 때문에 더 많은 열이 필요하다.

2.1 물을 매개체로 가열(삶음, 고압멸균)

물을 가열하여 물의 온도가 가금육이나 포장된 가금육으로 이동하는 방식이다. 고기의 성분이 가열에 의해 물속에 녹아 나온다. 침출액과 함께 먹는 삼계탕, 닭고기 조림, 닭고기 국물, gravy, stews, chicken soup 등이 해당된다. 충진된 케이싱을 물에 삶는 경우는 계육소시지와 같은 가공육이다. 포장된 상태에서 80~100℃에 삶으면 단백질을 변성시켜 유화안정성을 증진시키고 조직이 동시에 살균도 된다.

닭고기 통조림이나 레토르트 파우치로 살균하기 위해 높은 압력과 121℃ 이상에서 물(수증기)을 매개체로 가열을 실시한다. 열 침투에 대한 온도와 시간의 결정은 레토르트내 식품의 가장 심부에 있는 냉점(coldest point)에서 특정 미생물이 사멸되기까지의 저항성으로 계산된다. 즉, 상업적으로 가열을 실시하여 *Clostridium botulinum* 이 12 log(12 D)까지 감소하는 데 필요한 시간과 온도로 계산된다.

용기는 고온고압에 잘 견디는 다중 캔이나 유연성이 있는 레토르트 파우치를 사용하고 있다. 산업용 삼계탕을 담아 시판하고 있는 레토르트 파우치는 알루미늄포일이나 폴리에틸렌과 같은 열 저항성이 강한 다중막으로 구성되어 있다. 레토르트 파우치는 접착밀봉이, 캔 제품은 이중밀봉이 잘 되어서 고압가열 작업 중이나 상온유통 중에 터져 내용물이 누수가 되어서는 안 된다. 고온고압 살균방식으로 소규모 공장에서 제품을 넣고 가열시키는 배치식과 대량 생산하기 위해 컨베이어 위로 제품을 이동시켜 밀봉과 살균을 연속적으로 하는 이동식이 있다.

2.2 뜨거운 공기로 가열(오븐)

오븐은 주로 가정에서 많이 사용하는 기구로 공기의 대류를 이용한 대표적인 열 전달체 기구이다. 고기를 넣고 보통 40분 이내에서 가열하게 되는데, 공기에 의해 열이 전달되므로 가금육의 표면이 건조되고 무게가 감소되며 표면이 갈색으로 변한다. 가열과정에 수분을 첨가하면 표면건조를 막고 열전도율을 개선할 수 있다. 고기의 표면에 전달된 열이 심부까지 도달하는데 일정한 시간이 소요되면, 내외부의 열이 균형을 이루는 것이 중요하다. 산업적으로 센서에 온도기록계, 습도, 공기흐름을 조절하여 미생물을 사멸시키고 원하는 색깔, 무게, 균일성 있는 제품을 제조한다.

2.3 오일로 가열(튀김)

닭고기 튀김은 고기에 밀가루 반죽이나 그 위 빵가루를 입힌 상태에서 실시하는 것이 일반적이다. 튀김은 기름을 단시간에 고온으로 상승시켜 식품표면이 파삭(crust)해질 때까지 익히는 것이다. 통상 고기튀김을 175~195℃에서 실시하며 온도가 높을수록 가열시간은 줄어든다. 튀김과정에 고기 내부의 수분이 감소하는데 온도와 고기의 크기나 형태에 따라 다르다. 특히 초기의 수분감소는 제품의 크기에 따라서 달라진다.

예를 들어 팬 후라잉에서 10cm의 패티를 100℃에서 튀길 경우 수분 감소율이

33%였는데 직경 3cm의 패티를 동일 온도에서 가열하면 39%로 더 많은 수분이 빠져나간다. 크기가 작고 표면적이 넓을수록 내부 수분이 빨리 외부로 방출되는 것이다. 가열온도에 의한 고기의 수분 감소는 드립감량 원리와 같은 것으로 알려지고 있다.

2.4 마이크로웨이브나 라디오주파수 가열

마이크로웨이브(microwave)와 라디오주파수 가열(radio frequency heating)은 비이온화 방사선(non-ionizing radiation)에 속한다. 마이크로웨이브를 사용하기 위해 4개의 주파수 영역인 433, 915, 2450, 5800 MHz를 이용하고 있다. 라디오 주파수로 열을 가하기 위해서도 40.6 MHz를 정해놓고 있다.

주파수 가열은 고기내 물 분자의 전장을 고주파로 발진시켜 충돌에 의한 열을 내게 하는 원리이다. 고기에는 70%의 물이 있다. 물은 2개의 수소원자와 1개의 산소원자로 결합되어 107도 각도로 구성되어 있는데 수소는 양전화, 산소는 음전화로 전기적 양극을 이룬다. 주파수가 물 분자에 의해 형성된 전장에 발진시키면 물 분자끼리 충동이 일어나 열이 발생한다.

마이크로웨이브로 고기 내부를 짧은 시간에 가열처리하므로 오븐에서와 같이 고기 표면을 갈색화시킬 시간적 여유가 없어 바비큐 제품을 제조하기에는 적당하지 않다. 마이크로웨이브로 가열할 고기제품의 두께와 형태가 균일해야 열이 고루 분산된다. 고주파수를 사용하기 때문에 만약 고기시료가 균일하지 않으면 얇은 부위는 과잉 가열로 타기도 하고, 두꺼운 부위는 열을 받지 못하는 문제가 발생한다. 닭고기에서 마이크로웨이브에서 2450 MHz의 고주파로 650W에서 35초간 가열처리하면 *E. coli* 0157:H7을 6 log 만큼 감소시킬 수 있었다고 한다(Apostolou 등, 2005). 만약 마이크로웨이브를 이용하여 포장육 상태에서 가열하고자 할 때는 깨어지거나 녹지 않고 에너지가 잘 투과되는 플라스틱, 유리, 종이 등의 재질을 사용한다.

식육산업에서 마이크로웨이브는 냉동육을 해동할 때도 많이 쓰이고 있다. 통상 -18~-25℃에 얼렸던 냉동육을 가공용 원료로 이용하려면 -3℃ 정도로 녹여서(temper) 자르거나 부셔서 가공용 원료육으로 쓸 수가 있다. 큰 블록단위의 냉동육도 몇 분 내에 녹일 수 있으므로 시간도 절약되고 드립감량이 적고 해동 중 미생물의 성장 우려도 없다. 라디오주파수 가열방법은 마이크로웨이브보다 낮은 주파수를 사용하기 때문에 열 침투성이 좋아 가열효율이 높다. 그러나 균일하지 않은 재질의 시료를 전장강도가 너무 높은 상태에서 가열처리하면 부분적으로 과잉 가열현상이 발생하기도 한다.

2.5 적외선 가열

적외선 가열(infrared heating)은 근육식품과 일정거리를 유지한 상태에서 대류의 원리로 고기의 표면에 열이 전달된다. 조리된 닭고기 제품을 따뜻한 상태에서 소비자에게 판매하기 위해 즉석 판매점에서 적외선램프가 많이 사용되고 있고, 때로는 건조시킬 목적으로도 사용되고 있다.

가열원리를 보면 주파수가 긴 적외선이 전기자기장 복사(electromagnetic radiation)에서 열에너지가 되어 식품에 흡수된다. 적외선 가열은 마이크로웨이브보다 넓은 주파수에서 사용하기 때문에 주파수 고정과 같은 제한사항이 없지만 열 침투력이 약한 편이다. 열원을 보면 수정(quartz)과 할로겐 튜브에 세라믹 히터와 같은 전기필라멘트가 열을 발생시킨다.

주파수에 따라 열량이 다르다. 중간급 주파수 영역에서는 약 900℃, 짧은 주파수 영역에서는 2,200℃의 열이 방출된다. 적외선은 식품의 건조목적으로도 많이 활용된다. 식품을 태양에서 자연적으로 건조하는 경우가 많은데 태양에서도 약 48%가 적외선 에너지로 알려져 있다.

2.6 전기저항 가열

전기저항 가열(ohmic heating)은 전기에너지가 식품 내에서 저항을 일으켜 열로 전환되는 원리로 전기가열(electro-heating)이라고도 한다. 열 방출량은 전압의 세기와 전기전도도에 따라 다르다. 에너지가 열로 전환되는 효율이 90% 이상으로 높다. 고체식품은 구성물질이 이질적이어서 액체식품에서 더 많이 사용되고 있다. 고기는 이질적인 구조이고 근육내 지방침착은 전기전도도가 나빠서 동일한 비율로 열을 발생하지 못한다. 그렇지만 균일한 닭고기 패티나 가공제품에서 사용되고 있다.

*Enterococcus faecalis*를 접종한 볼로냐소시지에 전기저항 가열을 실시하여 심부에 80℃로 14분 이내에 올리거나, 70℃로 31~40분 가열하면 9.0 log의 미생물이 감소하였다고 한다(Piette 등, 2004). 가열처리하는 데 제품의 크기나 형태가 중요하기 때문에 육제품에서 균일한 제품을 사용하고 있다. 전기저항 가열은 표면 접촉온도가 너무 높은 문제점은 있지만 기존 가열방식에 비해 가열수율이 높고 영양가와 색깔을 원래대로 유지시킬 수 있는 장점이 있다. 이 방식은 그동안 기술적인 측면에서 많이 개선시켜 왔지만 식품에 적용하는데 아직 변수가 많고 설치비용도 저렴하지 않기 때문에 산업적으로 널리 사용되는 방식은 아니다.

3. 건 조

닭고기를 건조시켜 장기간 보존하는 가공제품으로 육포(jerky), 발효소시지류, 즉석 닭고기국 제조를 위한 건조 혼합물 등이 있다. 건조에 의한 저장 원리는 고기에 함유된 수분을 증발시켜 수분활성도(Aw)를 감소시켜 미생물의 성장을 억제시키는 것이다. 표 8-1에서 보는 바와 같이 각종 미생물은 각자 생존을 위해 최소한의 수분활성도가 필요하다. 그러므로 수분활성도를 낮추면 부패에 관여하는 미생물의 성장을 멈출 수 있기 때문이다. 궁극적으로 상온에서도 저장이 가능한 여건을 보면 일반 건조식품이 수분이 25% 미만, Aw 0.05～0.6이고, 중간 수분식품(IMF)은 수분이 15～50%, Aw 0.6～0.85이다.

발효소시지나 생햄의 경우 숙성기간 중에 수분이 줄어들어 Aw가 감소되지만, 동시에 발효에 의해 pH도 감소된다. 그러므로 건조시킨 고기를 상온에서 저장하기 위해 pH≤5.2와 Aw≤0.95를 동시에 갖추어졌거나 아니면 적어도 pH가 5.0 미만이거나 Aw가 0.91 미만이어야 한다(표 8-2). 건조방식을 보면 산업계에서 가장 많이 사용하고 있는 것이 열풍건조법이다. 이는 운영비가 저렴하고 대량 연속으로 건조시킬 수 있는 장점은 있으나 원래의 육조직과 형태가 변하기 쉽고 재수화시 원형으로 돌아가기 어렵다. 특히 닭고기 저키를 제조할 때 건조 중 형태가 비틀어지기 쉬우므로 주의해야 하며, 제조 후 평평한 포장지에 포장하는 것이 좋다.

공기건조를 실시하면 건조온도와 시간에 따라 건조육의 품질이 차이가 난다. 고온으로 건조하면 건조시간이 짧으나 품질이 낮아진다. 건조한 닭고기의 품질을 높이고 복원력을 증대시키기 위해 냉동건조 방법을 사용하기도 한다. 얼린 고기를 진공상태에서 액상과정을 거치지 않고 직접 승화(sublimation)시키는 방법이다. 건조비용이 많이 들고 시간이 소요되나 원래 육조직이 살아있고 재수화하였을 때 어느 정도 원래 상태로 돌아가면서 조직감도 살아있게 된다. 주로 즉석제조 닭고기국용으로 제조하기 위해 이 방법을 많이 사용한다.

냉동건조육의 수분은 보통 5% 정도이고 고형물의 구조가 그대로 살아있으므로 부셔지기 쉽다. 그러므로 수분흡수를 방지하고 외부 충격을 방지하기 위해 적절한 포장을 해야 한다. 또한 다공질이 많고 표면적이 넓으므로 지방산화가 쉽게 일어나기 때문에 항산화제를 첨가하여 제조한다. 비록 냉동건조방법으로 고기를 건조시키면 복원력이 좋은 편이나 재수화했을 때 원래 고기가 지닌 수분함량까지 흡수되지 못하고 향기와 맛도 떨어지므로 향료를 첨가한다. 일반적으로 한번 가열시켜 닭고기 속에 함유된 효소를 파괴시킨 다음 동결건조 시켜야 생고기로 직접 건조시킨 것보다 저장수명이 2～4배 더 길어진다.

표 8-1. 식품 부패미생물의 성장을 위한 최소한의 수분활성도(Aw) 수준

미생물	최소한의 수분활성도(Aw)
분 류	
대부분의 부패성 세균	0.91
대부분의 부패성 효모	0.88
대부분의 부패성 곰팡이	0.80
호염성 세균	0.75
호건성 곰팡이	0.65
특정균	
Acinebacter	0.96
Enterobacter aerogenes	0.95
Bacillus subtillis	0.95
Clostridium botulinum	0.95
Escherichia coli	0.96
Pseudomonas	0.97
Staphylococcus aureus	0.86
Saccharomyces rouxii	0.62

자료: 김병철 등(1998)

표 8-2. 육제품에서 pH와 수분활성도(Aw)와의 관계에 따른 저징온도 설정

저장상태	조 건	온 도
쉽게 부패	pH>5.2와 Aw>0.95	≤ + 5℃
부 패	pH 5.2～5.0 또는 Aw 0.95～0.91	≤ + 10℃
안전하게 보전	pH≤5.2와 Aw≤0.95 또는 pH<5.0 또는 Aw<0.91	상 온

4. 화학물질

인류가 오래 전부터 고기를 보존하기 위해서 소금에 절이고 햇볕에 말리며 연기를 씌우거나 발효를 시켜왔다. 경험에 의한 고기의 처리가 오늘날에는 보존의 원리와 기능이 밝혀지고, 그 중 일부는 보존제 형태로 개발되어 식육제품에 응용되고 있다.

4.1 소 금

소금은 동물과 사람의 생체에서도 0.9% 함유하고 있어 전해질 농도를 유지시키며 다양한 기능으로 생명현상에 관여하는 물질이다. 고기가공에서 소금은 염용성단백질을 추출하여 결착력과 조직감 증진시킨다. 또한 소금은 삼투압의 원리로 수분을 추출시키기 때문에 세포대사를 방해하고 나아가 세포를 죽이는 역할을 한다. 식품에서 소금이 미생물을 사멸시키려면 적어도 10~15%가 필요하다. 그렇지만 현실적으로 육가공제품에 사용되는 소금 함량은 1.0~2.5%이기 때문에 소금 단독으로 미생물을 사멸시켜 저장성을 증진하기란 불가능하다. 인간의 입맛도 2.5% 이상의 소금이 함유되면 강한 짠맛을 느껴 기호성이 떨어지기 때문에 그 이상 고농도의 소금을 첨가하기는 현실적으로 어렵다. 그러므로 시판 육가공제품에서는 저장성 증진을 위해서 소금뿐 아니라 아질산염, 인산염, 훈연, 건조, 발효 등 복합기술(hurdle technology)로 실시하는 경우가 많다.

고기에는 적육과 지방이 혼재되어 있다. 소금은 수용성이기 때문에 항균성을 위한 정확한 첨가량을 결정하기 위해 지방을 배제하고 계산을 해야 한다. 예를 들어 지방 30%가 함유된 소시지에 2.5%의 소금을 첨가한다면 미생물의 항균성 관점에서 보면 실제 3.6%에 해당된다.

4.2 인산염

식육가공제품을 포함하여 가공식품에서 널리 사용되는 첨가제가 인산염이다. 고기에서 인산염은 단백질 용해성 증진과 조직감 형성을 돕고 색깔 유지, 항산화 및 항균 작용까지 하는 중요한 첨가제이다. 식육에서 널리 쓰는 인산염은 tripolyphosphate이지만, 단독으로 사용하기보다 여러 인삼염과 혼합하여 사용하고 있다. 인산염은 미생물 성장 억제목적으로도 사용된다. 미국에서는 가금육의 도체 표면에 붙어 있는 미생물을 제거하기 위해 1970년대부터 세척수에 첨가하여 사용하여 왔다. Sodium tripolyphosphate 등 복합인산염이 10% 이상 함유된 혼합제를 세척수에 첨가하여 도계표면에 붙어있는 *Salmonella*나 *Campylobacter*와 같은 미생물을 줄이는데 사용하고 있다.

Vareltzis 등(1997)에 의하면 닭고기 도체에 trisodium phosphate를 침지하여 4℃에서 12일까지 저장한 결과 총 균수는 4.7에서 3.8 cfu/cm^{2}으로, *B. thermosphacta*는 2.9에서 1.5 cfu/cm^2, *Pseudomonas* spp는 3.1에서 2.5 cfu/cm^{2}으로 각각 감소하였으며 Coliform은 2.1에서 1.6MPN/cm^{2}으로 감소하였다고 하였다. Kim과 Marshall (1999)도 STP 5% 용액에서 10분간 침지한 계육다리를 4℃에서 12일간 저장하였을 때 호기성균이 무첨가구에 비해 3 logs 가까이 감소하였다고 하였다. 그러나 10% 이상 용액에서 침지하면 검고 붉은색이 되어 기호성이 떨어진다고 보고하였다.

4.3 아질산염

아질산염(NO_2)은 오늘날 고기가공 염지제로 널리 쓰이고 있다. 예전에는 질산염(NO_3)을 사용하여 아질산염으로 환원시켰지만 오늘날에는 전통적인 발효육제품 제조 외에는 대부분 아질산염을 직접 사용하고 있다. 질산염은 자연 도처에 존재하며, 예전부터 고기를 가공 저장했을 때 자연으로부터 혼입되어 육가공 제품에서 함유하게 된 물질이다.

고기에서 아질산염의 역할은 육색을 고정시키고 *Clostridium botulinum*의 성장을 억제하며, 지방산화의 억제 및 향기를 증진시키는 효과가 있다. 식육가공 제품의 저장적인 측면에서 위협적인 미생물이 *Clostridium botulinum*이다. 이 균은 혐기성균으로 강력한 독소를 생성하며 아포가 있기 때문에 100℃로 가열에도 생존하는 저항성이 강한 균이다. 아질산염으로부터 환원된 산화질소(NO)가 육제품에 존재하는 *Clostridium botulinum*의 철의 이용과 황함유 효소인 ferredoxin의 작용을 방해하므로 저해된다.

육제품에서 아질산염은 분해되어 발암물질인 nitrosamine으로도 생성되기 때문에 각 나라마다 육제품별 첨가량 또는 잔존량을 규제하고 있다. 서양에서는 대부분의 육제품에 100~200ppm 정도 함유되도록 사용량을 규제하고 있다. 첨가된 아질산염은 가공과정 중이나 저장기간에 따라 감소하는데 아스코브산 500ppm을 함께 첨가하면 더욱 빨리 감소한다. 따라서 소비자가 식육가공 제품을 구입하는 시점에서는 10~30ppm만 잔존한다. 한국과 일본에서는 육가공 제품에 아질산염 잔존량이 70ppm 이하가 되도록 규정하고 있다.

나이트로사민이 발암물질이기 때문에 아질산염 사용을 줄이거나 대체하려는 연구가 많이 진행되었다. 육제품에서 보튤리늄균의 성장을 억제시키기 위해 아질산염을 40~80ppm 정도로 줄이고 여기에 보존제인 0.25% 소브산포타슘(potassium sorbate)을 함께 사용하면 효과적으로 *Clostridium botulinum*의 성장을 억제시킬 수 있지만 염지육의 고유한 향기가 줄어드는 문제가 있다고 한다. 그 외에도 색소제로 dinitrosyl ferrohemochrome과 미생물 억제제로 sodium hypophosphite를 비엔나소시지에 적용한 바는 있지만 아직까지 상업용으로 활용되지 못하고 있다. 이와 같이 아질산염의 대체노력에도 불구하고 단일 물질로 완전히 대체할 첨가제를 찾지 못하고 있고, 현실적으로 가능한 저농도에서 다른 보존제와 함께 사용하고 있는 실정이다.

4.4 산(acids)

각종 유기산은 pH가 낮아서 미생물의 성장억제에 효과가 있다. 구연산(citric acid)과 같은 천연 유기산이 과일이나 식물에 들어 있어 예전부터 양념불고기를 재우거나 서양에서 마리네이드를 만들 때 다져 혼합하여 사용하여 왔다. 건조소시지의 발효과정에서 생산되는 젖산(lactic acid)도 고기의 pH를 낮추고 수분증발을 촉진시키면서 부패성 미생물의 성장을 억제시킨다. 도계생산 완료 후 수세과정에서 표면에 붙어있는 각종 부패성 오염 미생물을 제거하기 위해 젖산용액으로 씻어 내거나 표면에 분무하기도 한다.

현재 육가공 산업체에서 보존제로 많이 사용하고 있는 것이 젖산과 소브산이다. 젖산은 생육과 가열육에 있는 살모넬라, 리스테리아, 대장균과 같은 독성 미생물의 성장을 억제시킨다. 또한 potassium lactate와 sodium diacetate를 혼합사용하고 여기에 자외선을 조사하면 핫도그에 있는 살모넬라와 리스테리아의 성장을 억제시킬 수 있다고 하였다. 이와 같이 hurdle technology로 미생물의 성장을 지연시키는 기술이 많이 진보하였다.

소브산(sorbic acid)은 원래 발효소시지나 생햄의 표면에 자라는 부패성 곰팡이의 성장을 억제시키기 위해 사용하여 왔다. 그렇지만 일반 육제품에서 곰팡이 외에 박테리아 성장억제에도 효과가 있어 사용되고 있다. 소브산은 pH에 민감하여 pH 6.5 이상에는 미생물의 억제효과가 없고 pH 6.0 이하에서만 효과가 있다. 균종별로 보면 혐기성균보다 호기성균에게 적용효과가 크고, 카탈레이스 음성구균보다 양성구균에서 효과가 큰 것으로 알려지고 있다.

4.5 염소수류

도계의 세척단계에서 염소수로 침지하거나 분사하여 표면 미생물을 씻어 내거나 죽인다. 염소(chorine, Cl)는 녹색이나 노란색 계통의 색을 지닌 가스로 강력한 냄새가 나며 물에 쉽게 녹는 성질이 있다. 전자수용체로 작용을 하며 산화제로서 살균효과가 뛰어나다. 보통 물의 살균제로 많이 쓰인다. 가격이 저렴하고 살균효과도 좋은

표 8-3. 냉각수에 염소수 농도별로 도계를 수세하였을 때 총균수와 대장균류의 변화 (log10 / mL)

염소수 농도 (mg/L)	도계장 A		도계장 B		도계장 C	
	총균수	대장균류	총균수	대장균류	총균류	대장균류
0	2.7	4.0	3.8	3.7	2.6	3.1
10～15	2.7	2.9	1.9	1.2	0	1.2
25～30	1.9	0.1	0.1	0	0	0
45～50	0	0	0	0	0	0

자료 : Mead (1989)

편이나 강력한 산화력 때문에 닭고기 지방을 산화시켜 카보닐 화합물을 생산하여 나쁜 냄새를 나게 하는 단점이 있다. 도계장의 냉각수에 염소를 20～50ppm 첨가하여 사용하는 범용성 있는 살균제이다(표 8-3).

염소수보다 살균력이 뛰어난 이산화염소(chorine dioxide, ClO_2)도 가금류 수세용액에 적용하고 있다. 도계수세에 염소수 대신 이산화염소를 20～30ppm 사용하면 3～5분 내에 12,000～14,000마리/mL를 10마리/mL 이하로 살균할 수 있어 이 정도 살균효과는 기존 염소수 100～150 ppm과 동일한 수준이라고 한다. 이산화염소는 *Salmonella*, *Listeria*, *Escherichia coli*, *Campylobacter*, Enterobacteriaceae 등의 독성 미생물에 우수한 살균효과를 발휘한다. 이들이 물속에서 분해되어 염소, 염소가스 등을 생성하여 항균작용을 하며 돌연변이유발원(mutagens)을 생성하지 않는다고 한다. 또한 염소와 달리 저장중 닭고기의 지방산화를 현저히 증가시키지 않아 산패취 유발에 문제가 없는 것으로 보고하고 있다. 비록 가격은 염소에 비해 비싸지만 5배의 강력한 살균효과 때문에 소량만 사용하여도 되기 때문에 경제성이 있는 것으로 평가되고 있다.

5. 방사선조사(irradiation)

1992년 미국 농무성은 냉장 및 냉동 포장계육에 미생물을 살균할 목적으로 이온화 방사선(ionizing radiation) 1.5～3.0 kiloGray를 사용할 수 있도록 허용하였다. 미국 식품의약처(FDA)는 가금육과 기계발골계육에 방사선으로 감마선(gamma radiation),

전자선(electron radiation), X선(X-ray)을 허용하고 있다. 프랑스의 경우 선원으로 고에너지 전자나 X선이 포함된 cobalt-60을 사용하고 있다. 상업적으로 운영되고 있는 방사선 시설은 방사선 동위원소(electron isotope)로 조사하는 방법과 전자총에서 전자가 일정한 방향으로 흘려보내는 전자빔 가속기(electron beam accelerator) 방식이 있다. 닭고기에 오염된 부패 및 식중독성 미생물을 죽이기 위해서 저선량인 0.75~2.5 kGy이 필요하다.

표 8-4. 고기속에 함유된 독성미생물이 90% 사멸하는 데 필요한 방사선조사량(D 값)

미생물	D값(kGy)
박테리아	
C. botulinum, type E Beluga	0.8
C. botulinum, 62A spores	1
C. botulinum, type F spores	2.50
C. botulinum, A toxin, 고기육즙	36.08
Escherichia coli	0.2
L. monocytogenes	0.42~0.43
5℃에서 저장중인 고기	0.44
0℃에서 저장중인 고기	0.45
-20℃에서 저장중인 고기	1.21
Pseudomonas putida	0.08
Salmonella typhimurium	0.5
S. enteritidis, 22℃에서 저장중인 닭고기	0.37
Staphylococcus aureus	0.16
Toxin A, 고기육즙	61.18
Yersinia enterocolitica, 고기	0.19~0.38
바이러스	
아데노바이러스(adenovirus)	4.1~4.9

자료: Jay 등(2005)

그러나 일반식품에서 열 저항성인 있는 균을 죽이기 위해 2.5～10 kGy의 방사선이 필요하고, 캔 제품과 같이 멸균을 시키려면 30～40 kG의 고선량이 필요하다. 조사하기 전에 계육을 반드시 포장한다. 포장지의 재질로 산소는 투과하되 수분이나 미생물은 투과하지 못하는 것을 사용해야 한다. 각 육류별 독성 미생물의 살균효과는 다르지만 90%의 미생물을 사멸시키는 데 필요한 조사선량 D값을 보면 미생물의 포자(spore) 여부에 따라 다르다. 무포자 일반균은 낮은 범위이지만 포자가 있는 *C. botulinum*의 D값은 저항력이 강해서 높다. 특히 독소가 생성되면 저항력이 매우 강해지므로 고선량의 방사선이 필요하다. 아포가 있는 *C. botulinum*균 자체는 열 저항력이 강하나 독소는 끓는 물에 몇 분 내에 파괴된다. 그렇지만 방사선으로 독소까지 파괴시키려면 36 kGy만큼 조사해야 한다. *S. aureus*의 D값이 0.16 kGy이지만 독소는 61 kGy이다(표 8-4).

도계에 부착된 살모넬라의 경우 1.5～3.0 kGy로 99%를 사멸시킬 수가 있다. 구체적인 보고에 의하면 2.5 kGy로 포장계육에 조사하면 93%에서 살모넬라를 모두 사멸시킬 수 있으며, 나머지 7%에서도 99.9%의 살모넬라가 사멸된다고 한다. 캠필로박터(*Campylobacter*)는 이와 같은 조사량으로 100% 사멸시킬 수가 있다(Morrison 등, 1992). 포장한 닭고기를 조사하고 냉장 유통시키면 기존 유통기간을 배까지 연장할 수 있다. 닭고기에 조사량을 투여하면 지방산화에 의해 이취가 발생하고 색깔이 붉어진다. 세절 계육에 토코페롤이나 BHT와 같은 항산화 물질을 넣고 조사처리하면 지방산화를 지연시킬 수가 있고 3℃에서 4주간 보존이 가능하다고 한다(Kanatt 등, 1998). 방사선으로 조사된 식품에는 국제적 규정에 의해 녹색으로 “treated with irradiation” 또는 “treated by irradiation”으로 표시해야만 한다. 또한 냉장이나 냉동을 시켜야 한다는 라벨을 포장지에 표시해야 한다.

6. 양념류

식육가공에 사용되는 양념류에는 미생물 성장을 억제시키는 것과 촉진시키는 것이 있다. 성장을 억제시키는 화학물질을 보면 페놀화합물(phenol compounds), alkaloids, quinone, flavanols, lectins 등이다. 고기 가공에 많이 사용되고 있는 양념인 오리가노(oregano, wild marjoram), 계피(cinnamon), 정향(clove), 겨자(mustard), 세이지(sage)에는 미생물 성장을 억제시키는 화합물질이 들어 있다. 오리가노에는 carvacrol과 thymol이 들어 있고, 계피에는 sinnamic aldehyde와 eugenol, 정향에는 isothiocyanate, 세이지에는 thymol과 eugenol이 들어 있다.

표 8-5. 식육에서 항미생물과 항산화 작용을 하는 양념들

식육에서 작용	양념류
항미생물	정향(clove), 겨자(mustard), 오리가노(oregano), 계피(cinnamon)
항미생물, 항산화(비타민 C 함유)	파프리카(paprika), 심황(turmeric), 사프란(saffron), 캡시쿰(capsicum), 로즈메리(rosemary), 뿌리향(thyme)
항산화	겨자(mustard), 생강(ginger), 심황(turmeric), 육두구(nutmeg), 정향(clove), 메이스(mace), 세이지(sage)

많은 양념류에는 고기에서 항산화와 항미생물 작용을 동시에 하는 것이 많다(표 8-5). BHT나 BHA와 같이 페놀화합물의 구조를 지닌 양념류는 항산화 작용을 하지만, 이들은 대부분 10~100ppm에서 그람양성균이나 음성균, 효모나 곰팡이들의 성장을 억제시키는 작용을 한다. 그러므로 *Salmonella typhimurium, Staphylococcus aureus, Bacillus cereus*와 같은 독성 미생물도 항산화제인 BHT나 BHA 500ppm 이상에서 성장이 억제된다. 다만 *Pseudomonas* spp.만이 이들 항산화제에 대해 저항력이 강하다고 한다(Jay 등, 2005).

일부 양념류는 반대로 발효중에 미생물의 성장을 돕는다. 이는 향신료에 묻어 있는 미생물에 의한 것이 아니고 향신료 자체가 지니고 있는 망간과 같은 고유의 무기질 때문인 것으로 밝혀졌다(Raccach와 Marshall, 1985). 이들은 생화학적 대사과정을 통해 당이 젖산으로 분해할 때 촉매역할을 하기 때문이다.

7. 훈 연

훈연은 고기에 연기를 씌우는 작업이다. 나무를 태우는 과정에서 생성되는 화학물질이 고기 표면에 침투되어 항미생물과 항산화작용을 한다. 미생물 성장을 억제시키는 물질을 보면 phenols, ketones, aldehyde, 유기산류 등이다. 발열온도에 따라 추출 휘발되는 물질이 다르다. 페놀과 유기산류는 미생물의 성장억제효과가 큰 화합물로써 400℃ 이상에서 가장 많이 추출되고 생성되나 이 온도에서는 benzpyrene, dibenzanthracene과 같은 발암성 유해물질이 함께 생성된다. 그러므로 안전을 위해서 340℃ 정도에서 실시한다.

고기 표면에 훈연성분이 1~3mm 정도 밖에 침투되지 않지만 동시에 건조가 진행되고 표피에 황갈색의 색깔이 침착되면서 독특한 풍미를 생성한다. 얼룩이 지지 않게

균일하게 색깔이 침착하기 위해 수지가 없는 참나무, 도토리나무 등을 많이 사용하고, 풍미증진 목적으로 히커리(hickory), 귀리(oat)도 사용한다. 훈연으로 인해 박테리아 뿐 아니라 곰팡이의 성장도 억제시키기 때문에 발효 육제품의 표면을 소브산용액 분무처리 대신 훈연처리만 하도록 규제하는 국가도 있다.

8. 기 타

육제품에 첨가하는 당류도 저장효과가 있다. 소금과 유사하게 수분활성도를 낮추어 미생물의 생육을 억제시킨다. 다만 소금보다 6배 이상 첨가해야만 소금과 동일한 미생물의 성장억제 효과가 있다. 발효소시지에서는 포도당을 약 1% 정도 첨가하면 젖산균에 의해 발효가 진행되어 젖산이 생성되므로 궁극적으로 저장효과가 있다. 미생물이 성장하면서 다른 미생물을 죽이는 물질을 생성하기도 한다. 곰팡이에 의해 생산되는 항생제는 의약품으로 널리 사용되어 왔지만 고기식품에 사용되어서는 안 되고, 가축에게도 치료목적으로 허용되지만 많은 나라에서 규제가 심하다.

박테리오신(bacteriocin)은 다른 종 또는 속의 세균을 죽이는 세균이 생산하는 단백질이다. 고기를 발효시키는 젖산균은 젖산을 생성하지만 일부 균은 박테리오신을 생성한다. 박테리오신의 생산과 이용에 대해 아직 제한사항이 많다. 대표적인 박테리오신으로 알려진 것이 니신(nisin)으로 세계 여러 나라에서 사용되고 있다. 특히 스위스 치즈(Swiss cheese)를 부패시키는 *Clostridium butyricum* 성장억제에 이용되고 있다. 니신은 인체에 무해하며 열에 안정하여 저장성이 높다. 몸속에서는 소화효소에 의해 파괴되며 축산식품에서 나쁜 냄새를 내지 않는 장점이 있다.

닭고기를 염소수에 침지할 때 초음파를 동시에 처리하면 살균효과가 높아지고, 포자균일 경우 열 저항성을 떨어뜨리기 때문에 열에 의한 살균이 쉬워진다는 연구보고가 있다(Lillard, 1994). 이외에도 계면활성제(cetylpyridinium chloride) 0.1% 용액을 상온에서 10분간 침지하면 닭고기 표피에 붙어있는 *S. typhimurium*를 현저히 억제하고 가공 중에 상호오염을 막을 수 있다(Breen 등, 1995).

참고문헌

1. Apostolou, I., Papadopoulou, C., Levidiotou, S., and and Ioannides, K. 2005. The effect of short-time microwave exposures on *Escherichia coli*)157:H7

iniculated onto chicken meat portions and whole chickens. *Int. J. Food Microbiol.* 10:105-110.

2. Barbut, S. 2005. Poultry products processing. An industry guide. CRC Press. FL, USA.
3. Breen, P. J., Compadre, C. M., Fiffer, E. K., Salari, H., Serbus, D. C., and Lattin, D. L., 1995. Quaternary ammonium compounds inhibit and reduce the attachment of visible *Salmonella Typhimurium* to poultry tissue. *J. Food Sci.* 60:1191-1196.
4. Fellows, P. 1988. Food processing technology. Ellis Horwood Publ. Cambridge, UK.
5. Jay, J. M., Loessner, M. J., and Golden, D. A. 2005. Modern food microbiology, Springer, New York, USA.
6. Kanatt, S. R., Paul, P., D'Souza, S. F., and Thomas, P. 1998. Lipid peroxidation in chicken meat during chilled storage as affected by antioxidants combined with low-dose gamma irradiation. *J. Food Sci.* 63:198-200.
7. Lillard, H. S. 1994. Decomposition of poultry skin by sonication. *Food Technol.* 48(12):72-73.
8. Morrison, R. M., Roberts, T., and Witucki, L. 1992. Irradiation of USA. poultry-benefits, costs, and export potential. *Food Review* 15:16-21.
9. Piette, G., Buteau, M. L., De Halleux, D., Chiu, L., Raymound, Y., Ramaswamy, H. S., and Dostie, M. 2004. Ohmic cooking of processed meats and its effects on product quality. *J. Food Sci.* 69:71-78.
10. Raccach, M. and P. S. Marshall. 1985. Effect of manganese ions on the fermentation activity of frozen-thawed lactobacilli. *J. Food Sci.* 50:665-668.
11. Van der Sman, R. G. M. 2013. Modeling cooking of chicken meat in industrial tunnel ovens with the Flory-Rehner theory. *Meat Sci.* 95(4):940-957.
12. Vareltzis, K., Soultos, N., Koidis, P., Ambrosiadis, J., and Genigeorgis, C. 1997. Antimicrobial effects if sodium tripolyphosphate against bacteria attached to the surface of chicken carcasses. *LWT-Food Sci. Technol.* 30:665-669.
13. 김병철, 박구부, 성삼경, 이무하, 이성기, 정명섭, 주선태, 최양일. 1998. 근육식품의 과학. 선진문화사, 서울.

제 9 장

가금육의 포장

1. 포장재료의 기능

닭고기를 포장한다는 것은 완도체나 조각육, 세절육을 포장지에 싸서 외부 미생물, 산소, 수분, 오염물질을 차단하여 위생적으로 오랫동안 보존하는 행위이다. 포장이 예전에는 보존성만을 중시하였다면, 오늘날에는 제품의 생산, 영양가, 가격, 규제 등 정보를 기술하고, 소비자의 구미에 맞는 편리성까지 제공한다. 포장재에는 종이, 유리 금속, 플라스틱 등이 있으나 닭고기 용도로는 플라스틱 재료를 많이 사용하고 있으며, 여기에 코팅, 다중겹, 내장, 겉 포장재를 사용한다. 플라스틱(plastic)이란 폴리머(polymer) 분류에 속하는 일반적인 말이다.

포장재를 수분, 냄새, 산소전달에 대한 저항성으로 분류한다. 저항성이란 필름의 차단성이라고 할 수 있다. 차단성 여부를 기준으로 수증기 전달성(water vapor transition, WVTR), 수증기 투과성(water vapor permeability, WVP), 산소 전달성(oxygen transition rate, OTR), 산소 투과성(oxygen permeability, OP) 등 4분류로 나눈다. OTR과 WVTR은 필름 표면 부위에 산소와 수분의 통과율을 기준으로 한다. OP와 WVP는 필름의 어느 한쪽의 상대습도의 차이나 필름 두께와 관련이 있다. OTR과 WVTR 1원자 압력으로 명기된 상대습도와 온도조건에서 가스와 증기 교환율로 표기된다.

예를 들면 mL/m^2 24h at 25℃ and 75% RH로 표기한다. 이와 같이 여러 단위로 표기될 수 있으나 닭고기에서 사용되는 필름으로 mL/m^2 24h 단위로 사용할 때 0～1200이면 낮은 수준, 1200～5000이면 중간 수준, 5000 이상이면 높은 수준으로 간주한다. 온도와 습도의 변화에 따라 필름의 투과성이 변한다. Nylon과 EVOH는 친수성 때문에 상대습도에 따라 OTR과 WVTR이 급격히 변한다.

필름재질의 산소 전달율에 따라 미생물의 성장이 영향을 받는다. 냉장 닭고기 포장육에서 산소함량이 낮을수록 부패성 미생물의 성장이 저하된다. 포장재의 산소 전달율(OTR)이 낮으면 미생물의 성장이 지연되지만, 반대로 산소 전달율이 높으면 개봉할 때 이취 감지율이 낮다. 가공육의 경우에는 열 수축성이나 열 봉합성 필름을 많이 사용한다. 열 수축성 필름으로 EVA/PVDC/EVA나 nylon/EVOH/ionomer 압출성형 재료를 사용하고 열 봉합성 필름으로 nylon / PETE에 열봉합이 잘 되는 ionomer나 EVA 필름을 사용한다. 상온에서 저장하는 닭고기 육포의 경우 산소와 수분 차단이 필요하므로 PVDC나 EVOH와 같은 필름을 사용한다.

나일론(nylon)은 산소 차단성과 열 저항성이 있고 견고하기 때문에 구운 닭고기나 매운 날개의 포장재료로 많이 사용된다. PETE는 투명하고 인쇄할 수 있으며 나일론에 비해 가격이 저렴한 특징이 있다. LLDPE는 재질이 단단하고 가격이 저렴하다. EVA는 열 봉합성이 있으며 냉장에서도 적당한 봉합강도를 유지한다. 기능이 다른 여러 장의 포장재를 중첩하여 다기능 목적으로 사용하기도 한다. Lamination는 2개의 폴리머를 붙이는 것이고 coextrusion는 2개의 폴리머를 녹이거나 새로 조형하는 것이다. 사용 목적에 따라 열 특성을 이용하기도 한다. 대부분의 백(bag)이나 트레이(tray)는 열에 의해 폴리머 2개 면이 접합되어 밀봉시킨다.

닭고기와 칠면조고기에 이용되는 플라스틱 포장재의 특성은 다음과 같다.

(1) Nylon(polyamides)

견고하고 충격에 저항력이 있어 공기조절포장(MAP)의 기본 packs으로 사용한다. 열 봉합성(heat-sealing)이 안 되기 때문에 일반적으로 다른 필름과 함께 사용한다.

(2) Polyester

Polyesterpolymers(polyethylene terephthalate)의 축합물이다. 수분과 가스 차단력이 강하고 열에도 강하기 때문에 tray packs의 덮개필름으로 이용한다. 때로는 polyester에 aluminium으로 합쳐 산소차단 필름으로 이용하기도 한다.

(3) Polypropylene(PP)

MAP 포장에서 딱딱한 기본 tray에 많이 이용되는 포장재이다. 수분 차단력은 강하지만 가스 차단력은 약한 편이어서 가스 차단력이 강한 것과 함께 사용하고 있다. 열에 강하면서 열에 의한 밀봉형성 능력이 있다.

(4) Ethylene vinyl alcohol(EVOH)

가스 차단력이 좋고 MAP에 사용할 때 수분차단 목적으로 2~3개의 적층 필름을 함께 사용된다. 신선육 포장을 위해 나일론과 혼합(coextrude) 필름을 사용한다.

(5) Polyethylene(PE)

다층 필름에서 열 봉합용으로 사용된다. 20℃ 전후에서 열에 녹아 봉합된다. 다른 차단효과는 없기 때문에 MAP에 이용하기 위해 다층 필름으로 사용된다.

(6) Polyvinyl chloride(PVC)

열에 의해 부드러워지고 쉬게 변형된다. 기본 트레이와 같이 열변형 구조물을 만드는데 사용된다. 가스 차단력이 약해 다른 포장지와 함께 다층으로 이용되고 있다.

(7) Polyvinylidene chloride(PVDC)

수분, 가스, 냄새 차단력이 강한 유연성이 있는 필름이다. Saran이라는 상품명으로 잘 알려져 있다. 열에 수축이 되면서 열 봉합성이 있고 열 수축성도 있다. 단독 또는 다층 필름으로 사용된다.

2. 함기포장과 진공포장

닭고기 신선육의 완도체나 분할육, 세절육, 가공육은 다양한 포장형태로 시판되고 있다. 일반적으로 소매점에서 냉장 부분육을 판매할 때 사용하는 방법이 함기포장이다. 포장 내에 자연스럽게 공기가 들어 있다. 공기는 질소 79%, 산소 20%, 이산화탄소 0.03%로 구성되어 있다. 닭고기를 함기포장하는 것은 단순히 외부의 오염미생물을 차단하고 포장재의 성질에 따라 빛, 공기 등을 조절해주는 역할만 한다. 냉장한 가슴육, 대퇴부, 북채, 날개 등 닭고기 부분육의 90% 이상이 함기포장 방식으로 판매되고 있다. 생고기의 육색을 좋게 보이기 위해(bloom) 산소 투과율이 높은 폴리머로 인장성이 있는 PVC나 수축성 PE를 사용하고, 트레이 원료로 발포성 polystyrene를 사용한다.

냉장이나 냉동 포장육은 모두 급속히 온도를 낮추어 제조된다. 부분육을 냉동시키기 위해 -40℃ 터널에서 약 1시간 정도 통과시켜 얼린다. 미국의 경우 냉장과 냉동육을 구분하기 위하여 신선한 냉장 닭고기의 경우 고기의 심부가 -3.3℃(26F) 이상을 유지해야 한다고 규정하고 있다. 보통 냉장 닭고기에서 나오는 육즙을 흡수시키기 위해 다공질이 있는 셀룰로스 패드(pad)를 바닥에 깐다.

진공포장은 공기를 최대로 제거하여 진공상태에서 포장하는 것이다. 진공처리 함으로써 물리적 압착으로 육즙(purge)이 나와 수율이 저하되거나 상품성이 떨어지는 경우도 있다. 닭고기를 진공하여 냉장상태에서 1주일간 보관하게 되면 이산화탄소가 약 30% 증가하게 된다. 이는 미생물에 의해 잔존 산소가 소비되는 호흡행위로 고기에 있는 미생물이 죽게 된다.

진공포장에서 생성된 이산화탄소는 그람양성균에 비해 그람음성균에게 예민하게 작용하는 반면 호기성균이나 젖산균에게는 살균효과가 낮다. 그러므로 냉장닭고기를 부패시키는 저온성 그람음성균인 *Pseudomonas*와 같은 균들이 진공포장육에서 이산화탄소에 의해 성장이 억제된다. 진공포장에서 산소가 거의 없기 때문에 효모는 자라지 못하지만 시간이 지나면 그람양성균이 우점하게 된다. 장기간 저장하여 이취가 감지되는 진공포장육에는 lactobacilli와 *B. thremospheacta*가 우점한다. 가열한 볼로냐 소시지나 프랑크푸르트소시지를 진공저장하면 *Y. enterocolitica*와 *Salmonella* 성장이 억제되고 *S. aureus*는 영향이 없는 것으로 알려지고 있다.

이산화탄소가 그람음성균의 성장을 억제시키는 이유는 *P. aeruginoxa*와 같은 박테리아에 효소적 탈카복실화를 막고, 세포막 내에 이중 지방막에 스며들어 유동성을 증가시키며, *B. cereus*와 같은 아포발생균(spore germination)의 성장을 억제시키기 때문이다. 포장육에서 저장온도가 낮을수록 이산화탄소에 의한 미생물 억제능력이 크다. 닭고기는 육색소 변화와 상관이 없기 때문에 진공포장을 많이 사용한다. 일반적으로 진공포장은 함기포장에 비해 50～400% 이상의 저장기간을 연장할 수 있다.

3. 가스충전포장

가스충전포장(MAP, modified atmosphere packaging)이란 인위적으로 공기조성을 달리한 포장지에서 고기를 저장하는 방법이다. 포장하여 저장하게 되면 미생물 대사산물의 축적, 고기의 호흡대사, 제품내 가스의 흡수, 포장벽을 통한 분산 때문에 공기조성이 변하게 된다. 주요 가스로 이산화탄소(CO_2), 질소(N_2), 산소(O_2)를 사용하고 있으며 최근에 일산화탄소(CO)를 넣는 일부 국가도 있다. 저장용으로 사용되는 이산화탄소는 미생물의 성장을 억제시키고, 산소는 산소화 마이오글로빈의 형성으로 육색을 밝게 하며 질소는 화학적 작용을 지연시킨다. MAP와 유사한 방법으로 공기조절포장(CAP, controlled atmosphere packaging)이 있다. MAP와 달리 저장중 가스조성이나 농도가 일정하게 유지된다. 예를 들면 100% CO_2 포장육인 경우 더 이상 가스조성이 변하지 않는다. 그렇지만 넓은 의미에서 모두 MAP 범주에 속한다고 할 수 있다.

MAP는 1882년에 처음으로 고기에 사용할 것으로 제안되었고, 실제 1930년대 호

표 9-1. 고기와 가금육을 위한 포장재의 특성

포장수지	약 어	수증기 투과성 (g/m²/24h)	산소 투과성 (cc/m²/24h)	인장강도 (MPa)	인열강도 (g/mL)	충격강도 (J/m)	투명성 (%)	빛 투과성 (%)	열 봉합온도 (℃)	특 징
Polyvinyl chloride	PVC	1.5～5	8～25	9～45	400～700	180～290	1～2	90	135～170	수분의 불침투성, 내부습기 차단, 높은 강도, 마모저항
Polyvinylidene chloride	PVdC	0.5～1	2～4	55～110	10～19	-	1～5	90	120～150	
Polypropylene	PP	5～12	2000～4500	35.8	340	43	3	80	93～150	청결, 구조물에 이용
High density polyehylene	HDPE	7～10	1600～2000	38.2	200～350	373	3	-	135～155	
Low density polyehylene	LDPE	10～20	6500～8500	11.6	100～200	375	5～10	65	120～177	덮개필름 사용, 높은 강도, 값싼 봉합제
Linear low density polyehylene	LLDPE	15.5～18.5	200	7～135	150～900	200	6～13	-	104～170	Hot tack성이 우수
Ionomer		25～35	6000	24～35	20～40	150	-	-	107～150	PE의 산성 중합체의 금속염; 넓은 범위에서의 열 봉합
Ethylene vinyl acetate	EVA	40～60	12.500	14～21	40～200	45	2～10	55～75	66～177	4% 열봉합성 향상, 내구성과 탄성이 8% 증가
Ethylene vinyl alcohol	EVOH	1000	0.5	8～12	400～600	-	1～2	90	177～205	습기 차단효과

(계속)

포장수지	약 어	수증기 투과성 ($g/m^2/24h$)	산소 투과성 ($cc/m^2/24h$)	인장강도 (MPa)	인열강도 (g/mL)	충격강도 (J/m)	투명성 (%)	빛 투과성 (%)	열 봉합온도 (℃)	특 징
Polyamide (nylon)	PA	300～400	50～75	81	15～30	50～60	1.5	88	120～177	내열성과 마모성을 가지며, 쉽게 열성형, 인쇄 가능
polyethylene terephthalate	PET	15～20	100～150	159	20～100	100	2	88	135～177	테레프탈산과 에틸렌글리콜이 중합하여 얻을 수 있는 폴리에스테르; 내화학성과 마모성
Polystyrene	PS	70～150	4500～6000	45.1	2～15	59	1	92	121～177	높은 충격 강도

자료 : McMillin(2008)

표 9-2. 신선 소매육을 위한 포장 형태와 특성

포 장	공기 투과성 overwrap	Master pack에서 공기 투과성 overwrap	진공스킨포장 (VSP)	Low O_2 with CO_2, N_2	Peelable VSP or Low O_2 with CO_2, N_2	Low O_2 with CO_2	High O_2
포장시스템 기술	용기 제품을 공기 투과성 필름으로 포장	베리어백안에 하나 또는 다수의 공기 투과성 포장	단단한 기초의 web에 유연성 필름으로 수축	덮개 필름으로 tray를 열성형; master pack	덮개 필름에 VSP 또는 barrier tray; 진열 전에 안쪽의 투과성 필름으로부터 베리어 필름을 뜯는다.	VSP; Lidding 필름으로 tray를 열성형	Lidding 필름으로 tray를 열성형
Headspace 내 가스	대기중의 공기	베리어백에는 보통 CO_2와 N_2	No gas	CO_2와 N_2	VSP시에는 no gas, CO_2와 N_2	VSP시에는 no gas, CO_2와 N_2	O_2와 CO_2; 80% O_2:20% CO_2
산소 제거제	비추천	추천	때때로	추천	추천	추천	비추천
저장 중 육색	붉은색	자주색	자주색	자주색	자주색	붉은색	붉은색
진열시 육색	붉은색	붉은색	자주색	자주색: master pack 제거 후 붉은색	붉은색	붉은색	붉은색
4℃에서 저장기간	5～7	10～14	60～90	30～60	30～45	35	12～16
4℃에서 세절육의 저장기간	2～3	7～10	45～60	20～40	20～30	28	10～12

(계속)

포 장	공기 투과성 overwrap	Master pack에서 공기 투과성 overwrap	진공스킨포장 (VSP)	Low O_2 with CO_2, N_2	Peelable VSP or Low O_2 with CO_2, N_2	Low O_2 with CO_2	High O_2
진열기간	2～7	2～7	30～60	15～40	2～7	28～35	7～16
드립 감량(%)	8～10	3～5	2～5	1～5	0～7	1～7	0～5
장 점	소비자에게 친밀, 제품을 쉽게 관찰, 낮은 비용, 다수의 크기	진열 전에 저장기간을 연장	진열 전 오랜 저장기간. 제품을 쉽게 관찰	진열 전 오랜 저장기간	진열 전 오랜 저장기간, VSP시 제품을 쉽게 관찰	육색 안정성과 지방산화가 없음	육색 안정성
단점	짧은 진열기간	두배의 포장비용, 짧은 진열기간	진열시 육색이 자주색	MAP안의 육색이 자주색으로 진열, 산소 제거제의 사용으로 비용증가	짧은 진열기간, 산소제거제의 사용으로 비용 증가	소비자에게 부정적 이미지, 가열육의 색이 분홍색	지방산화 발생

자료 : McMillin(2008)

주, 뉴질랜드산 고기를 영국으로 수송하기 위해 시도된 적이 있었다. 1950년대에 이르러 CO_2를 저장증진 목적으로 사용하였지만 쇠고기나 돼지고기와 같은 적색육에는 변색문제가 발생하기 때문에 20～25% 한정 사용하였고, 변색이 덜한 닭고기에 더 높은 농도의 CO_2를 사용하였다. 1970～1980년대에는 산소가 육색발현에 도움이 된다는 사실을 알고서 고기포장에 40% 이상 산소와 CO_2와 혼합하면 저장성과 동시에 육색 증진됨을 확인한 바 있다. 그러나 고농도의 산소포장은 산화취와 산패맛이 문제가 되었다. 일산화탄소(CO)는 소비자가 좋아하는 붉은색을 유지시키기 때문에 1980년대 중반부터 노르웨이에서 사용하기 시작하였고, 2000년대 이후 미국에서 0.4%를 신선육이나 소매용 포장육에 사용할 수 있도록 승인한 바 있지만 아직 많은 국가에서 사용에 대한 문제점 때문에 논란이 일고 있다.

공기조성을 달리하여 포장하게 되면 저장중 가스의 비율이나 농도가 변한다. 초기에는 근육의 호흡작용에 의해 잔존산소가 이산화탄소로 전환된다. 계속해서 저장하게 되면 미생물이 성장하여 산소를 고갈시키고 이산화탄소를 생성하게 된다. 가스를 주입 후 12～72시간이 경과하면 고기내 가스가 흡착하여 평형을 이룬다. 공기조성 포장법은 고기의 저장성이 증진되는 장점 외에 육색을 장시간 유지할 수 있고, 포장내 침출수가 진공포장보다 적게 나오는 장점이 있다. 또한 tray나 견고한 용기에 담아 진열하므로 제품의 외형을 유지하여 소비자에게 호감을 끌 수 있다. 그러나 포장하는데 소요 경비가 비싸고 추가 설비와 숙련된 노동자를 요구하며 혐기성 가스를 취급하기 때문에 때로는 안전성 문제가 제기될 수 있다. 닭고기는 붉은색 유지와 관련이 없기 때문에 진공포장을 많이 사용하기도 하지만 칠면조육에서는 색깔과 보존성 유지를 위해 MAP가 필요하다. 일반적으로 MAP는 주로 소매용 포장육에 많이 사용되고 있다.

3.1 MAP에 사용되는 가스의 특징

(1) 이산화탄소

이산화탄소(CO_2, carbon dioxide)는 무색이지만 약간 자극이 있는 냄새가 나며 물에 쉽게 용해되어 탄산(carbonic acid, H_2CO_3)으로 변하여 pH가 저하된다. 이산화탄소는 신선육에서 그람음성균이 성장하는데 유도기(lag phase)와 세대시간(generation time)을 지연시켜 결국 미생물의 성장을 억제시키는 작용을 한다. 이는 세균을 죽이는 작용(살세균작용, bacteriocidal action)보다는 세균의 성장과 대사를 저해(정균작용, bacteriostatic action)하는 작용을 한다. 이산화탄소가 박테리아 세포막 속에 침투하여 세포 내부의 pH를 변화시켜 대사과정에 영향을 끼쳐 효소의 활력을 저하시킨다. 용해된 이산화탄소에 의해 생산된 탄산은 약한 산성을 띠지만 고기 자체가 강한 완충력을 지니기 때문에 이산화탄소에 의한 pH는 0.35 단위(고기 pH 2% 이하) 정도만 감소된다.

미생물 저해효과는 헤드스페이스(headspace)내 이산화탄소 농도보다 제품 속의 농도가 더 중요하다. 이산화탄소는 물에 대한 용해성이 산소보다 30배, 질소보다 60배 높기 때문에 MAP 포장된 고기나 지방에서도 매우 쉽게 용해된다. 저장온도가 낮을수록 용해도가 증가하므로 그 만큼 미생물 저해효과가 크다. 따라서 15℃보다 10℃에서 이산화탄소를 용해시키면 미생물 성장억제 효과가 증대된다.

MAP 포장육에서 살균에 영향을 끼치는 요인을 보면 온도, 가스압력, 가스부피, CO_2 흡수정도, pH 변화 등을 들 수 있다. 만약 이산화탄소 가스를 너무 많이 주입하면 가스가 고기 속으로 흡착하여 육내 구멍이 형성되고 가열 후 균열이 되며, 흡착된 가스가 휘발되면서 조직이 손상된다. 가공육의 경우 가열 후 조직이 물러지거나 균열이 발생한다. 일반적으로 MAP에 이산화탄소를 30% 이하로 사용한다면 포장지가 터지지 않는다. 만약 이산화탄소를 30% 이상 주입하고자 할 때는 최소 고기 kg당 2L를 사용해야 포장지 파열을 막을 수 있다.

(2) 질 소

질소(N_2, nitrogen)는 색깔, 냄새, 맛이 없고 공기보다 무거운 가스이다. 또한 비가연성이며 물과 지방에 용해도가 낮다. 미생물 억제에 대한 직접적인 효과는 없으나 산소와 대체하면 호기성 미생물을 간접적으로 억제시킨다. 용해도가 낮기 때문에 이산화탄소처럼 포장을 파열시키지 않아 충전가스(filler gas)로 사용된다. 식육에서는 세절육의 상호 엉겨 붙는 것을 방지하기 위해 사용하기도 하고 염지 가열육에서 많이 사용한다. 염지 가열육은 가열 직후 초기 미생물수가 적기 때문에 100% 질소가스를 충전하면 산소에 의한 산패 발생과 향기 손실 등 화학적 변질까지 막을 수 있다. 때로는 미생물 성장 억제를 위해 이산화탄소와 병행해서 사용한다.

(3) 산 소

산소(O_2, oxygen)는 색깔, 냄새가 없고 물에 비교적 용해도가 낮다. 폭발성이 있고 생물체에서 반응이 강하며, 고기포장에서 선홍색(cherry-red color)을 유지시킨다. 산소는 호기성 미생물의 성장을 촉진시키기 때문에 MAP에서 30~35% 이산화탄소와 함께 혼합하여 사용한다. 저장성이 함기포장보다는 길지만 진공포장보다는 짧다. MAP에서 고농도 산소(65~80%)는 고기의 산소화 마이오글로빈(OxyMb)를 형성시켜 근육 내부까지 층을 이루어 오랫동안 색을 유지시키는 역할을 한다.

반대로 산소 잔존량이 적으면 산화마이오글로빈(MetMb)이 형성되어 변색된다. 정상 환경에서 산소분압(partial oxygen press)은 159.2mmHg이지만 만약 5~10mmHg의 낮은 분압에서는 급격히 마이오글로빈(Mb)이 산화마이오글로빈(MetMb)으로 전환되는 특성이 있다.

진공포장에서 산소가 0%이어야 포장개봉 후 다시 OxyMb로 환원된다. MAP에서도 신선육을 저장할 때 산소농도가 적어도 0.01%(100ppm) 이하이고 24시간 후에는 0%가 되어야 색깔이 유지된다. 염지 가열육에서도 산소에 의해 변색과 산화가 일어나므로 적어도 0.5% 이하로 유지하여야 한다. 진공포장이나 산소가 없는 MAP 포장을 위해 산소 제거제(oxygen scavenger)나 흡수제를 넣어 두면 효과적이다.

(4) 일산화탄소

일산화탄소(carbon monoxide, CO)는 색깔, 냄새, 맛이 없고 반응성이 강하다. 물에 용해성이 낮지만 어떤 용매에는 잘 녹는다. 일산화탄소는 헤모글로빈(Hb)이나 마이오글로빈(Mb)에 강력히 결합하는 성질을 지녔다. 인체에서 헤모글로빈에 산소 대신 일산화탄소가 결합하면 산소 운반능력이 상실되므로 독성물질이 된다.

예전에 일산화탄소는 참치의 색깔 안정용으로 이용되었다고 한다. 식육에서 일산화탄소는 마이오글로빈과 결합하여 몇 주간 동안 소비자가 좋아하는 명적색을 유지시킨다. 보통 고기 MAP에 사용되는 농도는 0.3~0.5%이다. 이산화탄소와 혼합 사용하면 미생물의 억제효과가 좋다. 일산화탄소의 문제점은 일단 식육의 육색소와 결합되면 미생물 성장이나 부패와 상관없이 변색되지 않는다는 점이다. 일산화탄소 0.3~0.5%에 결합된 마이오글로빈은 이산화탄소를 99.5%까지 주입하거나 진공포장하여도 변색이 안 된다. 그러므로 여러 나라에서 어떤 상황에서도 육색이 불변하므로 식육에 일산화탄소를 MAP 가스성분으로 사용하는 것을 망설이고 있다.

미국 FDA(2002)는 일산화탄소를 GRAS(generally recognized as safe)로 지정하여 식육포장에 0.4%까지 인정하고 있다. 미국에서 동기성 소형 소매포장육을 대형 MAP(0.4% CO, 30% CO_2, 69.6% N_2)로 포장하여 색깔을 고정시킨 후 대형포장(Master package)을 벗긴 후에도 색깔이 유지되도록 이용하고 있다. 노르웨이(1985~2004)는 소매육 포장에 0.4% CO, 60% CO_2, 40% N_2를 사용한 바 있다.

3.2 MAP와 식중독균 성장억제

살모넬라(*Salmonella*)는 비가열 닭고기나 계란에서 오염되는 열에 민감한 균이다. 고농도 CO_2 함유 MAP에서 부분적으로 성장이 지연된다. 미생물 성장을 억제시키기 위해서 가스포장보다 온도조절이나 조리방법이 더욱 중요한다. *Yersinia enterocolitica*은 돈육과 같은 비가열 고기에서 주로 오염되는 조건무산소세균(facultative anaerobe)으로 혐기성에서 더 잘 자란다. 고농도 CO_2에서 성장률이 지연된다고 보고되고 있다. 적절한 가열에 의한 살균이 MAP보다 중요하다.

*Campylobacter jejuni*는 닭고기에서 종종 문제를 일으키는 균으로 소량의 산소를 좋아하며 열과 무산소 환경에서 민감하다. CO_2에 영향을 받지 않는다고 알려져 있다. *Staphylococcus aureus*는 독소를 생산하는 식중독균으로 고농도 CO_2에서 성장이 지연되거나 억제된다. 고기내 CO_2는 온도가 낮을수록 용해도가 증가하기 때문에 성장억제 효과가 커진다.

*Clostridium botulinum*과 *Clostridium perfringens*은 신경독소을 생성하는 혐기성 아포균인데 CO_2나 N_2의 농도와 성장과 관계가 약한 것으로 알려졌다. 다만 초기 오염이 적은 고기에 CO_2 포장하여 저온처리를 하면 효과가 있다고 한다. *Bacillus cereus*는 고기에서 잘 발생하지 않은 독소 생성균이나 CO_2에 가장 민감한 미생물이다. *Listeria monocytogenes*는 낮은 온도에서 잘 자라기 때문에 냉장육에서 관심이 고조되는 균이다. 주로 살균 후 세절이나 포장과정에 2차 오염이 되기 때문에 즉석식용(RTE, ready-to-eat) 제품에서 많이 발생한다. 신선육을 100% CO_2로 포장하여 10℃에 저장하면 미생물 억제작용이 없으나 5℃에서는 억제된다는 보고가 있어 아직 그 효과가 명확하지 않다.

3.3 식육에 MAP 사용

식육에 이용하는 MAP는 다음과 같다. ① 신선한 소매육을 유지하기 위해 O_2(80%까지) + CO_2나 N_2를 사용한다. 고농도 산소는 육색을 발현시킨다. 일부 국가에서는 CO를 0.3~0.5% 만큼 사용하여 육색 발현용으로 사용하고 있다. ② 도매육에는 CO_2(20~25%) + N_2를 사용한다. CO_2가 20~25%가 되어야 미생물이 억제되어 저장성 연장에 효과가 있다. ③ 염지 가열육에는 100% N_2을 사용한다. 이는 초기 미생물 수가 낮은 상태에서 저장증진을 위해 산소 잔존량을 제거할 목적으로 사용된다. ④ 가스투과력이 있는 여러 개의 소포장을 한 개의 대형포장에 넣고 MAP 포장을 한다(그림 9-1).

(1) 신선육

① 고농도 산소 MAP

소비자들이 직접 선택하는 소매 포장육(case-ready MAP package)은 산소 70~

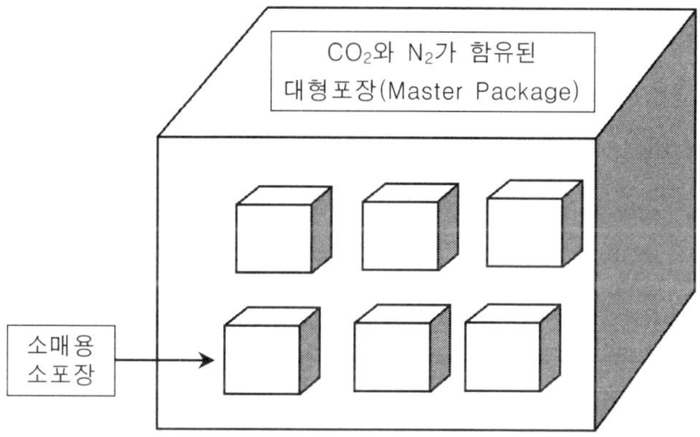

그림 9-1. 소매용 소형포장을 싸는 대형 MAP 포장(Dawson, 2010)

80%, 이산화탄소 20~30%를 조성하여 색깔을 향상시키고 저장성을 증진시킨다. 특히 적색육인 쇠고기에서 유용하다. 최소한 산소 55% 이상 함유해야 좋은 색을 유지할 수 있다. 그러나 산소가 증가할수록 지방산화가 촉진되고(그림 9-2) 가열에 의한 변색(doneness) 온도가 낮아지는 문제가 있기 때문에 저온에서 유통시키고 조금 더 높은 온도에서 가열해야 안전하다. 기존 함기포장보다 저장기간을 3배 정도 연장시킬 수 있다.

② 고농도 이산화탄소 MAP

신선육에서 이산화탄소는 미생물 성장을 억제시키는 역할을 하지만 30% 이상 조성하면 변색을 일으킨다. 신선육에 40% 이상의 이산화탄소가 함유할 경우 가열 후 조직 사이에 용해된 이산화탄소가 흘러나와 구멍이 생기고, 단백질의 가공적성과 pH가 변하며 조직감이 나빠진다. 닭고기는 적색육이 아니기 때문에 고농도 이산화탄소 포장도 가능하다. 신선한 닭고기 부분육을 이산화탄소 60~80%에서 포장하여 2℃에서 35일간 저장이 가능하다고 한다. 쇠고기와 같은 적색육은 색 발현을 위해 이산화탄소 20~30%를 주입하고 잔존 산소량을 완벽하게 제거하는 것이 좋다. 보통 산소 제거제(oxygen absorbers)를 함께 넣어 0.1~1%의 잔존 산소량마저 완전히 제거하는 것이 좋다.

③ 일산화탄소 MAP

일산화탄소는 닭고기보다는 쇠고기와 같은 적색육에서 육색을 장기간 유지하기 때문에 더 유용하다. 예를 들면 1% 일산화탄소를 비프스테이크나 세절우육에 주입하면 70% O_2보다 5~7일(총 29일)간 붉은색을 더 유지할 수 있다고 한다. 고농도 산소로

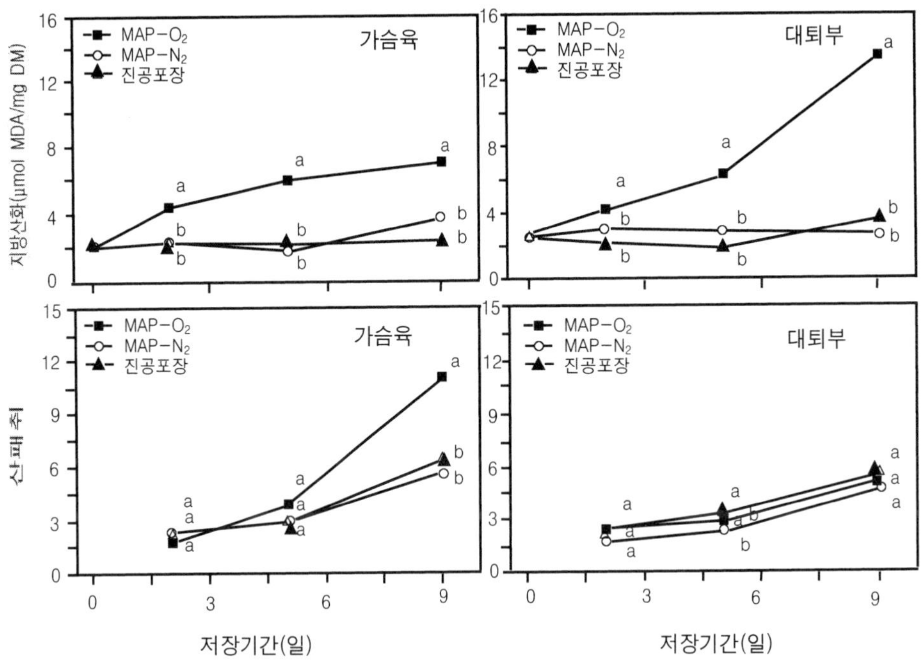

그림 9-2. 고산소 MAP(80% O_2 + 20% C_2O), 고질소 MAP(80% N_2 + 20% CO_2), 진공포장한 닭고기를 조명상태에서 5℃에 9일간 저장하였을 때 지방산화와 산패취 발생 비교(Jongberg 등, 2014).

bone-in ham를 포장할 경우 나타나는 변색도 일산화탄소로 방지할 수 있다. 그러나 미생물 증식으로 변색되는 것조차 변색되지 않는 것이 문제이다.

(2) 염지가열, 가열육

칠면조육이나 슬라이스햄, 건조소시지와 같이 초기 오염미생물이 적으나 저장기간 중 화학적 변질(색깔과 냄새)이 일어나기 쉬운 육제품에서는 산소를 배제하는 것이 중요하다. 그러므로 염지육이나 가열육에서 색깔과 조직감을 유지하고 미생물 성장을 억제시키기 위해 100% 질소가스나 80% 질소에 20% 이산화가스를 혼합하여 사용하고 있다. 가열육에서 MAP는 진공포장과 달리 물리적 압착을 가하지 않기 때문에 형태를 유지할 수 있고 육즙이 용출되거나 포장에 붙는 현상을 방지하는 장점이 있다.

3.4 활성포장계(active packaging systems)

AP system은 진공포장이나 MAP의 효과를 증진시키기 위해 추가적으로 포장 관련 기능성 물질을 넣거나 장착시키는 방식이다. 최근 세계 도처에서 고기에 오염된 *Listeria*, *Salmonella*, *Escherichia coli* 0157:H:7 등으로부터 식중독을 일으켰다. 활성 포장제를 사용하면 이러한 미생물의 성장을 지연시킬 수 있고, 화학적 변질까지도 억제시킬 수 있다. 가장 널리 이용되는 것이 포장 내에서 산소 제거용 활성제이다. 그 외 수분흡수와 조절, 이산화탄소나 에타놀을 발생시키는 것이 있다. 활성제의 형태나 방법을 보면 ① 포장내 소낭(sachet)을 추가로 넣는 방법, ② 포장필름 안에 항미생물제를 투입, ③ 포장필름 내부에 코팅(coating)하는 방법이 있다.

(1) 산소 제거제(O_2 scavenger)

고기에서 산소나 산소라디칼의 반응에 의해 일어나는 화학적 변질(지방산화 등)을 막고 곰팡이나 효모, 호기성 저온미생물의 성장을 억제시키며 변색과 변취 방지 목적으로 사용된다. 주로 철 분말이 산화되는 과정에서 주위에 있는 산소를 제거한다. 즉, 철분으로 구성된 다발(packet)에 산소가 흡착되어 iron oxide로 변하게 된다.

$$FeOH_2 + 1/4O_2 + 1/2H_2O \rightarrow Fe(OH)_3$$

산소 제거제는 향기보존이 매우 중요한 RTE(ready-to-eat) 포장육에 많이 쓰인다. 예로 들어 진공처리한 육포, 세절한 페페로니(pepperoni)와 같은 제품에 잔존산소를 제거할 목적으로 이용되고 있다. 다발을 사용하거나 필름 속에 넣는 경우가 있다.

(2) 이산화탄소(CO_2)

CO_2는 미생물 성장억제용으로 이용되는 가스이기 때문에 포장 후 고농도 CO_2가발현되도록 사용한다. *Pseudomonas*는 성장이 억제되나 젖산균은 오히려 촉진된다는 보고도 있어 생고기에서는 별로 사용하지 않는다.

표 9-3. 고기식품에 활성포장(active packaging)의 사용예

방 법	고기식품 종류
산소 제거제(O_2 scavenger)	살라미, 훈제육
이산화탄소 제거제(CO_2 scavenger)	쇠고기저키, 닭고기제품
CO_2 발생기	신선육
수분 제거제(수분 scavenger)	일반 육류
살생물제 계통(biocide systems)	일반 육류

(3) 박테리오신(bacteriocins)

박테리오신은 젖산균이 생성하는 대사산물로서 미생물 성장억제 효과가 있는 열안정성 펩타이드류이다. 인체에서 때로는 미미한 알레르기 증상(hypoallergenic)을 일으킨다고 한다. 이들 단백질을 섭취할 경우 내장의 효소에 의해 파괴되어 인체에 무해하다. 니신(nisin)은 개발의 역사가 오래 되었고 안전성도 입증되었기 때문에 GRAS 인정받는 박테리오신이다. *Lactococcus lactis*에서 생성되며 고기에서 그람양성 독성균의 성장을 억제한다. 페디오신(pediocin)은 *Pediococcus acidilactici*로부터 생성하고 그람양성균이나 *L. monocytogenes* 성장을 억제시키는 데 효과가 있다. 예를 들면 니신(nisin)을 쇠고기 포장육에 첨가하여 4℃에서 2일간 저장하면 *B. thermosphacta*가 2 log 감소하였다고 한다.

표 9-4. 육류식품의 저장성 증진을 위해 시험에 이용된 생리활성화합물

생물활성물질	장착형태	대상 식품이나 미생물
(박테리오신)		
니신(nicin)	셀룰로스필름, PE	햄
	PE	우육도체
	HPMC	배지용(*L. monocytogenes*)
락티신(lacticin)	셀룰로스필름, PE	햄
페디오신(pediocin)	셀룰로스	가열육
(효 소)		
포도당산화효소(glucose oxidase)	알기네이트(alginate)	어 육
(생물활성중합체)		
키토산(chitosan)	키토산	가열햄
	키토산	배지용(*L. monocytogenes*)
(유기산)		
젖 산	알기네이트(alginate)	쇠고기
프로피온산	키토산	가열햄
(기 타)		
토코페롤(tocopherol)	LDPE	쇠고기
트리클로산(triclosan)	플라스틱메트릭스	식중독균과 관련

자료 : COMA (2008)

표 9-5. 상업용으로 이용되는 활성포장(active packaging)용 물질의 예

개 념	상품명	형 태	제조회사, 국명
(공기, 수분 조절제)			
CO_2 발생제 / O_2 제거제	Ageless G	소낭(sachets)	일 본
CO_2 제거제 / O_2 제거제	Ageless G	소 낭	일 본
CO_2 발생제	Verifrais	소 낭	프랑스
CO_2 발생제 / O_2 제거제	Freshpax M	소 낭	미 국
CO_2 제거제	Freshlock	소 낭	미 국
CO_2 발생제		소낭속에 gel 넣음	프랑스
흡습제			프랑스
(항미생물물질)			
에타놀 발생제	Ethicap negamold	소 낭	일 본
Silver zeolite	AgIon™	종이, 플라스틱포장	
Triclosan	Microban	플라스틱포장	영 국
Allylisothiocyanate	Wasaouro	Sheets	일 본
포도당산화효소(glucose oxidase)	Bioka	Sheets	핀란드
Chlorine dioxide	Microsphere	소낭, 플라스틱	미 국

자료 : COMA (2008)

표 9-6. 포장지에 코팅시켜 이용하는 생리활성화합물(bioactive compounds)

종 류	중합체 운반체 (polymer carrier)	대상 식품이나 균주	살생물제(biocide)에서 유입형태
(박테리오신)			
니신	실리콘 코팅	쇠고기	이동(migration)
니신 / 페디오신	플라스틱 진공포장	*L. monocytogenes*	이 동
(분말양념)			
타임(thyme), 세이지(sage), 로즈메리(rosemary)	카제인, 유청단백질	세절우육	이 동
오리가노(oregano), 피망(pimentos)	우유단백질 필름	*Pseudomonas*, *E. coli* 0157:H7	이 동
(추출오일)			
MAP에 휘발성물질	오일을 종이에 젖임	고 기	헤드스페이스(headspace)에 휘발

자료 : COMA (2008)

(4) 향신료 추출유

식물에 함유된 flavonoids, phenololic acids와 같은 페놀화합물은 항미생물이나 항산화 능력이 있기 때문에 추출하여 사용한다. 유럽 지중해에 연안에서 자생하는 basil은 포장육에 항미생물제로 이용한 적이 있고, 기타 lysozyme, oregano, pimento 등도 사용하기 위해 시도하고 있다.

참고문헌

1. Barbut, S. 2005. The science of poultry and meat processing. University of Guelph. Canada.
2. COMA, V. 2008. Bioactive packaging tecnologies for extended shelf life of meat-based products. *Meat Sci.* 78:90-103.
3. Conner, D. E., Scott, V. N., Bernard, D. T., and Kautter, D. A. 1989. Potential Clostridium botulinum hazards associated with extended shelf-life refrigerated foods. A review, *J. Food Safety* 10:131-153.
4. Dawson, P. L. 2010. Packaging. In: Poultry meat processing. Owens, C. M., Alvarado, C. Z., and Sams, A. R.(eds.), 2nd(ed.), CRC Press, Taylor & Francis Group. New York, USA.
5. Dawson, P. L., Han, I. Y., Vollor, L. M., Clardy, C. B., Martinez, R. M., and Acton, J. C. 1995. Film oxygen transmission rate effects in ground chicken meat quality. *Poultry Sci.* 74:1381-1387.
6. Jongberg, S., Wen, J., Torngren, M. A., and Lund, M. N. 2014. Effect of high-oxygen atmosphere packaging on ooxidative stability and sensory quality of two chicken muscle during chill storage. *Food Packaging and Shelf Life* 1:38-48.
7. Kerry, J. P., O'Grady, M. N., and Hogan, S. A. 2006. Past, current and potential utilization systems for meat and muscle-based products: A review. *Meat Sci*, 74:113-130.
8. Lee, K. T. 2010. Quality and safety aspects of meat products as affected by various physical manipulations of packaging materials. *Meat Sci*, 86:138-150.
9. McMillin, K. W. 2008. Where is MAP going? A review and future potential of modified atmosphere packaging for meat. *Meat Sci*, 80:43-65.
10. Natrajan, N. and Sheldon, B. W. 1995. Evaluation of bactcriocin-based packaging and edible film delivery systems to reduce Salmonella in fresh

poultry. *Poultry Sci.* 74(Suppl. 1):31-44.

11. Padgett, T., Han, I. Y., and Dawson, P. L. 1998. Incorporation of food-grade antimicrobial compounds into biodegradable packaging films. *J. Food Prot.* 61:1330-1335.
12. Penko, A., Polak, T., Polak, M.L., Pozrl, T., Kakovic, D., Zlender, B., and Demsar, L. 2015. Oxidative stability of n-3 enriched chicken patties under different package-atmosphere conditions. *Food Chemistry* 168:372-382.
13. Rosinski, M. J., Barmore, C. R., Dick, R. L., and Acton, J. C. 1990. Research note: Film-to-meat-adhesion strength for a cook-in-the-film packaging system for a poultry meat product. *Poultry Sci.* 69:360-362.

제 10 장

가금육을 이용한 육제품 제조

가공제품의 원료로 사용되는 가금육은 대부분 닭고기와 칠면조고기이다. 닭고기는 크기가 비교적 작기 때문에 조각류 제품이나 편이식품에 많이 이용되고, 칠면조고기는 덩치가 크고 육 함량이 높기 때문에 전통적인 식육제품에 많이 이용되고 있다. 가금육을 원료로 제조할 수 있는 육제품은 덩어리 제품과 분쇄제품으로 분류할 수 있다. 덩어리 제품으로 완도체를 이용하거나 도체를 부분적으로 절단하여 가공하는 제품이 있고, 분쇄제품으로 세절육이나 조각육에 첨가제를 섞어 압착 성형하는 재형성 제품이 있다.

시판되는 대표적인 가공제품은 가금육 롤(poultry roll), 가금육 로스트(poultry roast), 가금육 패티(poultry patty), 너깃(nugget), 로프(loaf item), 칠면조 베이컨, 칠면조햄, 피복제품 등이 있다. 이들 가공제품의 공통적인 제조공정을 보면 약 2℃ 전후에서 저장된 가금육 원료에 인산염과 보존제를 넣어 마리네이드 양념육 형태로 제조하거나 여기에 아질산염(sodium nitrite)과 에리토브산염(sodium erythorbate)을 넣어 염지육 형태로 제조한다. 대부분의 재형성육은 고기 표면에 추출된 염용성단백질의 상호작용으로 조각육끼리 압착과 가열에 의해 결합이 이루어진다. 그러나 가열하지 않고도 트랜스글루타미네이스(transglutaminase)와 같은 효소 결착제, 친수 콜로이드 성질을 지닌 알긴산(alginic acid), 칼슘염 등을 첨가하여 동결점 가까이 얼려 결합시키는 비가열 재조합육 제품도 출시되고 있다.

가금육을 이용한 대표적인 분쇄가공제품이 유화형소시지류이다. 도계 덩어리육과 기계분리육을 혼합하여 프랑크푸르트소시지나 비엔나소시지를 제조한다. 도계육 자체는 냉장상태인 보통 -2~-3℃에서 하루 또는 하루 반나절 이내에 사용해야 안전하다. 그러나 기계분리육은 제조 당시부터 냉동제품이기 때문에 해동시켜 사용한다. 일반적으로 냉동가금육은 -18~-30℃에서 보관하지만 가공용 원료육의 사용기간은 축종에 따라 다르다.

표 10-1에서와 같이 가금육의 경우 -18℃에서 4개월, -30℃에서 10개월간 저장이 가능하다. 최대 -11℃ 이상에서 원료육을 보관해서는 안 된다. 가공용 원료의 육질을 유지하기 위해 급속냉동과 완만 해동작업을 실시해야 한다. 급속냉동을 위해 이산화탄소를 뿌린 다음 냉동시키거나 접촉식 냉동고를 사용한다. 해동할 때는 마이크로웨이브에서 1차로 녹인 후에 냉장고에서 일정시간 두어 완만 해동을 실시한다.

일반적으로 닭고기와 칠면조고기는 가공적성이 돼지나 쇠고기에 비해 떨어지는 편이다. 닭고기는 고기 덩어리 간 결착력이 낮기 때문에 스테이크(steak)나 로우스트(roast) 제조시 불리하다. 닭고기나 칠면조고기의 결합지수(bind-index value)는 90으로 쇠고기(사후강직 전 수컷) 100에 비해 낮다. 더구나 유화형소시지에 널리 쓰이는 기계분리육의 결합지수는 50~60 정도이다. 그러므로 이런 고기로 제품을 제조하면 유화력, 보수력, 결착력이 떨어질 수밖에 없다. 또한 가금육은 불포화지방산이 다량 함유하고 있어서 가공, 저장 중에 산패되기 쉽고 변색, 미생물에 의한 변질이 다른 육류에 비해 쉽게 일어나기 때문에 가공용 원료로 단점이 있다. 닭고기를 이용하여 결착력이나 보수력과 연관성이 적은 제품을 제조하거나 각종 첨가제와 가공기술을 동원하면 품질이 우수한 제품을 제조할 수가 있다.

닭고기에 비해 칠면조고기는 미국에서 전통적으로 크리스마스나 추수감사절에 집중적으로 소비되고 있고, 근래에는 종래의 적육으로 제조되던 일반 육가공 제품의 원료를 대신하여 많이 이용되고 있다. 칠면조고기는 적육에 비해 가격이 저렴하고, 지방함량과 포화지방산 함량이 낮기 때문에 건강에 좋다는 소비자의 인식이 있고, 육량이 많기 때문에 다양한 형태의 가공제품을 제조할 수 있다는 장점이 있다.

칠면조고기는 뼈 크기에 비해 정육 함량이 많고 닭에 비해 붉은 살을 지니고 있으므로 햄, 소시지와 같은 전통적인 육가공 원료로 많이 이용되고 있다. 그러나 칠면조

표 10-1. 육류별 냉동중 저장 가능기간

육 류	저장기간(개월)			
	-12℃	-18℃	-24℃	-30℃
쇠고기	4	6	12	12
양고기	3	6	12	12
돼지고기	2	4	6	8
가금육	2	4	8	10

자료 : Hedrick 등(1989)

고기는 다른 고기에 비해 불리한 점도 많다. 즉, 닭고기보다 많은 인지질과 적은 토코페롤을 가지고 있기 때문에 산화되기 싶다. 지방산화는 세포막의 파괴로 고도불포화지방산이 다량 함유된 인지질이 노출되어 산소와 접하면서 진행된다. 다리육은 지방함량, 육색소나 철의 함량이 가슴육보다 높기 때문에 더 쉽게 산화된다. 산화에 의해 변색되고 산패취(warmed-over flavor)가 발생되어 품질을 저하시키는 문제가 있다. 그렇지만 가공기술의 발달로 이러한 문제점을 해결하고 품질과 안전성이 높은 가공제품을 제조하고 있다. 가금육의 기본적인 가공적성을 알아보도록 하자.

1. 가금육의 가공적성

1.1 단백질 추출률

단백질 추출률은 육제품의 형태와 조직감을 결정짓는 중요한 가공적성이다. 여기서 말하는 단백질은 소금물과 같이 높은 이온강도에 녹아서 추출되는 근원섬유단백질을 의미한다. 단백질 추출에 가장 영향을 끼치는 것이 염과 pH이다. 고기 혼합물에서 소금 0.15M에서 1.2M까지 농도가 증가할수록 추출률이 증가하며, 육조각이 작을수록 또한 추출률이 증가한다. 그림 10-1과 같이 근원섬유단백질의 등전점 부근에서 추출률이 가장 낮지만 pH가 5에서 7까지 증가할수록 추출률이 증가하고 있다. pH가 증가하면 단백질의 음전하량이 많아진다.

부위별로는 동일한 pH 범위에서 가슴육이 다리육에 비해 단백질 추출률이 높다. 이는 부위별 원료육이 지니는 pH가 다르기 때문이다. 가공제품을 제조할 때 단백질 추출률을 증가시키기 위해 알칼리성 인산염을 첨가하면 pH가 0.1～0.4 정도 상승하고 단백질에 물의 흡착성이 증가하여 보수성도 증가하게 된다. 육제품 제조에 널리 사용하는 중합 인산염(polyphosphate)도 단백질 추출률을 증가시키고 여기에 소금을 첨가하면 더욱 촉진된다. 특히 pH 5.9 이상에서 소금에 의한 단백질 추출률이 크게 증가한다.

1.2 젤(gel) 형성

육단백질이 열을 받으면 단백질이 개화(unfolding)되고, 단백질과 단백질 간 상호작용이 일어나면서 응고(coagulation)된다. 따라서 소금 등의 첨가로 단백질의 입체구조가 변성된 상태에서 가열에 의해 응집성과 탄력성이 좋은 상태로 고착화된 현상을 젤(gel) 형성이라고 한다.

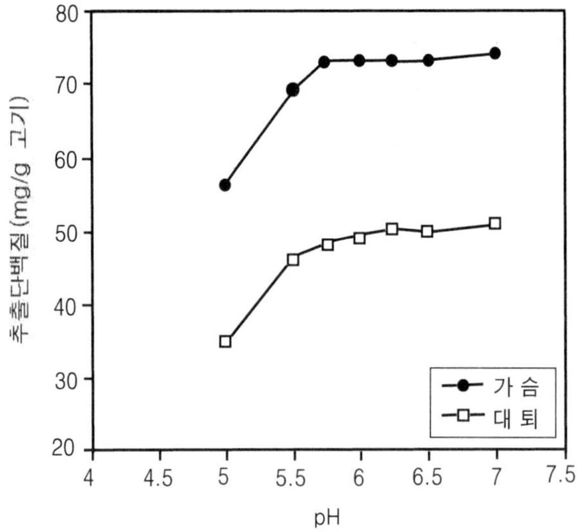

그림 10-1. 칠면조 부위별 육혼합물(소금 0.5M)의 pH에 따른 단백질 추출량
(Richardson 등, 1987)

젤 형성에는 염용성인 근원섬유단백질이 필요하고, 이를 용해하여 추출하려면 분쇄와 혼합작업이 필요하다. 원료육에 염용성단백질 외에 다른 물질이 많으면 조직감이 나빠진다. 단백질 용해로 형성된 입체구조의 단백질 매트릭스를 고착화시키기 위해 가열에 의한 단백질의 열변성이 필요하다. 젤화에 필요한 단백질은 근원섬유단백질로서 소금에 의해 용해된다. 용해된 단백질에 30~50℃의 열을 가하면 마이오신의 구형 머리부분이 응고되기 시작하고 50~70℃에 이르면 마이오신의 나선형 로드(rod)의 구조적 변화가 일어나 그물망 조직이 되어 엉키게 된다. 콜라젠도 열에 의해 나선구조가 사라지고 75~80℃에 이르러 용해되어 젤라틴으로 변해서 젤이 형성된다.

젤 형성은 추출한 단백질의 농도가 증가할수록 잘 된다. 가슴육에서 추출한 단백질이 다리육보다 적은 농도에서 젤을 형성할 수 있다. 연령별로 보면 노계육일수록 젤이 잘 형성되지 않아 더 많은 단백질이 필요하다. 또 나이가 들수록 조직의 콜라젠(collagen) 함량이 증가한다. 하이드록시프롤린(hydroxyproline) 양으로 표시된 콜라젠 함량을 보면 닭은 나이가 들수록 증가하고 암컷보다 수컷이, 가슴육보다 운동부위인 다리육이 더 많다(표 10-2).

콜라젠이 젤 형성 관여 정도는 잘 알려지지 않았지만 일반적으로 노계육일수록 교차결합 형성이 잘 이루어져 열저항성이 강하며, 노계육에서 추출한 단백질일수록 젤 형성능력이 떨어지는 것으로 보아 가열에 의한 용액의 조직감 형성에 부정적인 영향

표 10-2. 닭고기의 연령, 부위, 성별 하이드록시프롤린(hydroxyproline) 함량(μg/g)

연령(주)	성 별	부 위	
		가슴육	다리육
6	암	382	493
	수	336	572
36	암	683	783
	수	512	868
70	암	637	720
	수	588	1692

자료 : 성 등(1993).

표 10-3. 닭고기의 나이와 부위별로 추출한 육단백질의 젤 형성능력 비교

단백질 농도 (mg/mL)	4주령		8주령		노계(24개월령)	
	가슴살	다리살	가슴살	다리살	가슴살	다리살
1	-	-	-	-	-	-
2	2/5	-	-	-	-	-
3	3/5	1/5	-	-	-	-
4	5/5	3/5	2/5	-	-	-
5	+	5/5	4/5	-	-	-
6	+	+	5/5	-	-	-
7	+	+	+	-	-	-
8	+	+	+	-	-	-
9	+	+	+	-	-	-
10	+	+	+	2/5		
11	+	+	+	3/5	2/5	-
12	+	+	+	5/5	4/5	-
13	+	+	+	+	5/5	-
14	+	+	+	+	+	2/5
15	+	+	+	+	+	4/5
16	+	+	+	+	+	5/5
17	+	+	+	+	+	+

+ : 모두 젤 형성 됨, - : 모두 젤 형성 안 됨. 자료 : 이 등(1995).

을 끼친다고 볼 수 있다. 이와 같이 노계육이나 기계분리 노계육으로 가공제품을 제조하고자 할 때는 가공적성이 떨어지기 때문에 육단백질을 회수하여 정제한 수리미(surimi)로 제조하는 것이 좋다(표 10-3).

육단백질이 열에 의해 젤을 형성하는 데도 여러 요인이 작용한다. 가금류의 종류나 나이뿐만 아니라 동일한 가금육일지라도 다리와 가슴육 간에도 현저한 차이가 있다. 칠면조육의 부위별 단백질 간 응집(aggregation)을 보면 가슴육 actomyosin이 30~31℃에서 시작되어 49.2℃와 60.2℃에서 열변환(thermal transition)이 되고, 다리육은 42~44℃에서 시작하여 52.6℃와 57.9℃에서 열변환 된다. 두 부위 모두 pH 6.0과 0.5M의 소금용액에서 젤 강도와 젤 안정도가 가장 높다. pH 7.0인 경우 가슴육에서 추출한 염용성단백질이 다리육보다 젤 안정도가 높으며, 가슴육 덩어리도 다리육에 비해 응집력이나 가열수율이 높은 것으로 보고되고 있다. 따라서 젤 강도는 pH와 소금의 농도에 의해 영향을 받지만 가슴육 단백질이 젤 형성에 더 좋은 것으로 평가되고 있다.

1.3 보수력

보수력이란 고기를 가공하기 위해 세절, 혼합, 가열 등 물리적으로 처리하였을 때 수분을 유지하려는 성질을 말한다. 고기에서 수분은 결합수, 고정수, 자유수로 나눌 수 있다. 결합수는 아미노산에 단단히 결합하여 일반적인 가공작업 중에도 이탈되지 않는 물이다. 반면 자유수는 쉽게 이탈되어 보수력을 저하시킨다. 가금육의 수분흡수와 유지력은 소금의 농도, pH, 고기부위, 가열여부에 따라 다르다.

소금을 첨가하면 육혼합물의 보수력이 증대된다. 가슴육은 다리육보다 더 많은 염용액을 흡수하고, 가열 중에도 가슴육이 많은 염용액을 유지하는 것으로 알려져 있다. 그림 10-2에서 보는 바와 같이 칠면조 육혼합물의 소금 농도별 보수력의 변화를 보면 약 0.5M까지는 부위별 차이 없이 서서히 증가하다가 0.5M에서 0.6M 사이에서 급증하고 있고, 가슴육이 다리육보다 더 급증하였음을 알 수 있다. 이와 같이 고기에서 0.6M 이상의 소금을 첨가하면 보수력이 급격히 증가한다.

고기의 pH와 염의 종류와 농도에 따라 보수력에 영향을 미친다. 가금육의 등전점은 pH 5.1~5.2로 동전하로 인한 근육 간 공간이 줄어들고 물이 결합할 전하량이 감소하기 때문에 이 영역에서 보수력이 가장 낮게 된다. 그런데 고기에 소금이나 인산염을 첨가하면 보수력은 증가된다. 첨가한 소금이 고기 속에서 Na^+와 Cl^- 이온으로 변하게 되면 Na^+ 이온은 근원섬유단백질 사이의 공간을 넓혀 주기 때문에 더 많은 수분을 유지할 수가 있다. 뿐만 아니라 약 2% 전후의 소금을 첨가하면 고기의 등전

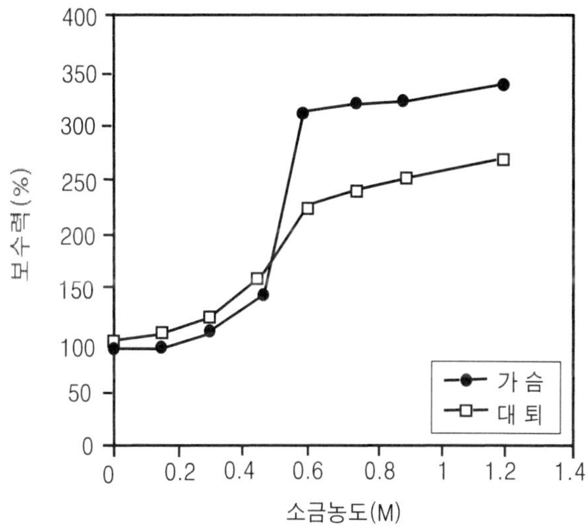

그림 10-2. 칠면조 육혼합물(pH 6.0)의 소금농도별 보수력 변화
(Richardson, 1987)

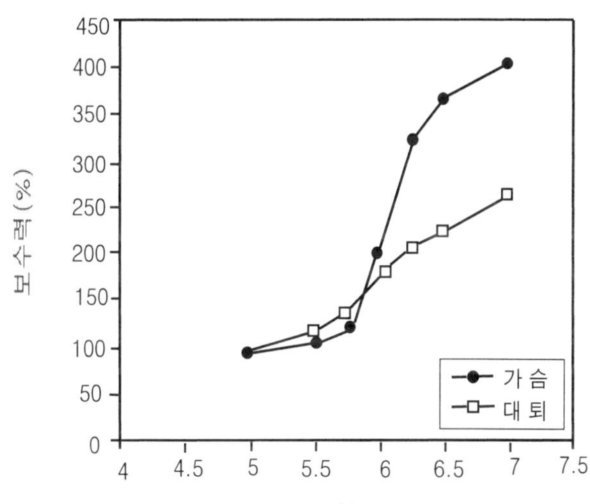

그림 10-3. 칠면조 육혼합물(소금 0.5M)의 pH에 따른 보수력의 변화
(Richardson, 1987)

점을 산성영역인 pH 4.2～4.5로 이동되어 동일한 pH일지라도 보수력이 증가하게 된다. 그림 10-3에서는 0.5M이 함유된 칠면조 육혼합물에 각각 pH를 달리하였을 때 보수성을 나타내고 있다. pH가 5에서 7로 증가할수록 보수력은 증가하고 있으며, pH 6에서 7 사이에서 보수력이 더 많이 증가하고 있다. 특히 가슴육이 다리육에 비해 급증하고 있다.

소금 이외에 알칼리성 인산염도 가공공정 중 첨가하게 되면 육혼합물의 보수력을 증가시킨다. 인산염은 음전하를 가지고 있어 고기 속에 용해되어 다량의 동전하를 형성하여 전기적 반발력이 일어나 actomyosin 결합이 해리되고 조직이 부풀어 오르는 현상이 일어나서 보수력이 증가되며, 결국 단백질 용해성까지도 증가하게 된다.

1.4 유화력

유화력이란 고기를 세절하였을 때 소금에 의해 용해된 근원섬유단백질이 매트릭스를 형성하여 세절된 지방구를 감싸서 물과 함께 친화되어 안정된 상태를 형성하는 것을 말한다. 유화시킨 고기혼합물이 가열에 의해 고착화되어 일정한 형태와 독특한 조직감을 형성한다. 칠면조나 닭고기를 이용하여 유화형소시지를 제조하기 위해 필요한 중요한 공정이다.

유화를 잘 형성시키기 위해 양질의 근원섬유단백질과 적당한 물, 융점이 높은 지방이 필요하고 유화형성 기간 중에 낮은 온도를 유지시키는 것이 중요하다. 가금육 유화형소시지를 제조하기 위해 원료육으로 주로 기계분리육을 많이 사용하므로 상대적으로 양질의 근원섬유단백질량이 부족하다. 기계분리계육의 단백질 함량은 표피가 함유하면 11∼12%, 표피가 없을 경우 14∼16%이다. 보수력을 유지하고 염용성단백질의 기능을 잘 발휘하기 위해 보통 16%의 단백질이 필요하다고 한다. 그러므로 100% 분리육 외에 일부 돼지고기를 혼합하여 사용하기도 한다.

표 10-4. 유화형 혼합물에 지방 종류별로 융해되는 온도범위

가 축	지방부위	융점(℃)	최종 혼합온도(℃)
가금육	복강지방	27∼43	11∼13
돼 지	등지방	30∼40	14∼17
돼 지	살코기내 지방	43∼48	
쇠고기	피하지방	32∼43	20∼23
쇠고기	신장지방	40∼50	
양고기	피하지방	32∼46	20∼23
양고기	신장지방	43∼51	

자료: Smith(2010)

유화가 잘 형성되려면 지방구도 안정되어야 한다. 유화과정은 고속의 칼날로 고기와 지방을 세절시키기 때문에 열이 발생하여 육혼합물의 온도가 필연적으로 증가하게 된다. 만약 유화과정에서 온도가 높으면 지방구는 용해되어 유화가 깨어지게 된다. 표 10-4에서 보는 바와 같이 가금육의 융점은 27～43℃로 최종 혼합 시 11～13℃로 유지해야 하나 돼지등지방의 융점 30～40℃에서 최종 혼합온도 14～17℃보다 온도관리에 불리하다. 이와 같은 이유는 가금육의 지방은 상대적으로 불포화지방산이 많이 함유되어 융점이 낮기 때문이다. 그러므로 가금육 지방을 이용한 소시지는 적육 지방을 이용한 소시지에 비해 품질 면에서 불리한 여건에 있다. 육가공 산업체에서 가금육 유화소시지용 지방으로 돼지기름을 일부 대체하여 쓰고 있기도 하다.

유화력은 이외 복합적인 요인에 의해 영향을 받는다. 가금육 부위별로 보면 가슴육보다 다리육의 유화력이 높다. 강직 전 고기가 강직 후 고기보다 유화력이 높다.

2. 육가공품의 제조방법

가금육을 이용하여 육가공 제품을 제조하고자 할 때 가금육이 지니는 특성을 이해하고 대처하여야 한다. 가금육은 소나 돼지고기에 비하여 조직이 연하고 지방이 적다는 사실을 고려해야 한다. 첨가제를 선택할 때도 가금육은 고유한 육향기가 거의 없기 때문에 양념에 따라 영향을 많이 받는다. 특히 닭고기는 백색육이기 때문에 색깔 있는 향신료를 사용할 때 주의가 요망된다. 예를 들어 닭고기에 검정후추를 첨가하면 표면에 오염물질이 묻은 것으로 오해하기 쉽다.

우리나라에서 닭고기를 원료로 제조되는 가공제품은 대부분 조리수준에 머물고 있어 상품성이 부족한 실정이다. 서구에서는 다양한 즉석식품 형태로 제조하거나 염지를 실시하여 고전적인 육제품을 만들기도 한다. 기존 육제품의 제조 원리로 이용되는 소시지나 햄류, 훈제닭 등은 염지와 훈연작업을 거쳐 제조된다.

2.1 영계백숙 또는 삼계탕

잘 알려져 있다시피 영계백숙과 삼계탕은 닭고기를 이용한 우리나라의 대표적인 전통식품이다. 최근 삼계탕을 레토르트 파우치(retort pouch)에 넣어 멸균시켜 외국으로 수출하기도 한다. 조리방법을 보면 통닭의 체공부(體空部) 안으로 쌀 1/2컵과 마늘 5개를 넣고 봉합한 다음 적당량의 물을 냄비에 넣고 대추 6개, 깐 밤 6개, 생강 덩어리 1개, 마늘 5개를 함께 첨가하여 1시간 동안 가열한다. 이어서 소금, 검정후추, 양파, MSG(monosodium glutamate) 등을 소량 넣어 간과 맛을 조절하여 완성시킨다.

삼계탕은 인삼을 따로 물에 장시간 삶아서 추출한 인삼국물과 함께 영계백숙을 제조하면 된다.

2.2 춘천닭갈비

1961년 강원도 춘천에서 시작되었다는 기록이 있는 춘천닭갈비는 오늘날에 와서는 춘천 뿐 아니라 우리나라의 대표적인 향토식품이 되었다. 당시 경제적으로 어려운 시절이었기 때문에 양념 돼지고기 대신 산란 노계육에 양념을 발라 숯불에 구워내기 시작하였지만 오늘날에는 산란 노계육에서 육계로 바뀌고 뼈를 포함한 닭고기에서 뼈가 없는 닭고기로, 숯불구이보다는 철판구이로 가열방식이 일반화 되어 있다.

춘천닭갈비는 양념장의 조성에 따라 단맛, 매운맛, 카레맛으로 분류할 수 있다. 표 10-5에서 보는 바와 같이 양념장이 춘천닭갈비의 맛을 좌우하는데 가장 중요한 요소이다. 예전에는 질긴 노계육을 부드럽게 하기 위한 양념 재우기 방법이 필요하였지만, 오늘날에는 국산 육계나 수입 냉동육을 원료육으로 사용하기 때문에 직접 양념과 혼합하여 가열한다. 냉동육을 사용할 경우 사전에 나쁜 냄새를 제거하기 위해 단시간에 찬물에 담구어 두기도 한다.

제조방법을 살펴보면 발골한 닭고기를 큰 조각형태로 포를 떠서 양념장에 절여 하룻밤을 숙성시켜 양념을 배이게 한다. 열판 위에 식용유와 준비한 야채류와 양념절인

표 10-5. 춘천닭갈비의 원료

원료육의 종류	가열방식	양 념		야채류
		기본양념	사용빈도가 높은 양념	
산란노계 가슴살과 다리살 뼈 유무 냉장육과 냉동육 수입산과 국산닭 내장(창자)	철판구이 숯불구이	고추장 간장 설탕 (백설탕, 흑설탕) 미림(맛술, 청주) 고춧가루 소금 물엿 다진마늘	흑후추가루, MSG, 카레, 양파즙, 배즙, 사과즙, 꿀, 콜라, 다진생강, 복합조미료(다시다), 올리고당, 들깨가루, 매실액, 참기름, 식용유, 깨소금, 닭고기맛 분말	고구마 양배추 깻잎 당근 떡볶이 떡 풋고추 붉은 고추 대파 양파(감자)

닭고기를 넣고 추가 양념을 넣는다. 한입에 먹을 만큼 크기로 닭고기를 토막 낸다. 가열작업이 진행되면서 떡, 야채, 고기 순으로 익어가는 과정을 보면서 먹으면 된다. 춘천닭갈비는 닭고기와 양념에 대한 원료 표준화와 제조관리 지침이 없고 저장성이 짧아서 향후 개선해야 할 사항이 많은 식품이기도 하다.

2.3 바비큐(barbecued chicken)

닭고기를 이용한 바비큐 제조는 양념(sauces)을 어떻게 하느냐에 따라 다양한 제품을 제조할 수 있다. 혼합양념 용액에 닭고기를 넣고 가열하기도 하고, 염지육이나 생 닭고기 표면에 발라가면서 오븐이나 그릴에서 서서히 굽기도 한다. 보통 통닭 2～4마리를 구우려면 약 5컵 정도의 소스이면 충분하고 오븐의 온도는 149～163℃가 적당하다. 일반적인 배합을 예를 들면 다음과 같다. 양파소금 1, 분말겨자 1, 백후추 3/4, 타바스코(tabasco) 1 티스푼과 토마토 페이스트 2, 물 1, 식초 1, 샐러드기름 1/3컵과 우스터소스(Worcestershire sauce) 142g을 함께 혼합하여 가열시켜 녹인다.

2.4 로스트(roast)와 롤(roll)

로스트나 롤은 닭이나 칠면조의 가슴육, 다리 또는 통닭을 가지고 양념을 한 후 재성형하여 만든 제품이다. 따라서 추출한 육단백질을 이용한 결착력을 증진시켜 재성형하는 작업이 무엇보다 중요하다. 육괴 간 결착력을 증진시키기 위해 신선한 원료육을 사용하여 외부에 충격을 가하여 표면적을 넓게 하여야 하고, 육속에 있는 염용성 단백질이 표면에 많이 추출되어야 하며 고기 덩어리 간 외부의 강한 압력으로 틀을 형성한 다음 열을 가하여야 한다. 결착력을 증진시키기 위해 가장 많이 사용하는 첨가제는 소금과 중합 인산염이다.

닭고기 재조합육에 중합 인산염의 효과를 검토한 결과 0.25에서 0.5%로 증가함에 따라 재조직육의 pH 및 염용성단백질의 추출성이 증가하고 인산염 0.5% 이상에서도 생산수율과 결착성이 증가하였다고 하였다(표 10-6). 이와 같이 재조합육에는 인산염이 매우 중요한 역할을 하는데 법적으로는 0.5% 이하로 규정하고 있으나 통상 0.2～0.3% 정도 사용하고 있다.

로스트 제조방법을 보면 가금육의 표피를 벗기고 소금과 인산염이 포함된 염지 용액을 마리당 3～70% 범위에서 주입한다. 조성 예를 보면 고기 100kg에 물 10kg, 소금 1.0kg, 중합 인산염 0.25kg의 비율이 좋다. 이어서 염용성단백질이 추출되도록 마사지 작업을 실시한다. 진공 마사지(massage)를 15분간 실시하고 30분간 정지시킨 다음 다시 15분간 정도 실시하는 것이 좋다. 여러 육덩어리를 합쳐 일정한 모양으로

표 10-6. 닭고기 재조합육에서 인산염의 효과

항 목	인산염 첨가수준(%)			
	0	0.25	0.5	1.0
pH	5.8	6.0	6.1	6.3
추출단백질(mg/cm²)	14.3	28.9	37.9	40.1
염용성단백질(%)	5.2	8.0	11.6	12.5
결착력	2.43	2.49	2.64	2.70
수 율	86	88	94	96

자료 : 최(1992)

성형시키는 데는 여러 가지 방법이 있으나 서너 개의 육괴를 케이싱에 넣고 진공기계로 압착하여 묶는다. 성형된 것을 오븐에 넣고 굽는데 육 중심 온도가 최소 71.2℃ 이상 되도록 가열처리 한다. 이어 냉각시키고 케이싱을 벗긴 다음 과도한 액즙이나 젤라틴을 제거한다. 상품성을 위해 열 수축 포장지로 진공포장을 실시한다.

일반적으로 로스트는 유화물이 함유되지 않고 칠면조 가슴육 만으로 많이 제조되지만, 이에 비해 롤은 칠면조육에 유화제, 증량제, 양념류가 첨가하여 제조되기 때문에 가격과 품질 면에서 로스트보다 낮은 편이다. 사전 가열한 칠면조 롤의 조성예를 보면 가슴육 65kg, 잡육 25kg, 표피 10kg, 물 12kg, 소금 1.5kg, 포도당 1.5kg, 중합 인산염 0.5kg이다. 가슴육을 어느 정도 세절하고 일부 소금, 인산염, 물로 혼합한다. 표피와 잡육, 포도당, 일부 인산염, 소금, 얼음물로 유화물을 제조한 다음 가슴육과 혼합한다. 혼합물을 섬유상 케이싱에 충전하고 로스트와 동일하게 작업을 실시한다. 때로는 적색육과 백색육을 조합하여 제조하기도 한다.

2.5 칠면조햄

칠면조햄은 매우 일반화된 델리카트(delicatessen) 육제품으로 전통적인 돼지고기 햄보다 지방함량이 적다. 미국에서 칠면조햄은 표피가 있거나 없어도 상관없지만 뼈가 없어야 하며, 대퇴부(thigh)로 만들어야 한다고 규정하고 있다. 기본 배합조성을 보면 칠면조 암색육 100kg, 물 12kg, 소금 1.2kg, 중합 인산염 0.5kg, 아질산 나트륨(sodium nitrite) 156ppm, 아스코브산 나트륨(sodium ascorbate) 0.05kg으로 한다. 물에 염지제와 각종 양념류를 녹여 육 내로 주입하고 텀블링 작업을 실시한다.

만약 진공이 아닌 텀블러로 사용하면 조금 더 오랜 시간 동안 작업을 실시한다. 표 10-7에서와 같이 염지육을 텀블링시키면 염지액을 주입한 후 5℃에서 18시간 염지한 대조구에 비해 수율, 단백질 용해성, 보수력이 높고 전단력이 낮았다. 따라서 텀블링을 실시함으로써 염지가 촉진되고 가공제품의 품질이 증진되는 것으로 보고되고 있다.

텀블링 시간은 다리조각에서 점착성 물질이 나올 때까지 실시하여야 하지만 너무 오래 실시하면 묽은 용액으로 변해 좋지 않다. 염지가 완료되어 염용성단백질이 표면에서 충분히 추출되었을 때 다리육을 섬유상 케이싱에 압력을 가하여 충전한다. 훈연을 하거나 혹은 하지 않을 수도 있다. 가열처리는 육 중심온도가 68℃에 도달될 때까지 실시한다. 가열온도가 높을수록 저장수명은 연장되지만 수율이 낮아진다. 훈연과 가열작업이 끝나면 가능한 빨리 육 중심온도가 4.2℃ 이하가 되도록 냉각시킨 다음 케이싱을 제거하고 제품을 포장한다.

표 10-7. 칠면조햄을 텀블링시켰을 때 제품의 품질 비교

처리구	수율(%)	단백질 용해성 (mg/mL)	보수력(%)	전단력(kg)
대조구	115	51	90	15
텀블링 처리구	125	52	94	13

자료 : 김 등 (1994)

표 10-8. 염지방법과 복합인산염(0.5%) 첨가가 닭고기 햄의 결착력에 미치는 효과

처리구	결착력(kg)	
	가슴육	다리육
텀블링구		
무첨가구	4.9	4.8
복합인산염	6.4	4.9
염지액 침지구		
무첨가구	1.8	2.2
복합인산염	5.2	2.3

자료 : 유 등 (1988)

닭고기는 칠면조보다 육량이 적어 상대적으로 햄 제조용으로 많이 사용되지 않는다. 유 등(1988)이 보고한 닭고기햄 제조방법을 보면 골발한 가슴육과 다리육 덩어리를 혼합 염지제(prague powder : salt 93.1%, Na-nitrite 5.9%, Na-carbonate 1% 혼합물) 1.5%, 식염 7%, 설탕 2%, 햄 제조용 향신료(California ham spice, Griffith Co.) 2%를 원료육의 50%에 해당하는 물에 녹여서 제조한 염지액에 담그어 2℃에서 10시간 동안 염지시킨 후 텀블러로 옮겨 15℃에서 2시간 동안 진공상태로 5 rpm에서 텀블링을 실시하였다. 염지 완료된 혼합육은 섬유상 케이싱(지름 8cm)에 충진한 후 80℃에서 40분간 열탕에서 가열하고 이어서 흐르는 물에 냉각시켜 완성시킨다. 표 10-8에서 보는 바와 같이 인산염 0.5% 첨가구와 2℃에서 42시간 염지한 구와의 결착력을 비교한 결과 0.5% 인산염을 첨가하고 텀블러로 처리할수록 결착력이 좋아지고 수율, 조직감, 색깔이 개선되었다고 하였다.

2.6 유화형소시지

가금육을 이용한 유화형소시지를 제조하기 위해 닭과 칠면조의 다리육, 오리고기 따위를 정육과 혼합하여 이용하지만, 최근에는 100% 발골 가금육을 이용하기도 한다. 가금육은 조직이 부드럽고 지방의 융점이 낮기 때문에 유화를 형성시킬 때 이와 같은 특성을 고려하여야 한다. 계육소시지의 배합조성을 보면 표피 13.6kg, 기계분리계육 26.3kg, 인산염 0.12kg, 얼음물 12.3kg, 소금 1.04kg, 무지방 분유 2.04kg, 복합향신료 0.28kg, 닭지방 5.44kg, 에리토브산 나트륨(sodium erythorbate) 0.02kg으로 한다. 냉장시킨 표피를 플레이트 직경 0.6cm에 통과시킨 다음 다시 0.3cm에 통과시킨다.

사일런트 카터(silent cutter)에 1～2℃된 기계분리계육을 넣고 인산염, 얼음물 1/4을 넣고 혼합 세절한다. 이어서 소금, 분유, 복합 향신료, 나머지 얼음물을 넣고 7℃에서 세절한다. 이어서 지방을 넣고 일정시간 유화시킨 다음 마지막으로 물에 녹인 에리토브산 나트륨을 넣고 약 1분간 혼합한다. 유화물을 케이싱에 충전한 후 훈연하거나 외부온도 82℃에서 육 중심온도가 72℃로 도달될 때까지 가열처리를 한다. 가열이 끝난 다음 냉각수로 샤워시키고 케이싱을 벗겨 마지막 진공포장을 실시한다.

우리나라에서도 인삼과 식물성 지방을 첨가한 저지방 계육소시지가 소개된 바 있다. 제조공정을 보면 분쇄시킨 닭의 가슴육과 다리육을 50 : 50으로 준비한 후 원료육을 소금, 흑설탕, 인산염, 아질산염과 함께 사일런트 카터에서 1차 혼합한다. 표 10-9와 같이 양념류, 인삼분말, 변성 감자전분, 훈연액, 원료지방을 넣고 2차 혼합한다. 완료된 혼합물을 셀룰로스(cellulose) 케이싱에 충전하여 심부 온도가 68℃가 될 때까지 가열시킨 다음 냉각시킨다. 여기에 첨가하는 지방은 돼지지방과 함께 일부 들깨기름과 고추씨기름을 넣어 최종 지방함량 10%를 목표로 하여 제조한다. 이 소시지는 지방함량이 감소함에 따라 칼로리 함량도 낮아져 시중 판매 소지지에 비해 50% 가량 감소했고, 식이섬유 함량도 매우 높았다고 하였다(박 등, 1992).

칠면조소시지의 가공방법도 계육소시지와 비슷하다. 향신료를 국가와 사람들의 기호도에 따라 다양하게 첨가한다. 기본적인 배합조성을 보면 다리육 100kg, 돼지지방 20kg, 가열한 칠면조 표피 10kg, 얼음물 40kg, 전분 또는 식물성 단백질 6kg, 소금 3kg, 복합 향신료 2kg로 구성된다. 먼저 고기와 지방을 5 mm의 플레이트에 갈고 표피도 2～3 mm 플레이트에 간다. 이것을 사일런트 카터에 넣고 얼음물 1/2과 향신료를 넣고 세절시킨다. 다음에 증량제와 나머지 얼음물을 넣고 원하는 조직감이 될 때까지 세절한다. 유화시킨 혼합물을 충전한 후에 훈연과 가열처리하여 완성시킨다. 칠면조소시지에는 지방산패가 일어나기 쉽기 때문에 아스코브산 나트륨 500 ppm을 첨가해야 한다.

표 10-9. 식물성 지방을 첨가한 저지방 인삼 계육소시지의 배합예

성　　분	함 량(%)
소 금	2
흑설탕	0.7
인산염	0.3
아질산염	100 ppm
마늘분말	0.02
후 추	0.3
육두구	0.05
백후추	0.5
훈연액	0.1
인삼분말	2.5
변성 감자전분	2
얼음물	40
정육(가슴육 : 다리육, 1 : 1) 지방(돈지, 들깨기름, 고추씨기름)	최종 지방함량 10%

자료 : 박 등(1992)

2.7 훈제가금육

훈제가금육은 훈제 닭고기와 훈제 칠면조고기가 있다. 미국에서는 전통적으로 추수감사절, 크리스마스 연휴철에 훈제 칠면조를 많이 먹는다. 원료로 칠면조육 통째로 쓰거나 가슴 및 다리를 분할하여 이용한다. 원료육을 아질산염, 소금, 인산염, 양념류로 만든 염지액(brine)에 담그거나 다발침으로 육 내부에 직접 주입한다. 너무 다발침이 많은 것을 사용할 경우 표피조직이 파괴되고 가열시 수분증발이 심하기 때문에 수율과 조직감이 나빠진다. 염지육을 약 20분간 텀블링한 다음 섬유소 케이싱에 넣어 훈연, 가열을 실시한다.

훈연방식으로 대부분 훈연재를 연소시켜 얻은 공기훈연 방식을 이용하지만, 훈연액의 주입이나 분무를 실시하기도 한다. 훈연이 완료된 후 육 내부온도가 최소 68℃까지 도달할 때까지 가열한다. 훈연조건은 훈연기의 기계프로그램에 따라 실시된다. 각 훈연단계마다 온도와 습도를 조절하며 훈연기 내에 밀도를 조절하기 위해서 배출구에 여닫이장치(damper)를 개폐한다(표 10-10).

Mast(1978)는 훈제가금육을 생산하기 위해서 다음과 같은 조건이 필요하다고 하였다.

① 원료육으로 가능한 고급 품질의 가금육을 사용할 것
② 소금, 설탕, 염지제, 향신료 등과 같은 첨가량을 잘 조절할 것
③ 액염 시 온도는 4.5℃ 이하에서 실시할 것
④ 액염이 끝난 후에 고깃덩이를 물로 잠시 씻을 것

표 10-10. 미국에서 흔히 이용되는 칠면조 훈제육의 훈연공정

작동시간	건 구	습 구	상대습도(%)	여닫이장치	훈연발생
	℃(°F)	℃(°F)			
1	54.4(130)	17.8(0)	-	개	멈 춤
2	60.0(140)	17.8(0)	-	폐	작 동
2	68.3(155)	51.7(125)	41	폐	작 동
1	76.6(170)	60.0(140)	43	폐	작 동*
2	85.0(185)	68.3(155)	46	폐	멈 춤

* 색깔상태에 따라 조절.

자료 : Cordray와 Huffman (1986)

⑤ 훈연하기 전에 제품의 표면을 건조시킬 것
⑥ 즉석에서 먹을 수 있도록 내부온도가 68.5℃까지 가열할 것
⑦ 완성된 제품은 냉장유통 시키거나 -18℃에서 보관할 것

2.8 너깃(nugget)과 패티(patty)

너깃이나 패티류는 가슴육, 다리육, 잡육, 기계분리육 등 여러 고기에 소금과 인산염을 넣어 혼합한 후 성형하여 제조한다. 가금육 패티나 너깃에는 지방함량이 적은 편이며 보통 10% 이상의 표피가 포함된다. 지방함량이 너무 적으면 조직감이 뻣뻣하게 되므로 적당량 넣어야 한다. 원료육으로 기계분리계육을 통상 15% 이하만 사용한다. 따라서 최종 제품의 품질 수준 여부는 표피와 기계분리육 함량이 많고 적음에 달려 있다. 제조방법을 보면 표피를 제거한 가슴육이나 다리육을 그라인더의 플레이트를 통과시키는데 직경 2～3 mm보다 20 mm에서 세절하는 것이 육조직감이 부분적으로 살기 때문에 더 고급제품을 만들 수 있다.

혼합기에서 세절육에 표피 유화물, 기계분리육, 소금 0.75%, 중합 인산염 0.25%를 넣고 염용성단백질이 충분히 추출되도록 약 5분간 혼합한다. 혼화시간에 가능한 온도를 낮추기 위해 얼음물을 넣거나 산업적으로는 드라이아이스(CO_2 snow)를 이용하기도 한다. 혼합작업이 완료되면 형태와 크기가 다양한 틀 속에 넣어 성형한다. 성형 후 직접 냉동시키기도 하고, 밀가루 반죽에 입히거나 빵가루에 묻혀서 기름에 튀긴 다음 냉동시킨다.

2.9 파스트라미(pastrami)

원래 파스트라미는 쇠고기와 같은 적색육으로 만드는 가공제품인데 닭이나 칠면조의 다리육으로 제조하기도 한다. 주로 칠면조 다리에 물, 소금, 인산염, sodium nitrite, 에리토브산 나트륨, 향신료 등이 함유된 염지용액을 기계식 또는 수동식으로 주입시킨다. 염지액을 주입한 육조각들을 표피 유화물과 기계분리계육과 함께 다시 텀블러에 넣고 회전시킨다.

텀블링 후에 섬유상 케이싱에 넣고 가열과 훈연을 실시하여 내부온도가 74℃가 될 때까지 가열한다. 파스트라미의 특징은 가열 후에 육 표면에 거칠게 갈은 후춧가루나 기타 향신료를 뿌린다. 향신료 중에 후춧가루를 90% 이상 사용한다. 미생물 오염방지를 위하여 향신료를 멸균처리 하는 것이 좋다. 완성된 제품을 진공포장하여 유통시킨다.

2.10 야끼도리(燒鳥, yakitori)

일본에서 일반화된 구운 닭고치 요리이다. 원래 참새고기를 주 원료육으로 사용하였다고 한다. 닭고기를 직경 약 1.5cm 크기의 사각형 육면체로 썰어 중앙에 대나무 젓가락으로 여러 개 끼워 1차로 굽는다. 이어서 중간에 양념을 묻혀 단시간에 다시 구워서 완성시킨다.

2.11 피복튀김제품(enrobed products)

물, 전분류, 양념 등을 섞은 끈적한 용액에 가금류를 담그어 피복한 다음 튀기는 battering이 있고, 여기에 빵가루를 더 바르거나 전분류와 양념류를 섞은 건조분말을 제품 표면에 바르는 breading이 있다. 튀기기 전에 피복하는 목적은 가열 중에 내부의 수분증발을 막아 조직감을 좋게 하고, 수율이 증진되며 제조원가도 줄어드는 효과가 있다(표 10-11). 피복할 가금류는 닭고기 다리나 조각, 세절하여 새로운 형태로 만든 패티, 너깃, 스테이크, 막대형 등 여러 형태가 있다. 피복제품의 품질은 최종 제품의 외관, 색깔, 파삭한 정도, 향기, 다즙성, 영양가, 피복물질의 점착성, 미생물에 대한 위생 등이 포함된다.

피복물질의 구성은 크게 전분류, 단백질, 지방, 물, 향신료로 분류할 수 있다. 이들 물질은 각자 고유의 성질이 있기 때문에 서로 조합하면 특이한 성질을 나타낸다. 전분류는 batter용과 bread용 혼합물에 70～80%를 사용한다. 많이 이용되는 전분을 보면 밀가루, 옥수수 가루, 녹말류, 셀룰로스(cellulose)나 gum과 같은 변형시킨 유도체, 가수분해 시킨 것 등이 있다. 전분류는 단백질과 작용하여 안정성을 증진시키고, 지방과 작용하여 점도나 유화력을 증진시키는 역할을 한다. Bread용 전분의 입자 크기에 따라 외양이나 조직감에 영향을 준다. 크기가 미세하면 batter에 기름이나 액체 흡수량이 증가하고, 반면 입자 크기가 크면 점착력이 떨어진다. 보통 미국에서 breading용 입자 크기로 U.S. No. 20-60 screens을 이용한다. 건조 분말로 닭고기 표피와 피복물질과 잘 붙도록 하는 데 이용되는 단백질원을 이용한다. 피복분말에 첨가하는 단백질에 따라 잘 붙는 것도 있지만 오히려 방해하는 원료도 있다.

표 10-12에서와 같이 젤라틴이나 난백단백질은 피복 분리율이 낮아 훌륭한 단백질원으로 평가된다. 피복 재료에 이용되는 단백질로는 분유, 유단백질, 계란알부민, 곡류 단백질, 열매단백질, 단세포단백질 등이 있다. 원료별 특징을 보면 탈지분유는 물의 흡수력이 좋고 점도를 증진시키며 최종 제품의 조직감 향상, 저장중 수분감량의 지연 및 색깔과 향기를 좋게 하는 역할을 한다. 대두단백질은 유화물을 안정시키고 수분 및 지방의 흡수성을 증진시킨다. 단세포단백질은 메싸이오닌(methionine)과 같

표 10-11. 피복제품을 155℃에서 50분간 구웠을 때 수율의 비교

부 위	가열감량(%)	
	무피복구	피복구
가슴육	35.7	29.5
대퇴부	26.5	21.0
북 채	26.0	18.0

자료 : Suderman (1979)

표 10-12. 단백질별로 첨가하여 제조된 분말 피복제를 닭고기 다리육에 입혔을 때 제품의 피복 분리율(%)

첨가한 단백질원	피복 분리율(%)
무첨가구	16.2
유 청	23.5
대 두	20.2
탈지분유	16.9
난 백	10.6
젤라틴	7.1

자료 : Suderman (1979)

은 함황아미노산이 적다는 영양적 문제점은 있지만 내부 제품과 점착성을 증진시키는 역할을 한다.

지방이나 유화시킨 오일류는 향기나 기호성을 증진시키고 지용성 비타민의 운반체 역할을 하며, 먹은 후 포만감을 느끼게 한다. Mono- 또는 diglyceride나 레시틴(lecithin)은 유화제 역할을 하며, 제품 표면에 윤기가 나게 함으로써 신선한 느낌을 준다. 물은 피복물질을 녹이거나(battering) 제품 표면에 건조분말 피복제가 잘 붙도록(breading) 도와주는 역할을 한다. 특히 battering에서 물의 함량비에 따라 점도와 점착성이 달라진다. 널리 이용되는 향신료로 설탕, 소금, 후추, 파프리카(paprika) 등이 있다. 설탕은 제품의 일반 향기나 카라멜화 된 향기를 부여하고 당과 결합하여 마이야르 반응(Maillard reaction)을 일으켜 색깔 증진에 결정적인 역할을 한다. 설탕을 많이 첨가할수록 더 짙은 갈색을 나타낸다. 소금은 맛과 향기를 증진시킨다.

기타 향신료들도 그들의 고유의 성질 외에도 부수적인 성질 때문에 사용하는 경우도 있다. 파프리카의 경우 분홍색을 띠는 양념인데 피복제로 써서 냉동 후 전자레인지에 가열하면 마이야르 반응에 의한 갈색이 거의 나타나지 않게 된다. 피복재료의 혼합은 제품의 특성에 맞게 여러 종류로 다양하게 이용되고 있다. 예를 들어 쇼트닝(shorting) 10~15%, 곡류분 8~35%, 옥수수 전분 가수분해물 15~30%, 변성 전분류 5~18%를 사용하면 외형과 조직감이 좋다고 한다. 물과 고형분과의 비율도 다양하게 하여 제품의 점착성이나 가열수율, 조직감을 조절하도록 한다.

가열작업은 주로 끓는 기름 속에 넣어 일정시간 익히는 방식을 채택한다. 가열온도와 시간은 제품의 크기와 종류에 따라 다르다. 가열온도가 높을수록 가열수율이 떨어지고 가열시간도 단축해야 한다. 부위별로는 덩치가 큰 통닭이 더 높은 온도와 시간이 필요하지만 날개부위는 단시간에 가열해야 한다(표 10-13). 대체로 큰 조각의 닭고기인 경우 174℃~176℃에서 8~15분, 작은 조각인 경우 184~185℃에서 7~10분 정도가 좋다. 상온에서 가열할 때는 조금 더 시간을 연장한다. 가열완료 후 일정시간 기름빼기 작업을 실시한다. 튀겨서 표면이 노랗게 된 다음 스팀에 찌면 부드러운 조직이 된다. 지방을 제거하기 위해서 노랗게 된 튀긴 고기를 오븐(oven)에 다시 구어 지방을 녹여 제거하기도 한다.

2.12 기타 추가가공품

조리수준 정도의 기술이 요구되는 제품이거나 또는 기존 육가공 제품의 가공원리와 같지만 원료육이 가금육이면서 배합조성이 다른 제품들이 많다.

① 조리하지 않은 분할육: 뼈와 껍질이 있거나 없는 분할육, 가슴육, 쪼갠 가슴육,

표 10-13. 닭고기 피복제품의 가열온도에 따른 수율과 적정 가열시간

부 위	수 율(%)			튀김시간(분)		
	163℃	174℃	185℃	163℃	174℃	185℃
가슴육	94	89	86	10.7	10	8.4
북 채	86	83	81	10	9.5	8
대퇴부	95	91	85	9.5	8.4	7.5
날 개	99.5	98	97	5.2	4	3.2

자료: Yang과 Chen (1979)

절반짜리 가슴육, 북채, 넓적다리, 날개 끝 등을 냉장 또는 냉동시켜 유통되며, 가정에서 조리해야 하는 제품이다.

② 사전 양념식품: 양념 닭갈비, 사낭, 염통, 닭발, 마리네이드 식품, 양념 혼합 세절육, 닭고기 피자 등을 말하며, 냉장 또는 냉동 유통되며 가정에서 가열하거나 데워서 먹는다.

③ 사전조리 즉석식품: Chicken rotisserie, hot wings, wow wings, 닭고기 샐러드, 반쪽다리나 가슴육을 구운 닭고기 등이 있으며 술집, 운동장, 포장마차에서 판매되는 제품이다.

④ 통조림류: 통닭, 발골육, 양념을 다져 넣거나 국수를 같이 첨가한 가금육, 스프(soup) 형태로 된 것 등이 있다.

⑤ 레토르트 제품: 삼계탕, 백숙, 닭죽 등 우리나라에서 개발하여 외국에 수출하는 제품이다.

⑥ 건조제품: 다른 식품을 조리하는 데 쓰이는 수프, 스튜(stew) 등으로서, 주로 동결건조하여 생산한다.

⑦ 델리카트 제품: Chicken kiev, corrdon bleu 등을 들 수 있으며, 전통적으로 고급 레스토랑에서 숙련된 조리사에 의해 많은 노동력을 들여 만드는 제품으로, 최근에는 공장에서 제조하여 서구 대형 슈퍼마켓에서 냉장 또는 냉동상태로 시판되고 있다.

참고문헌

1. Gregory, N. G. and Wotton, S. B. 1987. Effect of electrical stunning on the electron-cephalogram in chickens. *Brit. Vet. J.* 143:175-183.
2. Hedrick, H. B., Aberle, E. D., Forrest, J. C., Judge, M. D., and Merkel, R. A. 1989. Principle of meat science. 3rd(ed.), Kendall/Hunt Publishing, Dubuque, IA, USA.
3. Hudson, B. J. F. 1994. New and developing sources of food proteins. Chapman & Hall, London, UK.
4. Mast, M. G. 1978. Curing and smoking poultry products. *World Poultry Sci. J.* 34:107-111.
5. Mead, G. C. 1989. Processing of poultry. Elsevier Science Publishers Ltd., London, UK.
6. Mountney, J. G. 1976. Poultry products technology. The AVI Publishing

Co. Inc., NY, USA.

7. Muhlisin, Dong Soo Kim, Yeong Rae Song, Young Jae Cho, Cheon-Jei Kim, Byoung-Ki An, Chang-Won Kang and Sung Ki Lee. 2013. Effect of cooking time and storage temperature on the quality of home-made retort pouch packed Chuncheon Dakgalbi. Korean *J. Food Sci. An.* 33:737-743.
8. Muhlisin, Sun Moon Kang, Won Hee Choi, Cheon-Jei Kim, Byoung Ki Ahn, Chang Won Kang and Sung Ki Lee. 2012. New approach to Chuncheon Dakgalbi processing by various chicken materials, seasoning and cooking methods. Korean *J. Food Sci. An.* 32:740-748.
9. Noh, Chin-hwa. 1993. Practical Korean cooking. Hollym Corporation. Korea. p. 17.
10. Parkhurst, C. R., and Mountney, G. J. 1988. Poultry meat and egg production. An AVI Book, Nostrand Reinhold Co. New York. USA.
11. Posati, L. P. 1979. Composition of foods. Poultry products: raw, processed, prepared. USDA Agriculture Handbook 8-5, Washington, DC, p. 330.
12. Richardson, R. I. and Jones, J. M. 1987. The effects of salt concentration and pH water-binding, water-holding and protein extractability of turkey meat. *Int. J. Food Sci. Technol.* 22:683-692.
13. Smith, D. M. 2010. Functional properties of muscle proteins in processed poultry products. In: Poultry meat processing. Owens, C. M., Alvarado, C. Z., and Sams, A. R. (eds.) 2nd(ed.), CRC Press, FL, USA.
14. Stadelman, W. J., Olson, V. M., Shemwell, G. A., and Pasch, S. 1988. Egg and poultry-meat processing. Ellis Horwood Ltd., Chichester, England.
15. Suderman, D. R. 1979. Factors affecting adhesion of coating to poultry skin. Ph. D. thesis, Kansas State University, KS, USA.
16. Taylor, M. H. and Helbacka, N. V. L. 1968. Field studies of bruised poultry. *Poultry Sci.* 47:1166-1169.
17. Vadehra, D. V., Bower, R., Rattrie, N., and Baker, R. C. 1972. Chemical composition and the nature of proteins in mechanically deboned meat waste. In: *Poultry Sci.* 51(5), Poultry Science Assoc. Inc., p. 1881.
18. Veerkamp, C. H. 1987. Stunning and killing broilers. Proceedings of the English European Symposium on Poultry Meat Quality, Budapest, p.121.
19. Wood, D. F. and Richards, J. F. 1975. Effect of pre-slaughter epinephrine injection on postmortem aspects of chicken broiler pectoralis muscle. *Poultry Sci.* 54:520-527.
20. Yang, C. S. and Chen, T. C. 1979. Yields of deep-fat fried chicken parts as affected by prepararion, frying conditions and shortening. *J. Food Sci.* 44:1074-1076.

21. 김천제, 이상훈, 임성천, 최병규. 1994. 텀블링 조건과 염지방법이 칠면조 Drumstick의 품질에 미치는 영향. I. 텀블러 시간과 염지방법이 칠면조육의 보수성 및 수율, 단백질 용해성에 미치는 영향. 한국축산식품학회지 14:33-36.

22. 박형일, 이무하, 유익종, 정명섭. 1992. 식물성 유지의 첨가가 인삼을 함유한 저지방 계육소시지의 품질에 미치는 영향. 한국축산학회지 34:370-376.

23. 성삼경, 권연주, 김대곤. 1993. 닭의 성장에 따른 연도요소의 특성변화. 한국축산학회지 35:535-540.

24. 성삼경, 이신호. 1989. 노계육의 preblend와 기계발골육의 특성 및 이용에 관한 연구. II. 기계발골 노계육 preblends의 기능적 특성과 그 유화물의 조직적 특성. 한국축산학회지 31:42-46.

25. 유익종, 송인상, 송계원. 1988. 염지방법과 염지육의 부위 및 인산염의 첨가가 닭고기햄의 품질에 미치는 영향. 한국축산학회지 30:178-185.

26. 이성기, 김용재, 김희주, 조규석, 강창기, 채영석. 1994a. 소금, pH, Sodium Tripolyphosphate 첨가가 기계발골계육(MDCM)의 가공적성에 미치는 영향. 한국축산식품학회지 14:229-234.

27. 이성기, 김희주, 강선문, 최원희, 무흘리신, 안병기, 김천제, 강창원. 2011. 6.30. 육용 브로일러, 산란종 병아리 및 백세미육으로 제조한 춘천 닭갈비의 품질 비교. 한국가금학회지 38:113-119.

28. 이성기, 김희주, 강창기, 채영석. 1995. 성장단계에 따른 적색 및 백색계육 염용성 단백질의 gel화 특성에 관한 연구. 한국축산학회지 37:87-97.

29. 이성기, 김희주, 김용재, 조규석, 김종원. 1994b. 부위별로 제조된 기계발골 계육의 가공적성에 관한 연구. 한국가금학회지 21:277-284.

30. 이성기, 김희주, 최원희, 강선문, 무흘리신, 조선재, 김천제. 2010. 12. 시판용 춘천닭갈비의 거래형태 및 품질조사. 동물자원연구 21:124-132.

31. 이성기, 정재경, 조규석, 채영석, 강창기, 김종원. 1994c. 수세용액과 Oleoresin 향신료첨가가 기계발골계육의 품질특성에 미치는 영향. 한국축산학회지 36:76-82.

32. 이성기, 최원희, 무흘리신, 강선문, 김천제, 안병기, 강창원. 2011. 토종닭과 육계로 만든 춘천닭갈비의 품질비교. 한국축산식품학회지 31:731-740.

33. 최양일. 1992. 인산염이 조리된 재조직 닭고기제품의 결착성 및 저장성에 미치는 영향. 한국축산학회지 34:307-312.

제 11 장

부산물의 가공

정상적인 도계공정을 실시하면 통닭 한 마리에서 약 70%는 식육자원으로 활용되고, 나머지 30%는 부산물이다. 본 공정에서 얻어지는 주요 가식부 외에 부수적으로 나오는 간, 염통, 모래주머니, 발, 목, 등뼈, 창자, 표피, 찌꺼기 등을 부산물이라고 한다. 부산물은 식육자원으로 수집되거나 가수분해시켜 식용이나 사료, 비료, 의약품 등의 용도로 활용된다. 때로는 국가에 따라 부가가치가 낮은 노계육이나 종계육, 이들로부터 제조된 기계분리육(mechanically separated chicken)도 포함시키기도 한다.

부산물은 단백질, 지방, 미네랄과 같은 영양소가 함유되어 있어서 가공처리를 잘하면 식품의 원료나 사료로 이용할 수 있고, 특수 기능성 물질의 원료로도 활용할 수 있다. 오늘날 닭고기가 종래의 통닭위주에서 분할육 위주로 판매형태가 전환되고 있기 때문에 더 많은 부산물이 생성되고 있다. 부산물을 적절히 처리하면 나머지 폐수 문제도 동시에 해결되는 장점이 있다.

표 11-1. 도계처리에 따른 부산물의 분류

가식부	브로일러	가식내장(심장, 간, 모래주머니), 목, 반, 복강지방, 표피, 기계회수육
	노계육, 종계육	고기, 지방, 육즙
	추출된 생체분자물	콘드로친 설페이트(condroitin sulfate), 하이루라닉산(hyaluronic acid), 젤라틴
비가식부	정제제품	가금사료, 가금지방
	비정제제품	혈액, 깃털 사료, 심장, 지방, 애완용 사료

부산물은 크게 가식부분과 비가식 부분으로 나눌 수 있다. 가식부는 발, 목, 등뼈, 기계분리육, 일부 내장, 추출한 생체분자물 등이 있다. 브로일러의 모래주머니, 심장, 간과 같은 내장과 노계육, 종계육은 부산물이라기보다 닭고기와 대응할 정도의 가치가 있는 식품이기 때문에 공동제품(coproduct)이라고도 한다. 그렇지만 넓은 의미에서 고기를 주목적으로 생산된 부위가 아니기 때문에 부산물이라 할 수 있다. 비가식부는 사람이 먹을 수 없는 용도로 가공처리 되는 부산물로써 정제하거나 정제하지 않은 상태로 분류하여 주로 가축이나 애완용 동물의 사료로 이용하고 있다(표 11-1).

1. 가식부산물

1.1 내장부산물류

염통, 간, 모래주머니 등은 먹을 수 있는 내장류이다. 도계처리 때 머리를 제거한 다음 어깨연결부 사이를 절단한 것이 목이다. 이 외에도 발, 표피, 복강지방 등이 있다. 발은 발톱을 뽑고 껍데기를 벗겨서 식용으로 이용된다. 표피는 표피를 제거한 가슴육과 다리 분할육 제조과정에서 얻어진다. 분할육 제조과정에서 부수적으로 생산되는 복강지방도 있다. 이들 부산물을 대부분 먹을 수 있으나 국가나 민족에 따라 약간의 차이가 있다.

부산물을 직접 조리하여 먹기도 하지만 처리공장에서 정제하여 지방과 단백질을 회수하여 2차 가공제품의 원료로 이용하기도 한다. 복강지방, 표피, 잡육에 붙어있는 지방을 정제하여 국, 소시지, 너깃, 유화제품, 핫도그 등의 원료로 이용하고 있다. 닭기름은 융점이 낮기 때문에 60℃~95℃에 녹여 기름을 추출하는데, 추출처리 공정 중에 미생물의 오염에 의한 성장을 지연시킬 수 있도록 가능한 낮은 온도에서 실시하는 것이 좋다.

1.2 기계분리육

기계분리육은 발골 후 남은 뼈나 노계, 종계육으로부터 제조된다. 이미 5장에서 언급된 바와 같이 기계분리육은 재형성육, 유화제품, 핫도그, 서머소시지, 볼로냐소시지, 너깃, 패티 등의 제조에 이용되는 중요한 원료육이다. 그러나 혈액, 표피, 뼈, 지방, 인대 등이 포함되어 있어 기계분리육을 많이 사용할수록 육제품의 품질이 떨어진다. 국가에 따라 다르지만 육제품의 원료로 사용할 때는 기계분리육의 첨가량을 포장지에 명시하는 것이 일반적이다.

1.3 노계육과 종계육

산란노계는 알을 생산하고 수명이 다한 늙은 닭이므로 육량이 적고 인대나 건, 결체조직이 많아 조직감이 질겨서 소비자의 기호성이 떨어진다. 산란노계는 18주부터 출하되기 시작하지만, 보통 32주에 가장 많이 출하되고 60~70주까지 출하되기도 한다. 국가에 따라서는 환우(molting)을 실시하여 90주까지 산란을 시킨 다음 도태한다.

우리나라에서는 대부분 산란노계를 정상적으로 도계처리하여 소시지, 너깃, 패티와 같은 육가공 제품의 원료로 이용하고 있다. 또 일부 물량을 베트남과 같이 동남아 국가로 수출하기도 한다. 미국의 경우 가공용 원료육으로 사용하기보다는 부산물 개념에서 처리하고 있다. 산란노계를 탕속에서 6~8시간 가열하여 고형분이 15~30%까지 농축시켜 액즙제품(broth)을 만들어 캔제품으로 유통시킨다. 가열공정에서 부유되는 기름을 원심분리시켜 고형분과 함께 식용으로 사용한다. 그 외 나머지 고형분은 정제부산물 처리장으로 보내 가공처리 한다(그림 11-1).

1.4. 생체분자(biomolecules)

(1) 하이루라닉산(hyaluronic acid, HA)

HA는 닭과 칠면조의 턱볏, 종계육의 벼슬에 다량 함유되어 있다. HA의 주성분은 N-acetyl-d-glucosamine과 d-glucuronic acid가 연속적으로 연결되어 구성된 다당류로 분자량이 수백만 daltons에 이른다. HA는 주름이나 흉터를 가리는 데 사용되고

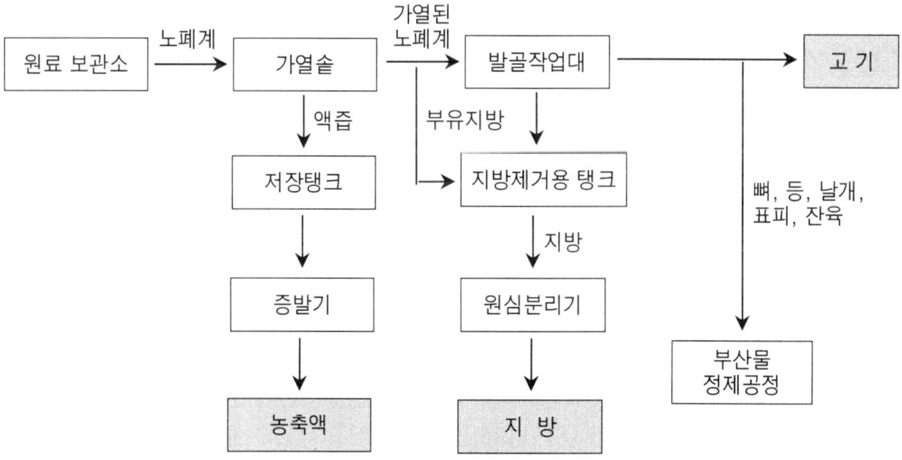

그림 11-1. 가금부산물로써 노계육의 추가가공

미용처리 보조제, 퇴행성관절염 치료제, 안과 수술시 의약품으로 이용되고 있다. HA는 proteoglycans의 단백질 매트릭스에 깊숙이 내장되어 있기 때문에 HA를 추출하기 위해서는 단백질 구조를 개화시켜야 한다. 그러므로 분해력이 강한 파파인(papain)과 같은 단백질분해효소로 처리하여 벼슬을 액화시킨다. 연구결과에 따르면 65℃에서 4시간 동안 효소로 가수분해를 시키면 건조량 기준으로 종계육 벼슬에 44 mg/g, 턱볏에 19 mg/g 만큼 HA를 회수하였다고 한다. 추출된 HA를 용매추출법, 이온교환크로마토그라피, 초미세막투과 등을 거쳐 정제하여 완성된다.

(2) 콘드리친 설페이트(chondroitin sulfate, CS)

브로일러의 용골(keel bone)로부터 추출한 CS는 사람과 가축의 골관절염을 완화하는 건강기능성 성분으로 널리 이용되고 있다. 경구투여에 의한 약리효과는 아직 명확하지 않지만 현재 상업적으로 주로 글로코사민(glucosamine)과 혼합하여 제조하여 판매되고 있다. 콘드리친은 hyaluronic acid, keratin sulfate, dermatin sulfate, heparin과 함께 분산성이 높은 고분자로서 glycosaminoglycans 또는 type II 콜라젠이라고 부른다. HA를 제외한 이들 화합물은 글리코시드 결합(glycosidic bond)을 통한 단백질 간 공유결합을 하고 있으며, 사람과 동물의 결체조직에서 핵심적인 부분을 담당하고 있다.

전통적으로 콘드리친은 소의 기관, 상어의 연골에 다량 함유하고 있다. 젊은 닭에는 가슴부위의 용골에 다량 존재하지만 나이가 들면 연골이 골화되어 뼈가 되므로 없어지게 된다. 연구보고에 의하면 42일 된 닭의 용골에 glycosaminoglycans 함량이 총 연골 기준으로 33mg/g, 건조량 기준으로 308mg/g이 함유되어 있고, glycosaminoglycans의 75%가 콘드리친 설페이트(CS)라고 한다. 제조방법을 보면 단백질 분해제로 연골을 가수분해시켜 단백질 메트릭스로부터 콘드리친(CS)를 분리시킨다. 지방이나 아직 용해되지 않은 물질들은 원심분리시켜 제거하고, 정제된 물질은 분무건조 시켜 건강식품의 원료로 이용한다. 의약품으로 사용하려면 유럽의 경우 한 번 더 정제처리를 실시한다.

(3) 젤라틴(gelatin)

젤라틴은 소나 돼지의 결체조직의 주성분이고 콜라젠(collagen)이 가수분해 되어 생성된다. 닭에는 피부나 다리에 다량 함유되어 있다. 젤라틴은 식품의 성형을 유지하고 조직감을 내는데 원료로 많이 사용된다. 최근 미국에서는 비타민 C, 칼슘과 함께 관절이나 뼈를 튼튼히 하는 영양보충제로 사용되고 있다. 젤라틴은 결체조직에서만 존재하는 비필수아미노산인 L-proline, L-hydroxylproline과 같은 아미노산으로 구성되어 있다. 동물과 인체시험에서 이들 아미노산이 장을 통해 흡수되어 혈액으로 이행되는 사실을 확인했다. 아직 젤라틴의 약리효과가 과학적으로 입증된 바가 없지만 많은 사람들이 무릎, 관절 성분에 이로운 효과가 있으며 통증완화에 도움이 된다고 믿고 있다. 보고에 따르면 36일된 브로일러의 피부에 콜라젠이 약 1% 함유하고 있으며 type I과 type III으로 혼재되어 있다고 한다.

젤라틴을 추출하기 위해서 닭의 피부를 물 97℃에서 60분 가열하여 지방을 제거한다. 이때 얻어진 대부분의 젤라틴은 type I 콜라젠과 hydroxylproline이다. 닭발에서도 젤라틴을 추출하는데 다른 부위에서 얻은 젤라틴보다 열에 안정적이다.

2. 비가식부산물

2.1 정제부산물(rendered products)

도계처리 과정에서 분할육 작업을 마치고 나머지 내장, 발, 목, 날개, 지방조직, 단백질 등의 부산물이 남는다. 이들을 추가적으로 처리하여 유용한 물질을 얻는 작업이 정제공정이다. 일반적으로 이들을 가마솥에 넣고 가열하여 지방을 분리시켜 농축시키며 열변성된 단백질과 불용성 물질을 분리한다. 정제작업을 위해 다량의 부산물을 수집하고 처리하는 과정에서 미생물 오염증식에 주의해야 한다.

부산물 정제작업은 습식과 건식방법이 있다. 습식은 부산물을 물에 넣고 스팀을 가해 가열하여 지방을 분리시켜 회수하는 방식이다. 건식방법은 밀폐된 실린더 형태의 솥에 부산물을 넣고 열판을 통해 가열하여 내부에 어느 정도 진공이 걸린 상태로 가열하게 된다. 내부의 수분은 증발구(vapor dome)를 통해 날아가기 때문에 농축이 되는 방법이다. 가열에 의해 발생하는 냄새들은 휘발성 물질로 sulfides, disulfides, C-4에서 C-7 aldehyde, trimethylamine, C-4 amine, quinoline, pyrazine, C-3와 C-6 유기산 등이다. Quinoline을 제외한 이들 물질은 인체건강을 해치는 물질은 아니나 나쁜 냄새의 원인물질이기 때문에 가스세정기(scrubber)을 통해 흡수시켜 제거한다.

건식 정제방식에는 배치식과 연속식이 있다. 배치식에는 가열솥이 수평으로 놓여 있고, 이미 가열된 일부 기름이 있는 상태에서 적당한 크기로 절단한 부산물을 넣어 25~50분 정도 가열한 다음 뚜껑을 닫고 121~135C에서 2~3시간 동안 본 작업을 실시한다. 본 작업을 하기 전에 초기에 지방을 넣고 가열시키는 이유는 나중에 부산물을 넣더라도 갑자기 온도가 저하되는 것을 방지하고 가열판을 통해 열전도율을 높이기 위해서이다. 가열에 의해 녹인 액상지방은 고체 단백질과 분리되어 배수시설로 통해 여과되어 원심분리시켜 기름저장고로 보내진다. 나머지 지방이 약 25% 정도 함유된 열변성된 고형분은 회전 스크린에 의해 더 많은 지방이 분리되고 압착스쿠루로 보내 압착하여 지방을 짜낸다. 나머지 고형분은 아직도 지방이 약 10% 함유하고 있는데, 여기에 항산화제를 첨가하여 균질시켜 죽(meal) 형태로 만들어 최종 출하한다(그림 11-2).

연속정제 방법은 한 개의 큰 가열솥에 연속적으로 부산물 원료를 투입하고 가열과 교반을 통해 이동되면서 열교환이 이루어져 반대편으로 지방과 단백질이 배출된다. 이때 생원료 부산물을 예비 가열시켜 유리된 액상혼합물(stick water)을 압력스크루나 스크린을 통과하고 증발기에서 수분을 증발시킨다. 나머지 농축물은 다시 가마솥으로 보낸다. 예비가열을 실시하면 에너지 소비를 줄이고 운영이 효율적이다.

가열에 따라 수분이 증발되고 냄새가 동시에 발생한다. 가열솥 상층부에 증기배출구가 있어 가열 중 약간의 진공이 걸리면서 수증기와 일부 지방이 배출한다. 수증기는 냉각 응축하여 폐수처리장으로 보내지고 나머지 공기 중에 함유된 냄새 성분은 가스세정기(scruber)를 통과하여 제거된다. 공장내 나쁜 냄새도 공기교환정화장치와 물에 용해시켜 제거한다.

도계부산물로부터 정제작업을 거쳐 생산하는 최종물질은 고형분이 많은 액상타입의 죽(meal)이다. 죽은 정제작업에서 지방이 제거되고 나머지 단백질과 회분, 수분이 주성분이 된다. 회분함량에 따라 3종류의 형태로 분류할 수 있는데(표 11-2), 16% 이하의 회분이 들어 있으면 고양이나 개 등 애완용 사료로 활용되고, 그 이상 함유된 것은 단위동물이나 반추동물의 사료로 활용된다. 회분함량이 많은 사료를 고양이에게

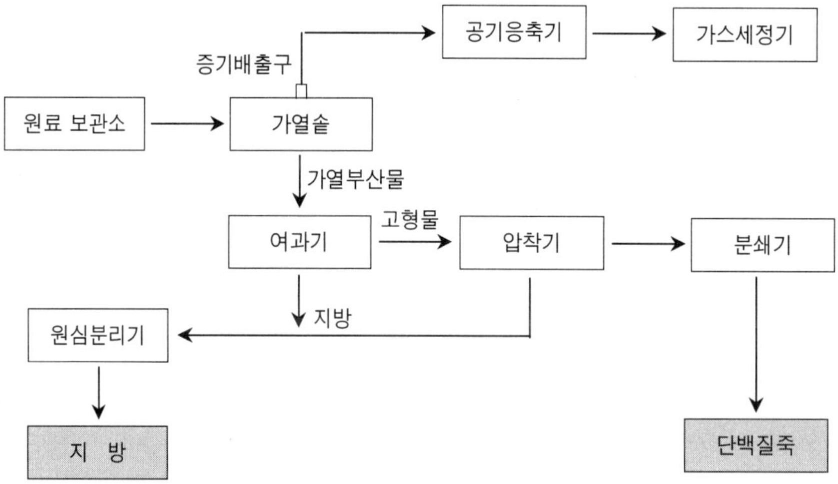

그림 11-2. 배치식 가금부산물의 정제공정

표 11-2. 회분과 단백질 함량을 기준으로 가금죽과 가금부산물죽의 분류

회분함량 기준	회분함량	단백질 함량	활 용
소	11% 이하	70% 이상	고양이와 개사료
중	11%~16%	66% 이상	개사료
대	16% 이상	55% 이상	일반 가축사료

자료 : Morawicki (2010)

급여하면 소화가 안 될 뿐 아니라 장기간 급여하면 소변기관에 문제가 생겨 적합하지 않다.

부산물을 정제한 죽에는 가금죽(poultry meal), 가금부산물죽(poultry by-product meal), 가금지방(poultry fat)으로 분류한다. 부산물 중에서 창자까지 혼입되면 가금부산물죽이 되지만, 혼입되지 않으면 가금죽이라고 명명한다. 가금지방은 90% 이상의 지방이 함유하고 있고, 불순물이나 비누화되지 않은 물질이 3% 이상 함유되지 말아야 한다. 산화방지를 위해 보통 항산화제가 첨가된 가금지방은 애완용 건조사료에 혼합하여 향기증진 목적으로 사용된다.

2.2 비정제부산물(nonrendered products)

(1) 가수분해된 깃털(hydrolyzed feathers)

깃털을 가수분해시켜 깃털밀(feather meal)을 제조하여 동물사료로 활용한다. 깃털의 주성분인 keratin 구조의 disulfide 결합을 수분과 압력을 가하여 분해시킨다. 실린더형 용기에 스크루에 의해 연속적으로 깃털을 투입하고 스팀이 주입되어 1~2시간 동안 80 psi 압력으로 가수분해를 시킨다. 가수분해가 완료된 제품은 유리된 수분과 약 50%의 수분이 함유된 고형분으로 분리된다. 고형분을 다중 투입회전식 건조기에서 추가로 수분을 제거한 다음에 최종 가축사료로 완성된다.

(2) 혈액밀(blood meal)

혈액을 응고시켜 혈장을 제거하고 적혈구 세포를 수집한 것이 혈액밀이다. 예비저장고에서 서서히 교반시킨 생혈을 가열솥에서 약 90℃의 스팀에 의해 응고시킨다. 응고된 혈액덩어리를 원심분리에 의해 수분을 분리하고 남은 응고물을 회수하여 건조시켜 완성된다. 가수분해 된 깃털과 혈액밀을 혼합하여 하나의 제품으로 만들기도 한다. 이는 가수분해 된 깃털에는 메싸이오닌이나 라이신과 같은 필수아미노산이 부

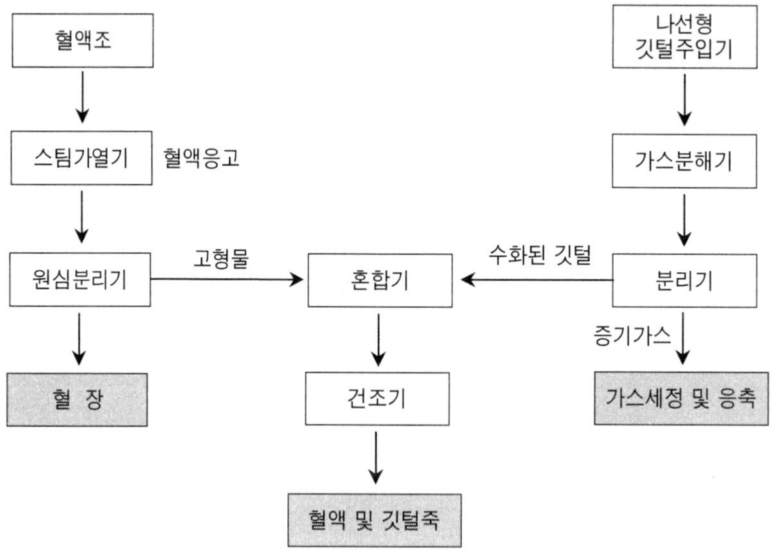

그림 11-3. 혈액과 깃털을 이용한 혼합밀 제조공정

족하기 때문에 혈액밀과 혼합하여 영양적으로 균형을 맞추게 된다.

(3) 애완동물먹이(wet pet food)

노계육, 등, 목, 얼린 고형분 등을 갈아서 파우치(pouch)나 깡통에 담아 살균한 제품이다. 주로 애완용 동물의 사료로 사용한다. 때로는 여기에 내장을 추가한 세절계육부산물(ground chicken by-product)도 있다.

참고문헌

1. Cliche, S., Amiot, J., Avezard, C., and Gariepy, C. 2003. Extraction and characterization of collagen with or without telopeptides from chicken skin. *Poultry Sci.* 82:503-509.

2. El Boushy, A. R., van der Poel, A. F. B., and Wairaven, O. E. D. 1990. Feather meal-A biological waste: its processing and utilization as a feedstuff for poultry. *Bio. Waste* 32:39-74.

3. Iwai, K., Hasegawa, T., Taguchi, Y., Morimatsu, F., Sato, K., Nakamura, Y., Higashi, A., Kido, Y., Nakabo, Y., and Ohtsuki, K. 2005. Identification of

food-derived collagen peptides in human blood after oral ingestion of gelatin hydrolysates. *J. Agri. Food Chem.* 53:6531-6536.

4. Khardenavis, A. A., Kapley, A., and Purohit, H. J. 2009. Processing of poultry feathers by alkaline keratin hydrolyzing enzyme from Serratia sp. HPC 1383. *Waste Management* 29:1409-1415.

5. Klemesrud, M. J., Klopfenstein, T. J., and Lewis, A. J. 2000. Evaluation of feather meal as source of sulfur amino acids for growing steers. *J. Animal Sci.* 78:207-215.

6. Luo, X. M., Fosmire, G. J., and Leach, R. M. 2002. Chicken keel cartilage as a source of chodroitin sulfate. *Poultry Sci.* 81:1086-1089.

7. Matak, K. M., Tahergorabi, R., and Jaczynski, J. 2015. A review: Protein isolates recovered by isoelectric solubilization/precipitation processing from muscle food by-products as a component of nutraceutical foods. *Food Res. Int.* 77:697-703.

8. Morawicki, R. O. 2010. Coproducts and by-products from poultry processing. Chapter 19. In Poultry meat processing. Owens, C. M., Alvarado, C. Z., and Sams, A. R. (eds.) 2(ed.), CRC Press. FL, USA.

9. Nakano, T., Nakano, K., and Sim, J. S. 1994. A simple rapid method to estimate hyaluronic acid concentration in rooster comb and wattle using cellulose acetate electrophoresis. *J. Agric Food Chem.* 42:2766-2768.

10. Newberry, R. C., Webster, A. B., Lewis, N. J., and Van Arnam. 1999. Management of spent hens. *J. Appl. Anim. Welfare Sci.* 2:13-29.

제 12 장

할랄과 코셔법에 의한 가금육의 생산

오래 전부터 무슬림과 유대인 사회에서 할랄법과 코셔법에 의해 고기를 각각 생산해 왔으나 국제사회에서 주목을 끌지 못했다. 그러나 최근에 이르러 무슬림 사회의 경제규모가 커져서 무역거래가 증대되고 지구촌이 다문화사회로 변하면서 이들 식품의 중요성이 대두되고 있다. 우리나라도 무슬림국가와 무역을 거래하는 과정에서 그들이 요구하는 할랄식품에 관심을 가질 수밖에 없는 실정이다.

할랄식이법(the halal dietary laws)은 원래 무슬림 신자에게 적용하는 법으로 코란(Quran)에 기술되어 있다. 무슬림 지도자들은 오랜 세월동안 신자들에게 법으로 계승되어 왔다. 코셔식이법(the kosher dietary laws)도 유대인이 그들의 음식을 적절하고 알맞게 먹자는 취지로 생겼다고 한다. 원래 구약성경을 근거로 시작하여 그 이후로 율법학자들이 유대인을 보호하고 각인시키는 목적으로 시행되어 오면서 고착화되었다고 한다. 할랄과 코셔식이법은 서로 공통적인 면이 있고 또 다른 점도 있다. 이들 식품의 특징을 간단하게 서술하고 미국에서 시행하고 있는 할랄가금육의 제조과정을 간단히 소개하고자 한다.

1. 할랄식이법(the halal dietary laws)

음식과 관련하여 코란에 쓰여 있는 핵심적인 내용을 아래와 같이 간략하게 소개한다. 이 율법을 보면 할랄식이법을 이해하는데 도움이 될 것이다.

(1) 기본적으로 신이 창조하신 모든 음식을 먹을 수 있다. 다만 돼지고기, 혈액, 적절하지 못한 도살방법으로 죽인 고기, 알라신 외에 다른 대상에게 봉헌한 희생

물, 알코올, 취하게 하거나 정신을 흐리게 하는 음식 등은 예외적으로 먹어서는 안 된다.

(2) 특정 음식을 먹지 말라고 하는 것은 불결하고 해롭기 때문이다. 아래와 같은 과학적인 이유가 있다.

① 썩거나 죽은 동물의 부패과정은 인간에게 해로운 화학물질을 형성시키기 때문에 먹기에 적합하지 않다.
② 동물에서 방혈된 혈액은 해로운 박테리아, 대사산물, 독소가 들어 있다.
③ 돼지는 인체 속으로 독소가 있는 벌레를 전파하는 매개체이다. 선모충(Trichinella spiralis)이나 갈고리촌충(Taenia solium)이 도처에 널려 있다.
④ 돼지지방의 지방산은 인간의 지방과 생화학적 측면에서 서로 성질이 안 맞는 특성을 지니고 있다.
⑤ 특정 음식에 의해 취하는 것은 인간의 감각과 판단을 흐리게 하며 신경계에 해를 주어 사회와 가족에 문제를 일으켜 결국 사망에 이른다.
⑥ 신외에 다른 대상에게 받치는 음식은 신과 동등하다는 것을 의미하며 유일성을 인정하지 않는 것이다. 이것은 "신은 유일하다"는 이슬람 주의에 위배되는 것이다.

(3) 코란에서 허용되는 음식은 충분한 것이고 허용되지 않은 것은 여분의 것이다. 신은 필요하지 않거나 없어도 되는 것을 금지시켰고, 인간에게 좀 더 좋은 것을 제공하였다. 사람들은 썩은 돼지고기, 유해한 혈액, 알코올 등을 먹지 말아야 건강하게 살 수가 있다.

(4) 거짓으로 "불법이다"거나 "합법이다"라고 규정하는 것은 없어야 한다. "의학적 목적으로 알코올을 먹는다"와 같이 어설픈 변명으로 금지된 식품을 먹는 행위는 불법이다.

(5) 의심스러운 것은 피해야 한다. 명쾌히 합법적인 것과 비합법적인 것 사이에 회색영역이 있다. 이것은 의심스러운 영역이다. 이슬람교도들은 의심스러운 것을 피하는 것이 신에 대한 경건한 행위이다.

(6) 이슬람교도들에게 특정 음식에 관해 금지하라고 요구하는 것은 그 영역이 매우 좁지만 준수할 것을 강력하게 요구한다.

이와 같이 이슬람의 코란에서는 음식을 규제하는 영역은 넓지 않지만 기술된 내용을 신의 이름으로 명쾌하면서 강력하게 지킬 것을 요구하고 있다. 내용을 보면 중동지역에서 당시 생산되는 식품의 종류나 양, 그 지역의 기후환경에 따라 변할 수 있는 식품의 유해성과 관련이 있어 보인다. 특히 먹지 말라는 음식 중에는 건강적인 측면에서 구체적인 이유를 명시하고 있다.

할랄식이법의 가장 중요한 관심사는 식용이 허용되거나 불가한 동물, 할랄이 요구하는 도축방법, 혈액의 식용금지, 정신을 흐리게 하는 음식의 섭취금지에 관한 내용이다. 할랄식품을 가열하거나 가공하라는 특별한 규정은 없다. 코셔음식에서와 같이 고기와 우유를 각각 분리하여 사용하는 용기나 접시가 필요하지 않다. 다만 식품공장에서 할랄식품과 비할랄식품들을 분리 취급해야 하고, 비할랄식품 용도로 사용된 기구설비들은 세척제와 뜨거운 물로 깨끗하게 씻어야 한다고 한다.

1.1 식용이 허용되거나 불가한 동물

어떠한 종류의 돼지고기라도 먹지 말라고 엄격히 금지하고 있다. 사자, 호랑이, 치타, 개, 고양이 등 육식성 야생동물과 독수리, 매, 무수리 등 육식성 조류 고기를 금지시키고 있다. 소, 양, 염소와 같은 발굽이 갈라진 반추동물과 낙타와 물소고기는 식용으로 허용된다. 날개 달린 새들 중에서 그들의 갈고리 발톱으로 다른 동물을 낚아채어 먹잇감으로 사용하는 맹조류는 안 된다. 그러므로 맹조류가 아닌 닭, 칠면조, 오리, 거위, 비둘기, 자고, 메추라기, 참새, 에뮤, 타조고기는 먹을 수 있다. 말고기의 경우에는 특별한 경우 어려운 상황에 직면했을 때만 식용으로 허용된다. 불결한 환경에서 더러운 사료를 급여한 동물은 40일간 깨끗한 환경에서 사육한 후에 도축하여야 한다.

물고기나 해산물의 가식여부는 무슬림 간에 의견이 다양하다. 어떤 그룹은 비늘 있는 물고기를 식용으로 허용하지만 어떤 그룹은 물속에서 살아있는 것만 식용으로 허용한다고 주장한다. 새우, 게, 대합, 바다가제는 먹을 수 있으나, 어떤 그룹에서는 혐오식품으로 생각하기도 한다. 곤충 중에서 메뚜기는 식용으로 허용되지만 다른 곤충들은 특별히 언급하지 않고 있다. 로열젤리, 꿀벌왁스는 먹을 수 있으나 곤충에서 생산되는 셀랙(shellac)과 카민(carmine)과 같은 제품에 대한 가식여부는 아직 논란이 있다. 계란과 우유는 할랄음식이다. 소, 양, 염소, 물소 등에서 얻은 젖도 먹을 수 있다.

1.2 혈액의 식용금지

코란 구절에 의하면 동물을 죽여 앞으로 쏟아지는 혈액을 먹어서는 안 된다고 한다. 이것은 어떤 가축이나 조류 등 가식여부와 상관없이 모든 동물에 해당된다, 이슬람 신자와 상관없이 무슬림국가에서는 액상 혈액을 판매할 수 없다. 일반적으로 무슬림 사회에서는 혈액이 함유된 음식은 먹지 않는 것이 관례이다. 그래서 혈액 소시지라든지 혈액 알부민을 첨가한 제품 등을 피한다.

1.3 식용으로 허용된 가축의 도축방법

가축을 도축할 때 다음과 같은 요구사항을 준수하라고 한다.

① 도축해야 할 모든 동물은 할랄 품종에 속해야 한다.

② 어른이나 무슬림 관계자만이 도축할 수 있다.

③ 도축할 때 신의 이름으로 기도를 해야 한다(The name of God must be pronounced at the time of slaughter).

④ 도축할 동물을 신속하게 날카로운 칼로 목을 베어 경정맥, 경동맥, 기관, 식도 중에서 3개 이상을 동시에 잘라서 방혈시켜 죽인다. 이렇게 죽인 고기를 zabilha 또는 dhabiha 고기라 한다.

이슬람 율법에서 동물을 죽일 때 매우 경건하고 정중하게 죽이도록 강조하고 있다. 날카로운 칼날을 사용하되 살아있는 동물 앞에서 칼날을 갈아서는 안 된다. 죽이기 전에 동물에게 적당한 휴식과 물을 급여하여 스트레스를 받지 않도록 해야 한다. 충분히 방혈이 끝난 후 완전히 생명이 상실된 상태를 확인한 다음 박피작업, 절각, 다리절단 등 분해해체 작업에 들어가야 한다. 유화물, 우지, 효소 등 식품첨가물을 제조하기 위해 반드시 무슬림 방법으로 도축된 가축의 것을 원료로 사용해야 한다.

식용을 위해 사슴, 비둘기, 메추라기 등의 사냥이 허락되지만 즐기기 위해 야생동물을 사냥해서는 안 된다. 그렇지만 순례기간 동안 사냥은 엄격히 규제된다. 사냥을 위해 총, 화살, 창, 덫 등은 허용된다. 훈련된 사냥개도 이용할 수 있다. 사냥도구를 사용할 때 신의 이름으로 기도해야 한다. 포획물을 잡자마자 동물의 목을 칼로 베어 신속히 방혈시켜 죽여야 한다. 물고기나 해산물도 정당하고 합리적인 방법으로 잡아야 한다. 죽여서 방혈시키는 것은 육상동물과 조류이고 수중에 살아있는 물고기나 해산물은 특별한 도축방법을 제시하고 있지 않다. 자연재해나 질병, 높은 곳에서 낙상, 야생동물에 물려 다친 동물이나 죽은 동물을 먹어서는 안 된다. 죽어서 물위에 떠있는 물고기가 부패되지 않았다면 할랄음식에 속한다. 오직 유일신 외 다른 대상에게 봉헌된 동물을 먹어서는 안 된다.

1.4 알코올이나 중독성(취하게 만드는 음식) 음식의 금기

코란은 알코올이나 정신을 혼미하게 만드는 음식을 허용하지 않는다. 다른 음료에 소량의 알코올이 함유되더라도 오염된 것으로 간주한다. 다만 다른 식품을 추출, 침전 가공하는 과정에서 부득이 사용할 경우에는 0.5% 미만으로 규정하나 이슬람 국가에 따라 관리지침이 다르다.

1.5 논쟁이 되고 있는 식품

할랄과 코셔음식에서 가장 논쟁이 되는 것이 젤라틴(gelatin)이다 젤라틴은 주로 돼지껍데기, 소뼈, 소 껍데기로부터 제조되며 물고기에서도 추출된다. 융점의 차이는 있지만 원료별 성질이 비슷하여 어느 동물에서부터 제조되었는지 구별하기 쉽지 않다. 젤라틴은 아이스크림, 요거트, 디저트젤, 과자 등에 첨가하기 위해서는 종교적으로 타당한지 여부를 감독기관으로부터 허가를 받아야 가능하다.

오늘날 유전공학의 발달로 식품의 소재가 원래의 것에 비해 성질이 변형된 것이 많다. 이슬람이나 유대교의 성직자는 단순히 유전공학에 의해 생산된 제품을 인정하고 있다. 예를 들면 치즈제조에 사용되는 응유효소인 카이모신(chymosin) 사용을 인정하고 있다. 그렇지만 앞으로 다양한 동물로부터 유전자 조작에 의해 생산된 식품첨가물에 대한 허가여부는 아직 결정되지 않았다.

1.6 할랄 닭고기의 생산

이슬람 사회에서는 다양한 크기와 형태의 할랄 닭고기가 있다. 닭고기는 최종 어떤 제품으로 소비되느냐에 따라 다르다. 예를 들어 노계육이나 종계는 캔이나 레토르트 제품 등 고온처리 가공용으로 이용된다. 중동지역에서는 닭고기를 주로 양념육 형태로 구워먹기 때문에 상대적으로 적은 크기의 닭고기를 선호한다. 할랄방식으로 닭을 사육할 때 부산물이나 부산물 박(scrap)을 사료로 사용하지 않는다. 미국에서 일부 할랄 닭고기 회사는 생산에서부터 가공까지 할랄방법에 준해 종합적으로 가공처리한다. 무슬림 도매업자들은 부산물을 먹이지 않고 계사에서 자유롭게 돌아다니게 하면서 키우는 방사형(free-range) 닭을 선호한다. 그리고 육계든 산란계든 효율증진을 위해 호르몬을 사용하지 않는다.

할랄 도계방법을 보면 기존 도계방법과 비슷한 면도 있지만 할랄법만의 독특한 방법이 있다. 할랄법에 의하면 전통적으로 닭의 목부분의 경정맥, 경동맥, 기관을 칼을 이용하여 손으로 절단하여 방혈시켜 죽인다. 죽이기 전에 기도를 한다. 근대화된 방법에서도 도계라인에 따라 사람이 2~7명이 서서 손작업으로 도계를 실시한다. 보통 "신은 위대하다"라고 기도를 한다. 오늘날까지도 대부분의 무슬림 사회에서는 기계에 의한 자동시스템 대신 사람이 손수 도계작업을 실시하는 것이 일반적이다. 그러나 최근 기계에 의한 도살방법이 도입되고 그 방법을 인정하기 시작했다.

기계식 도계장의 목 절단공정에는 무슬림 도축인이 지키고 있으면서 만약 절단에 실패하거나 방혈이 잘 되지 않은 닭은 직접 수작업으로 실시해야 한다. 도계해야 할 닭의 크기에 맞추어 칼날이 목에서 정확하게 작동되도록 높이를 잘 조절해야 한다. 회전용 칼날은 목의 최소 3개의 핏줄과 기관을 동시에 자를 수 있어야 한다. 그러므로 보통 단일 칼날보다 두 개의 회전용 칼날을 사용한다. 도계공정 중에 할랄방법으로 적절하게 죽이지 못한 닭이 있다면 꼬리표를 붙여서 할랄용이 아님을 표시해야 한다. 이와 같이 작업의 속도와 효율에 따라 다르지만 최소한 라인에 최소 2명 이상의 도축인이 배치되어야 한다. 작업자들이 쉬는 시간에 기계도 반드시 멈추어야 하고, 다시 시작할 때는 기존 매뉴얼에 따라 수행해야 한다.

도계작업 후 뜨거운 물에 탕박을 할 때 반드시 죽었는지 확인해야 한다. 탕박과 탈모 등 일련의 과정은 일반 도계공정과 같다. 만약 일반 도계와 함께 운영하는 도계장에서는 할랄 감독관이 승인하는 인장이나 코드가 부착된 상태로 추가가공 공장으로 이송되어야 하며 사용되는 각종 양념, 첨가물도 할랄용으로 승인된 것이어야 한다. 도계를 코셔방법과 달리 소금에 절이거나 물에 침지하라는 규정은 없다. 할랄방법에 의해 도계된 닭은 일반적으로 스트레스를 적게 받았고 더 철저히 방혈작업이 완료되었기 때문에 품질이 높은 편이다고 할 수 있다. 미국의 경우 코셔방법과 달리 특별히 숙달된 전문 감독관을 요구하지 않으며 기존의 미농무성 검사관이 닭의 내장을 통한 질병상태나 건강여부를 검사한다.

할랄닭은 목이나 날개부분에 플라스틱이나 금속물질로 표를 달아 확인하고 있다. 추가적으로 분할하면 조각육이 생겨 각 분할육마다 꼬리표를 달기가 쉽지 않다. 추가가공을 실시할 때 할랄표시 대신에 닭머리를 자르지 않고 남겨둔 상태에서 유통시키는 경우도 있다. 이외에도 도계장에는 조용한 기도실이 구비되어야 하고, 무슬림 노동자는 종교적인 휴일에는 일을 하지 말아야 한다.

2. 코셔식이법(the kosher dietary laws)

코셔식이법의 기본 내용을 보면 식용이 허용되거나 불가한 동물, 혈액의 식용금지, 그리고 우유와 고기의 혼합금지에 관한 내용이다.

2.1 식용이 허용되거나 불가한 동물

코셔식이법에도 음식에 대해 가식여부를 정해 놓고 있다. 발굽이 갈라진 반추동물, 유대지역에서 사육해 왔던 재래조류, 지르미가 있고 제거할 수 있는 비닐이 있는 물고기들을 먹을 수 있다고 한다. 그러나 돼지, 야생조류, 상어, 돔발상어(dogfish), 메기(catfish), 아귀(monk-fish), 갑각류, 연체동물들은 먹을 수 없다. 극히 일부를 제외한 대부분의 곤충을 먹어서는 안 되고, 곤충에서 얻는 카민(carmine)이나 자연산 묽은 코치닐 염료(cochineal)도 코셔식품이 아니다.

그들이 먹을 수 있는 전통적인 가금류를 보면 닭, 칠면조, 비둘기, 오리, 거위 등이지만 분류상 타조류에 해당되는 타조(ostrich), 에뮤(emu), 레어(rhea)는 성경에서도 특별히 금기시키고 있다. 그러나 성경에 나오는 타조와 오늘날 타조와는 동일한 동물인지 명확하지 않다. 조류의 가식은 전통적으로 그 지역에서 키우고 먹어왔느냐 여부가 기준이 되는 것 같다. 예를 들어 집에서 키우는 칠면조를 먹을 수 있지만 야생 칠면조를 먹어서는 안 된다고 한다. 그리고 사냥에 의해 포획한 동물들을 먹어서는 안 된다고 한다.

코셔의 도축방법을 보면 유대법에 따라 숙련된 도축인에 의해 실시한다. 도축하기 전에 동물별로 어떠한 결함이 있는지 랍비(rabbis)에 의해 검사를 받아야 한다. 일반 적육이나 가금육에서 경정맥, 경동맥, 금기된 지방, 혈액 좌골신경을 제거해야 한다. 가금육의 경우 좌골신경을 제거할 필요가 없다. 혈액을 먹어서는 안 되기 때문에 도체 내에 남아 있는 잔존 혈액을 제거하기 위해 소금을 뿌리거나 물에 일정시간 침지한다. 유화제나 안정제와 같이 식품첨가물의 원료로 일반 동물성 지방을 사용해서는 안 된다. 식품산업에서 계면활성제를 사용하려면 랍비의 검사를 받은 식물성기름을 써야 한다.

2.2 우유와 고기의 혼합금지

코셔식이법은 고기와 우유를 함께 섞어 먹어서는 안 되고 접시 등과 같은 설비도 독립적으로 사용해야 한다고 명시되어 있다. 코셔법에 의하면 고기, 우유, 중성식품(neutral product, Pareve)으로 구분하여 혼합 가식여부를 규정하고 있다. 중성식품이란 고기, 우유 외에 계란, 꿀, 물고기를 의미한다. 중성식품에 고기와 우유를 각각 분리하여 혼합해서 먹는 것은 허용이 된다. 예외적으로 물고기에 직접 고기를 섞으면 코셔식품이 될 수 없다. 우유와 고기를 확실하게 분리하여 조리하기 위해 부엌의 조리기구나 공장설비도 분리 운영되어야 한다.

유월절은 유대인의 큰 명절이자 휴일로 흩어진 가족이 함께하는 기간이다. 일주일 기간 동안 특별히 검사를 받은 이스트를 넣지 않은 빵을 제외하고 밀, 호밀, 귀리, 보리, 스펠트밀(spelt) 등 5종류의 곡류를 먹어서는 안 된다고 한다. 뿐만 아니라 옥수수, 쌀, 콩, 겨자씨, 메밀과 같은 음식과 이들로부터 제조한 옥수수 시럽, 옥수수 전분도 금기하고 있다. 그리고 유월절에는 단것으로 실제 설탕과 감자시럽만을 허용하고 있다. 가금육은 이 기간에 즐겨먹는 중요한 음식 중의 하나이다.

2.3 코셔 닭고기의 생산

코셔법에 의한 닭의 사육과 도계공정을 보면 할랄법과 유사한 면도 있지만 독특한 차이가 있다. 코셔 닭고기가 되기 위해서는 사육단계에서 항생제나 호로몬 주사를 맞으면 안 된다. 그리고 사육과정에서 고기나 우유가 함유된 사료를 먹여서는 안 되며 코셔가 정하는 사료첨가제 외의 것을 먹여서는 안 된다.

코셔법에 의해 사육된 닭은 보통 60~63일로 일반 육계보다 사육기간이 조금 긴 편이다. 일반 닭들처럼 틀에 실려 사육지에서 도계장까지 이송된 생닭들은 하차하게 된다. 도계라인에서 유대인이 허용하는 전문 도축인(shochet)은 칼을 들고 그 옆에 보조인이 닭을 잡은 상태에서 날카로운 칼(chalef)로 목 부위의 정맥, 동맥, 기관지 등을 절단하여 방혈시킨다. 도축인이 목베기 작업이 잘 되었는지 확인하고 나서 보조인이 닭을 걸어둔다. 다른 보조인은 칼날이 날카로운지 확인하고 항상 날카롭게 갈아두어야 한다. 만약 칼날이 무뎌져 이빨자국이 난 상태에서 닭을 잡았다면 그 칼로 잡은 모든 닭고기는 코셔닭이 아니라고 선언한다. 보통 팀당 7명이 일반적인 방법보다 느린 속도로 도계작업을 실시한다. 보통 1시간을 작업하고 나서 1시간을 휴식하며 반복해서 작업을 한다. 도계작업을 하기 직전에 도축인은 신에게 용서를 비는 기도를 한다. 유대인이 법률로 허용하는 도축인이 되기 위해서는 종교에 대한 지식과 도축에 필요한 기술에 관한 시험에 통과해야 한다.

혈액을 사료나 다른 용도로 사용하기 위해 정제작업을 실시해서는 안 되며 방혈작업으로 회수한 피들은 톱밥에 섞어 땅에 묻는다. 탈모를 위한 탕침작업은 뜨거운 물에서 하지 않고 찬물에서 실시한다. 차가운 물에 침지시켜 표피가 긴장성이 있는 상태에서 강한 힘을 가해 털을 벗긴다. 코셔법에 의해 사육된 닭은 일반 육계보다 더 오래된 닭이기 때문에 탈모과정에서 피부가 잘 찢어지지 않는다. 이어서 불로 나머지 잔털을 그을린다. 이와 같은 작업과정이 지연될 수 있기 때문에 더 많은 작업자를 배치시킨다.

주요 작업과정은 기존 일반 작업과 비슷하다. 특이한 점은 미생물 살균을 위한 염소수를 기존 도계산업체보다 더 적은 농도로 넣어야 한다고 규정하고 있다. 도계공정 중간에 정부기관의 검사와 별도로 “bodek”이라고 불리는 코셔검사관에 의해 내장검사와 코셔도계의 적법성 검사를 실시한다. 미국의 경우 코셔 도계라인에서 보통 rock Corrnish 암탉과 같은 작은 닭들에서 결함이 많이 발생한다고 한다. 만약 랍비에 의해 검사한 염소수 농도가 미농무성 허용 범위에 포함되었을지라도 코셔 규정보다 높았다면 녹색표시를 달아서 코셔닭이 아님을 표시한다.

코셔검사가 끝난 도계를 3엽 칼날로 목과 날개를 자른다. 코셔용만 담을 수 있는 특별한 통(plumbas)에 먼저 잘린 날개를 넣는다. 도체에도 코셔도계라고 알리는 꼬리표를 부착하여 소비자에게 전달된다. 도계, 분할 및 유통과정 중에 부착된 꼬리표가 떨어지거나 분실될 수도 있고 다시 재부착하는 경우도 있어 유통상 혼란을 줄 수 있다. 최근에는 코셔제품이라 구별할 수 있는 특별한 설비와 홀로그램(holograms)을 이용하고 있다. 비록 미농무성 검사관에 의해 합격이 된 닭고기일지라도 코셔제품 기준에 미달된 고기는 검은 통에 따로 담아서 코셔제품이 아닌 상품으로 지역시장에 판매된다.

코셔도체는 30분 이내 예비냉각기에서 냉각을 마친 후 소금처리 작업을 실시한다. 소금은 도계 내외부에 뿌려서 약 1시간 동안 rack에 걸어 둔다. 이어서 흐르는 찬물에 소금을 씻어내고 냉각탱크에 넣는다. 이 때 도계는 표피로부터 약 0.5cm 깊이까지 소금의 농도가 침투하나 가열공정에서 약간의 짠기는 외부로 다 빠진다고 한다. 간을 제외한 식용 부산물은 일반 도계장과 동일하게 처리된다. 간은 물 빠짐이 좋은 용기에 따로 담아서 특별한 기구로 열(broil)을 가해 익힌다. 도계장에서 처리된 최종 제품들은 코셔라고 알리는 특별한 꼬리표가 부착되어 슈퍼마켓으로 옮겨진다. 소비자들은 슈퍼마켓 코셔코너에 전시된 닭을 보고 확인해서 구입한다.

참고문헌

1. Regenstein, J. M. and Chaudry, M. M. 2010. A brief introduction to some of the practical aspects of the kosher and hala laws for the poultry industry. Chapter 21. In: *Poultry meat processing*. Edited by Owens, C. M., Alvarado, C. Z. and Sams, A. R. 2nd edit.
2. Farouk, M. M., Al-Mazeedi, H. M., Sabow, A. B.. Bekhit, A. E. D., Adeyemi, K. D., Sazili, A. Q. and Ghani, A. 2014. Halal and kosher slaughter methods and meat quality: *A review. Meat Sci.* 98:505-519.
3. Farouk, M. M., Pufpaff, K. M., and Amir, M. 2016. Industrial halal meat production and animal welfare: *A review. Meat Sci.* 120:60-70
4. Eliasi, J. R. and Dwyer, J. T. 2002. Kosher and Halal: Religious observances affecting dietary intakes original research article. *J. American Dietetic Association*, 102: 911-913.

제 2 편

계 란

계란은 인류가 수렵 채취하던 시절부터 중요한 단백질 식량자원으로 이용된 오래된 식량 중의 하나이다. 작은 중량임에도 불구하고 인체에 유익한 단백질과 지방 등 영양소가 듬뿍 들어 있어서 자체적으로도 병아리가 태어나는 모태가 될 뿐 아니라 인류에게는 단백질을 평가하는 표준품으로 사용될 만큼 영양가가 풍부한 식품이다.

계란 내용물은 크게 난황(노란자)과 난백(흰자)으로 나눌 수 있는데 이에 따른 영양소의 구성과 기능도 각각 다르다. 노란자는 배아(胚芽)가 있는 생명의 핵심 부위이므로 더 많은 단백질과 지방, 미네랄이 들어 있다. 난황에는 포스비틴(phosvitin)이 들어 있어 혈액 속에 철을 운반하는 역할을 하지만, 노란자속에서 항산화 작용을 한다. 흰자에는 라이소자임(lysozyme)이 들어 있어 그람양성균을 죽이는 역할을 한다. 이 외에도 계란에는 각종 기능성, 생리활성, 항미생물이나 항산화 물질이 다량 들어 있는 소위 생명탄생을 위한 보고(寶庫)이다.

계란은 식용하기에 종교적이거나 문화적인 측면에서 문제가 없고 살생을 하여 얻어지는 식품이 아니기 때문에 동물복지 면에서 큰 문제가 되지 않아 모든 세계인들이 즐겨 먹는 식품이다. 뿐만 아니라 최근에는 사육기술의 발달로 생산원가를 낮춤으로써 개당 가격이 저렴하고, 특히 단백질 무게당 가격이 매우 저렴한 양질의 단백질 식품에 속한다. 그렇지만 지난 반세기 가까이 개당 약 200 mg 전후의 콜레스테롤이 들어 있어 일부 서부 선진국에서는 건강상 이유로 기피하는 식품이기도 하였다. 다행히 많은 연구를 통하여 계란 콜레스테롤은 지금까지 알려진 바와 달리 인체에 유해한 것이 아니며 오히려 성인병의 예방 등 순기능이 크다는 사실이 밝혀지면서 다시 소비가 늘어나고 있는 추세이다.

계란의 소비형태를 보면 아직도 대다수 소비자들이 통계란(식탁용 계란, shell egg)

을 구입하여 가정에서 조리하여 먹고 있다. 그러나 선진국일수록 계란산업체에서 계란을 수거, 세척, 분류, 할란, 냉장, 냉동, 건조과정을 실시한 후 소비자나 계란가공장에 공급하고 있다. 앞으로 계란산업은 지속적으로 발전할 것이며, 소비자는 건강에 유익하면서도 소비가 편리한 제품을 찾을 것이다. 이에 따라 우리나라에서도 계란의 생산에서 가공, 소비지까지 위생적이고 체계적인 제도나 가이드라인이 제시되어야 할 것이다. 계란의 소비증대를 위해 즉석식품이나 조리식품의 개발과 판매도 요구된다.

제 1 장

계란의 화학

1. 계란의 구조

계란은 난각(卵殼), 난각막(卵殼膜), 난백(卵白), 난황(卵黃)으로 구성되어 있다. 외부에 단단하게 둘러 내부를 보호해 주는 난각(shell)은 전란 무게의 9～12%이며, 외부의 큐티클(cuticle) 단백질과 해면상층(spongy layer), 유두층(mammillary layer)으로 구성되어 있다. 유색란에는 ooporphine라는 색소가 침착되어 있다(그림 1-1).

난각과 난백 사이에 있는 난각막(membrane)은 외난각막(outer shell membrane)과 내난각막(inner shell membrane)으로 구성되어 있고 그 막(膜) 사이에 기실(氣室)이 형성된다. 기실(air cell)은 둔부 끝에 위치하며 저장기간에 따라 커진다. 난각막은 외부 미생물의 침입을 막는 역할을 하며, 내난각막의 두께가 0.01～0.02mm로서 외난각막보다 얇다. 난백(albumen)은 총 난중의 60%를 차지하나 난소에서 난관을 통과할 때 불과 몇 시간 만에 형성된다고 한다.

난백은 농도가 다른 1층(外水樣卵白, outer thin), 2층(濃厚卵白, thick white), 3층(內水樣卵白, inner thin), 4층(칼라자층, chalaziferous)으로 구성되어 있다. 가장 내부에 위치한 타원형의 난황(yolk)은 생명체의 핵심이며 부화 시에 병아리의 영양원이다. 성계(成鷄)에는 난포가 약 3,000여 개 있는데 산란용은 산란 10～12일 전에 형성된다. 난황에는 생명의 기원이 되는 배(胚, germinal disc)와 라테브라(latebra)가 있고, 백색 난황층과 황색 난황층으로 여러 겹 쌓여 있으며 외부는 난황막(vitelline)이 감싸고 있다.

2. 계란의 화학적 성질

난각의 조성은 95% 이상이 광물질이며, 이 외 3%의 단백질과 2%의 수분으로 되어 있다. 광물질을 100%로 볼 때 탄산칼슘($CaCO_3$)이 98.4%으로 대부분을 차지하며, 그 외 탄산마그네슘($MgCO_3$)이 0.8%, 인산 제3칼슘[$Ca_3(PO_4)$]이 0.7%, 기타 황(S)과 철(Fe)도 소량 함유되어 있다. 난각에는 매트릭스(matrix)와 유두절(mammillary knob)이 50 : 1로 구성되어 있고, 매트릭스에는 외난각막에 밀착되어 있는 유두층(mammillary matrix)과 직경 0.4 μm의 가느다란 섬유로 구성된 해면상층(spongy matrix)이 있다(그림 1-2).

표면에는 7,000～17,000개의 세공(細空)이 있는데 첨부보다 둔부에 많이 분포되어 있다. 세공관(pore canal) 표면에는 큐티클(cuticle)이라 불리는 케라틴(keratin) 단백질 섬유가 10～30 μm 만큼 덮여 있다. 큐티클은 호흡에 관여하고 미생물의 침입을 막는 역할을 하는데 글라이신(glycine), 글루탐산(glutamic acid), 라이신(lysine), 타이로신(tyrosine), 시스틴(cystine)과 같은 아미노산으로 구성된 단백질이 90% 이상 존재한다.

난각막(卵殼膜)에는 내외 두 개의 막으로 이루어져 있고 외막에는 다시 3개, 내막에는 6개의 세막(細膜)이 존재한다. 구성요소를 보면 케라틴류의 단백질이 대부분을 차지하고 있어 큐티클이나 매트릭스(matrix)와 비슷하나 글라이신(glycine) 함량이 적고 하이드록시프롤린(hydroxyproline)은 없지만 함유황아미노산은 많이 함유하고 있다.

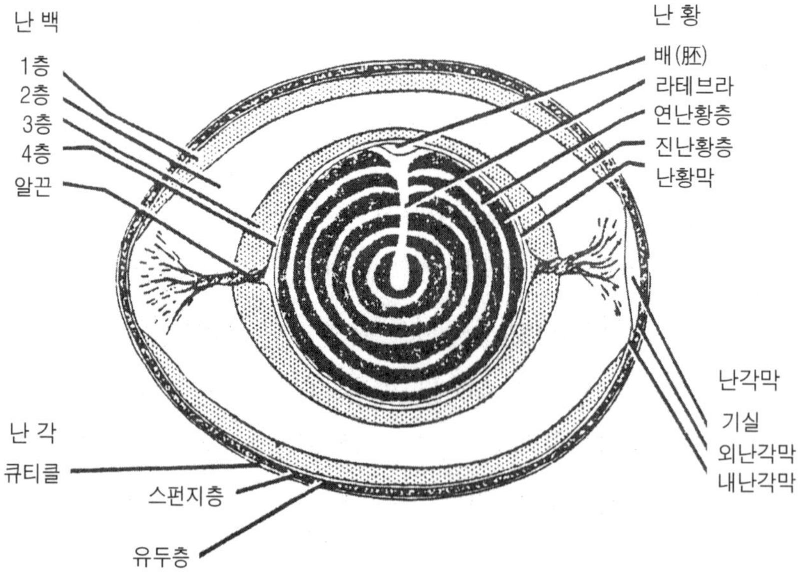

그림 1-1. 계란의 구조

난백은 고형분이 11~13%를 차지한다. 일반조성을 보면 단백질 10~11%, 수분 88~91%, 탄수화물 1%, 지방 0.05~0.2%, 광물질 0.7~1.0%로 되어 있다. 조성은 닭의 품종이나 개체, 달걀의 부위나 크기에 따라 차이가 있고 농후난백보다 수양난백에 의해 더 많은 영향을 받는다. 탄수화물로서 0.4%의 포도당(glucose)과 0.5%의 당단백질(glycoprotein)을 함유하고 있다. 무기질 함량은 사료에 의해 영향을 많이 받는데 보통 Fe, Mg, Ca, P. Na, K, S 등이 많이 들어 있다.

난황은 52.7%의 높은 고형분에 지방과 단백질 함량이 많다. 일반조성을 보면 단백질 15.7~16.6%, 수분 45.8~51.2%, 지방 31.8~35.2%, 무기질 1.1%를 함유하고 있다. 지방으로는 트리글리세라이드(triglyceride) 65.5%, 인지질(phospholipid) 28.3%, 콜레스테롤(cholesterol) 5.2%로 구성되어 있어 상대적으로 인지질 함량이 높은 것이 특징이다. 총 지방함량은 품종에 의해 영향을 많이 받고 지방산조성 중에서 불포화지방산은 섭취한 사료에 의해 영향을 많이 받는다. 단백질은 인(P)과 결합된 포스비틴이 있으며, 탄수화물로서는 0.7%의 포도당, 그리고 0.3%의 단백질과 결합된 당(糖)들이 있다. 무기질로는 P, Ca, K 등이 들어 있다.

유색란에서 난각의 색소는 ooporphine이며, 난황의 색소는 카로티노이드(carotenoid)이다. 난황의 색소는 지용성 물질로 대부분 잔토필(xanthophyll)과 소량의 카로틴(carotene)으로 구성되며 사료성분에 의해 영향을 많이 받는다.

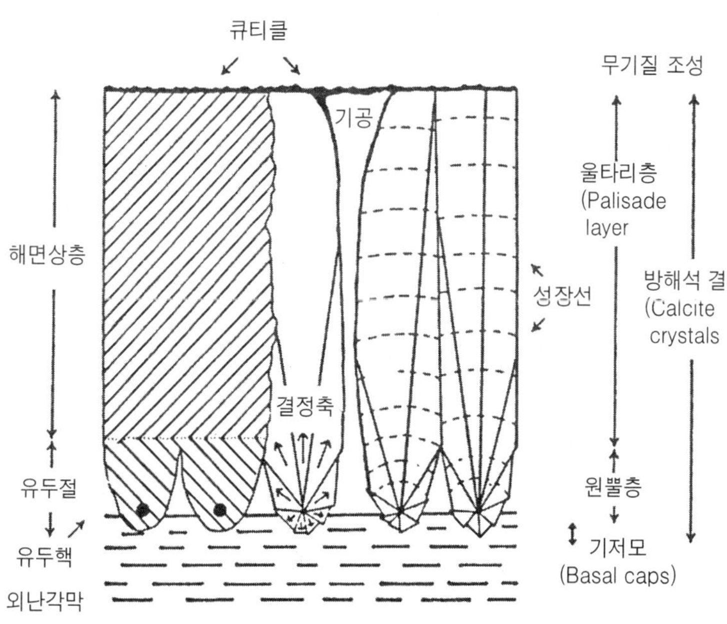

그림 1-2. 난각의 구조(Powrie와 Nakai, 1990)

3. 계란의 물리적 성질

계란성분의 물리적 성질은 계란의 신선도나 물성상태에 영향을 미치고, 액란을 살균처리할 때 열변성과 유동성에도 밀접한 연관이 있다. 전란, 난황, 난백의 밀도는 상온에서 1.035이다. 소금 10%를 첨가한 전란이나 난황의 밀도는 1.0이고 10% 설탕을 첨가한 전란이나 난황의 밀도는 1.07이다. 이와 같이 고형물질이 증가하면 밀도는 증가한다. 그렇지만 혼합 계란제품을 살균하기 위해 온도를 21℃에서 60℃로 증가시키면 약 1.5% 정도 감소한다.

난백의 점도는 저장 중에 감소되나 만약 난황이 혼입되면 증가한다. 난황의 점도는

표 1-1. 신선한 계란의 물리화학적 특성

난 백		난 황		난 각	
결합수(%)	25	결합수(%)	15	파쇄력(kg/cm^{2})	3.4
응고온도(℃)	61	응고온도(℃)	65	밀도(g/cm^{3})	2.3
비중(cm/cm^{2})	1.035	비중(cm/cm^{2})	1.035	공기투과도 (cc./cm^{2}/min. /diff.20cm Hg)	19.5
유전율(誘電率, ε)	68(?)	유전율(誘電率, ε)	60(?)		
도전율(導電率, mho-cm^{-1}×10^{-3})	8.68	도전율(導電率, mho-cm^{-1}×10^{-3})	3.10		
빙결점(℃)	-0.424	빙결점(℃)	-0.587	**난각막**	
연소열(cal/g)	5690	연소열(cal/g)	8124		
pH	7.6	pH	6.0	비중(g/cm^{2})	4500
굴절율(n^{25}D)	1.3562	굴절율(n^{25}D)	1.4185		
탄산가스 용해계수	0.71	탄산가스 용해계수	1.25		
비열(cal/g)	0.85	비저항(ohm-cm)	320	**난황막**	
비저항(ohm-cm)	120	표면장력(dynes/cm)	35		
표면장력(dynes/cm)	53	적정산도 (cc.N/100NaOH)	184	파단력(破斷力, dynes/cm^{2})	4500
적정 염기도(cc.N/100HCl)	393	증기압(in% of NaCl)	0.971		
투과율(I/Io)		점 도(poises at 0℃)	200		
외수양층	0.915				
중간 농후층	0.482				
내수양층	0.808				
증기압(in% of NaCl)	0.756				
점 도(poises at 0℃)	25				

자료 : Romanoff와 Romanoff (1963)

난백에 비해 높으나 역시 저장 중에 감소한다. 점도는 액란을 살균하기 위해 유동속도를 결정하는 데 중요한 인자이다. 난백의 점도는 pH 9보다 pH 7이 더 낮아 수소이온에 따라 영향을 받는다. 또한 난백보다 전란, 설탕과 소금 등 고형분이 높거나 혼합물을 첨가할수록 높아진다. 살균하기 위해 온도를 증가시키면 서서히 감소하는 특징이 있다.

계란의 표면장력은 난황이 35 dynes/cm이고 난백이 53 dynes/cm이다. 그러므로 물의 표면장력이 25℃에서 72 dynes/cm이므로 낮은 편이다. 일반적으로 단백질이나 인지질은 표면장력을 낮추며, 특히 난황에서는 저밀도 단백지질 분획(low density lipoprotein fraction)의 영향이 크다. 신선란의 수소이온농도(pH)는 난백이 pH 7.6~7.9, 난황이 6.0이다. 1주일간 저장하게 되면 난백의 pH는 9.7, 난황의 pH는 6.4~6.9로 증가하게 된다. 신선한 계란의 물리화학적 특성을 보면 표 1-1과 같다.

4. 난백단백질

난백단백질은 많은 구형 단백질(globular protein)이 있는 용액상태에서 오보뮤신 섬유(ovomucin fibers)가 망상구조를 이루고 있다. 난단백질은 황산암모늄(ammonium sulfate)의 첨가에 의한 이온강도의 차이로 분리할 수 있고, CMC(carboxyl methyl cellulose)나 diethyl amino ethyl cellulose와 같은 수지(resin)를 이용한 이온교환 크로마토그래프로 추출 또는 정제할 수 있다. 추출된 난백단백질을 확인하기 위하여 여러 종류의 전기영동을 이용한다. 표 1-2와 같이 각 난백단백질의 생화학적 특성은 각각 다르다.

4.1 오브알부민(ovalbumin)

오브알부민은 인산(燐酸)과 당(만노오스와 포도당)이 결합된 단백질로서 전체 난백단백질의 54%를 차지하고 분자량은 45,000이다. 인산염의 결합량이 분자당 2개, 1개, 무결합에 따라 오브알부민 A_1, A_2 및 A_3로 나누며 각각 85, 12, 3% 만큼 차지하고 있다. 오브알부민이 계란의 저장중에 S-오브알부민으로 전환되기 때문에 열변성 온도가 오브알부민의 84.5℃에서 에스알부민의 92.5℃로 증가하게 된다. 오브알부민은 표면이 노출되거나 요동하게 되면 쉽게 응고되지만 대체로 열저항성이 강한 편이다. 예를 들면 pH 7과 62℃에서 3.5분 가열하면 거의 변성이 일어나지 않고, pH 9에서는 5% 이하만이 변성된다.

표 1-2. 난백단백질의 특성

단백질 종류	함량 (%)	등전점	분자량	아미노산 잔기	열변성 온도(℃)	특 성
오브알부민 (ovalbumin)	54	4.5	45,000	385	84.0	인 당단백질
오보트랜스패린 (ovotransferrin)	12	6.1	76,000	–	61.0	금속이온결합
오보뮤코이드 (ovomucoid)	11	4.1	28,000	185	79.0	트립신 작용을 억제
오보뮤신 (ovomucin)	3.5	4.5～5.0	5.5～8.3×10^6	–	–	Sialoprotein, viscous
라이소자임 (lysozyme)	3.4	10.7	14,300	129	75.0	박테리아 세포벽을 가수분해
G_2 글로불린 (G_2 globulin)	4.0?	5.5	3.0～4.5×10^4	–	92.5	–
G_3 글로불린 (G_3 globulin)	4.0?	4.8	–	–	–	–
오보인히비터 (ovoinhibitor)	1.5	5.1	49,000	–	–	세린 단백분해 효소를 억제
피신인히피터 (ficin inhibitor)	0.05	5.1	12,700	–	–	Thioproteases를 억제
오보글라이코프로틴 (ovoglycoprotein)	1.0	3.9	24,400	–	–	Sialoprotein
오보플래보프로틴 (ovoflavoprotein)	0.8	4.0	32,000	–	–	라이보플라빈을 결합
오보메크로글로블린 (ovomacroglobulin)	0.5	4.5	7.6～9.0×10^5	–	–	항원작용
아비딘(avidin)	0.05	10	68,300	512	–	바이오틴 결합

자료 : Powrie와 Nakai (1990)

4.2 콘알부민(conalbumin 또는 ovotranferrin)

콘알부민은 당결합 단백질로 분자량이 80,000이고 등전점이 6.6이다. 오브알부민보다는 열에 민감한 편이지만 금속이온과 단단히 결합되어 있으므로 이로 인해 열에 안정한 특징을 가지고 있다. Fe(III), Al(III), Cu(II), Zn(II) 등의 금속이온과 pH 6 이상에서 강하게 결합되어 각각 적색, 무색, 황색, 무색을 나타낸다.

4.3 오보뮤코이드(ovomucoid)

오보뮤코이드는 3개의 소당류(oligosaccharide)가 결합된 당단백질로서 분자량이 28,000이며 등전점은 3.9～4.3이다. 단백질의 펩타이드의 형태는 알파 나선형 구조(α-helical structure) 26%, β-structure 46%, β-turns, random coil 18%로 구성된다. 오보뮤코이드의 특징은 트립신 억제작용(trypsin inhibitor)이 있다. 열저항성은 산성 영역에서 강한 편이나 알칼리성 영역에서는 약한 편이다.

4.4 라이소자임(lysozyme)

라이소자임은 눈물, 콧물, 혈장, 췌장, 인유, 우유 등에 함유된 효소 단백질로서 난백에서도 건조 중량을 기준으로 0.5% 정도 함유하고 있다. 라이소자임은 그람양성균의 세포벽 구성성분인 *N*-acetylneuramic acid와 *N*-acetylglucosamine 사이의 β결합을 가수분해(lysis)시켜 결국 미생물을 사멸시키는 작용을 한다(그림 1-3).

분자량이 14,300～14,600이고 등전점이 pH 10.7이다. 129개의 단일 펩타이드 사슬구조로 되어 있고 총 4개의 S-S 결합 중에서 2개의 결합이 효소적 역가를 발휘한다고 알려지고 있다. 라이소자임은 염침전법이나 흡착 또는 이온교환 크로마토그래프 등으로 분리된다.

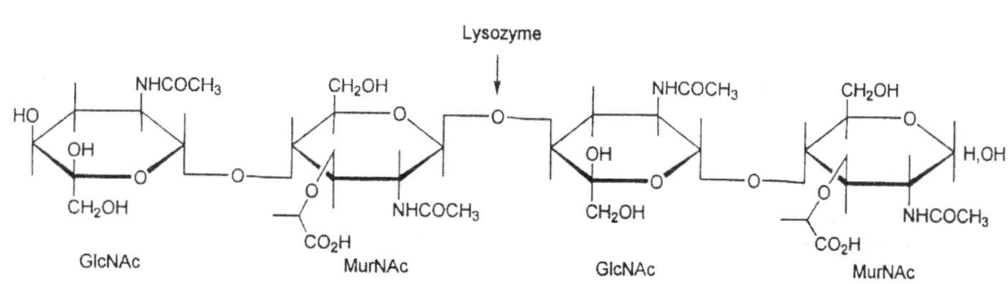

MurNAC : acetylneuramic acid, GlcNAc : acetylglucosamine

그림 1-3. 라이소자임이 작용하는 세포벽 구조

4.5 오보뮤신(ovomucin)

오보뮤신은 농후난백(濃厚卵白)에서 섬유소 형태로 존재하며 구조물 역할을 하는 당단백질이다. 농후난백에 있는 오보뮤신의 함량은 수양난백에 비해 4배 많지만 저장기간 중에 수양화(水樣化)가 진행됨과 동시에 저하된다. 주로 라이소자임과 결합하여 존재하는데 pH가 높으면 결합력이 약해지고 불용성으로 변하여 라이소자임의 효소 역가도 떨어진다. 예를 들면 2℃에서 45일간 저장하면 난백의 pH가 증가하여 라이소자임 역가가 20～25% 정도 감소된다. 오보뮤신은 바이러스(virus)에 의한 적혈구응집(hemagglutination)을 억제시키는 역할을 한다. 5%의 소금과 pH 9.5의 조건에서 침전되어 추출할 수 있다.

4.6 아비딘(avidin)

아비딘은 분자량이 68,300인 당단백질이다. 바이오틴(biotin)과 결합하여 장내 흡수를 방해하는 작용을 한다. 아비딘은 4개의 소단위(subunit)로 구성되어 있으며, 그 중 1개당 4분자의 바이오틴을 결합할 수 있다.

4.7 기타 단백질

오보글로불린(ovoglobulin)은 G_1, G_2, G_3의 3개의 단백질로 되어 있고, G_1은 라이소자임이라는 보고도 있으나 각 단백질의 기능과 특성이 밝혀지지 않고 있다. 오보글로불린은 기포성이 있는 것이 특징이다. 오보인히비터(ovoinhibitor)는 오보뮤코이드처럼 트립신(trypsin), 카이모트립신(chymotrypsin), 미생물에 의한 단백질 가수분해효소(protease)를 불활성화시키는 작용을 한다. 분자량이 35,000이고 등전점이 pH 5.5이다.

5. 난황단백질

난황을 초원심 분리기에 넣고 원심분리시키면 침전 부위와 상층액 부위로 분리된다. 침전 부위는 고밀도 단백질로서 과립상(granule)이라고 하고, 상등부위는 저밀도 단백질로서 난장(卵漿, plasma)이라고 한다. 난황을 100%로 볼 때 수분이 48%이고 고형분이 52%이다. 고형분 중에서는 2%만이 미량 유리 중성지질, 탄수화물, 무기질, 아미노산 등이고, 나머지 50%가 과립상과 난장이다. 이것은 단백질이거나 지질단백질로 구성되어 있다.

표 1-3의 하단에서 보는 바와 같이 고형물 총량은 난장이 72%, 과립상이 22%를 차지한다. 과립상(granule)은 단백질 함량이 많고 지질은 적게 들어 있는 반면 난장(plasma)은 지질이 많다. 과립상은 70%의 리포비텔린(lipovitellin), 17%의 포스비틴(phosvitin), 12%의 저밀도지질단백질(LDL)로 구성되고, 난장은 13%의 리베틴(livetin), 87%의 리포비텔레닌(lipovitellenin, LDL)으로 구성되어 있다. 과립상은 난황의 11.5%를 차지하며 건조량 기준으로 단백질 60%, 지방 34%, 무기질이 6% 정도 함유하고 있다. 지방은 대부분 인지질로서 82%의 phosphatidylcholine, 15%의 phosphatidylethanolamine으로 구성되어 있다. 무기질의 대부분은 인(P)이다. 난장은 난황의 78%를 차지하며, 건조량 기준으로 볼 때 단백질 18%, 지방 77～81%, 회분이 2.2% 만큼 함유하고 있다(표 1-3, 그림 1-4).

표 1-3. 난황 난장(plasma)과 과립상(granule) 단백질의 조성(%)

<table>
<tr><th rowspan="2">단백질명</th><th colspan="2">단백질 함량비(%)</th><th rowspan="2">분자량×10^5</th><th colspan="2" rowspan="2">기 타</th></tr>
<tr><th>난장</th><th>과립상</th></tr>
<tr><td>고밀도지질단백질(lipovitellin)</td><td>0</td><td>70</td><td></td><td colspan="2">지방 : 20%(중성 : 인=4 : 6)</td></tr>
<tr><td>α-리포비텔린</td><td></td><td>(41)</td><td>40</td><td colspan="2">인 : 0.50%</td></tr>
<tr><td>β-리포비텔린</td><td></td><td>(29)</td><td>40</td><td colspan="2">인 : 0.27%</td></tr>
<tr><td>저밀도지질단백질(lipovitellenin)</td><td>87</td><td>12</td><td>480</td><td colspan="2">평균 지방 : 89%</td></tr>
<tr><td>LDL_1</td><td></td><td></td><td></td><td colspan="2">지방 : 87～89%</td></tr>
<tr><td>LDL_2</td><td></td><td></td><td></td><td colspan="2">지방 : 83～86%</td></tr>
<tr><td>포스비틴(phosvitin)</td><td>0</td><td>17</td><td>3.6</td><td colspan="2">인+당단백질(지방이 없음)</td></tr>
<tr><td>α-포스비틴</td><td></td><td></td><td></td><td colspan="2">인 : 9.2%, 당 함량이 낮음</td></tr>
<tr><td>β-포스비틴</td><td></td><td></td><td></td><td colspan="2">인 : 2.92%, 당 함량이 높음</td></tr>
<tr><td>리베틴(livetin)</td><td>13</td><td>0</td><td></td><td>비 율</td><td>구 성</td></tr>
<tr><td>α-리베틴</td><td></td><td></td><td>8.0</td><td>2</td><td>질소</td></tr>
<tr><td>β-리베틴</td><td></td><td></td><td>4.2</td><td>3</td><td>6탄당+질소</td></tr>
<tr><td>γ-리베틴</td><td></td><td></td><td>15</td><td>5</td><td>6탄당+질소+아민</td></tr>
</table>

* 난장은 난황 고형물의 72%로 지방함량이 많고, 과립상은 22%로 단백질 함량이 많다.

자료 : 西元과 淺野 (1985)

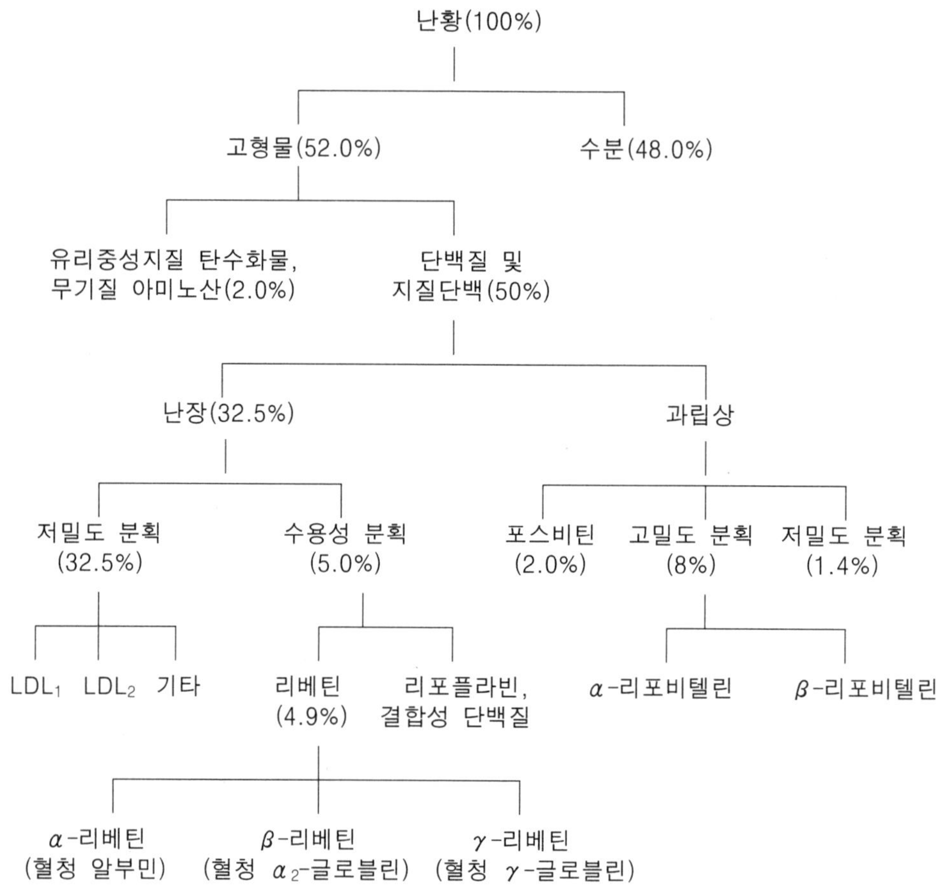

그림 1-4. 난황단백질의 조성비(渡辺, 1984)

5.1 리포비텔린(lipovitellin)

리포비텔린은 난황에 10% 또는 2N NaCl을 넣고 원심분리 시켰을 때 침전되는 층으로서 과립상에 존재하는 고밀도지질단백질이다. 전기영동에 의해 2개의 밴드로 분리되는데, 그 중 하나가 인 함량이 0.5%인 α-리포비텔린(lipovitellin)이고, 다른 하나는 인 함량이 0.27%인 β-리포비텔린이다. 리포비텔린은 분자량이 400,000이고 pH 10.5와 7.8에서 50% 정도가 용해된다. 지방함량이 20%로 중성 지질과 인지질의 비율이 4 : 6으로 분포한다.

5.2 포스비틴(phosvitin)

포스비틴은 인(P)이 10% 결합된 인당단백질(phosphoglycoprotein)로서 총 난황이 함유한 인에서 80%를 차지한다. 포스비틴은 0.1M의 $MgSO_4$에 침전하나 용액의 특정 이온강도에서 침전하는 정도에 따라 α-, β-포스비틴으로 나누어지는데, 인과 당 함량이 각각 다르다. 지방을 함유하지 않는 것이 특징이고 분자량은 35,000~36,000 dalton인 것으로 밝혀지고 있다.

포스비틴의 구조를 보면 135개의 phosphoserine($-CH_2-OP-O_3H_2$) 잔기를 지니고 있으며, 시스테인(cysteine)은 없으나 세린(serine)이 34% 정도 함유되어 있다. 단백질은 2~3개로 분리되어 몇 개의 소단위가 있는 불균일한 단백질(heterogenuous protein)이다. 난황 내에서 철과 강하게 결합하고 있고 철(iron)이온의 운반자로서 역할을 한다. 이와 같이 포스비틴은 양이온 금속인 Fe^{2+}, Ca^{2+}, Mg^{2+}을 강하게 흡착하기 때문에 금속이온 봉쇄자로서 항산화성을 지니고 있다.

그림 1-5에서와 같이 인지질로 막(膜)을 제조한 리포좀(liposome) 15μM에서 약 60%의 산화 억제율을 보인다. 특히 철에 대해 강한 결합력을 가지는데 인(P)과 Fe^{2+}의 결합 비율이 30 : 1/molar basis 이상이 된다. 전란 중에 철은 100g당 1.97mg이 들어 있는데 이 중 95%가 포스비틴에 결합되어 있다. 결합형태는 2개의 인 그룹(phosphate group)에 1개의 철 원자가 연결되어 있으며 Fe/P의 비율은 0.045~0.058이다. 난황에 많은 Fe이 함유되어 있음에도 불구하고 장내에서 소화 흡수되는 효율은 떨어진다고 보고되고 있다.

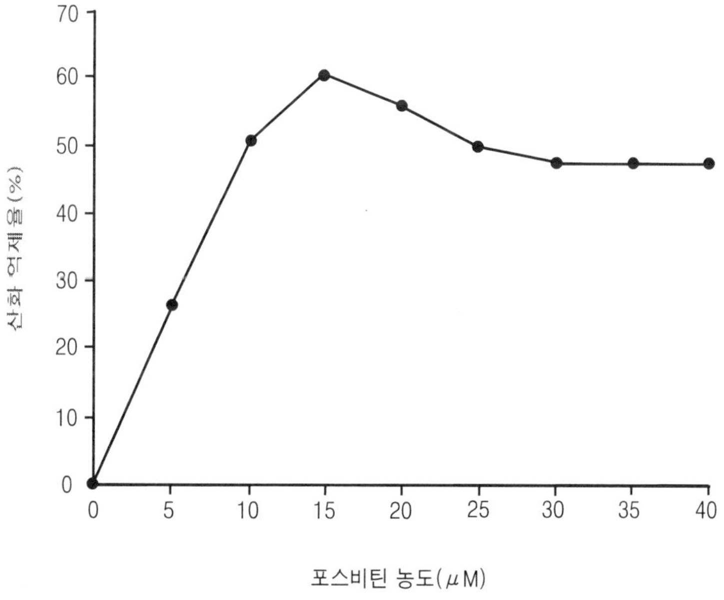

그림 1-5. 리포좀(liposome)에서 포스비틴 농도별 산화 억제율(%)(이, 1998)

표 1-4. 리베틴(livetin)의 종류

	α-리베틴	β-리베틴	γ-리베틴
질소(%)	14.3	14.3	15.6
6탄당(hexose,%)	–	7	2.6
Hexosamine(%)	–	–	1.8
분자량	80,000	45,000	150,000
조성 비율(%)	20	30	50

자료 : Powrie와 Nakai (1990)

5.3 리베틴(livetin)

리베틴은 지질이 없는 구형 단백질로서 총 난황고형물의 10.6%를 차지한다. 표 1-4에서 보는 바와 같이 질소, 당 및 아민(amine)의 함량에 따라 α, β, γ-리베틴으로 나눈다. 등전점은 pH 4.8~5.0이다. 리베틴은 면역학적으로 혈청 단백질과 기능이 동일하거나 매우 유사한 것이 특징이다. 즉 α-리베틴은 혈청 알부민(serum albumin), β-리베틴은 α_s-당단백질(glycoprotein), γ-리베틴은 γ-글로블린(globulin)과 같다고 한다.

5.4 리포비텔레닌(lipovitellenin, 저밀도지질단백질, LDL)

난황 단백질의 65%를 차지하는 리포비텔레닌은 밀도가 0.98로 낮아서 원심분리를 시키면 상등액 부분에 위치한다. 소수성 단백질이 트리글리세라이드(triglyceride) 표면에 존재하는 구형(sphere) 단백질로 LDL_1과 LDL_2로 나눈다. LDL_1은 총 지방함량의 87~89%로 분자량이 10.3×10^6이고, LDL_2는 총 지방함량의 83~86%로 분자량이 3.3×10^6이다. 파파인(Papain)이 이들 펩타이드 사슬을 절단한다.

참고문헌

1. Abe, Y., Itoh, T. and Adachi, S. 1982. Fractionation and characteristics of egg hen's egg yolk phosvitin. *J. Food Sci.* 47:1903-1907.
2. Baker, C. M. A. 1968. The proteins of egg white. In: Egg quality: A study

of the hen's egg, Carter, T. C., Oliver, D. M., and Boyd, E. T.(eds.), Edinburgh, Scotland, UK.

3. Garland, T. D. and Powrie, W. D. 1978. Isolation of myelin figures and low-density lipoproteins from egg yolk granules. *J. Food Sci.* 43:592-597.
4. Hawthorne, J. R. 1950. The action of egg white on ovomucoid and ovomucin. *Biochem. Biophys. Acta* 6:28-35.
5. Osuga, D. T. and Feeney, R. E. 1977. Egg proteins. In: Food Proteins, Whitaker, J. R. and Tannenbaun, S. R.(eds.), AVI Publishing Co., Westport, CT, USA.
6. Powrie, W. D. and Nakai, S. 1990. The chemistry of eggs and egg products. In: Egg science and technology 3rd(ed), Stadelman, W. J. and Cotterill(eds), O. J. Food Products Press, NY, USA. p. 97-139.
7. Rhodes, D. N. and Lea, C. H. 1957. Phospholipids. 4. On the composition of hen's egg phospholipids. *Biochem. J.* 54:526-533.
8. Romanoff, A. L. and Romanoff, A. 1963. The avian egg. John Wiley & Sons Co., New Yolk. USA.
9. Saari, A., Powrie, W. D., and Fennema, O. 1964. Isolation and characterization of low-density lipoproteins in native egg yolk plasma. *J. Food Sci.* 29:307-315.
10. Shepard, C. C. and Hottle, G. A. 1949. Studies of the composition of livetin fraction of the yolk of hen eggs with the use of electrophoretic analysis. *J. Bio. Chem.* 179:349-347.
11. Terepka, A. R. 1963. Structure and calcification in avian egg shell. *Exp. Cell Res.* 30:171-182.
12. Toborsky, G. 1963. Interaction between phosvitin and iron and its effect on a rearrangement of phosvitin structure. *Biochemistry* 2:266-271.
13. Vadehra, D. V. and Nath, K. R. 1973. Eggs as a source of protein. In: Critical reviews in food technology, T. E., Furia(ed.), CRC Press Inc., Boca Raton, FL, USA.
14. 渡辺乾二. 1984. 食品タンパク質の科學. 山內文男編. 食品資料研究會.
15. 西元勝也, 淺野悠輔. 1985. 第2章 卵の化學. 卵. 淺野悠輔, 石原良三. 光琳. 東京. 日本. p. 51-101.
16. 野並慶宣. 1966. 鶏卵の化學と利用法. 地球出版.
17. 이성기, 유익종, 민병용. 1989. 이온교환 크로마토그래피에 의한 Lysozyme의 추출에 관한 연구. 한국축산학회지 31:780-787.
18. 이성기. 1998. Liposome과 식육 모델시스템에서 난황 phosvitin의 항산화 효과 구명. 학술진흥재단 97 중간보고서

19. 佐藤泰. 1980. 食卵の科學と利用. 地球社.
20. 中江利孝. 1986. 乳.肉.卵の科學, 特性と機能.
21. 中村 良. 1998. 卵の科學. 朝倉書店.

제 2 장

계란의 영양과 콜레스테롤

1. 계란의 영양

1.1 생계란의 영양가

계란의 특징은 높은 영양가에 비해 에너지가 낮고 소화흡수가 잘 되며 가격이 비교적 저렴하다는 것이다. 계란 2개는 고기 57~89g의 영양가치와 같다고 한다. 또 보통 계란 2개에 단백질 12g이 들어 있어 이것만으로도 인간이 하루 필요한 단백질의 30%를 충당할 수 있다. 계란 단백질은 다른 식품의 단백질을 평가하는 데 표준품으로 사용될 정도로 조성과 품질이 우수하다. 식품에 함유된 단백질의 품질은 생물가(biological value)로 표기되며, 최고의 단백질 효율을 100으로 볼 때 계란은 93.7로 여러 식품 중에서 생물가가 매우 높음을 알 수 있다(표 2-1).

그러나 가열하지 않은 생난백에는 소화를 방해하거나 알레르기(allergy)를 일으키는 물질이 들어 있기도 하다. 표 2-2에서 보는 바와 같이 가금류의 품종에 따라 알의 영양적 조성은 약간씩 차이가 있다. 가령 지방은 오리와 거위 알에서 많고, 수분은 계란과 메추리알에서 많다. 단백질함량은 상대적으로 계란에서 적게 들어 있음을 알 수 있다.

계란은 난백과 난황의 영양적 조성이 완전히 다르다. 전체적인 영양조성을 보면 일반성분, 지방산, 무기질, 아미노산 조성에서 풍부한 영양가를 함유하고 있다. 난백은 90%의 수분과 나머지 단백질과 소량의 탄수화물이 들어 있으며 지방이 없는 것이 특징이다. 이에 비해 전 중량의 1/3을 차지하고 있는 난황은 지방이 들어 있어 열량이 높다. 난황 단백질도 난백만큼 함유되어 있으며 계란의 비타민과 무기질도 대부분 난황에 들어 있다. 탄수화물은 1% 내외로 난백에 소량 들어 있다(표 2-3).

표 2-1. 식품별 단백질의 생물가*

식 품	생물가
계란(전란)	93.7
우 유	84.5
물고기	76.0
쇠고기	74.3
대두분	72.8
쌀	64.0
통 밀	64.0
옥수수	60.0
콩	58.0

$$*\text{생물가} = \frac{\text{체내 보유질소}}{\text{흡수 질소}} \times 100$$

자료: American Egg Board (1981)

표 2-2. 품종별 가식부 100g당 영양가

조 성	계 란	칠면조알	오리알	거위알	메추리알
중량(g)	50	79	70	144	9
열량(C)	158	171	185	185	158
일반 성분					
수분(g)	74.57	72.50	70.83	70.43	74.35
단백질(g)	12.14	13.68	12.81	13.87	13.05
지방(g)	11.15	11.88	13.77	13.27	11.09
탄수화물(g)	1.20	1.15	1.45	1.35	0.41
회분(g)	0.94	0.79	1.14	1.08	1.10
계	100	100	100	100	100

자료: USDA (1976)

표 2-3. 계란(100g)의 일반적 영양조성

영 양 소	액란 / 냉동란			건조란		
	전란	난황	난백	전란	난황	난백
단백질(g)	12.56	15.86	10.90	47.35	34.25	82.40
수분(g)	76.15	52.31	87.57	3.10	2.95	8.54
지방(g)	9.51	26.54	0.17	40.95	55.80	0.04
회분(g)	1.06	1.71	0.63	3.65	3.40	4.55
탄수화물(g)	0.72	3.59	0.73	4.95	3.60	4.47
유리당(g)	〈0.1	0.2	0.3	0.3	〈0.1	0
열량(kcal)	143	322	52	594	666	376
콜레스테롤(mg)	372	1086	0	1507	2052	0

자료 : American Egg Board (2015).

단백질과 비타민 B 그룹 중에서 나이아신(niacin)과 라이보플라빈(riboflavin)은 난백과 난황에서 거의 반반정도 들어 있다. 표 2-4에서 보는 바와 같이 계란은 필수아미노산이 골고루 함유하고 있어 매우 우수한 단백질 식품으로 평가받고 있다. 난황에는 고형분 함량의 60%가 지방으로 구성되어 있다. 난지질은 글리세라이드(glycerides)와 인지질이 대부분 차지하고 있으며, 스테롤(sterol)과 미량의 당지질(cerobrosides)도 존재한다.

표 2-5에서 보는 바와 같이 지방산조성을 보면 포화지방산이 37.4%, 단일불포화지방산이 46.1%, 고도불포화지방산이 16.5%를 차지한다. 가장 많이 들어 있는 지방산으로 이중결합이 1개인 올레산(oleic acid, 18 : 1)이 46.1%로 거의 반절에 해당된다. 이외에도 팔미트산(palmitic acid, 16 : 0)이 26.9%, 리놀레산(linoleic acid, 18 : 2)이 13.9%, 스테아르산(stearic acid, 18 : 0)이 9.5%로 많이 들어 있다. 불포화지방산이 다량 함유된 인지질(燐脂質)은 생명의 탄생과 유지에 관여하는 영양소로서 phosphatidylcholine 73.0%, phosphatidylethanolamine 15.0%, lysophosphatidylcholine 5.8%로 구성되어 있다.

이와 같은 지방산조성이 일반 동물성 체지방과 근본적으로 다르다. 영양학 측면에서 건강에 이롭다는 이상적인 지방산조성을 보면 연구자마다 의견이 다르나 대체로 고도불포화지방산(PUFA) : 단일불포화지방산(MUFA) : 포화지방산(SFA) 비율이 1 : 1 : 0.9이고, 오메가 6 지방산(ω6) : 오메가 3 지방산(ω3) 비율이 4~8 : 1라고 한다. 난황지방산의 PUFA : MUFA : SFA 비율은 0.81 : 1.00 : 0.36이고, ω6 : ω3 비율은 약간 높아서 8~17 : 1이다. 관상동맥과 관련된 질병에서 지표로 많이 활용하고 있는 불포화지방산과 포화지방산의 비율(P/S)이 1.77로서 매우 높다.

표 2-4. 계란(100g)의 아미노산 조성

영 양 소	액란 / 냉동란			건조란		
	전란	난황	난백	전란	난황	난백
알라닌(alanine, g)	0.375	0.836	0.704	2.636	1.759	5.313
아지닌(arginine, g)	0.820	1.099	0.648	2.841	2.444	4.812
아스파트산(aspartic acid, g)	1.329	1.550	1.220	4.758	3.348	7.291
시스틴(cystine, g)	0.272	0.264	0.287	1.099	0.614	2.044
글루탐산(glutamic acid, g)	1.637	1.970	1.550	6.190	4.340	11.496
글라이신(glycine, g)	0.432	0.488	0.413	1.591	1.058	3.085
히스티딘(histidine, g)	0.309	0.416	0.290	1.121	0.888	1.872
아이소루신(isoleucine, g)	0.671	0.866	0.661	2.583	1.732	5.023
루신(leucine, g)	1.086	1.399	1.016	4.046	3.009	7.172
라이신(lysine, g)	0.912	1.217	0.806	3.402	2.718	5.076
메싸이오닌(methionine, g)	0.380	0.378	0.399	1.477	0.849	3.204
페닐알라닌(phenylalanine, g)	0.680	0.681	0.686	2.515	1.463	5.181
프롤린(proline, g)	0.512	0.646	0.435	1.886	1.430	3.098
세린(serine, g)	0.971	1.326	0.798	3.523	2.926	6.078
쓰레오닌(threonine, g)	0.556	0.687	0.449	2.273	1.819	3.665
트립토판(tryptophan, g)	0.167	0.177	0.125	0.576	0.400	1.266
타이로신(tyrosine, g)	0.499	0.678	0.457	1.932	1.523	3.309
발린(valine, g)	0.858	0.949	0.809	2.886	1.907	6.170

자료 : American Egg Board (2015).

따라서 난황에 들어 있는 지방은 영양학적으로 우수할 뿐 아니라 심혈관질환을 예방하는 데 도움이 되는 식품으로 평가되고 있다. 난황에는 철(Fe)과 인(P), 기타 미량 무기질이 풍부하게 들어 있고, 지용성 비타민 A, E, K와 비타민 B 복합체가 다량 들어 있다(표 2-6). 특히 비타민 중에서 D함량은 매우 많이 들어 있으나 비타민 C는 없다. 난각에는 칼슘(Ca)이 다량 들어 있는 것이 특징이다. 난황색은 영양가와는 상관없고 산란계의 사료에서 전입된 잔토필(xanthophyll)이라는 색소에 의해 좌우된다. 계란 1개당 콜레스테롤은 185 mg만큼 함유하고 있다.

표 2-5. 계란(100g)의 지방산조성

영양소(g / 100g 계란)	액란 / 냉동란			건조란		
	전란	난황	난백	전란	난황	난백
포화지방산	3.126	9.551	0	12.727	17.154	0
미리스트산(14:0 myristic)	0.033	0.104	0	0.139	0.180	0
팔미트산(16:0 palmitic)	2.231	6.860	0	9.233	12.559	0
스테아르산(18:0 stearic)	0.811	2.417	0	3.291	4.326	0
단일불포화지방산	3.658	11.738	0	15.337	21.129	0
팔미톨레산(16:1 palmitoleic)	0.201	0.918	0	1.009	1.373	0
올레산(18:1 oleic)	3.411	10.701	0	14.162	19.536	0
아코세노인산(20:1 eicosenoic)	0.027	0.086	0	0.116	0.149	0
고도불포화지방산	1.1911	4.204	0	5.804	7.895	0
리놀레산(18:2 linoleic, n-6)	1.555	3.538	0	4.614	6.423	0
리놀렌산(18.3 linolenic, n-3)	0.048	0.103	0	0.111	0.126	0
모로시틴산(18:4 morocitic)	0	0	0	0.056	0.068	0
아라키돈산(20:4 apachidonic, n-6)	0.188	0.438	0	0.569	0.837	0
에이코사펜타엔산 EPA(20:5 timnodonic, n-3)	0	0.011	0	0.278	0.203	0
도코사헥사엔산 DHA(22:6 docosahexaenoic, n-3)	0.058	0.114	0	0.176	0.239	0
트랜스지방(trans fat)	0.038	N/A	0	N/A	N/A	0

자료 : American Egg Board (2015).

표 2-6. 계란(100g)의 비타민과 무기질 조성

영 양 소	액란 / 냉동란			건조란		
	전란	난황	난백	전란	난황	난백
비타민						
나이아신(niacin, mg)	0.075	0.024	0.105	0.305	0.095	0.723
라이보플라빈(riboflavin, mg)	0.457	0.528	0.439	1.540	1.880	2.316
비타민 B_{12}(mcg)	0.890	1.950	0.090	3.950	5.330	0.530
판토텐산(pantothenic acid, mg)	1.533	2.990	0.190	5.905	7.765	1.958
비타민 A(IU)	540	1442	0	997	3031	0
싸이아민(thiamin, mg)	0.040	0.176	0.004	0.195	0.290	0.037
피리독신 (pyridoxine, 비타민 B_6, mg)	0.170	0.350	0.005	0.388	0.660	0.024
엽산(folate, mcg)	47	146	4	171	244	96
비타민 E(alpha-tocopherol, mg)	1.050	2.580	0	3.880	5.420	0
비타민 D(IU)	82	218	0	321	458	0
루테인 + 제아잔틴 (lutein + zeaxanthin, mcg)	503	1094	0	1329	2299	0
무기질						
칼슘(Ca, mg)	56	129	7	231	284	89
철(iron, mg)	1.75	2.73	0.08	6.79	5.42	0.24
마그네슘(Mg, mg)	12	5	11	42	13	72
인(P, mg)	198	390	15	831	920	89
칼륨(K, mg)	138	109	163	493	244	1116
나트륨(Na, mg)	142	48	166	523	135	1238
아연(Zn, mg)	1.29	2.30	0.03	5.28	4.93	0.16
구리(Cu, mg)	0.072	0.077	0.023	0.196	0.012	0.170
마그네슘(Mg, mg)	0.028	0.055	0.011	0.125	0.119	0.050
셀레늄(Se, mcg)*	30.70	56	20	119.60	86.80	125.10

*미국에서는 지역에 따라 함량의 변화가 심함

자료 : American Egg Board (2015).

1.2 품종과 사육방법에 따른 영양성분의 변화

계란의 영양성분은 닭의 품종, 계란의 크기, 사육 환경, 사료 종류에 따라 다르다. 품종별로 보면 지방함량이나 콜레스테롤 함량이 차이가 난다고 알려지고 있다. 난각색은 보통 흰색과 갈색이 주종을 이루고 있는데, 이는 영양가와 상관이 없고 품종에 따라 결정된다. 난황의 지방산조성도 품종에 따라서 다르다. 특히 불포화지방산 함량 비율이나 총 지방량, 콜레스테롤 함량도 품종에 따라 다르다고 보고되고 있다. 수분과 단백질 함량도 차이가 난다. 그렇지만 동일한 품종일지라도 개체별 차이도 심한 편이다.

산란 연령에 따라 영양소의 변화도 심하다. 산란기간은 산란개시 후 약 15년까지 가능하나 산란기간이 진행될수록 산란율은 떨어진다. 오늘날 상업적인 측면에서 산란기간은 산란개시 후 약 1년 정도이다. 초란이거나 산란계가 젊을수록 알의 크기는 작다. 알이 작으면 상대적으로 계란에서 난황이 차지하는 비율이 높아진다. 산란 2년차가 진행되면 알과 난황도 커지나 난각은 비교적 얇아진다. 연령이 높은 닭에서 산란된 계란일수록 단백질, 인(P), 염소(Cl)의 함량이 높다.

사료 성분에 의해 난 성분이 가장 민감하게 영향을 받는다. 사료 중에 비타민이나 무기질은 계란으로 유입되어 직접적으로 영향을 받는다. 일본이나 우리나라에서 상품화된 바 있는 요오드(I)란, 마그네슘(Mg)란이나 비타민 E란과 같은 특수란도 사료 중의 무기질 보강이나 비타민 급여로 생산한 것이다.

난황의 지방산 함량과 조성도 사료에 영향을 많이 받는다. 사료 중에 불포화지방산이 많이 함유된 옥배유, 해바라기유, 대두유를 먹이면 포화지방산이 많이 함유된 쇠기름보다 난황의 요오드가(iodide value)가 높다고 한다. 이것은 사료 중의 불포화지방산이 난황 속에 유입되어 난황의 불포화지방산 비율을 높아진다는 것이다.

일반적으로 불포화지방산을 급여하면 난황에 리놀레산(linoleic acid)이 포화지방산을 많이 급여하면 포화지방산과 올레산(oleic acid)이 증가한다. 사료 중의 불포화지방산 함량을 증가하면 난황의 콜레스테롤 함량도 증가시킨다. 닭에게 30% 이상 아마씨유(linseed oil)를 급여하였더니 난황 콜레스테롤이 22% 만큼 증가하였다는 보고가 있다(Weiss 등, 1964). 또 표 2-7에서 보는 바와 같이 산란계 배합사료에 식물유지 잇꽃, 달맞이꽃, 잣의 기름을 10%씩 첨가하였을 때 난황의 올레산($C_{18:1}$)이 현저히 감소된 반면에 리놀레산($C_{18:2}$)이 크게 증대되었다고 하였다. 따라서 난황 지방의 지방산조성에 있어서 P/S비나 P/M/S비가 지방 영양학적으로 볼 때 건강상 바람직하다고 알려진 1.0과 1 : 1 : 1에 근사한 값으로 개선되었다고 하였다(吳와 菅野, 1994).

표 2-7. 불포화도가 높은 기름을 사료로 급여하였을 때 난황 지방 조성의 변화

지방산조성	급여한 기름 종류			
	대조구	잇꽃기름	달맞이꽃기름	잣기름
	급여단계			
	1~3주째	4~6주째	7~9주째	7~9주째
포화지방산(S, %)	36.9	34.9	38.0	34.3
불포화지방산(%)	62.9	63.9	60.2	64.2
단일불포화지방산(M, %)	47.4	31.8	28.0	39.2
고도불포화지방산(P, %)	15.5	32.2	32.2	25.0
P/S 비율	0.42	0.92	0.85	0.73
필수지방산(EFA, %)	14.4	30.9	30.9	23.7
S/M/P 비율	1 : 1.3 : 0.4	1 : 0.9 : 0.9	1 : 0.7 : 0.8	1 : 1.1 : 0.7

자료: 吳와 菅野 (1994)

가금류는 사육환경에 예민하게 영향을 받는다. 특히 고온에서 닭들이 스트레스를 많이 받기 때문에 알의 크기가 작아진다. 햇볕이 많은 봄, 여름에 산란한 것은 비타민 D가 많다. 계절에 따라 난중, 단백질, 호우단위(Haugh unit)와 Na, Ca, Cl과 같은 무기질 함량도 변한다고 알려지고 있다.

1.3 취급과 저장방법에 따른 영양성분의 변화

산란한 다음 수집, 냉장, 수송, 코팅, 저장중 습도조절, 마켓팅 기간 중에 수분을 포함한 영양성분이 변한다. 물론 산란 후 취급을 잘 하면 영양 손실을 예방하거나 지연시킬 수 있다. 계란의 품질을 유지하기 위해서는 산란 후 2주 이내에 판매하여 소비자까지 도달되는 것이 좋다. 저장기간이 길수록 수분, 총 지방과 지방산조성이 변하는데 저장온도가 낮을수록 변화 속도가 지연된다. 계란을 0~2℃에서 12개월 동안 저장하였을 때 단백질 함량은 큰 차이가 없었으나 비타민 B_6는 47%, 엽산(folic acid)은 27%, 비타민 B_{12}는 23%, 비타민 A는 10% 감소하였다고 한다. 계란을 너무 장기간 방치하면 난황막이 터져 난황의 일부가 난백으로 이동되어 품질이 떨어진다.

계란 표면에 광물유(mineral oil)나 아마씨유(linseed oil)으로 코팅하면 계란의 내

부에 이산화탄소와 수분이 방출되지 못하게 되어 저장 중 기실(氣室)이 커지지 않고 난중(卵重)도 감소되지 않는다. 저장 중에 습도 조절도 품질 변화에 중요한 요인인데 습도가 너무 높으면 표면에 곰팡이 자라기 쉽고, 너무 낮으면 무게가 급속히 감소하여 영양성분을 변하게 한다. 산란지에서 판매지까지 이동할 때 너무 요동을 심하게 하면 알끈이 손상하여 난황이 쉽게 움직여서 품질과 영양가에 영향을 준다.

1.4 가열에 의한 영양가의 변화

계란을 가열하는 방법으로 팬프라잉(pan-frying) 하는 것이 가장 일반적이다. 계란 단백질은 62~65℃에서 열변성되어 응고하기 시작한다. 후라잉을 함으로써 수분이 증발되어 무게가 감소되고, 이외에도 싸이아민(thiamin)과 비타민 B_{12}가 25%, 폴라신(folacin)이 31% 만큼 줄어든다고 한다. 가열방법에 따라 영양소의 변화도 다르다. 계란을 깨어서 끓는 물에 넣어 삶으면 물의 성분에 영향을 받아서 나트륨(Na)이나 일부 무기질 함량은 증가하고, 싸이아민(thiamine)이나 비타민 B_{12}는 약 25% 감소한다. 계란을 가열처리를 하면 소화율을 더욱 증가시킨다. 그러나 난백의 경우 가열하지 않은 상태에서는 영양감소인자(antinutritive factors)들이 많이 들어 있다.

쥐에게 생난백을 주요 사료로 급여하면 각종 독성현상이 유발된다. 가열하지 않은 난백단백질 중에서 오보뮤코이드(ovomucoid), 오보인히비터(ovoinhibitor)는 트립신(trypsin)이라는 소화효소의 작용을 억제시킨다. 콘알부민(conalbumin)은 철과 결합함으로써 철이 소화흡수되는 것을 방해한다. 아비딘(avidin)은 바이오틴(biotin)과 결합하여 비타민이 소화흡수되는 것을 방해한다. 일반적으로 1년 미만의 유아에게는 생난백은 물론 가열한 난백을 급여하지 않은 것이 좋다. 그러나 그들의 작용이 강력하지 못하기 때문에 혼합 식품군에서 소량의 비가열 난백이 들어 있다고 하여 실제 영양이나 건강상 문제가 되지 않는다.

1.5 가공처리에 따른 영양성분의 변화

1차 가공장에서 계란을 할란(割卵)하여 살균, 냉장, 탈당, 건조, 냉동시킬 때 영양성분이 변하게 된다. 계란을 냉동시키면 난백성분은 조금 변하는 것으로 알려지고 있지만, 난황은 젤(gel)화되어 품질이 상실된다. 건조는 일부 영양가의 감소가 일어나지만 더욱 문제가 되는 것은 가공적성의 감소이다. 건조란의 경우 소화율은 크게 영향을 받지 않으나 1년간 저장하면 싸이아민(thiamine)이 25%, 비타민 A가 50% 정도 감소한다고 한다. 만약 건조란을 제조할 때 탈당(脫糖)처리를 하지 않으면 저장중 건조란의 품질변화는 물론이고 영양가도 더욱 빨리 감소된다.

표 2-8. 가공제품별 계란의 영양가

영 양 소	신선란	건조란	찐 계란	깨어서 물에 삶은 계란	버터에 후라이 한 계란	오믈렛 또는 스크램블드에그
중량(g)	50	13.3	50	50	46	64
수분(g)	37.3	0.6	37.3	37.1	33.1	48.8
열량(C)	79	80	79	79	83	95
단백질(g)	6.1	6.1	6.1	6.0	5.4	6.0
지방(g)	5.6	5.5	5.6	5.6	6.4	7.1
탄수화물(g)	0.6	0.6	0.6	0.6	0.5	1.4
회분(g)	0.5	0.5	0.5	0.7	0.6	0.8
싸이아민(B_1)	0.044	0.040	0.037	0.035	0.033	0.039
라이보플라빈(B_2)	0.150	0.156	0.143	0.127	0.126	0.156
폴라신(mcg)	32	24	24	24	22	22

자료 : Stadelman 등(1988)

2차 가공제품의 경우는 첨부 재료와 가열방법에 따라 영양가가 변한다. 대표적인 난가공 제품인 오믈렛(omelette)이나 스크램블드에그(scrambled egg)를 제조할 때 우유나 버터를 첨가하면 지방, 탄수화물, 비타민, 무기질 함량이 증가하지만, 가열처리를 실시함으로써 폴라신(folacin)이나 라이보플라빈(riboflavin)이 감소한다. 가공제품별 계란의 영양가는 표 2-8과 같다.

1.6 계란에 대한 영양상 올바른 인식

생계란이나 반숙란을 유아에게 급여할 때 난단백질이 직접 혈관에 흡수되어 항체(抗體)를 형성함으로써 알레르기(allergy)를 일으킬 수도 있기 때문에 가능한 생후 12개월까지는 난백을 급여하지 않는 것이 좋다. 또한 이미 언급했다시피 난백의 아비딘(avidin)은 바이오틴(biotin)이나 필수비타민과 결합하여 독성을 유발할 수 있고, 오보뮤코이드(ovomucoid)나 오보인히비터(ovoinhibitor) 등도 췌장에서 분비하는 트립신(trypsin)을 억제하는 인자가 있으므로 가열하여 불활성화시켜 섭취해야 한다.

계란에 대한 소비자들의 잘못된 공통 인식이 많은 것 같다. 예를 들어 소비자들은 난각이 갈색인 것을 선호하는 경향이 있지만, 갈색란은 백색란과 비교하여 볼 때 품질이나 영양가에서 차이가 없다. 다만 닭의 품종차이 때문에 난각색이 달라진다. 난황색의 농도도 영양성분과 무관한 잔토필(xanthophyll)이라는 색소 함량 차이로서 사료나 풀속에 함유된 비타민 A, D로부터 영향을 받는다. 생계란이 삶은 계란보다 소화흡수가 잘 된다고 믿는 사람이 많은데 사실은 소화율이 비슷하거나 오히려 떨어지는 편이다.

2. 디자이너에그(designer eggs)

계란에는 단백질, 지방, 미네랄, 비타민이 다량 들어 있고, 특히 난황에는 지방과 지용성 영양성분이 많이 함유하고 있다. 원래 야생상태의 계란은 양계장에서 생산한 계란에 비해 오메가 3 지방산, 토코페롤, 루테인(lutein)이 많이 함유되어 있다. 오늘날 집약적 사육방식과 사료급여에 의해 원래 지니고 있는 영양성분이 일부 변하였다. 그러므로 원래 야생 계란이 지닌 영양조성으로 회복시키거나, 나아가 인간에게 유익한 유효성분을 지닌 계란을 생산할 필요가 있다.

계란은 생명탄생을 위해 산란 전 난소에서 난포상태로 머물다가 어느 정도 성장하게 되면 난관을 통해 산란하게 된다. 생명의 중심인 난포을 성장시키려면 닭의 먹이를 통한 영양소가 필요하기 때문에 사료의 성분이 난포에 쉽게 유입된다. 계란은 연중 다량 생산되고 가격도 저렴하기 때문에 어느 축산물보다 먼저 영양조성을 조절하기가 쉬운 축산물이다.

조절하는 방법으로 사료를 통해 계란의 특정 성분을 가감하거나 기존 영양성분의 성질을 변형시키는 것이다. 즉, 지방과 콜레스테롤, 에너지와 같이 소비자가 원하지 않는 부분을 줄이는 방안이 있고, 인간에게 유용 성분인 항산화물질, 비타민 E, 루테인, 셀레늄, 엽산 등을 강화시키는 방법이 있다. 또는 사료급여와 사육환경을 통해 오메가 6 지방산을 줄이고 오메가 3 지방산을 증가시켜(n-6 / n-3 비율을 낮춤) 불포화 지방산의 조성을 변화시키는 방법이 있다. 그러므로 계란을 원래 야생상태의 영양성분으로 되돌리거나 또는 인간의 필요에 의해 건강에 유익한 특정 성분을 조절한 계란이기 때문에 디자이너에그(designer eggs)라고 부른다. 이는 넓은 의미에서 건강기능성 식품(functional food)에 속한다고 할 수 있다.

2.1 오메가 3 지방산 강화(n-6/n-3 비율을 낮춤)

계란의 난황은 지방이 약 31% 함유되어 있다. 지방의 구성성분인 지방산조성에서 포화지방산이 37.4%이고 불포화지방산이 62.6%이며 그 중 고도불포화지방산이 16.5%이다. 고도불포화지방산에는 오메가 3(n-3 또는 ω-3)와 오메가 6(n-6 또는 ω-6) 지방산으로 분류된다. 탄소에 의해 사슬형태로 연결된 불포화지방산은 머리에 해당되는 카복실산(carboxyl acid, -COOH)이 있고, 반대편에 꼬리에 해당되는 메틸(methyl, CH_3)기가 있다. 탄소사슬의 꼬리에 해당하는 오메가는 메틸기로부터 3번째 탄소에 처음 이중결합(C=C)이 있으면 오메가 3이고, 6번째에 처음 이중결합이 있으면 오메가 6 지방산이 된다(그림 2-1).

주요 오메가 3 지방산으로 α-linolenic acid(ALA, 18 : 3), eicosapentaenoic acid(EPA, 20 : 5), docosspentarnoic acid(DPA, 22 : 5), docosahexaenoic acid(DHA, 22:6)이고, 오메가 6 지방산은 linoleic acid (LA, 18:2), arachidonic acid(AA, 20:4)이 있다. 오메가 3 지방산인 ALA는 호두, 아마씨유, 클라리세이지유(clary sage seed oil), 해조오일(algal oil) 등과 같은 식물성기름에 많이 들어 있고, EPA와 DHA는 어류나 패류와 같은 동물성 식품에 다량 들어 있다

인류가 수렵과 채집생활을 할 때 섭취한 n-6 대 n-3 지방산 비율은 1:1이었지만 농경생활을 하면서 그 비율이 달라지기 시작하였다고 한다. 인간의 건강을 위해 n-6: n-3 비율을 1:1로 섭취해야 바람직하나 현대인은 n-3에 비해 n-6 지방산을 다량 섭취하고 있다. 식물성기름을 주로 먹는 사람들조차도 n-6 / n-3 비율이 16:1 이상을 섭취하고 있다고 보고하고 있다. 닭의 활동을 제한하면서 집단 사육에 의해 생산하는 계란일수록 오메가 6 지방산 함량이 높다. 시판 계란마다 n-6 / n-3 지방산의 비율이 다르지만 집단적으로 사육하여 생산된 계란은 17.4로 매우 높은 편이다.

n-6 / n-3 비율이 증가하게 되면 그 만큼 n-6 지방산을 많이 먹고, n-3지방산을 적게 먹게 되므로 인체 건강에 문제가 생길 수 있다. 인간이 오메가 n-6 / n-3 비율이 높은 음식을 먹을수록 즉, 오메가 3 지방산을 적게 먹을수록 심장병, 고혈압과 같은

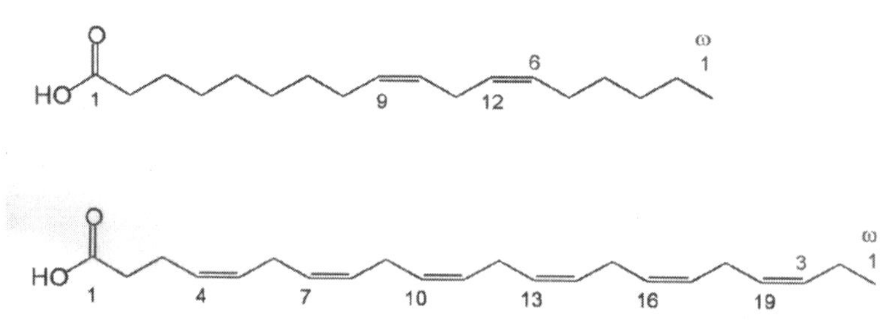

그림 2-1. 오메가 6 지방산(linoleic acid)과 오메가 3 지방산(DHA)의 구조.

표 2-9. 오메가 3 지방산이 부족하면 야기되는 질병

질 병	질 병
심장병	색전증
고혈압	알레르기
(뇌)혈전증	만성 폐쇄성 폐질환
제이형당뇨병	전립선암과 유방암
신장병	면역기능
류머티즘성 관절염	자기면역질환
궤양성관절염	태아의 뇌와 안구발달 지연
크론병(한국성 회장염)	청각능력 퇴화
우울증	장수에 긍정적 효과 감소

자료: Simopoulos (2000), Horrocks와 Yeo (1999)

혈류질환, 면역질환, 우울증, 염증질환, 신장병, 당뇨병, 폐질환 등 각종 질환에 걸리기 쉽다. n-6 / n-3 비율은 각종 질병과 연계되어 있다(표 2-9). 원래 그린랜드 에스키모인이 어육을 다량 섭취하기 때문에 심장 혈류질환이 없다는 사실에서 오메가 3 지방산에 관한 연구가 시작되었다. 오메가 3 지방산은 자연산 물고기에 다량 함유하고 있다. 동물의 경우에도 야생동물이 n-6 / n-3 비율이 낮고, 소의 경우 우리에서 곡류를 기르는 소는 n-6 지방산 비율이 높은 반면 목장에서 방목하면서 풀을 먹고 자란 소는 n-3 지방산 함량이 높다.

현대 서구인의 식사 중에는 n-6 / n-3 비율이 15～20 정도로 추정되므로 계란뿐 아니라 축산식품에서 n-6 / n-3 비율을 4 이하로 낮추려는 연구 노력이 한창이다. n-6 지방산 함량이 낮고 n-3 지방산 함량이 높은 계란을 생산하려면 역시 n-6 / n-3 비율이 낮은 기름을 사료에 첨가해 주어야 한다. 오메가 3 지방산이 다량 함유된 사료로 어유와 일부 식물성기름이 있다. 표 2-10에서와 같이 계란에 오메가 3 지방산 증가를 위해 사용할 수 있는 사료용 오일은 아마씨유, 청어유, 해조류, 캐놀라유로써 이들 모두 고도불포화지방산이 다량 함유하고 있고 n-6 / n-3 비율도 현저히 낮다.

오메가 3 지방산이 다량 들어 있는 대표적인 식물성기름인 아마씨유(flaxseed oil)와 어유를 급여하게 되면 계란에 총 오메가 3 지방산 함량은 증가하지만 처리구별 축적되는 지방산 종류는 다르다. 표 2-11에서와 같이 아마씨유는 식물성기름이기 때

문에 계란 속에서도 동일 성분이 유입되어 linolenic acid(LNA)가 더 많이 축적되었고, 청어유를 급여한 닭의 계란에서는 DHA가 더 많이 축적되었다. 표 2-12에서도 어유와 식물성기름인 아마씨유를 조합하여 급여한 결과에서도 마찬가지로 어유급여는 탄소수가 많은 고도불포화 오메가 3 지방산이 다량 축적되고, 아마씨유 급여는 LNA가 다량 축적되었다. 이와 같이 첨가되는 기름의 조성에 따라 유입되는 지방산 조성도 비슷하게 축적됨을 알 수 있다.

n-6 / n-3 비율이 낮은 계란을 생산하는 데 문제가 되는 것은 일부 오일 첨가가 계란의 품질을 떨어뜨리는 것이다. 소비자들이 계란에서 비린 냄새를 맡거나 산패취 때문에 외면하는 경우도 있고, 때로는 난황색이나 삶은 후 조직감이 저하되어 싫어하는 경우도 있다. 특히 어유나 부산물로 급여해서 생산한 계란은 냄새가 심하다. 또한 오메가 3 지방산을 강화한 계란은 다량의 불포화지방산이 축적되었기 때문에 저장 중에 지방산화가 촉진되어 2차적으로 산패취와 같은 나쁜 냄새를 발생할 수 있다. 따라

표 2-10. 닭사료에 첨가하는 오메가 3 지방산이 다량 함유된 사료성분

사 료	LNA 18:3 n-3	EPA 20:5 n-3	DPA 22:5 n-3	DHA 22:6 n-3	총 n-3	총 n-6	n-6/n-3
아마씨유	53.3	-	-	-	53.3	12.7	0.24
청어유	0.3	11.0	1.9	9.1	25.1	1.5	0.06
해조류	-	-	3.8	7.4	11.2	-	-
캐놀라유	12.0	-	-	-	12.0	20.2	1.68

자료 : National Research Council (1993), Herber and Elswyk (1996)

표 2-11. 아마씨유와 청어유를 강화시킨 사료를 급여 후 계란에 축적된 오메가 3 지방산(mg/5g 지방, 50g 계란)

n-3 지방산	아마씨유 급여(%)			청어유 급여(%)			
	0	5	15	0	0.5	1.5	3
LNA	14	121	241	6	12	17	15
EPA	28	6	23	0	5	11	18
DHA	32	75	103	26	91	143	156

자료 : Aymond와 Van Elswyk (1995), Van Elswyk 등 (1995)

표 2-12. 어유와 아마씨유를 강화시킨 사료를 급여 후 계란에 축적된 오메가 3 지방산

급여한 오메가 3 지방산				오메가 3 지방산 (mg / 50g 계란)	
첨가량(%)		사료속 함량(g/kg)			
어 유	아마씨유	오메가 3 지방산	리놀렌산 (LNA)	오메가 3 지방산	리놀렌산 (LNA)
4	0	11.8	0.8	229	22
3	1	7.4	5.7	191	91
2	2	6.7	8.3	184	119
1	3	2.7	14.5	131	186
0	4	0.7	18.8	105	244

자료 : Baucells 등(2000)

서 오메가 3 지방산을 강화하는 사료를 급여할 때 지방산화를 방지하는 토코페롤, 셀레늄, 루테인과 같은 항산화제를 함께 급여하여 계란의 지방산화를 억제시켜야 한다.

2.2 기타 영양성분의 조절

오메가 지방산의 조절뿐 아니라 콜레스테롤 함량을 줄이거나 건강에 유익한 영양성분을 강화시킬 수 있다. 영양성분 중에서 비타민 E, D, B_{12}, folic acid와 같은 비타민류와 항산화 효소의 역가증진을 돕는 셀레늄 함량을 증가시킨 계란을 생산할 수 있다. 토코페롤(비타민 E)은 불포화지방산이 다량 함유된 난황에서 지방산화를 억제시켜 난황 색깔을 유지할 수 있고, 저장중 산화를 억제시킬 수 있다. 그림 2-2에서 보는 바와 같이 사료 속에 토코페롤을 200 ppm에서 800 ppm을 첨가할 경우 약 1주일이 경과하면 급여량의 약 2/3 수준의 토코페롤이 난황에 축적하게 된다.

대체로 영양성분이 계란 속으로 잘 유입된다고 하나 모든 영양소가 동일한 수준으로 축적되는 것은 아니다. 엽산과 같은 경우는 무첨가구에 비해 2배 정도 축적되는 것으로 알려져 있고 셀레늄, 토코페롤, 루테인(lutein), DHA는 각각 7, 27, 16, 5배 정도 축적되는 것으로 보고되고 있다. CLA(conjugated linoleic acid)의 경우 사료에 5% 첨가할 시 계란에 310∼365 mg이 축적된다는 보고는 있으나 아직 1일 권장량이 정해진 나라도 별로 없고 CLA이 함유하게 되면 계란의 품질이 떨어지는 보고도 있다.

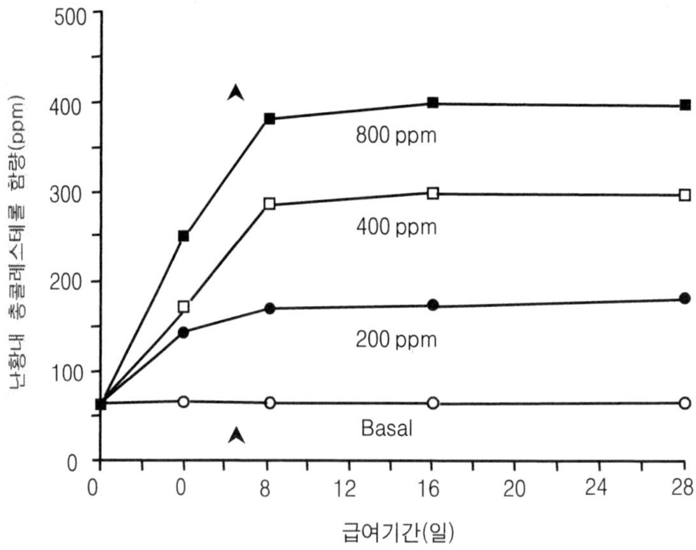

그림 2-2. 토코페롤 급여량과 기간에 따라 계란 내에 축적되는 함량 변화
자료 : Cherian 등(1996).

표 2-13. 셀레늄을 강화시킨 사료를 급여 후 계란에 축적된 셀레늄 함량

유기 셀레늄 급여량(ppm)	난황내 셀레늄 (ng/g)	난백내 셀레늄 (ng/g)	계란당 셀레늄 (μg)	계란 1개로부터 얻는 1일 권장량 비율(%)
0	298	51	7	11
0.2	605	194	18	29
0.4	854	404	31	49
0.8	1087	622	43	69

미국인 기준 1일 셀레늄 섭취 권장량: 남자 70 μg, 여자 55 μg
자료: Surai (2000)

미네랄 중에서 셀레늄 강화 효모를 산란계에 급여하여 계란 속에 셀레늄 함량을 증가시킨다. 셀레늄은 다량 섭취하면 독성물질이지만 미량으로 존재하면 생체내 glutathione peroxidase(GPx)의 구성물질로 활용되어 난황 자체의 지방산화 방지 뿐 아니라 섭취하였을 때 인체의 노화 억제에도 도움이 된다. GPx는 생체조직에서 지방 과산화물을 환원시켜 알코올로 환원시키거나 생리대사 중에 발생하는 과산화수소를

물로 환원시키는 작용을 한다. 표 2-13에서 보는 바와 같이 사료 kg당 0.4 mg의 셀레늄을 급여하면 계란에 31 μg이 축적되고, 이 양은 1일 권장량의 약 50% 정도가 된다.

3. 계란의 콜레스테롤(cholesterol)

콜레스테롤은 스테로이드(steroid)핵을 가진 알코올로 인체의 뇌세포, 신경세포, 호르몬 형성에 중요한 역할을 하며 지방의 운반체 및 각종 대사에도 관여한다. 콜레스테롤은 계란, 고기, 우유 등 동물성 식품 속에 들어 있지만 인간의 혈액 콜레스테롤은 상당부분 간에서 합성되어 형성되며 일부 소량만이 식품으로부터 유입된다.

지금까지 계란 1개당 콜레스테롤이 213 mg 함유되어 있다고 보고되었지만, 최근 미국 농무성에서 A등급 대란 1개에 185 mg 함유하고 있다고 하여 종래보다 12% 낮은 값을 정정 제시하고 있다. 이 정도의 양은 보통 성인 1인 1일 필요한 양의 60%를 차지한다. 식품에 들어 있는 콜레스테롤 함량이 소비자들에게는 건강적인 측면에서 큰 관심사이지만, 콜레스테롤 그 자체보다 산화된 콜레스테롤이 건강에 유해하다는 학설이 제기되고 있다. 그러나 사람이 탄수화물이나 지방함량과 같이 에너지를 줄이거나 포화지방산보다 불포화지방산이 많이 함유된 지방을 섭취하면 혈장 콜레스테롤이 줄어든다는 것이 일반적인 통설이다.

서구 선진국에서는 근래에 들어 관상 심장질환자가 꾸준히 증가하고 있어 국민건강에 큰 문제가 되고 있다. 혈관질환은 복합적인 원인에 의해 유발되지만 동맥혈관벽에 소판(plaque)이 많이 붙어 있으면 심장이나 뇌로 가는 혈류를 막아버려 뇌졸중이나 심장마비를 일으킨다. 혈관벽에 붙어 있는 소판(plaque)의 주성분은 저밀도지질단백질(LDL : low density lipoprotein) 콜레스테롤이다. 반면 혈액 중에 고밀도지질단백질(HDL : high density lipoprotein) 콜레스테롤이 높을수록 혈관의 소판이 제거되어 건강에 유리하다. 그러므로 혈관관련 질환은 총 콜레스테롤 함량보다 LDL / HDL 비율과 밀접한 관련이 있다.

이와 같이 계란 콜레스테롤이 인간의 건강에 미치는 영향에 대해 오래 전부터 연구를 해 왔다. 단순히 계란 속에 함유된 콜레스테롤 함량 때문에 인간 건강에 유해할 것으로 생각했던 것이 수많은 동물과 임상시험을 통한 축적된 결과에 의하면 과량 장기간 섭취하지 않으면 우려할 만치 유해하지 않고, 오히려 다량의 영양소 때문에 건강에 유익하다는 결론을 내렸다. 지금까지 연구 결과를 바탕으로 미국 식이지침위원회는 2010년도에 식이 콜레스테롤이 혈액내 콜레스테롤로 유입되어 심장병을 유발시키는 가능성은 미미하고, 건강한 성인이 계란을 매일 1개씩 먹더라도 심장병이나 뇌졸중 발작과는 상관성이 없다고 발표하였다. 그러므로 미국인을 위한 2015년 식사가이드에서 기존 하루 300 mg 이하의 콜레스테롤을 섭취해야 한다는 문구를 삭제하였다. 미국심장협회도 식이콜레스테롤의 한계치를 설정하고 있지 않다. 계란 1개에는 13종류의 필수비타민과 미네랄, 고단백질, 저열량(70카로리), 항산화물질이 들어 있어 다이어트, 근육강화, 건강한 아기를 위한 임신부, 활발한 뇌기능을 위해 먹기를 권장하고 있다.

3.1 혈액 콜레스테롤 함량에 영향을 미치는 요인

개인의 혈액 콜레스테롤 수준은 우선 유전에 의해 형성된다. 각자 인체에서 콜레스테롤은 외부에서 섭취하는 양이 적으면 자체적으로 생합성하고, 식품으로부터 과잉 섭취하면 체외로 배출하면서 일정한 수준을 유지시킨다. 따라서 일반인들은 식품으로부터 섭취하여 형성된 생체 내에 콜레스테롤 함량은 그 영향이 적으나 대다수가 체질적으로 콜레스테롤이 많은 사람도 있고 적은 사람이 있다. 그 외에 콜레스테롤에 영향을 끼치는 요인을 보면 식사, 나이, 성별, 체중, 운동, 스트레스, 흡연, 음주량, 질병 경력 등이 있다. 그 중에서 연령과 성별을 제외한 기타 인자는 인간의 노력에 의해 얼마든지 조절할 수 있다.

혈액 콜레스테롤 함량이 개인별로 차이가 심하다는 실험 예를 보면 건강한 남성 21명에게 일상적으로 하루 3개의 계란을 급여하였더니 13명은 혈중 콜레스테롤 함량에 영향을 끼쳤으나 8명은 영향을 끼치지 않았다. 이들 실험 대상자들은 혈장 콜레스테롤이 8% 감소부터 38% 증가까지 변이분포가 매우 넓었다고 하였다(Oh와 Miller, 1985).

McNamara 등(1987)에 의하면 75명의 남성이 매일 계란 3개씩 먹어도 80%가 혈중 콜레스테롤 함량에 변화가 없었다고 한다. 이 중 60명은 식이 콜레스테롤을 250mg에서 800mg까지 증가시켜도 체내 콜레스테롤의 생합성이 줄어들고 장내 흡수력이 감소하는 것으로 보고한 바 있다. 때로는 기존 연구 결과와 정반대로 하루 575mg의 콜레스테롤을 섭취한 그룹에서 혈장 콜레스테롤과 LDL-콜레스테롤 함량이 더 낮았다고 한 바도 있다(Vorster 등, 1998). 음식 속에 함유된 콜레스테롤은 위와 같은 여러 요인 중에 단지 하나의 인자에 불과하다. 콜레스테롤이 많이 들어 있는 식품을 섭취하면 혈액 중 총 콜레스테롤과 LDL / HDL 비율에 영향을 끼친다. 식품 중에 총 지방함량, 특히 포화지방산 함량을 줄이면 혈액 콜레스테롤 함량도 낮추고, 혈액 중의 P/S(불포화지방산 / 포화지방산) 비율도 증가시킬 수 있다.

역으로 말하면 음식 중에 불포화지방산을 많이 섭취하면 혈중 콜레스테롤을 낮출 수 있다는 것이다. 지방산 중에서 단일불포화지방산도 혈중 콜레스테롤을 낮출 수 있다는 보고도 있다. 그리고 섭취한 총 에너지 수준도 매우 중요하다. 섭취한 열량이 많으면 혈중 콜레스테롤을 높이고, 열량이 낮으면 체중도 낮아질 뿐 아니라 혈중 콜레스테롤 함량도 낮춘다.

불행하게도 그 많은 연구보고에도 불구하고 아직 식이 콜레스테롤과 혈중 콜레스테롤과의 직접적인 관계를 밝히지 못하고 있다. 그렇지만 식이 콜레스테롤이 최소한 혈액 콜레스테롤에 영향을 끼치는 인자 중에 하나임은 틀림없다. 세계 각국의 역학조사에 의하면 음식에 포함된 총 지방량, 동물성 지방량, 포화지방산, 식이 콜레스테롤이 복합적으로 심장질환에 미친다는 보고는 많으나 식이 콜레스테롤이 혈중 콜레스테롤에 영향을 미쳐 심장병을 유발한다는 명확한 보고는 없다. 심지어는 1,000명을 대상으로 조사한 결과를 보면 섭취한 지방, 섭취한 콜레스테롤 및 혈중 콜레스테롤 간에는 어떠한 상관관계를 발견하지 못하였다고 보고하고 있다. 계란의 소비량과 혈중 콜레스테롤로 인한 심장병과 혈관질환으로 인한 사망과 관계가 없었다고 보고한 바 있다(Dawber 등, 1982).

3.2 식이 콜레스테롤의 연구

일반적으로 식이 콜레스테롤에 대한 임상대사 시험은 연구자에 따라 결과가 매우 다르게 나타난다. 아직 임상실험에 대한 실험설계, 시험기간, 측정항목, 식사형태, 지방함량, 콜레스테롤 음식 등에 대한 정리된 연구 학설이 없다. 실험형태를 보면 크게 환자를 중심으로 하는 대사적 병동실험과 일반인(free-living)을 대상으로 하는 실험이 있다. 대사적 병동실험은 주로 동맥 경화증과 같은 환자들이 있는 제한적 집단과 시간에서 실시하기 때문에 완전한 결과 도출이 어렵다.

예를 들면 단시기에 식이 콜레스테롤 시험을 실시하면 생체 내에서 자동 조절되므로 결과 도출이 어렵고, 장시간 실시하기에는 환자 선발이나 비용문제가 있어 어려움이 있다. 또한 병동시험은 인위적인 환경에서 환자가 스트레스를 많이 받는 상태이기 때문에 음식 외에 다른 요인에 의해 혈중 콜레스테롤이 증가된 상태라 할 수 있다. 일반인을 대상으로 하는 실험도 대조구의 설정이 어렵다든지 실험설계가 용이하지 않은 어려운 점이 있다. 실험군에서 대표적 선정이 곤란하고, 각자 식습관이 있으므로 그것을 변경하기가 어렵다. 그러나 일반인 실험은 일상생활에서 자연스럽게 섭취하는 것을 기준으로 그것이 혈액 콜레스테롤에 미치는 영향을 구명하기에 좋은 장점이 있다.

대사적 병동 실험 예를 보면 하루 콜레스테롤 100 mg/1,000 kcal씩 600 mg까지 증가하여 섭취하면 혈중 콜레스테롤이 평균 3 mg/dl에서 12 mg/dl 만큼 증가하였지만, 실험 대상자마다 증가 변화가 매우 심하였다고 한다(McGill, 1977). 또 다른 예를 보면 콜레스테롤 300 mg/1,000 kcal로 급여하다 콜레스테롤 함량을 반절로 줄이게 되면 혈중 콜레스테롤이 7.6 mg/dl 만큼 줄어든다고 하였다. 콜레스테롤 대신에 포화지방산을 반으로 줄이면 평균 혈중 콜레스테롤이 23 mg/dl 만큼 줄어들었다고 한다(Keys 1984).

이와 같은 결과는 음식으로부터 섭취한 콜레스테롤은 혈중 콜레스테롤에 영향을 끼치는 것은 확실하나 그 정도의 차이가 불확실하고 매우 미약하다는 것이다. 이에 반해 음식 중에 포화지방산의 섭취는 혈중 콜레스테롤 증가에 더 직접적으로 많은 영향을 끼치고 있음을 시사하고 있다. 미국에서 병동실험에서 평상시 소비하는 계란을 반절정도 줄였더니 혈중 콜레스테롤이 오직 3% 정도 줄었다는 보고가 있다. 일반인을 상대로 한 실험결과를 보면 36명의 채식주의자와 18명의 일반인을 선발하여 나이, 키, 몸무게, 운동 및 음주수준 등을 세밀히 비교한 결과 이들 간에 혈중 콜레스테롤 함량의 차이가 없었다고 한다. 채식주의자 그룹에서 총 에너지 중에서 지방을 적게 섭취하는 그룹(23～33%)과 지방을 많이 섭취하는 그룹(35～48%) 간에 혈액 콜레스테롤 함량의 차이가 없었다.

두 그룹에 계란을 계속해서 급여하였을 때도 혈액 콜레스테롤 함량에 영향을 미치지 않았다고 하였다(Liebman과 Bazzarre, 1983). 이외에도 하루 습관적으로 계란을 1～2개 먹는 사람도 먹지 않는 사람에 비해 혈중 콜레스테롤 함량에 영향을 끼치지 않았다고 한다. 콜레스테롤이 적게 들어 있는 물고기나 닭고기를 먹은 그룹이 대조구와 비교하여 혈중 콜레스테롤 함량에서 차이가 없었다고도 했다. 오히려 지방에서 P/S 비율이 높은 음식을 급여하였을 때는 총 콜레스테롤이나 LDL 함량을 낮추었다고 한다.

지금까지 일반적으로 인식되어 왔던 통념과는 정반대로 심장병은 콜레스테롤치가 정상적인 사람에게 더 많이 발생한다는 역학조사가 근래에 발표되었다. 그림 2-3에서 보는 바와 같이 심장병 환자 중 콜레스테롤치가 높은 사람은 20%에 불과하다고 한다(Superko, 1997). 또한 동맥경화도 콜레스테롤이 중요한 원인이 아니라고 보고되고 있다. 표 2-14에서 보는 바와 같이 심장병에는 LDL-B형이라는 특수지질 인자와 중성지방 함량이 밀접한 관련이 있고, LDL-A형이나 HDL이 부분적으로 관여되지만 혈액 콜레스테롤치 함량과는 전혀 상관이 없다고 보고하고 있다.

일본에서 계란 섭취량과 관상동맥성 심장병과 관련된 콜레스테롤 함량에 관한 역학조사를 실시하였다. 일본 공중위생센터에서 1990년에서 2001년 동안 성인(40～69세)

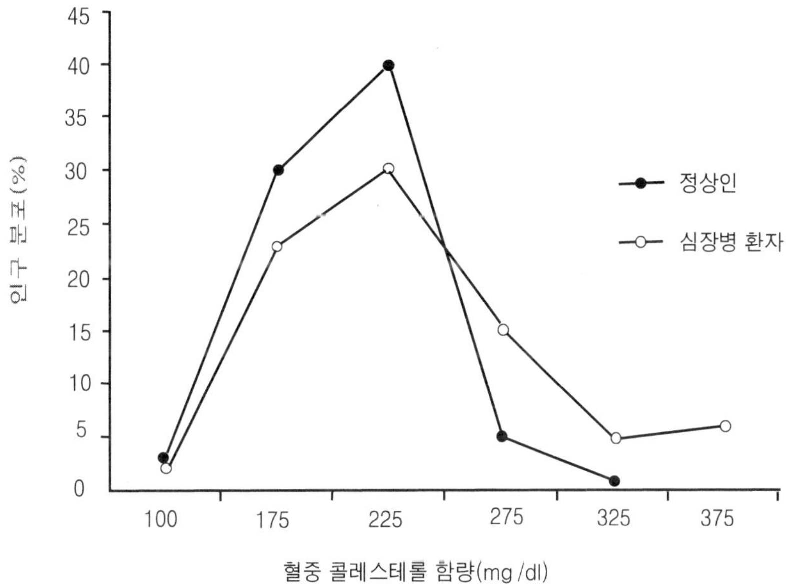

그림 2-3. 혈중 콜레스테롤 함량과 심장병 환자분포.
자료 : Superko (1997).

표 2-14. 심장병과 관련된 혈중 지질함량

항 목	정상인	심장병 후보
혈중 LDL-A형	33%	19%
혈중 LDL-B형	34%	50%
중성지방	60 mg/dl 이하	200 mg/dl 이하
HDL	정상치	약간 모자람
콜레스테롤치	높고 낮음과 무관	높고 낮음과 무관

자료 : Superko (1997).

약 9만 명을 대상으로 조사한 결과 하루 계란을 1개 미만 먹는 그룹이 일상 음식에서 콜레스테롤이 많이 함유된 음식을 기피하는 것으로 조사되었다. 조사보고에 의하면 계란을 많이 섭취한 그룹에서 총 콜레스테롤 함량이 동등하거나 낮았고, 혈액 중 2200 mg /L 이상의 고콜레스테롤 조사자도 매일 먹는 그룹이 27.5%이었으나 일주일에 1개 미만으로 거의 먹지 않는 그룹의 33.5%로 더 높았다. 관상동맥성 심장병의 발생이나 위험률을 여러 다변량 지수로 분석한 결과 계란을 1주일에 서너 개 이상 먹는 그룹이 계란을 거의 먹지 않는 그룹과 동등하거나 오히려 낮게 나타났다(표 2-15).

표 2-15. 일본에서 조사한 계란소비에 따른 건강상태와 관상동맥성 심장병 발생률

항 목	계란 섭취량(개/일주일)			
	1개 미만	1~2개	3~4개	7개
건강상태				
고혈압(%)	20.8	17.5	15.2	15.9
당뇨병(%)	2.6	3.0	2.4	3.2
총 콜레스테롤(mg/L)	2050	2030	2000	2000
총 콜레스테롤 2200 mg/L 이상(%)	33.5	29.7	27.5	27.5
관상동맥성 심장병				
발생률 지수	0.66	0.51	0.45	0.48
다변량 요인을 조절한 위험률	1.19	1.0	1.0	1.0

자료 : Nakamura 등 (2006)

결론적으로 일본의 중년 남녀 성인들이 매일 계란을 섭취하여도 관상동맥성 심장병 발생과 상관이 없다고 발표하였다(Nakamura 등, 2006).

심장병은 계란보다는 흡연이 훨씬 중요한 영향을 끼친다는 보고가 있다. Vutilainen 등(2013)에 의하면 계란을 1주일에 2~6개 먹는 그룹과 담배를 애당초 안 피웠거나 피웠다 끊은 사람, 하루에 20개비 미만과 이상 피우는 사람(평균 나이 51.5세) 약 3,000명을 대상으로 혈류질환과 밀접한 관련이 있는 목 동맥내막 두께와 급성 심근경색을 조사하여 상대적 위험도를 분석하였다. 그림 2-4에서 보는 바와 같이 1주일당 계란을 6개까지 다량 섭취하여도 목 동맥내막 두께와 심근경색의 위험성도 증가하지 않았다. 그렇지만 무흡연자보다 하루 20개비 이상 흡연을 하고 있는 그룹이 목 동맥내막 두께가 커지고 심근경색 위험성도 급증하고 있다. 그러므로 혈류질환에는 계란 섭취보다 흡연이 훨씬 더 위험한 요소임을 알 수 있다.

과체중인 사람들에게 탄수화물을 줄이고 계란을 섭취하였을 때 영향을 미치는 혈류관련 건강상태에 대해 보고가 있다. 미국에서 40~70세의 비만자 남성 28명을 대상으로 탄수화물을 줄이면서 하루 계란 3개를 12주 동안 섭취한 그룹과 섭취하지 않은 그룹으로 나누어 6주와 12주에 걸쳐 건강상태를 검진하였다(표 2-16).

시험에 참여한 모두 사람들은 탄수화물로부터 얻는 에너지를 10~15% 감소하였기 때문에 혈장 중성지질 함량이 시험 개시일에 1.34에서 12주에 0.83 mmol/L로 감소하였다. 계란 급여와 상관없이 모든 시험자의 혈중 LDL 콜레스테롤과 LDL / HDL

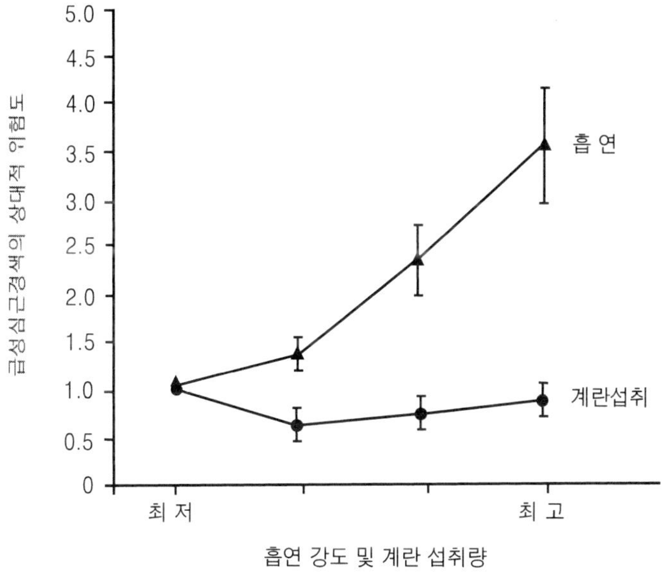

그림 2-4. 흡연강도와 계란섭취량이 급성심근경색의 상대적 위험도에 미치는 영향
(흡연강도는 무흡연→흡연 후 끊음→1일 20개비 미만→1일 20개비 이상;
계란 섭취량은 1주일당 각각 1.9개→3.2개→4.5개→5.8개 섭취).
(Vutilainen 등, 2013)

비율은 변화가 없었다. 중요한 사실은 심장병이나 동맥경화 예방에 유익한 혈중 HDL 콜레스테롤 함량은 계란섭취 그룹에서 1.23에서 1,47 mmol/L으로 증가하였지만 대조구에서는 변화가 없었다. 그러므로 비만자나 혈류관련 질병위험에 노출된 자는 탄수화물로부터 얻는 에너지를 줄이면서 계란을 섭취하면 혈류질환 예방에 유익한 HDL 콜레스테롤을 높이면서 대사증후군(metabolic syndrome)과 관련된 위험요인을 감소시킬 수 있다고 하였다(Mutungi 등, 2008).

이번에는 탄수화물을 마음대로 먹는 그룹과 계란 섭취그룹과 비교한 연구보고를 보자. 평균 67세의 32명을 시험자들을 선발하여 6주간 아침식사를 탄수화물이 함유된 식품을 마음껏 먹는 그룹과 계란 2개를 먹는 그룹으로 나누어 실시하였다. 6주 후의 검진결과를 보면 시험 개시일에 비해 탄수화물과 계란 섭취그룹의 총 콜레스테롤 함량은 156.2과 158.3 mg/dL, HDL 콜레스테롤은 54.5과 56.5 mg/dL, LDL 콜레스테롤은 80.9과 80.1 mg/dL으로 각각 나타났다. 그 외 혈압이나 중성지질 등도 유의적인 차이를 보이지 않았기 때문에 계란을 하루 2개씩 먹어도 심장병과 관련된 어떠한 부정적인 현상도 없었다고 하였다(Katz 등, 2015). 이와 같은 연구를 미루어 보아 탄수화물을 포함한 에너지의 과잉섭취가 계란섭취보다 혈류관련 질환과 더 밀접한

표 2-16. 탄수화물을 제한하고 1일 계란 3개를 12주간 섭취한 그룹의 혈류관련 건강상태 비교

항 목	0일	6주	12주	증감비율 (12주 기준)
총 콜레스테롤(mg/dL)				
계란 섭취구	198	195	202	+3.9
대조구	188	179	187	+1.0
중성지질(mg/dL)				
계란 섭취구	114	73	70	-44.1
대조구	126	92	77	-49.4
HDL 콜레스테롤(mg/dL)				
계란 섭취구	47.6	60	57	+12.0
대조구	50.0	49	49	-1.2
LDL 콜레스테롤(mg/dL)				
계란 섭취구	128	121	144	+16.8
대조구	111	107	122	+13.5
LDL/HDL				
계란 섭취구	2.27	1.89	2.46	+0.19
대조구	2.37	2.23	2.42	+0.05

자료 : Mutungi 등(2008)

영향력이 있는 것으로 제시하고 있다.

지금까지 일반인을 대상으로 한 여러 연구를 요약해 보면 인체에서 식이 콜레스테롤의 반응은 예상보다 매우 둔하게 나타나고, 한계 수준 이상 많은 양의 콜레스테롤을 섭취해도 혈중 콜레스테롤은 일정이상 증가하지 않는다는 것이다. 일반적으로 식이 콜레스테롤 함량과 혈중 콜레스테롤 함량과 관계는 곡선형태의 관계를 가진다. 혈중 콜레스테롤에 더 직접적으로 영향을 끼치는 것은 총 지방 섭취량이나 P/S 비율이다. 혈류관련 질환은 계란 속에 함유된 콜레스테롤보다 탄수화물을 포함한 섭취한 에너지 수준에 영향을 많이 받는다.

3.3 불포화 대 포화지방산(P/S) 비율과 오메가(ω) 지방산의 영향

식이 콜레스테롤의 영향이 불명확하므로 여러 연구자들은 식이 포화지방산 섭취나

P/S 비율이 혈중 콜레스테롤 함량에 미치는 영향도 함께 연구를 하였다. 왜냐하면 계란은 단일 식품으로 콜레스테롤 함량은 매우 높지만 포화지방산 함량이 낮고 P/S 비율이 높기 때문이다. 어느 실험에서나 콜레스테롤 함량과 P/S 비율에 대한 각자의 명확한 역할을 구명하지 못하고 있다.

그러나 적어도 혈중 콜레스테롤 함량에는 P/S 비율이 상당히 영향을 미치고 있다는 사실을 여러 연구를 통해 밝혀지고 있다. Schonfeld 등(1982)에 의하면 계란을 하루 3개와 6개(콜레스테롤 750mg과 1,500mg)를 먹는 그룹으로 나누고, 지방산의 P/S 비율을 0.25, 0.4, 0.8, 2.5로 했을 때 혈중 콜레스테롤 함량을 조사하였다. P/S 비율이 높은 그룹(2.5)에서는 계란 3개나 6개와 상관없이 혈액 콜레스테롤 함량에 영향을 끼치지 않았다. 반면 P/S 비율이 낮은 그룹(0.8)에서는 계란 3개 섭취그룹은 혈액 콜레스테롤 함량에 영향을 미치지 않았으나, 6개구는 혈액 콜레스테롤이 증가하였다고 한다.

또 다른 실험 예를 들면 그림 2-5에서 보는 바와 같이 P/S 비율(0.28과 1.8)과 식이 콜레스테롤(300mg과 1,000mg) 함량에 따라 6주간 급여하였을 때 혈중 콜레스테롤 함량은 P/S 비율이 높은 그룹(1.8)에서는 콜레스테롤 300mg과 1,000mg에서 각각 20%와 16%가 감소하였으나 P/S 비율이 낮은 그룹(0.28)에서는 콜레스테롤 300mg과 1,000mg에서 각각 22%와 24%가 증가하였다(Oh와 Monaco, 1985).

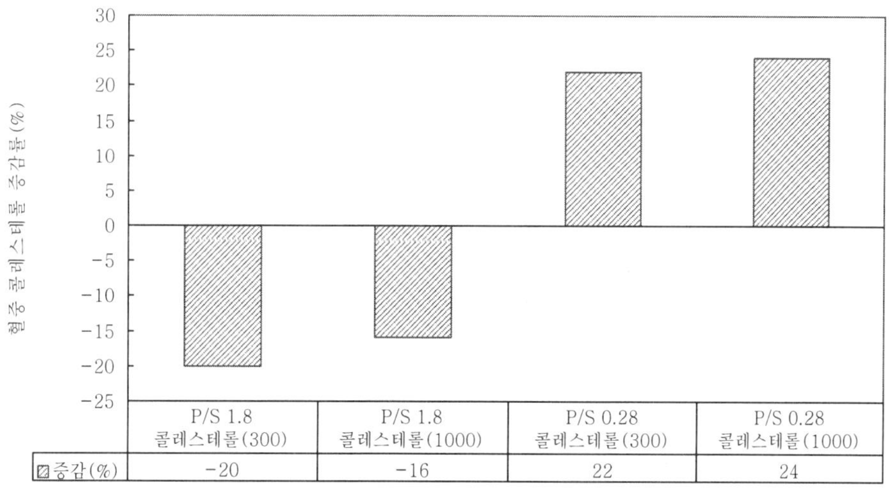

그림 2-5. 불포화 대 포화지방산(P/S) 비율과 콜레스테롤 섭취량에 따른 혈중 콜레스테롤의 변화 (Oh와 Monaco, 1985)

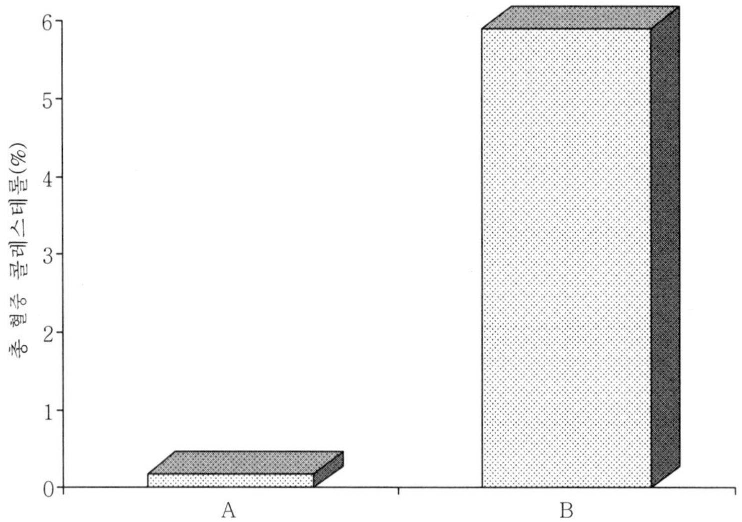

그림 2-6. 오메가 3 지방산이 강화된 계란(A)과 일반계란(B)을 섭취하였을 때 혈중 콜레스테롤 함량의 변화(Sim, 1993).

이와 같이 여러 연구들의 결과를 종합해 보면 식이 콜레스테롤 함량보다 지방산의 조성이나 불포화 대 포화지방산(P/S) 비율이 혈중 콜레스테롤 함량에 영향을 많이 끼치는 것으로 알 수 있다. 불포화지방산 중에서 오메가 3 지방산의 함량이나 $\omega 6/\omega 3$ 비율이 혈중 콜레스테롤 함량에 영향을 끼친다. 계란을 하루에 2개씩 2주간 섭취한 사람의 혈중 콜레스테롤 함량이 약 6% 증가하였지만, $\omega 3$ 지방산이 강화된 계란을 섭취하면 1% 미만으로 거의 증가하지 않았다고 한다(그림 2-6).

3.4 일반적인 결론

인체의 혈중 콜레스테롤 함량은 식이콜레스테롤에 의해서 직접 영향을 받기보다는 음식에 포함된 지방산의 조성이나 P/S 비율에 의해 훨씬 많은 영향을 받는다. 또 동일한 식이조건에서는 각자 유전적인 체질요인에 의해 차이가 심하다. 그러나 과량의 콜레스테롤을 장기간 섭취하면 혈중 콜레스테롤을 약간 상승시키는 것은 틀림없다. 현재까지는 혈액 콜레스테롤이 심혈관 질환에 미치는 영향도 아직 불명확하다. 계란 콜레스테롤이 심장병을 유발한다는 보고는 없으며, 혈액중의 포함된 총 콜레스테롤보다 LDL/HDL 비율, 중성지방이나 LDL-B형이 더 직접적인 관련이 있는 것으로 확인되고 있다. 음식 중에서 과량의 탄수화물이나 포화지방산이 함유된 지방의 섭취가 혈류관련 질환에 직접적으로 관련이 있다.

계란은 불포화지방산이 65.4%로 다량 들어 있고 P/S 비율도 1.89로 매우 높다. 지방산조성면에서 보면 난황유는 오히려 혈류관련 질병을 예방할 수 있는 분류에 속하는 식품이다. 따라서 정상적인 사람이 건강상 염려 때문에 계란을 기피해야 할 이유가 전혀 없다. 다만 체질적으로 혈중 콜레스테롤 함량이 높은 사람이거나, 식이 콜레스테롤에 예민하게 반응하는 사람들에게는 주의를 요할 뿐이다. 보통 건강한 사람이 하루에 1～2개의 계란을 먹는 것은 건강을 위해 권장할 일이다.

참고문헌

1. American Egg Board. 2015. The site for industry professionals. http:/ www.aeb.org USA.
2. Aymond, W. M. and Van Elswyk, M. E. 1995. Yolk thiobarbituric reactive substances and n-3 fatty acids in response to whole and ground flaxseed. *Poultry. Sci.* 74:1358-1394.
3. Baucells, M. D., Crespo, N., Barroeta, A. C., Lopez-Ferrer, S., and Grashorn, M. A. 2000. Incorporation of different polyunsaturated fatty acids into eggs. *Poultry Sci.* 79:51-59.
4. Cherian, G., Wolfe, F. W., and Sim, J. S. 1996. Feeding dietary oils with tocopherols: effects on internal qualities of eggs during storage. *J. Food Sci.* 61:15-18.
5. Cunningham, F. E., Cotterill, O. J., and Funk, E. M. 1960. The effect of season and age of bird. 2. On the chemical composition of egg white. *Poultry Sci.* 39:300-307.
6. Dawber, T. R., Nickerson, R. J., Brand, F. N., and Pool, J. 1982. Eggs, serum cholesterol and coronary heart disease. *Am. J. Clin. Nutr.* 36:616-625.
7. Edwards, H. M., Jr., Driggers, J. C., Dean, R., and Carmon, J. L. 1960. Studies on the cholesterol content of eggs from various breeds and/or strains of chickens. *Poultry Sci.* 39:487-489.
8. Erdman, J. W. and Erdman, E. A. 1982. Effect of home preparation practices on nutritive value of food. In: Handbook of nutritive value of processed food. Jr. Rechcigl, M.(ed.), CRC Press, Inc., Boco Raton, FL, USA.
9. Evans, R. J., Bandermer, S. L., and Davidson, J. A. 1967. Lipids and fatty acids in fresh and stored shell eggs. *Poultry Sci.* 46:151-155.

10. Flynn, M. A., Nolph, G. B., Flynn, T. C., Kahrs, R., and Krause, G. 1979. Effect of dietary egg on human serum cholesterol and triglyceride. *Am. J. Clin. Nutr.* 32:1051-1057.

11. Gordon, D., Kagan, Z., Garcia-Palmieri, M., Kannel, W. B., Zukel, W. J., Tillotson, J., Sorlie, P. and Hjortland, M. 1981. Diet and its relation coronary heart disease and death in three populations. *Circulation* 63:500.

12. Grundy, S. M. 1986. Comparision of monounsaturated fatty acids and carbohydrates for lowering plasma cholesterol. *New. Engl. J. Med.* 314:745-748.

13. Herber, S. M. and Van Elswyk, M. E. 1996. Dietary marine algae promotes efficient deposition of n-3 fatty acids for the production of enriched shell eggs. *Poultry Sci.* 75:1501-1507.

14. Horrocks, L. A. and Yeo, Y. K. 1999. Health benefits of docosahexaenoic acid(DHA). *Pharmacol. Res.* 40:211-225.

15. Jordan, R., Vail, G. E., Rogler, J. C., and Stadelman, W. J . 1962. Further studies on eggs from hens on diets differing in fat content. *Food Technol.* 16:118-120.

16. Kassis, N., Drake, S. R., Beamer, S. K., Matak, K. E., and Jaczynski, J. 2010. Development of nutraceutical egg products with omega-3-rich oils. *LWT-Food Sci. technol.* 43:777-783.

17. Katz, D., Gnanaraj, J., Treu, J. A., Ma, Y., Kavak, Y., and Njike, V. Y. 2015. Effects of egg ingestion on endothelial function in adults with coronary disease: A randomized, controlled, crossover trial. *Am. Heart. J.* 169:162-169.

18. Keys, A. 1984. Serum cholesterol response to dietary cholesterol. *Am. J. Clin. Nutr.* 40:351-359.

19. Kline, L., Meehan, J. J., and Sugihara, T. F. 1965. Relation between layer age and egg-product yields and quality. *Food Technol.* 19:114-119.

20. Leibman, M. and Bazzare, T. 1983. Plasma lipids of vegetarian and non-vegetarian males: Effects of egg consumption. *Am. J. Clin. Nutr.* 38:612-619.

21. Lipid Research Clinics 1984. The lipid research clinics coronary primary prevention trial results. The relationship of reduction in incidence of coronary heart-disease to cholesterol lowering. *JAMA-J. Am. Med Assoc.* 251:351-374.

22. Marion, J. E. and Woodroof, J. G. 1968. Lipid changes in shell egg composition during storage. *Food Technol.* 22:333-335.

23. May, K. N. and Stadelman, W. J. 1960. Factors affecting protein and

threonine in hen's eggs. *J. Am. Diet. Assoc.* 37:560-565.

24. McGill, H. C. 1977. The relationship of dietary cholesterol concentration and to atherosclerosis in man. *Am. J. Clin. Nutr.* 32(suppl):2664-2702.
25. McNamara, D. J., Kolb, R., Parker, T. S., Batwin, H., Samuel, P. Brown, C. D., and Ahrens, E. H., Jr. 1987. Heterogineity of cholesterol homostasis in man: Response to changes in dietary fat quality and cholesterol quantity. *Clin. Invest.* 79:1729-1739.
26. Mutungi, G., Ratliff. J., Puglisi, M., Torres-Gonzalez, M., Vaishnav, U., Leite, J, O., Quann, E., Volek, J, S., and Fernandez, M., L. 2008. Dietary cholesterol from eggs increases plasma HDL cholesterol in overweight men consuming a carbohydrate-restricted diet. *J. Nutr.* 138: 272-276.
27. Nakamura, Y., Iso, H., Kita, Y., Ueshima, H., Okada, K., Konishi, M., Inoue, M., Tsugane, S. 2006. Egg consumption, serum total cholesterol concentrations and coronary heart disease incidence: Japan Public Health Center-based prospective study. *Brit. J. Nutr.* 96:921-928.
28. National Research Council. 1993. Nutrient requirements of fish. In: Composition of feed ingredients. National Academy Press, Washington, DC. USA. p. 70-71.
29. National Research Council 1980. Recommended dietary allowances. 9th ed., National Academy of Sciences, Washington, DC. USA.
30. Nutrition Reviews 1985. Influence of eggs on plasma lipoproteins. *Nutr. Rev.* 43, 263-265.
31. Oh, S. Y. and Miller, L. T. 1985. Effect of dietary egg on variability of plasma cholesterol levels and lipoprotein cholesterol. *Am. J. Clin. Nutr.* 42:421-431.
32. Oh, S. Y. and Monaco, P. A. 1985. Effect of dietary cholesterol and degree of fat unsaturation on plasma lipid levels, lipoprotein composition, and fecal steroid excretion in normal adult young men. *Am. J. Clin. Nutr.* 42:399-413.
33. Pankey, R. D. and Stadelman, W. J. 1969. Effect of dietary fats on some chemical and functional properties of eggs. *J. Food Sci.* 34:312-317.
34. Schonfeld, G., Patsch, W., Rudel, L. L., Nelson, C., Epstein, M. and Olson, R. E. 1982. Effects of dietary cholesterol and fatty acids on plasma lipo-proteins. *J. Clin. Invest.* 69, 1072-1080.
35. Sim, J. S. 1993. Nutritional significance of Canadian designer eggs in humans. In: Proceedings, the 5th Conference for Far East and South Pacific Federation, WPSA, Seoul, Korea.
36. Simopoulos, A. P. 2006. "Evolutionary aspects of diet, the omega-6/omega-3

ratio and genetic variation: nutritional implications for chronic diseases" (PDF). Biomedicine & Pharmacotherapy 60:502–507. doi:10.1016/j.biopha. 2006.07.080. Retrieved 8, February 2015.

37. Simopoulos, A. P. 2000, Human requirement for n-3 polyunsaturated fatty acids. *Poultry Sci.* 79:961–970.
38. Stadelman, W. J., Olson, V. M., Shemwell, G. A., and Pasch, S. 1988. Egg and poultry-meat processing. Ellis Horwood Ltd., Chichester, England.
39. Stamler, J. and Wentworth, D. N. 1985. Baseline serum cholesterol and 6-year mortality from coronary heart disease in 356,222 men screened by the multiple risk factor intervention trial. *Circulation* 72 (part 2): Abstract No. 739.
40. Summers, J. D., Slinger, S. J. and Anderson, W. J. 1966. The effect of feeding various fats and fat by-products on the fatty acid and cholesterol composition of eggs. *Br. Poultry Sci.* 7:127–134.
41. Superko, H. R. 1997. The atherogenic lipoprotein profile. *Sci. Med.* 4:36–45.
42. Surai, P. F. 2000. Organic selenium and the egg: Lessons from nature. *Feed Compounder* 20:16–18.
43. USDA. 1976. Composition of foods. dairy and egg products. Raw, processed, prepared. Agriculture Handbook No 8-1, USDA, ARS, Washington, DC, USA.
44. Van Elswyk, M. E., Dawson, P. L., and Sams, A. R. 1995. Dietary menhaden oil influences sensory characteristics and headspace volatiles of shell eggs. *J. Food Sci.* 60:85–89.
45. Vorster, H. H., Venter, C. S., Sivis, N., Huisman, H. W. van Ryssen J. C., Ubbink, J. B., Kotze, J. P., and Walker, A. R. 1998. Influence of a habitual high egg intake on serum lipid levels in a rural coloured population. *S. Afr. Med. J.* 74:554–559.
46. Vutilainen, S., Nurimi, A., Mursu, J., Tuomainen, T., Ruusunen, A., and Virtanen, J. K. 2013. Regular consumption of eggs does not affect carotid plaque area or risk of acute myocardial infraction in Finnish men. *Atherosclerosis* 227:186–188.
47. Weiss, J. F., Naber, E. C., and Johnson, R. M. 1964. Effect of dietary fat and other factors on egg yolk cholesterol. The cholesterol content of egg yolk as influenced by dietary unsaturated fat and the method of determination. *Arch. Biochem. Biophys.* 105:521–526.
48. 오홍록, 菅野道廣. 1994. 산란계 사료에 첨가된 식물성유지가 난황의 콜레스테롤 농도 및 지방산 조성에 미치는 영향. 한국가금학회지 21:183–193.

제 3 장

계란의 품질과 저장

1. 품 질

계란의 가격은 주로 중량과 품질에 의해 결정된다. 중량은 객관적으로 측정하여 분류하기 쉽지만, 내용물에 대한 품질은 간단치 않다. 품질은 외형품질과 내부품질로 나눌 수 있으며 내부품질을 조사하기 위해 검란등을 내부로 투과시켜 그림자 형성상태로 판단하거나 또는 직접 할란하여 내부 내용물을 검사하는 방법이 있다. 품질과 중량은 저장온도와 습도에 따라 변화가 심하기 때문에 유통기간 중에 취급을 소홀히 해서는 안 된다.

1.1 외부품질

외형품질이란 산란 후 파란(破卵)시키지 않고 사람이 눈으로 계란의 크기, 형태, 난각색, 청결도, 균일성 등을 확인하는 품질을 말한다. 알의 크기는 품질과 상관없지만 시장에서 소비자들의 구매 욕구나 가격 형성에 관련이 있기 때문에 중요한 요인이 된다.

외부품질로서 난형(卵型, shape)은 타원형이어야 하고, 폭과 길이의 비는 3 : 4가 좋으며, 또한 첨부와 둔부가 명확해야 한다. 난각질과 두께는 단단하고 매끈하며 균일하고 두꺼울수록 좋다. 표면이 울퉁불퉁하거나 모래알 같은 물질이 붙어 있으면 품질이 떨어진다. 두께는 paper-thick gauge로 측정하여 최소 0.33mm 이상이어야 좋다. 난각 표면은 금이 없으면서도 단단해야 하고(soundness), 계분이나 흙과 같은 이물질(異物質)이 없어서 깨끗해야 한다. 난각색은 영양적인 측면에서 문제되지 않으나 상품적 가치에 영향을 끼치므로 색깔이 균일하고 백색란과 갈색란의 구별이 명확해야 한다. 이와 같이 외형은 내용물의 품질과는 상관없지만 형태와 색깔이 나쁘면 이동 중에 쉽게 깨어질 수도 있고, 무엇보다도 소비자들이 외면할 수 있기 때문에 중요하다.

1.2 검란등(투광)에 의한 품질

계란을 파란시키지 않고 검란등(檢卵燈, candling)으로 계란 내부를 투시하여 그림자의 형태를 보고 내용물의 품질을 판단한다. 특히 위생란을 생산하기 위해 자동수세, 중량 분류, 포장기계 등과 함께 복합적으로 설치되어 가동된다. 검란등으로 판단할 수 있는 것은 난각의 두께, 난각의 금이나 산란 형성때 이미 금이 간 후에 외부에 난각이 덮여 있는 상태, 난각에 미세구멍 형성, 기실의 크기나 상태, 난황과 난백의 상태, 각종 이물질 존재 유무를 알 수 있다.

검란등으로 신선란을 회전시키면서 내부를 비추어 볼 때 난황의 형태가 중심부에서 벗어나지 말아야 하며, 원형의 형태가 희미하게 보여야 한다. 왜냐하면 신선하지 않을수록 농후난백이 줄어들고 수양난백이 증가하여 난황이 중심부를 벗어나며, 검란

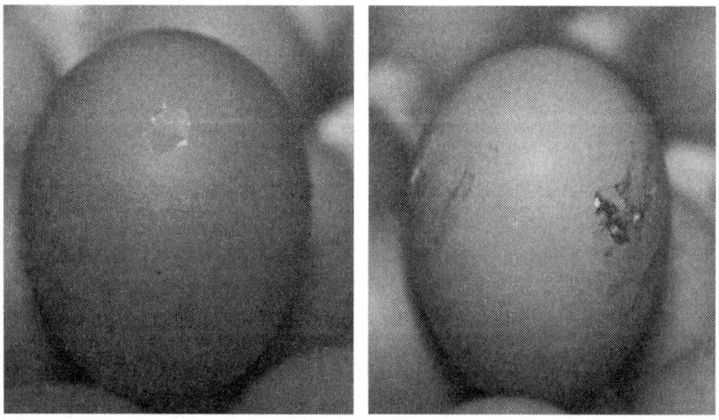

그림 3-1. 파란과 오염란

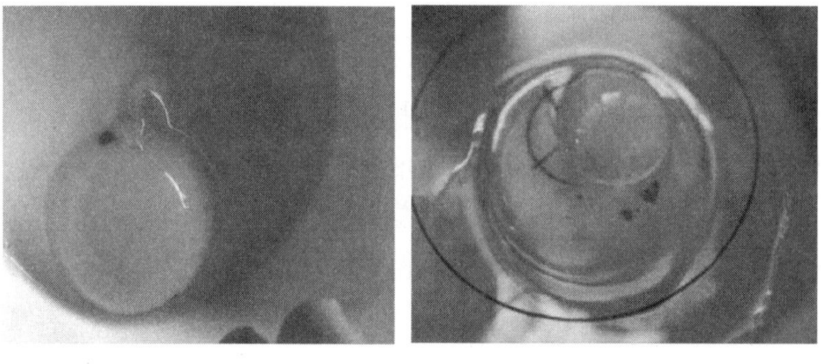

그림 3-2. 혈반과 육반 모습

등에 의해 형태가 명확히 보이기 때문이다.

신선한 계란일수록 기실(air cell)이 작아야 한다. 산란(産卵)후 저장기간이 길수록 이산화탄소나 수분의 외부 방출로 기실이 커지게 되며 산란일수, 난각질, 저장온도, 습도에 따라 기실은 영향을 받는다. 만약 기실에 거품이 낀 상태가 되었다면 신선하지 못하여 난각막이 약해서 터졌거나 그로 인해 기실의 공기가 난백으로 이동된 상태를 의미한다.

검란등에 의해 육반(meat spot)과 혈반(blood spot), 혈란(bloody egg) 등도 구별이 가능하다. 육반(肉斑)은 난각 육색소나 산화된 혈반 조직으로 검란등에 의해 어두운 반점으로 구별된다. 혈반(血斑)은 난황이 형성될 때 실핏줄이 터져 난황으로 유입된 것으로 보통 난황 표면에 혈액 반점이 나타난다. 검란등으로 보면 검은 반점으로 나타난다. 혈란은 매우 드물게 발견되지만 난백 전체가 분홍색 혈액으로 엉긴 상태이다. 미국에서 이상 반점이 있는 계란은 AA나 A등급이 될 수 없다고 우리나라도 등급에 제한을 두고 있다. 검란등에 의해서 100%의 반점이 확인되는 것은 아니다.

위생란 처리시 수세 전후와 냉각방법에 따라 검란등에 의해 발견되는 비율이 다르다고 한다. 그림 3-3에서 보는 바와 같이 수세하고 냉각 전에 검란 실시구, 수세후 검란 전에 24시간 예비냉각시킨 구, 사전에 24시간 동안 냉각시킨 다음 수세후 검란 실시구로 나누어 실험한 결과 최소한 1/8인치 이하의 혈반은 모든 처리구에서 발견되지 않았다. 그리고 검란하기 전에 계란을 냉각처리하면 발견율을 높일 수 있다. 최근에는 전자식 자동 혈반 측정장치가 개발되어 감지속도와 감지율을 높이고 있다.

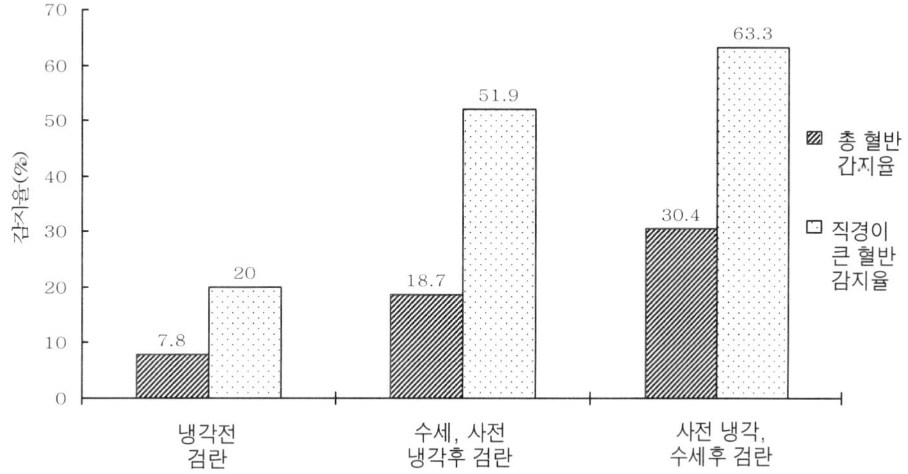

그림 3-3. 수세처리에 따른 혈반 감지율(Grover 등, 1984)

1.3 할란 후 내용물 품질

검란등에 의한 방법만으로는 난백이나 난황의 품질을 명확하게 확인하기가 어렵다. 따라서 할란한 다음 계란의 냄새, 향기, 난황 색깔, 점도 등을 검사한다. 계란은 할란 후에 외부로부터 냄새를 흡수하는 성질이 강하기 때문에 품질의 중요 지표이기도 하다. 또한 검란등에 의해 난황이 중앙에 위치하고 있는지 또는 농후난백이 주류를 이루고 있는지 확인할 수가 있다. 신선한 난백일수록 투명하고 점도가 높아서 퍼지는 면적이 좁을수록 좋다.

난백의 품질을 평가하는 데 호우단위(Haugh unit)와 난백지수(albumen index)를 사용한다. 호우단위는 저장시간에 따라 변하는 난백의 무게와 높이의 관계를 20~100 범위에서 수치화한 것이다. 아래의 식과 같이 난백의 높이를 로그화하여 계란 12개당 680.4g(24oz)의 무게를 표준으로 보정한 값을 도출한다.

$$\text{호우단위} = 100\ \log\left[H - \frac{\sqrt{G}(30\ W^{0.37} - 100)}{100} + 1.9\right]$$

또는 호우단위(HU) = 100 log(H + 7.57 - 1.7W$^{0.37}$)로 표기할 수 있다. 여기서 H는 난백 높이(mm), G는 중력상수로 32.2, W는 난중(g)이다.

만약 난중이 56.7g(2 oz)이면,

$$\left[H - \frac{\sqrt{G}(30\ W^{0.37} - 100)}{100} + 1.9\right]\text{는 0이 된다.}$$

난백지수(albumen index)는 호우단위와 달리 로그(log)를 이용하지 않아 간편하다는 장점이 있다.

$$\text{난백지수} = \frac{H}{\sqrt{G}} - (30\ W^{0.37} - 100)$$

그러나 두 방법 모두 기계로 측정과 동시에 자동 계산이 되므로 사용하는 데는 불편이 없다. 난황도 난황막이 터지지 않고 동그랗게 모아져 있어야 신선한 것이다. 신선한 난황일수록 난황높이가 높고 직경이 좁다. 그러므로 난황지수(yolk index)를 써서 신선도를 측정하기도 한다.

$$\text{난황지수} = \frac{\text{난황의 높이}}{\text{난황의 직경}}$$

난황막은 파열강도에 따라 신선도를 판단한다. 즉, withstand rupture test라고 하는 방법인데, 직경 2mm의 원통형에 진공을 걸어 난황막이 파열되는 강도나 시간을 측정한다. 또 난황색의 농도에 따라 품질을 객관적으로 측정하기도 한다. 난황색은 너무 진하거나 연하지 말아야 한다. 미국에서는 24개의 표준 색판을 대조하는 방법을 이용하거나 중크롬산(dichromate) 용액에서 색소를 추출하여 대조하는 방법이 있다. 오늘날에는 색차계에 의해 명도(L*), 적색도(a*), 황색도(b*)로 측정하기도 한다.

1.4 비정상적인 계란

소비자들은 직접 구입할 가능성은 매우 낮지만, 농장에서는 비정상적인 계란이 종종 생산된다. 난각, 난백, 난황에서 나타나는 비정상적인 형태, 색깔, 조직감, 냄새로 인해 상품가치가 없거나 때로는 건강에 유해한 계란을 말한다. 외관검사와 검란등 검사로 선별하기도 하고 때로는 할란검사를 통해 등급판정에서 제외시킨다.

비정상적인 계란은 다양한 원인에 의해 발생된다. 정확한 이유를 알지 못하거나 유전적인 원인일 경우가 많다. 그리고 일반적으로 젊은 닭보다 늙은 닭에서 많이 발생된다. 닭의 질병과 질병치료 과정에서도 많이 발생한다. 예를 들어 뉴캐슬병, 기관지염, 가금인플루엔자와 같이 질병에 감염되었거나 특정 항균제, 살충제, 항생제, 항콕시듐 제제를 투여했을 때 비정상적인 현상이 많이 발생한다. 사료의 영양성분 중에서도 인, 마그네슘, 칼슘, 일부 비타민, 색소량 등을 과량 사용하거나 결핍되어도 발생한다. 우리나라에서는 드문 경우이지만 정제되지 않은 목화씨기름, 벨벳잡초(velvet weed) 씨와 기타 관련식물을 사료속에 포함될 때도 영향을 미친다.

사육온도가 너무 높거나 습도가 적절치 못할 경우, 스트레스, 강제환우 등 사육환경에 따라 비정상적인 계란이 많이 생산된다. 산란된 계란을 오랫동안 저장하면 난황이 퍼지거나 터지게 되며 나아가 특정 미생물에 오염되어 부패하면 비정상적인 색깔로 발현된다. 그러므로 법적으로 허용되고 권장할 영양조성, 사료성분, 약품, 품질관리 방법을 채택하고 유전적으로 우수한 혈통의 젊은 산란계(12～14개월령)를 사육해야 방지할 수 있다. 표 3-1, 3-2, 3-3에서와 같이 비정상적인 난각, 난백, 난황의 발생원인과 처방에 관해 나타내고 있다.

2. 등급제도

우리나라의 계란 중량규격과 품질등급 판정은 축산물품질평가원에서 실시하고 있다.

표 3-1. 비정상적인 난각품질의 원인과 처방

상 태	원 인	처 방
비정상적인 난각모양(얇고, 모래 같은 물질이 박히고, 비정상 형태, 거칠고 융기되었거나 물렁한 계란 등)	나이(산란노계)	12～14개월이 지나면 새로운 산란계로 교체
	곰팡이 억제제(tetramethylthiuram disulfide)	곡류사료에 혼합금지
	Sulfanilamide (sulfa 약제)	허용 권장량내 사용
	장기간 고온	온도조절, 충분한 물 급여
	호흡기질환(뉴캐슬병)	산란계 질병방지와 백신 예방접종 실시
	과량 소금급여	적절한 소금 급여
	쥐약(설치류 제어약)	쥐약을 닭이 먹지 못하도록 멀리 둠
	놀람	갑작스러운 소음을 피하고 조심스럽게 닭을 취급
	저칼슘	겨울철에는 3%, 여름철에는 4% 칼슘 공급
	유전	난각질이 좋은 우수한 혈통을 선택
비정상적인 색깔(갈색에서 노란색)	콕시듐 치료제(nicarbazine)	급여금지
	Chlortetracycline (600～800 gm/ton), aureomycin	허용 권장량내 사용
	보온용 가스나 연소기	산란계사 보온시설 점검. 가스연결부 밀봉, 환기시설 완비
(흰색에서 갈색)	철($FeSO_4$), ($7H_2O$) 0.1 ppm	수세용 물에서 철함량을 측정하여 0.1 ppm 이하로 유지할 것
(바랜 난각색)	칠면조의 경우 저칼슘	난각의 두께와 색이 개선되도록 칼슘 급여량을 증가
얼룩 반점(검란등에 의해 나타난 밝은 얼룩점, 습기 노출)	난각의 스펀지층에 단백질에 의해 수분이 보유	깨진 계란이 아님. 저장고에 습도 80%를 유지할 것

(계속)

상 태	원 인	처 방
다공성	산란계의 나이, 품종, 환경온도, 계절	산란계사의 시원한 환경조성, 산란후 즉시 냉장고 입고, 12～14개월 후 새로운 산란계 교체, 난각질이 좋은 우수한 혈통 선택
검란등 검사에 의해 확인된 기실의 이동이나 흩어짐 현상	취급부주의	계란의 취급법을 숙지하고 이행
오염된 계란(tainted shells)	나방구충제 (paradichlorbenzene)	급여금지

자료 : Beyer(2005)

표 3-2. 비정상적인 난백품질의 원인과 처방

상 태	원 인	처 방
분홍색 난백	목화씨사료	급여금지
수양난백(점도가 낮고 얇으며 수분이 많은 난백)	나이(산란노계)	12～14개월이 지나면 새로운 산란계로 교체
	분뇨에 의한 암모니아 발생	환기를 개선하고 쓰레기 및 분뇨에 과인산염(superphosphate) 사용. 분뇨를 자주 제거
	CO_2의 방출로 pH의 급증가(알칼리화)	오일코팅하거나 냉장고(4.4～12.8℃)에 보관
	호흡기질환(뉴캐슬병)	산란계 질병방지와 백신 예방접종 실시
	유전	난백질이 좋은 우수한 혈통을 선택
	곰팡이 억제제(arasan)	곡류사료에 혼합금지
	Vanadium	인(P)함량이 없거나 적은 사료를 사용
	고온환경	알을 자주 수거(3～5회/일)하여 냉장고(4.4～12.8℃)에 보관
	Sulfanilamide (sulfa 약제)	허용 권장량내 사용

(계속)

상 태	원 인	처 방
난백에 부스러기나 반점	부분적으로 가열처리	계란을 수세할 때 과도한 열 사용 금지
	혈반 및 육반	난백에서 출현이 잘 안 되는 우수한 혈통을 선택
미생물에 의한 녹색 부패 등 출현	박테리아, 효모, 곰팡이	알둥지를 청결하게 유지. 알을 자주 수거(3~5회/일). 수세액의 온도유지(37.8~48.9℃). 권장 허용하는 세척제와 소독제 사용. 포장과 설비의 청결. 계란은 항상 냉장보관. 녹색부패는 자외선 검란등으로 쉽게 탐지. 수세액에 철 0.4 ppm 이상은 박테리아 부패를 촉진.
흐린 난백	산란 직후 코팅	산란후 1~6시간 후 오일코팅
	산란 직후 0~3.9℃에 냉각	7.℃ 이하로 온도 유지
이 취	기생충 박멸약. 계란 저장고에 냄새나는 식물, 꽃을 둔 경우	허용 권장하는 약제 사용. BHC, lindane, hexaphene과 같이 나쁜 냄새가 나는 약제 사용금지. 꽃, 과일, 식물들을 함께 저장하지 말 것
혈반과 육반	난소에 있는 난포가 난관으로 이동중(산란중)에 출혈	안정제, 비타민 A와 K, aureomycin 급여
	품종	우수한 품종을 선택
	간헐적이면서 지속적으로 점등	하루 14시간 점등
	갈색란에서 발견되는 것으로 porphyrin에서 유래하는 색소나 색깔	우수한 혈통을 선택

자료 : Beyer (2005)

표 3-3. 비정상적인 난황품질의 원인과 처방

상 태	원 인	처 방
올리브 또는 연어 색깔의 난황	목화씨사료(소 사료에 간혹 포함됨)	급여금지
백금난황(무색난황)	원인 모를 감염	항생제(200gm auremycin과 2 lbs NF-180/사료 톤)을 1주일간 투여
무색난황	잔토필(xanthophyll)의 부족	잔토필 함량이 많은 노란색 옥수수, 알파파 사료를 보충급여
녹색난황	사료에 100~250 mg의 sodium chlorophyllin 함유	급여금지
녹갈색 난황	고cnt가루	급여금지
노란색에서 오렌지색	해초류(조류), 건조알파파, 옥수수단백질, 꽃, 건조 칠리고추, 아프리카고추, 건조당근, 건조고구마, 옥수수기름, 식용 지용성 색소 등	가장 적합한 농도를 지닐 수 있는 잔토필 함량으로 급여. 예) 노란색=잔토필 13 mg/lb, 중간 오렌지색=잔토필 23 mg/lb, 오렌지색=34 mg/lb. 색소를 급여후 10일이 되면 최대 난황색 발현
잘못된 난황 위치	계란을 둔부 또는 첨부를 위로 하면 내용물의 비중에 의해 물이나 지방이 몰리게 됨	냉장고에서 계란을 수집하고 저장할 때 권장 허용된 품질조절 방법을 따름
혈반 및 육반	난소에서 출혈(체질적인 원인)	혈반과 육반이 잘 생기지 않는 우수한 혈통을 선택. 노계는 약 30%의 혈반란을 산란
얼룩이나 더럽혀진 난황	Nicarbazine	투여금지
	목화씨사료	급여금지
	Piperazine citrate	종종 또는 지속적으로 사용하면 안 됨
	난백속의 수분이 난황막을 통과하여 이동	항상 냉장상태로 보관. 권장 허용된 품질조절 방법을 따름

(계속)

상 태	원 인	처 방
페이스트와 같이 농후하고 고무질감 또는 치즈 같은 조직감	목화씨기름(malvalic acid와 sterculic acid)	급여금지
	Yolks laid internally	무리 중에 공격적인 닭을 격리제거
검란등에 의해 보인 잘못된 난황위치	원인 모름	둔부를 위로, 첨부를 아래로 두면 보정됨
이 취	기생충 박멸약. 계란 저장고에 냄새나는 식물, 꽃을 둔 경우	허용 권장하는 약제사용. BHC, lindane, hexaphene과 같이 나쁜 냄새가 나는 약제 사용금지. 꽃, 과일, 식물들을 함께 저장하지 말 것
	화학제나 수세제	수세용 분말이나 용액이 직접 계란 표면에 닿지 않도록 함
평평한 난황	약한 난황막	알을 자주 수거(3～5회/일)하여 냉장고(4.4～12.8℃)에 보관. 가능한 빨리 시판
부착난황(stuck yolk)-난황이 내난각막에 붙어있음	뉴캐슬병	권장 허용하는 백신처리
	높은 온도에서 보관	냉장(4.4～12.8℃) 보관

자료 : Beyer (2005)

2.1 중량등급

계란의 무게는 품질과 상관없으나 소비자의 구매력과 가격형성에 중요한 요인이 된다. 축산물품질평가원에서 계란의 무게에 따라 소란(44g 미만), 중란(44g 이상～52g 미만), 대란(52g 이상～60g 미만), 특란(60g 이상～68g 미만), 왕란(68g 이상)으로 구분하고 있다. 소란에서 왕란까지 5등급으로 분류하고 1개당 8g의 차이로 두고 있다(표 3-4).

계란의 중량 분류는 품질검사용 롯트의 중량규격에 적합하도록 규정을 제정하고, 미달 시에는 판정을 보류하거나 규격기준에 적합하게 한 후 재판정을 받도록 규정하고 있다(표 3-5).

표 3-4. 계란의 중량규격

규 격	왕란	특란	대란	중란	소란
중 량	68g 이상	68g 미만~ 60g 이상	60g 미만~ 52g 이상	52g 미만~ 44g 이상	44g 미만

표 3-5. 계란의 롯트 크기에 따른 표본 추출율

롯트의 크기	표본수
3,000개 미만	롯트의 7% 이상
3,000개 이상 15,000개 미만	롯트의 5% 이상
15,000개 이상 30,000개 미만	롯트의 3% 이상
30,000개 이상	롯트의 2% 이상

(1) 품질평가사는 신청인이 제시한 롯트의 중량규격을 확인하기 위하여 위의 표와 같은 규정에 따라 외관·투광판정을 실시하는 계란에 대하여 중량을 칭량하여 중량 범위에서 2g 이상 미달하는 계란의 수가 표본수의 5%를 초과하는 경우에는 해당 롯트에 대하여 중량규격의 개선별을 신청인에게 요구한다.

(2) 신청인은 등급판정이 보류되거나 중량규격 재분류가 요구된 계란의 롯트에 대하여는 중량규격 및 품질평가 기준에 적합하도록 다시 선별한 후 등급의 재판정을 신청할 수 있다.

(3) 등급의 재판정이 신청된 롯트에 대해서는 계란의 중량규격의 규정에 의한 표본의 크기보다 더 많은 표본을 추출하여 등급판정하게 된다.

2.2 품질등급

우리나라의 계란품질 등급은 축산물품질평가원의 판정사가 가공장에서 세척한 계란에 대해 외관, 투광(검란등) 및 할란검사를 통해 품질기준 A, B, C, D 등급에 따라 최종적으로 1^+, 1, 2, 3등급으로 판정하고 있다. 외관판정은 전체적인 모양, 난각의 상태, 오염여부 등 계란 외부의 상태를 평가하며, 투광판정은 기실의 크기, 난황의 위치와 퍼짐정도, 이물질 유무 등을 평가하며, 할란판정은 난백의 높이와 계란의 무게, 이물질의 유무 등을 평가한다(표 3-6).

품질을 판정하고자 하는 계란은 롯트 크기에 따라 무작위로 표본을 추출하는 표본판정방법을 적용하며, 롯트 크기에 따른 표본 추출률이 규정되어 있다. 롯트의 크기에 따라 표본수의 크기도 달라지는데, 롯트가 클수록 표본수가 작다(표 3-5).

표 3-6. 우리나라 계란의 품질등급 판정을 위한 기준

<table>
<tr><th colspan="2" rowspan="2">구 분</th><th colspan="4">품 질 기 준</th></tr>
<tr><th>A등급</th><th>B등급</th><th>C등급</th><th>D등급</th></tr>
<tr><td>외관판정</td><td>난 각</td><td>청결하며 상처가 없고 계란의 모양과 난각의 조직에 이상이 없는 것</td><td>청결하며 상처가 없고 계란의 모양에 이상이 없으며 난각의 조직에 약간의 이상이 있는 것</td><td>약간 오염되거나 상처가 없으며 계란의 모양과 난각의 조직에 이상이 있는 것</td><td>오염되어 있는 것, 상처가 있는 것, 계란의 모양과 난각의 조직이 현저하게 불량한 것</td></tr>
<tr><td rowspan="3">투광판정</td><td>기 실</td><td>깊이가 4 mm 이내</td><td>깊이가 8 mm 이내</td><td>깊이가 12 mm 이내</td><td>깊이가 12 mm 이상</td></tr>
<tr><td>난 황</td><td>중심에 위치하며 윤곽이 흐리나 퍼져 보이지 않는 것</td><td>거의 중심에 위치하며 윤곽이 뚜렷하고 약간 퍼져 보이는 것</td><td>중심에서 상당히 벗어나 있으며 현저하게 퍼져 보이는 것</td><td>중심에서 상당히 벗어나 있으며 완전히 퍼져 보이는 것</td></tr>
<tr><td>난 백</td><td>맑고 결착력이 강한 것</td><td>맑고 결착력이 약간 떨어진 것</td><td>맑고 결착력이 거의 없는 것</td><td>맑고 결착력이 전혀 없는 것</td></tr>
<tr><td rowspan="5">할라판정</td><td>난 황</td><td>위로 솟음</td><td>약간 평평함</td><td>평평함</td><td>중심에서 완전히 벗어나 있는 것</td></tr>
<tr><td>농후난백</td><td>많은 양의 난백이 난황을 에워싸고 있음</td><td>소량의 난백이 난황 주위에 퍼져 있음</td><td>거의 보이지 않음</td><td rowspan="2">이취가 나거나 변색 되어 있는 것</td></tr>
<tr><td>수양난백</td><td>약간 나타남</td><td>많이 나타남</td><td>아주 많이 나타남</td></tr>
<tr><td>이물질</td><td>크기가 3 mm 미만</td><td>크기가 5 mm 미만</td><td>크기가 7 mm 미만</td><td>크기가 7 mm 이상</td></tr>
<tr><td>호우단위</td><td>72 이상</td><td>60 이상~72 미만</td><td>40 이상~60 미만</td><td>40 미만</td></tr>
</table>

(1) "호우단위(Haugh units)"라 함은 계란의 무게와 농후난백의 높이를 측정하여 다음 산식에 의하여 산출한 값을 말한다.

호우단위(HU) = $100\log(H+7.57-1.7W^{0.37})$, H = 난백 높이(mm), W = 난중(g)

표 3-7. 신청 물량 전체에 대한 품질등급 부여방법

품질등급	등급판정 결과
1^+등급	A급의 것이 70% 이상이고, B급 이상의 것이 90% 이상이며, D급의 것이 3% 이하 이어야 함 (나머지는 C급)
1등급	B급 이상의 것이 80% 이상이고, D급의 것이 5% 이하이어야 함 (기타는 C급)
2등급	C급 이상의 것이 90% 이상 (기타는 D급)
3등급	C급 이상의 것이 90% 미만 (기타는 D급)

표 3-8. 각 품질등급별 파각란 허용범위

품질등급	파각란 허용범위
1^+등급	7% 이하
1등급	9% 이하
2등급	12% 이하
3등급	12% 초과

품질평가가 완료되면 그 결과를 토대로 신청한 롯트물량을 전체로 판정한다. 표 3-7에서 보는 바와 같이 표본시료에서 A급의 것이 70% 이상이고, B급 이상의 것이 90% 이상이며, D급의 것이 3% 이하(나머지는 C급)이면 신청한 물량 전체는 1^+등급이 된다. 각 품질별 파각란도 등급별로 허용범위를 제시하고 있다(표 3-8).

2.3 선진국의 등급제도와 비교

미국은 계란의 난각, 기실, 난백, 난황의 상태를 구분하여 품질기준을 AA, A, B 등급으로 분류하고 있다(표 3-9). 기실의 깊이도 우리나라처럼 규정하고 있지만 호우 단위에 대한 기준은 없다. B등급보다 낮은 등외 계란은 금지란(restricted egg)이라고 하여 식탁용 계란(통계란)으로 사용할 수가 없다. 즉, 미국의 규정에 의하면 "소비자가 직접 먹을 수 있는 식탁용 계란은 깨끗하고 단단하며 등급제도에 의한 소비자 등급 B로 금지란(restricted egg)의 한계허용을 벗어나면 안 된다"고 명시되어 있다.

B등급 이하의 금지란은 식용이 불가하거나 계란산업으로 넘어가 가공용 원료로 식용이 가능하도록 각각 규정하고 있다. 금지란이란 실금란(check), 난각은 파손되어서도 난각막이 있어 난액이 유출되지 않은 상태, 오염란(dirty), 부화중지란(incubator

표 3-9. 미국의 계란 등급기준

항 목	품질등급		
	AA	A	B
난 각	깨끗하고 깨어지지 않고 거의 정상적인 것	깨끗하고 깨어지지 않고 거의 정상적인 것	깨끗한~약간 오염된 것* 깨어지지 않고 비정상적인 것
기 실	깊이 1/8인치 이하, 이동이 제한 없이 자유롭거나 기포상태	깊이 3/16인치 이하, 이동이 제한 없이 자유롭거나 기포상태	깊이 3/16인치 이상, 이동이 제한 없이 자유롭거나 기포상태
난 백	투명하고 견고함	투명하고 비교적 견고함	수양화 작은 혈반과 육반이 존재**
난 황	윤곽이 약간 보임 거의 결함이 없음	윤곽이 어느 정도 보임, 거의 결함이 없음	윤곽이 분명히 보임, 확대되고 평평해짐. 확연히 보이는 배아발육, 혈액은 아님. 기타 혈청(장액성)의 결함

오염되었거나 난각이 깨어진 계란의 경우 품질 기준은 다음 2가지의 추가적인 품질을 규정한다.

오염란	파 란
깨어지지 않고. 오물이나 이물이 부착. 현저한 결점. B품질을 초과하여 어느 정도의 오염된 부위가 있는 것.	난각이 깨어지거나 금이 갔지만 난각막은 손상되지 않아 누출되지 않는 것***

* 적당하게 오염된 부분은 허용됨(모여 있는 경우는 표면의 1/32, 흩어져 있는 경우는 1/16)

** 혈반이나 육반이 작다면(직경 1/8인치 이하)

*** 파란은 난각막이 깨어지거나 금이 가서 내용물이 누출되고 있거나 누출될 수 있는 것

reject), 식용불가란(inedible), 유출란(leaker), 불량란(loss)을 말한다. 불량란(loss)은 난각이 파손되어 난액이 유출되었거나 과도한 열변성과 냉동 등으로 오염된 계란으로 식용으로 적합하지 않는 계란이다. 참고로 식용불가란(inedible)이란 흑색, 황색, 백색 등의 색깔을 띠는 썩은 계란, 신냄새나 곰팡이 냄새가 나는 계란, 녹색난백, 곰팡이가 있거나 부착난황(stuck yolk), 검란등에 의해 혈액링이 발견된 계란, 일부 민족이 먹는 식용 부화중지란(balut) 외에 부화중지란이나 실패란, 불순물이 혼입된 계란 등을 말한다.

표 3-10. EU의 계란 등급기준

항 목	Class A, extra fresh	Class A, category I	Class B
난 각	정상형태, 청결, 손상이 없음	정상형태, 청결, 손상이 없음	정상형태, 손상이 없음, 약간 흙이 묻거나 기형. 난각은 혈액링이 없어야 하고 내용물에 흙이 들어있지 말아야함
기 실	부동, 4 mm 이하	부동 또는 약간 움직이는 것은 허용, 6 mm 이하	공간은 계란길이의 1/2까지 허용, 9 mm 이하
난 황	투광에 의해 오직 그림자만 보이고 인식할 정도의 선명한 외곽선은 안 보임. 움직이면 약간 움직이나 이내 원위치로 돌아옴. 어떠한 이물질이 함유되어서는 안 됨*	투광에 의해 오직 그림자만 보이고 인식할 정도의 선명한 외곽선은 안 보임. 움직이면 약간 움직이나 이내 원위치로 돌아옴. 어떠한 이물질이 함유되어서는 안 됨*	투광에 의해 평평하고 움직이는 형태가 보임. 작은 이물질(small foreign bodies)은 허용*
난 백	선명, 청결, 투명. 이물질이 함유되어서는 안 됨*	선명, 청결, 투명. 이물질이 함유되어서는 안 됨*	반투명. 조그만 이물질은 허용*
배 아	인지할 만한 배아발달이 없어야 함	인지할만한 배아발달이 없어야 함	인지할 만한 배아발달이 없어야 함
판매 기간	산란후 9일 이내 판매	산란후 28일 이내의 내구성에서 21일 이내 판매	고유의 특성을 상실한 class A 계란. 수세나 건조 청결작업 허용. 금이간 계란(cracked eggs)은 0~5℃에 보관하면서 1일 이내에 식품이나 비식품용 원료로 가공공장에서 사용해야 함. 구매자나 판매자가 의도적으로 저장성 증진을 위해 특별한 저장이나 냉장작업을 할 수 있음
보존 기간	보존 연장처리 안함. 수세나 건조 청결작업을 안함. 72시간 소비를 전제로 24시간 이내에 <+5oC에서 이동 또는 유통해야 함.	보존 연장처리 안함. 수세나 건조 청결작업을 안함 72시간 소비를 전제로 24시간 이내에 <+5oC에서 이동 또는 유통해야 함	
품질 코드	1	2	3

* EC 계란 마케팅 표준에 의해 영국 주석의 부록 A에 의함.
Class A만 무게등급으로 분류함. 특란(XL)>72g, 대란(L) 63~72g, 중란(M) 52~62g, 소란(S) 53g 미만.

표 3-11. 일본의 계란 등급기준

<table>
<tr><th colspan="2">사항 / 등급</th><th>특급 (식용)</th><th>1급 (식용)</th><th>2급
(가열가공용)</th><th>등외
(식용불가)</th></tr>
<tr><td>외관
판정
및
투광
판정</td><td>난 각</td><td>타원형, 치밀하고 섬세하며, 색이 정상적인 것, 청결하고, 손상 없이 정상적인 것</td><td>타원형, 조잡 퇴색 등 조금씩 이상이 있는 것, 경도오염, 무손상인 것</td><td>기형난, 뚜렷하게 조잡해 보이는 것. 연란, 중도 오염, 분비물이 흐르지 않는 파란</td><td>곰팡이, 난분비물이 흐르는 파란, 악취가 나는 것</td></tr>
<tr><td rowspan="3">투광
판정</td><td>난 황</td><td>중심에 위치하고, 윤곽이 흐리게 보이며, 퍼지지 않는 것</td><td>중심에서 벗어나지 않은 것, 윤곽이 뚜렷한 것, 약간 퍼진것</td><td>상당 중심을 벗어난 것, 편평하고 넓은 것, 흐트러진 것</td><td rowspan="3">부패란, 부화중지란, 혈옥란, 흐트러진란, 이물질란</td></tr>
<tr><td>난 백</td><td>투명하며
무르지 않은 것</td><td>투명하지만,
약간 무른 것</td><td>무르며 액상인 것</td></tr>
<tr><td>기 실</td><td>깊이 4mm 이하로 거의 일정한 것</td><td>깊이 8mm 이내로 약간 이동할 수 있는 것</td><td>깊이 8mm를 초과하며 크게 이동할 수 있는 것</td></tr>
<tr><td rowspan="4">할란
판정</td><td>확 산
면 적</td><td>적은 것</td><td>보통인 것</td><td>상당히 넓은 것</td><td></td></tr>
<tr><td>난황</td><td>둘러싸여 위로
솟음</td><td>약간 편평한 것</td><td>편평하며
난황막이 무른 것</td><td></td></tr>
<tr><td>농 후
난 백</td><td>대량으로 쌓여 위로 솟아있으며, 난황을 잘 에워싸고 있는 것</td><td>소량으로 퍼져 있고, 난황을 충분히 에워싸고 있는 것</td><td>거의 없는 것</td><td></td></tr>
<tr><td>수 양
난 백</td><td>소 량</td><td>보 통</td><td>대 량</td><td></td></tr>
</table>

미국에서 대부분의 금지란을 식용으로 금지하고 있지만, B등급을 벗어난 혈반이나 육반이 함유된 계란일 경우 할란작업실에서 사람이 수작업으로 이들을 제거한 후 가공용 원료알로서 식용이 가능하다고 명시되어 있다. EU의 품질 기준을 보면 난각, 기실, 난황, 난백, 배아 등의 상태에 따라 class A(extra fresh, 최상품), class A (category I, 상품), class B로 분류하고 있다. 기실의 깊이를 품질 등급에 따라 각각 4, 6, 9 mm로 규정하고 있다. 난황에 배아발달에 대한 항목도 있어 방사 수정란의

장기유통에서 오는 배아발달 가능성도 기준 항목에서 규제하고 있다. Class A의 최상급의 경우 매우 신선한 계란으로 산란후 9일 이내에 판매해야 하며, 72시간 내에 소비를 전제로 24시간 내에 5℃에서 저온유통을 허락하고 있다.

EU는 계란의 품질 등급뿐 아니라 판매기간과 보존기간도 함께 명시하고 있다. Class B는 소비자가 직접 소비하는 식탁용 계란으로 사용할 수 없고 가공공장에서 식품 또는 비식품용 원료로 사용하도록 규정하고 있다. B등급에 범위가 벗어난 계란은 산업용계란(industrial eggs)이라 하여 가공용 식용계란으로 이용할 수 없고 비식용 산업용 원료로 활용되도록 규제하고 있다.

일본의 계란 등급제도의 규정은 외관판정, 투광판정, 할란판정으로 이루어지며 특급, 1급, 등외로 구분하고 있다. 특급과 1급만이 소비자가 직접 구매하여 식용 가능하도록 하고, 2급은 가공장에서 가열가공하여 사용하도록 규정되어 있다. 그 외 등외로 식용이 금지하고 있다.

우리나라의 계란 등급제도는 기본적으로 품질항목과 측정방식에서 선진국과 비슷하다. 품질에 따른 품질 등급기준이 A, B, C, D로 4개 단계로 구분되어 있다. 객관적으로 측정가능 항목은 기실의 깊이를 각각 4, 8, 12mm 크기로 분류하고 있고, 이물질의 크기를 각각 3, 5, 7mm로 구분하고 있다. 선진국과 달리 품질 기준별 호우단위를 72 이상에서 40 미만까지 추가적으로 제시하고 있다. 이 외에는 등급판정사가 품질기준표에 따라 직접 눈으로 확인하고 판정을 하게 된다.

우리나라에서 계란의 식용여부는 식약처의 "축산물 가공기준 및 성분규격"에서 규정하고 등급제도는 식용여부와 상관없이 축산물품질평가원에서 계란의 품질등급만을 규정하고 있다. 그러나 선진국에서는 계란의 품질 등급제도에 소비자에게 직접 식용여부나 가공여부를 함께 규정하고 있는 것이 다른 점이다.

3. 유통중 품질변화

산란 직후부터 계란의 이화학적 성분이 변하기 시작한다. 대부분의 성분 변화는 품질 저하를 의미하며 이에 따라 품질 등급도 낮아진다(그림 3-4). 품질 변화는 산란후 저장기간 동안 온도, 상대습도, 취급방법에 따라 달라진다. 예를 들면 AA급의 계란이 B급으로 변하는 데 소요되는 온도와 시간을 보면 37.2℃에서 3일, 23.9℃에서 9일, 15.6℃에서 25일, 7.2℃에서 65일이다. 계란을 2.8℃에서 저장한다면 100일이 지나도 B급으로 떨어지지 않는다. 이와 같이 품질이 떨어지는 것은 저장온도가 매우 중요한 요인인 것을 알 수 있다. 품질이 저하될 때 일어나는 대표적인 변화는 무게 감소,

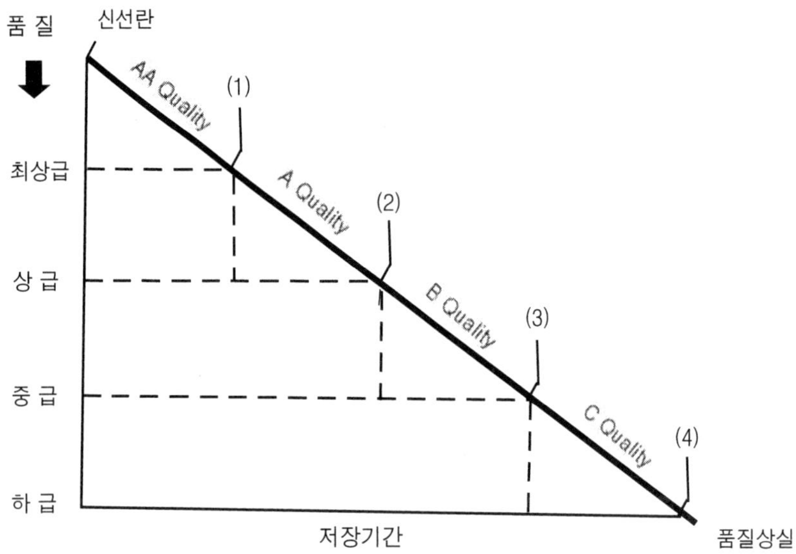

그림 3-4. 저장기간에 따른 미국의 계란등급과 난백 품질의 변화
(Stadelman과 Cotterill, 1990)

난백의 액화, 가스방출, pH 상승, 미생물의 증가 등을 들 수 있다.

3.1 감 량

계란에는 약 75%의 수분이 있는데 저장 중에 내부의 수분이 난각에 있는 기공(pore)을 통해 외부로 수분이 증발하기 때문에 무게가 감소한다. 감량 정도는 온도, 습도, 풍속, 난각의 다공성(porosity) 등에 따라 다르지만 온도가 높을수록 무게가 빨리 감소한다. 계란 내부의 수증기가 외부로 발산되는 정도(vapor tension)를 보면 -1.1℃에 비해 26.7℃에서 5배나 강하다고 한다. 따라서 취급 및 저장온도를 빙점 가깝게 낮출수록 감량을 막을 수 있다. 특히 기공이 많은 계란일수록 온도가 높으면 급격히 무게가 감소한다. 내부의 수분이 증발될수록 계란 둔부에 있는 기실이 커지게 된다. 오래된 계란일수록 무게가 감소되고 부력 형상이 생기기 때문에 소금물에 부상하기 쉽다.

3.2 액화(liquefaction)

검란등에 의하면 오래된 계란일수록 난황이 중앙에서 벗어나 난각 쪽으로 치우쳐 있는 것을 알 수 있다. 난백내 또는 난백과 난황 사이에서도 부위별 수분함량이 각각 다르기 때문에 삼투압의 작용으로 고농도에서 저농도로 수분이 이동하게 된다. 저장

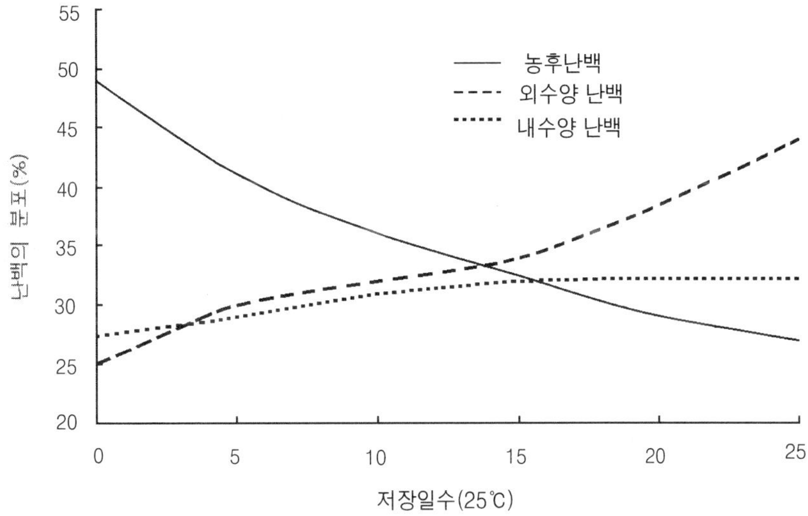

그림 3-5. 저장기간에 따른 난백의 액화현상(Romanoff와 Romanoff, 1963)

중에 난백의 수분이 난황으로 이동하고, 반대로 난황성분이 난백으로 이동하여 난각막이 약해지거나 파열되는 경우도 있다. 30℃에서 10일간 저장하였을 때 난백의 약 2g의 물이 난황으로 이동되었다는 보고가 있다. 이와 같은 원인은 난백 내에서도 농후난백의 수분이 수양난백으로 이동됨으로써 액화(수양화)가 되었기 때문이다. 신선란의 경우 농후와 수양난백의 비율이 6 : 4인데 수양화가 진행됨으로써 농후난백이 감소되고 외수양난백의 수분함량이 증가한다(그림 3-5).

농후난백은 오보뮤신-라이소자임(ovomucin-lysozyme)의 결합체로 존재하는 젤(gel) 구조물이다. 오보뮤신은 이질성 단백질(heterogeneous protein)로서 주요 펩타이드에는 다량의 탄수화물과 sialic acid가 들어 있고, 또 다른 펩타이드에는 소량의 탄수화물이 함유하고 있다. 수양화 과정은 이 분획물의 용해되는 과정이다. 오보뮤신의 S-S결합(disulfide bond)이 해리되어 농후난백의 구조물인 오보뮤신-라이소자임 결합체가 붕괴됨으로써 시작된다. 따라서 젤이 파괴되어 그 사이에 존재하는 수분이 유리된다. 계란의 수분 증발과 이동으로 말미암아 난황의 호우단위(Haugh unit), 난황지수나 난백지수가 감소한다.

계란의 액화현상도 저장온도가 높을수록 촉진된다. 계란을 25～30℃에서 1주일간 보존하면 호우단위가 40～50%만큼 감소하나 냉장저장하면 2개월이 경과하여도 27%만이 감소된다고 한다.

3.3 가스의 교환

신선란 속에는 이산화탄소가 다량 들어 있는데, 산란 직후부터 난각의 기공(세공)을 통하여 외부로 방출한다. 산란후 저장 초기에는 다량 방출되고 적어도 100일까지도 서서히 방출된다. 10℃에서 저장 100일 이후에도 하루 이산화탄소가 0.1～0.2 mg씩 방출된다. 이산화탄소의 방출은 계란의 수소 이온농도에 영향을 끼친다.

3.4 수소이온농도(pH)의 변화

산란 직후 난백의 pH가 7.5～7.6에서 저장기간에 따라 이산화탄소의 증발에 의해 산란 1일에 pH 8.6～8.7로 증가하고, 10일에 이르러 pH 9.5～9.7까지 증가한다(그림 3-6). 이와 같은 이유는 계란 내부의 CO_2 가스가 세공을 통해 외부로 방출되면서 산성탄산염(bicarbonate) 이온이 감소하고, 탄산염(carbonate) 이온이 증가함으로써 단백질과 평형(equilibrium)을 이루기 때문이다. 즉, 신선란에 있던 이산화탄소(CO_2)가 외부로 방출되어 알칼리성인 hydroxyl ion 농도가 80배 이상 증가한다. pH는 온도가 높을수록 급히 증가하고, 난황보다 난백에서 변화가 심하다. 밀폐된 공간에서 계란을 상온에서 두었을 때 공기중 이산화탄소가 10～12%가 되지만, 빙점에서 두면 약 3% 정도가 된다.

이와 같이 온도가 높을수록 계란 내에 이산화탄소가 난각을 통해 외부로 방출이 심하며, 따라서 급격히 pH가 증가된다. 밀폐된 공간에 이산화탄소 함량을 인위적으로

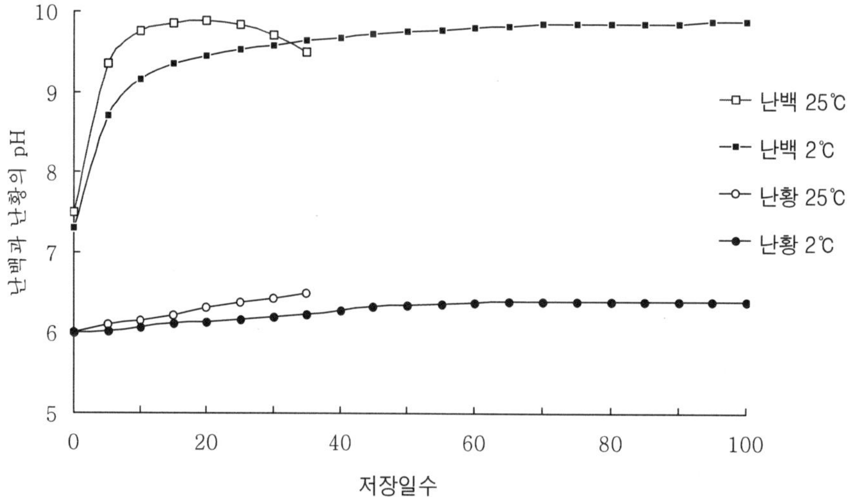

그림 3-6. 저장기간에 따른 계란의 pH 변화(Romanoff와 Romanoff, 1963)

표 3-12. 밀폐된 공간(25℃)에서 이산화탄소 농도가 난백의 pH에 미치는 효과

공간내 CO_2 함량(%)	난백의 pH	ion/ ℓ	
		산성 탄산염 (Bicarbonate)	탄산염 (Carbonate)
0.03	9.61	0.0205	0.0104
1	8.43	0.0448	0.0015
3	7.99	0.0490	0.0006
5	7.78	0.0505	0.0004
10	7.50	0.0528	0.0002
97	6.55	0.0580	–

자료 : Brooks와 Pace (1938)

조절하면 계란 내부의 이산화탄소와 균형을 이루어 인위적으로 pH를 조절할 수 있다. 표 3-12에서 보는 바와 같이 밀폐된 환경에서 이산화탄소의 양을 증가시킬수록 계란 내에 침투되어 산성 탄산염(bicarbonate) 이온이 증가하고, 반대로 탄산염(carbonate) 이온이 감소하여 pH가 저하되는 것이다. 이와 같이 pH는 계란의 초기 신선도를 판단할 때 좋은 품질 항목이다.

3.5 기능성의 변화

저장중 계란 성분의 변화에 따른 기능성(functional property)의 변화는 거의 없다. 다만 난황막이 파괴되어 난백 내로 난황이 유입되었을 때 급격히 기포력이 감소하고, 계란을 장시간 저장하였을 때에는 유화력이 감소한다.

4. 미생물의 작용

4.1 구조적 방어체계

계란은 구조적으로나 내용물의 화학적 특성으로 보아 외부 미생물 침범에 대해 강력한 방어체계를 가지고 있다. 우선 알 내용물을 단단하게 감싸고 있는 껍질(난각)이 있다. 난각은 탄산칼슘을 94% 이상 함유하고 있는 고형화된 물질로 외부의 물리적 충격이나 오염물로부터 1차적으로 보호해 주는 장치이다. 난각에는 미세한 많은 구멍

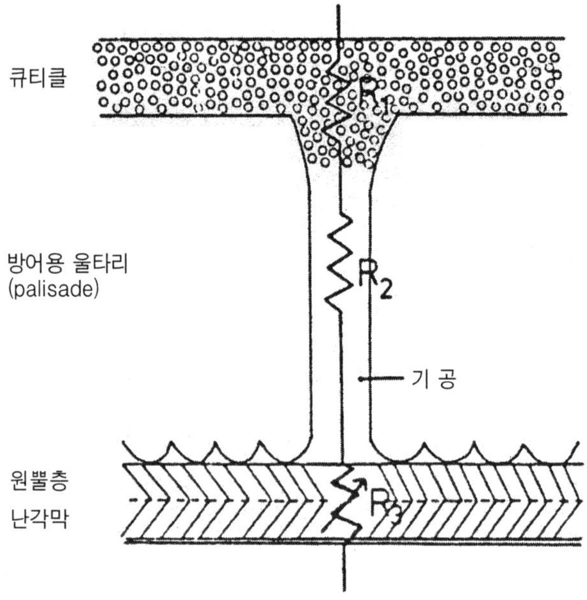

그림 3-7. 미생물 방어에 적합한 난각의 구조(Board와 Tranter, 1990)

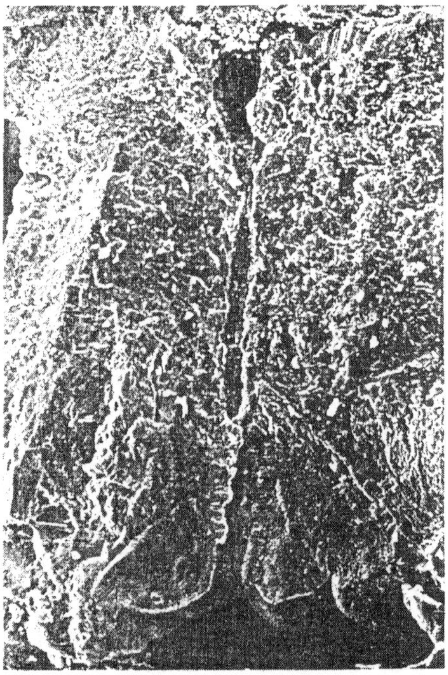

그림 3-8. 큐티클과 기공관의 사진(×400)

이 있어 끊임없이 물과 이산화탄소를 방출하고 있다. 기공(氣空, pore canal) 또는 세공이라 불리는 미세한 통로를 통해 계란 내부에서 외부로 수분이나 이산화탄소를 방출하지만, 반대로 외부의 물이나 미생물이 내부로 들어가지 못하게 하는 신비한 작용을 한다. 이러한 역할을 조절해 주는 물질이 기공 상층부에 덮여 있는 큐티클(cuticle) 단백질이다(그림 3-7).

계란이 산란 후 상온에 방치하여도 초기에 쉽게 미생물에 오염이 되지 않는 이유가 난각의 1차 파수꾼인 큐티클 단백질 때문이다. 그림 3-8에서와 같이 난각을 확대 촬영하여도 난각 내외부를 연결하는 통로인 기공을 선명하게 볼 수 있다. 그런데 계란 1개당 7,000～17,000개의 기공이 존재하지만 모든 기공을 큐티클이 덮고 있지는 않고, 그 기능도 무한하지 않다는 것이다. 연구에 따르면 계란 1개당 보통 10～20개의 기공은 큐티클이 덮여 있지 않다고 하며, 또 산란후 96시간 이상이 경과하면 기능이 서서히 상실된다고 한다. 이와 같은 이유 때문에 계란을 상온에서 장기간 방치하면 서서히 오염되어 부패되는 것이다.

난각 내부에는 2개의 난각막이 존재한다. 난각막은 desmosine, isodesmosine과 같은 단백질과 탄수화물이 결합된 당단백질이 입체적 그물망을 형성하고 있어 세균이 침입하기에 매우 힘들게 되어 있다. 2개의 난각막 중에 안쪽에 있는 내난각막은 외난각막보다 조직이 치밀하고 솜털옷 같이 뽀송뽀송한 털들이 나와 있는 상태이므로 미생물들이 침투하기에 더 어려운 상태이다. 일반적으로 미생물이 이 막(膜)을 통과하려면 1～4일의 장시간이 소요된다(그림 3-9, 3-10).

난백의 구조도 미생물이 통과하기에 매우 어렵게 되어 있다. 난백에 있는 알끈(chalazae)은 양쪽으로 난황을 지지하고 있어 난황이 알 중심부에 있도록 고정시켜준다. 또한 난백은 수양난백과 농후난백으로 각각 2중으로 겹겹히 쌓여 있는데, 농후난백인 경우는 점도가 높아서 미생물의 이동을 방해하게 된다. 또한 난황 단백질은 대부분 탄성섬유(elastic fiber), 라이소자임(lysozyme)과 오보뮤신(ovomucin)간 상호 뒤엉긴 그물망구조를 하고 있기 때문에 역시 방어체계가 우수하다. 난황막도 1차적으로 난황을 감싸서 형태를 유지시키는 틀로 작용을 하지만, 외부의 미생물이 침입할 때 최후의 방어물질로서 작용을 한다.

4.2 화학적 방어체계

계란은 자체가 지니는 특이한 화학적 조성 때문에 미생물이 쉽게 접근하지 못하도록 되어 있다. 신선란의 pH는 7.5～7.9로 중성 영역에 속하나 산란후 계란 내부의 CO_2(이산화탄소)가 외부로 방출됨에 따라 산란 1주일 후에는 pH 9.1～9.2로 증가한

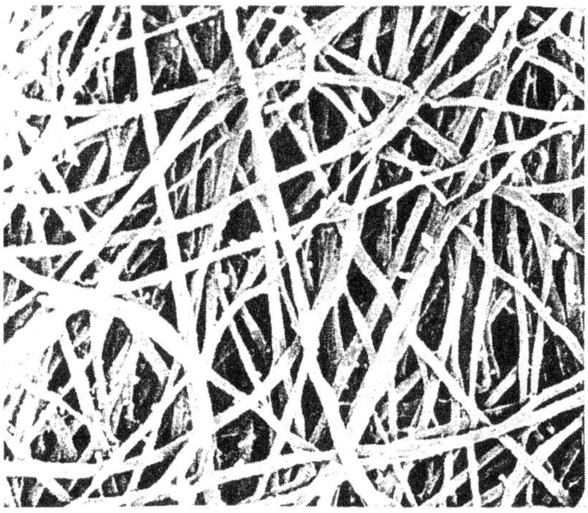

그림 3-9. 난각막의 그물망 섬유조직(×900)

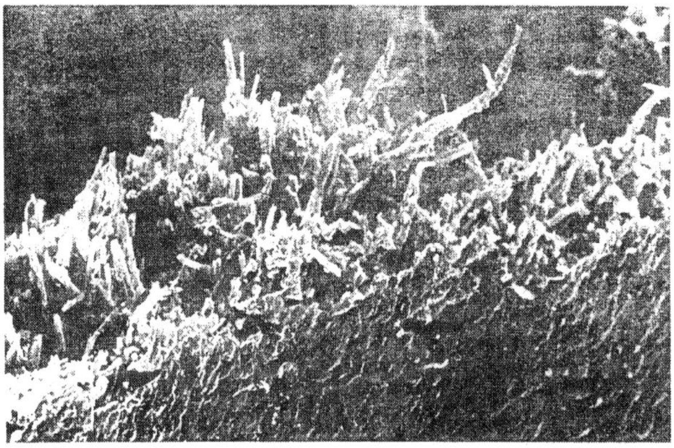

그림 3-10. 난각막 내부의 털솜조직(×900)

다. 대부분의 미생물 최적 생육 pH는 중성영역이므로 이와 같은 알칼리 영역에서는 쉽게 생육할 수 없게 된다.

난백에는 미생물을 직접 죽이는 항균물질과 미생물의 생육에 필요한 물질을 차단하여 간접적으로 성장억제에 관여하는 단백질이 많이 들어 있다. 총 난백 중에 0.5%를 차지하는 라이소자임(lysozyme)은 그람양성균을 죽이는 작용을 한다. 즉 그람양성균의 세포벽에 *N*-acetylmeuramic acid와 *N*-acetylglucosamine 사이에 연결된 β-linkage를 가수분해시키기 때문이다. 그러므로 계란이 부패할 때에도 그람양성균은 라이소자임의 영향을 받아 썩은 달걀 내에서는 거의 존재하지 않는다. 특히 라이소자임은 *Listeria monocytogenes* 성장억제에 효과적이다.

라이소자임은 오보뮤코이드(ovomucoid)와 콘알부민(conalbumin)과 함께 알칼리 pH 환경에서 더 효과적으로 리스테리아를 사멸시킨다. 그람양성균 외에도 라이소자임은 난백에서 일부 그람음성균도 성장을 억제시키는 것으로 보고되고 있다. Gast와 Holt(2000)에 의하면 난백에 *Salmonella enteritidis*과 같은 그람음성균을 3일간 접종하였을 때 어떤 온도(10℃, 17.5℃, 25℃)에서도 성장하지 않았다고 하였다. 이는 라이소자임이 비록 그람양성균만을 사멸시키는 능력이 있지만 오보트랜스페린(콘알부민) 같은 금속이온을 봉쇄할 수 있는 단백질과 함께 있을 때 그람음성균도 성장을 억제시키는 것으로 판단되며, pH 9.3이나 9.5와 같이 알칼리 pH 환경에서 오보트랜스페린(ovotransferrin)의 금속이온 봉쇄작용이 최대로 발휘하기 때문인 것으로 보고하고 있다. 표 3-13과 같이 라이소자임외 난백 속에 존재하는 많은 단백질이 미생물의 성장을 억제시킨다.

오보트랜스페린(ovotransferrin)은 미생물이 이용할 수 있는 금속이온(특히 Fe^{2+})

표 3-13. 난백에 존재하는 항균성 단백질

단백질	작 용	특 징
라이소자임 (lysozyme)	박테리아 세포벽의 β(1-4) 결합체를 가수분해시킴	그람양성균에게 효과적으로 적용. 살모넬라균에게 효과가 없는 것으로 알려짐
오보트랜스페린 (ovotransferrin)	미생물이 Fe, Cu, Mn, Zn을 이용 못하도록 금속이온 봉쇄작용	부패성 미생물에게 더욱 효과적으로 작용
아비딘 (avidin)	Biotin과 결합하여 박테리아가 이용할 수 없도록 봉쇄작용 함	비타민을 이용하기 위한 미생물의 요구조건에 따라 다름
오보뮤코이드 (ovomucoid)	Trypsin을 억제시킴	역할이 알려지지 않음
오보인히비터 (ovoinhibitor)	Trypsin, chymotrypsin, subtilisin, elastin을 억제시킴	역할이 알려지지 않음
오보메크로글로불린 (ovomacroglobulin)	Trypsin, papain을 억제시킴	역할이 알려지지 않음
시스타틴 (cystatin)	Papain, bromelain, ficin을 억제시킴	역할이 알려지지 않음
플래빈단백질 (flavoprotein)	박테리아가 riboflavin을 이용 못하도록 결합시킴	미생물의 요구조건에 따라 다름

들을 붙잡아 주기 때문에 간접적으로 미생물의 생육을 억제시킨다. 이 외에도 미생물이 이용하는 바이오틴(biotin)을 이용하지 못하게 잡아주는 아비딘(avidin)과 라이보플라빈(riboflavin)을 잡아주는 오보플라빈 단백질(ovoflavin protein) 등이 있고, 기타 미생물 생육억제에 관여하는 단백질로는 오보뮤코이드(ovomucoid), 오보인히비터(ovoinhibitor), 피신-파파인 인히비터(ficin-papain inhibitor) 등이 있다. 전반적으로 난백에는 미생물이 생육하기에 어려운 화학적 구성물질로 이루어져 있고 심지어 난각막에도 항균성 물질이 존재한다는 보고도 있다.

4.3 미생물의 오염과 부패

계란의 난각 표면에는 산란 직후 외부로 부터 먼지, 흙, 분뇨 등이 쉽게 묻을 수 있으므로 미생물이 오염되기 시작한다. 난각 표면에는 *Micrococcus, Staphylococcus, Coryneform, Flavobacterium, Peudomonas, Bacillus, Escherichia*속 등 대부분의 그람양성균과 극히 일부의 그람음성균으로 오염되어 있다(표 3-14). 왜냐하면 그람양성균은 계란 표면과 같이 건조한 상태에서도 저항성이 강하기 때문에 생존하게 된다. 외부 미생물에 대해 아무리 물리적·화학적 방어체계가 잘 되어도 일단 난황에 침범한 미생물은 급속하게 자라게 된다. 난황은 미생물이 성장하기 좋은 영양소로 구성되었기 때문이다. *Salmonella enteritidis*의 경우17.5℃와 25℃에서 빠르게 생육하지만, 10℃에서는 느리게 생장하는 것으로 보고되고 있다. 따라서 미국의 경우 생계란을 4.4~7.2℃와 상대습도 80% 이하로 유통하도록 규정하고 있다.

계란이 부패하기 시작하면 *Pseudomonas, Alcaligenes, Proteus, Escherichia, Serratia, Acinetobactor, Citrobactor*속 등 대부분의 그람음성균이 자라게 된다. 이미 기술한 바와 같이 난백에는 그람양성균을 선택적으로 죽이는 라이소자임이 있기 때문에 상대적으로 음성균이 더 잘 자라게 된다. 뿐만 아니라 그람음성균은 양성균에 비해 영양요구성이 단순하므로 쉽게 자랄 수 있고, 대부분의 음성균은 저온에서도 잘 자라기 때문에 부패한 계란에서 당연히 우점하게 된다.

냉장저장 중에 가장 잘 자라는 균이 슈도모나스(*Pseudomonas*)로 신맛을 내는 것이 특징이다. 이 균이 오염되었으면 자외선 검란등으로 투광시키면 난백에 녹색 색소가 발현된다. 슈도모나스는 수세할 때 깨끗한 용액을 자주 교환해 주어 철분 함량을 줄어야 상호오염을 막을 수 있다. 수세용액에 철(iron)이 5 ppm 이상 있으면 슈도모나스가 급격히 성장하므로 적어도 3 ppm 이하로 유지시켜야 한다. 부패한 계란은 조직, 맛, 향기, 색깔 등이 변질되어 상품적 가치를 잃게 된다. 계란 부패의 일반적인 증상으로 레시틴(lecithin) 등 난성분의 분해, 얼룩 반점이나 색소 형성, H_2S 생성으로 인한 강한 냄새, 난백의 응고 등이 발생한다.

부패균에 의한 색소형성을 보면 *Pseudomonas bluorescens*에 의해 풋과일 냄새가 나는 난황의 녹색 부패, *Pseudomonas, Alcaligenes* 등에 의한 무색 부패, *Proteus melanovoqenes*에 의한 심한 부패취를 동반시키는 흑색 부패, *Pseudomonas*에 의한 분홍색 부패, *Serratia*에 의한 적색 부패, *Cladosporium*이나 *Sporitricum*과 같은 곰팡이에 의한 녹색, 분홍색 부패가 있다.

표 3-14. 계란에서 발견되는 세균의 빈도

난각 표면의 세균		부패한 계란의 세균	
세균명	발견빈도	세균명	발견빈도
Micrococcus	◉	*Alcaligenes*	◎
Acinetobacter	▣	*Escherichia*	◎
Aerobacter	▣	*Proteus*	◎
Alcaligenes	▣	*Pseudomonas fluorescens*	◎
Arthrobacter	▣	*Pseudomonas putida*	◎
Bacillus	▣	*Serratia*	◎
Cytophaga	▣	*Aeromonas*	○
Escherichia	▣	*Citrobacter*	○
Flavobacterium	▣	*Hafnia*	○
Pseudomonas	▣	*Pseudomonas maltophilia*	○
Staphyococcus	▣	*Acinetobacter*	△
Aeromonas	▣	*Arthrobacter*	△
Proteus	○	*Bacillus*	△
Sarcina	○	*Cloaca*	△
Serratia	○	*Cytophaga*	△
Streptococcus	○	*Flavobacterium*	△
		Micrococcus	△
		Pseudomonas aeruginosa	△
		Streptococcus	△

◉ : 항상 다량 ▣ : 항상 소량 ◎ : 항상 ○ : 가끔 △ : 희박

자료 : Stadelman과 Cotterill (1990)

5. 계란의 저장성 증진과 취급

5.1 저장성 증진법

식탁용 생계란을 가능한 짧은 시간에 소비하는 것이 바람직하지만 부득이 장시간 저장하려면 특수처리를 하는 것이 좋다. 우선 저장실에 CO_2 가스를 주입시켜 계란의 내부에서 외부로 호흡작용을 억제시킴으로써 저장을 연장시킨다. 저장실의 상대습도는 70~80%, 온도는 7℃ 이하로 둔다. 코팅(coating)처리법에 의해서 계란을 장기간 저장할 수 있다.

코팅법은 가능한 산란 직후 pH가 증가하지 않은 신선한 계란의 표면에 광물기름(mineral oil), 파라핀(paraffin), 목화씨기름(cotton seed oil) 등으로 분무하여 실시하는 방법이다. 이렇게 코팅함으로써 생란의 저장중 발생하는 수분과 CO_2 발생을 막을 수 있고 무게 감소를 방지하며, 호우단위(Haugh unit)의 감소를 방지할 뿐 아니라 외부와의 차단으로 미생물의 침입이 억제된다. 코팅한 계란에 온습도의 조절과 CO_2가스를 함께 충전하여 보관하게 되면 저장효과는 더 커지게 된다.

표 3-15. 기름코팅란의 저장중 무게 감소*

저장기간	10℃, 고습도		24℃, 저습도	
	대조구	기름코팅	대조구	기름코팅
2시간	0.025	0.018	0.041	0.029
4시간	0.048	0.032	0.085	0.060
6시간	0.064	0.042	0.113	0.077
1일	0.172	0.107	0.328	0.197
2일	0.228	0.167	0.572	0.313
3일	0.374	0.212	0.795	0.411
4일	0.469	0.260	1.017	0.506
5일	0.575	0.309	1.256	0.604

* 산란 후 5분 이내에 코팅 실시.

자료 : Stadelman과 Cotterill (1990)

5.2 위생적 취급

위생적으로 문제가 없는 신선한 계란을 생산지에서 소비지까지 유통시키려면 우선 산란과정에서 1차적 오염을 최대한 방지해야 한다. 산란 시 주위 환경을 청결히 하여 계란 표면에 가능한 분뇨, 흙, 먼지 등이 묻지 않아 미생물의 초기 오염도를 최소화해야 한다. 채란을 가능한 하루에 3~4회 자주 수거하여 채란과정에서 파란을 막고 이물질이 묻지 않도록 해야 한다. 채란 즉시 7℃ 이하에서 12~24시간 둔 후에 다음 단계로 처리하거나 포장을 해야 하고, 온도가 높으면 미생물의 생육이 왕성할 뿐 아니라 계란 내부에서 외부로 과다한 수분의 증발이 일어나서, 이 때 난각막, 농후난백과 수양 난백층의 구조, 난황막 등이 약해지거나 붕괴되므로 미생물의 침투가 용이해진다. 우리나라의 경우 가열처리하지 아니하고 그대로 사람이 섭취하는 용도의 식용란에서는 살모넬라균(*Salmonella enteritidis*)이 검출되어서는 안 된다고 규정하고 있다.

채란 후에 소비자까지 유통시키기 전에 계란 표면의 오물을 150 ppm의 염소수(chlorine)로 씻어 살균시키고 검란등(檢卵燈)에 의해 금이 간 것을 골라내는 작업도 중요하다. 이어서 유통중 쉽게 파손되지 않도록 포장을 적당히 잘 해야 하며, 계란취급 도중에도 파란, 기실의 약화, 알끈의 절단으로 인한 난황이 난백과 섞이는 현상이 일어날 수 있으므로 신중한 취급이 요구된다.

계란을 저장할 필요가 있을 때는 상대습도를 절대 60% 이하로 내리거나 85% 이상 올리지 말고 통상 70~80%로 유지시켜야 한다. 상대습도가 낮으면 계란 내부 수분의 증발이 일어나고, 반대로 습도가 높으면 곰팡이가 자라서 단백질을 분해시키는 효소를 분비하기 때문에 난각 표면의 큐티클이나 난각막 단백질이 붕괴된다. 따라서 기공이 열리고 슈도모나스속(*Pseudomonas*)과 같은 그람음성균이 쉽게 침범할 수 있기 때문에 주위를 기울여야 한다. 또한 위생적으로 달걀을 취급하려면 생산지에서 소비지까지 유통경로를 가능한 단축시켜 단시간 내에 유통이 되도록 하여야 한다. 왜냐하면 유통중에 냉장체계 시스템이 이루어지지 못하는 경우가 많고 습도조절이 어렵기 때문이다. 최종적으로 가정에서도 계란을 7℃ 이하에서 보관하여야 하며, 가능한 일주일 이내에 소비하는 것이 바람직하다.

5.3 계란의 유통

우리나라의 계란 유통과정을 보면 농가에서 생산된 계란이 산지수집상(도매상)에 의해 약 70% 정도 역할을 담당하고 있고, 생산자 단체는 오직 9%만 담당하고 있다. 주요 유통경로는 ① 산란계 농가 → 도매상 → 소매상 → 소비자, ② 산란계 농가 →

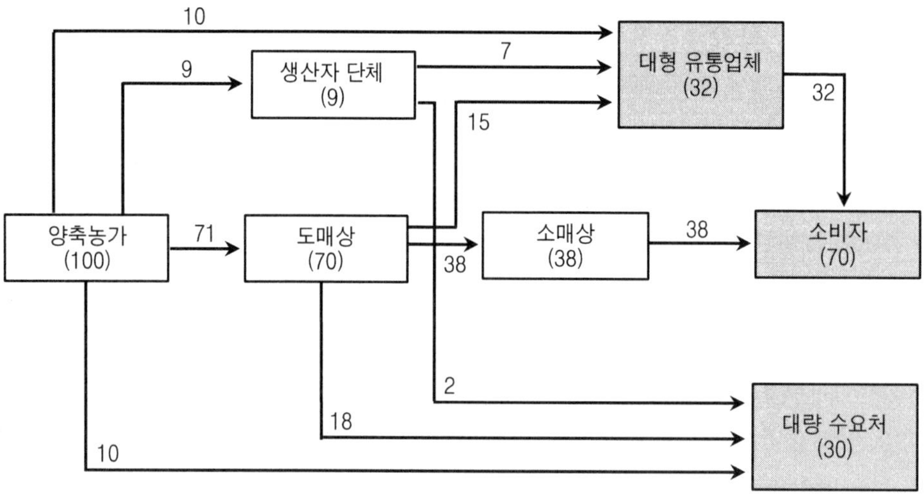

그림 3-11. 계란의 유통경로(한국농수산물유통공사, 2011)

도매상→ 대형 유통업체→ 소비자, ③ 산란계 농가→(도매상)→ 대량 수요처, ④ 산란계 농가→ 생산자 단체→ 농업유통→ 소비자이다(정과 송, 2012).

산란계 농장 입장에서 보면 안정적인 출하처가 부족하다. 중소형 마트, 대형 할인점, 요식업체 등에 직접 출하하는 비중은 9%이므로 향후 이익증대를 위한 안정적인 출하를 위해 계란집하장(GPC) 기능의 강화, 협동조합형 계열화 확대, 직거래 확대방안이 요구되고 있다. 농가가 보유한 냉장보관 시설도 23%로 낮은 편이고, 계란 출하시 냉장차 이용하는 농가 비율도 40% 수준이다(정과 송, 2012). 계란은 유통과정 중에 온도에 의해 예민하게 품질이 변하지만 소비자의 판단은 덜 예민한 편이다. 아직 계란의 등급판정이 10% 미만으로 저조한 편인 것을 보아도 유통에 의한 계란의 품질 개념이 소비자가 인식할 때까지 시간이 더 필요할 것 같다.

미국의 경우를 보면 생산된 계란의 60%는 소비자에 직접 유통되며, 9%는 식품서비스산업에 의해 이용되고, 나머지는 마요네즈나 계란빵과 같은 계란가공제품의 원료로 이용되고 있다(미국계란협회, 2016).

참고문헌

1. Beyer, R. S. 2005. Factors affecting egg quality. Kansas State University. K·STATE Agricultural Experiment Station and Cooperative Service EP-127.

www.oznet.ksu.edu

2. Board, R. G. 1965. The properties and classification of the predominant bacteria occuring in rotten eggs. *J. Appl. Bacteriol.* 28:437-453.
3. Board, R. G. 1966. The course of microbial infection of the hen's egg. *J. Appl. Bacteriol.* 29:319-341.
4. Board, R. G. 1980. The avian eggshell: A resistance network. *J. Appl. Bacteriol.* 48:303-313.
5. Board, R. G. and Fuller, R. 1974. Non-specific antimicrobial defenses of the avian egg embryo and neonates. *Biol. Rev. Camb. Philos.* 49:15-49.
6. Board, R. G. and Halls, N. A. 1973. The cuticle: A barrier to liquid and particle penetration of the shell of the hen's egg. *Br. Poult. Sci.* 14:69-97.
7. Board, R. G. and Tranter, H. S. 1990. The microbiology of eggs. In: Egg scienc and technology, Stadelman, W. J. and Cotterill. O. J.(ed.), 3rd(ed.), Food Products Press, New York, USA. p. 75-96.
8. Brooks, J. and Pace, J. 1938. The distribution of carbon dioxide in the hen's egg. Proc. R. Soc. London, Ser. B 126, 196-210.
9. Feeney, R. E., MacDonnell, L. R., and Lorenz, F. W. 1954. High temperature treatment of shell eggs. *Food Technol.* 8:242-245.
10. Grover, R. M., Bezpa, J., Johndrew, M. F., Jr, and Tolman, W. J. 1984. An evaluation of commercial shell egg processing methods. Publication No. 34, Cooperative Extension Service, University of Massachusetts.
11. Hamre, M. L. and Stadelman, W. J. 1964. The effect of water sanitizing compounds on the discoloration of the egg shell. *Poultry Sci.* 43:595-599.
12. Haugh, R. R. 1937. The Haugh unit for measuring egg quality. *U. S. Egg Poult. Mag.* 43:572-573.
13. Heiman, V. and Carver, J. S. 1936. The albumen index as a physical measurement of observed egg quality. *Poultry Sci.* 15:141-148.
14. Karunajeewa, H., Hughes, R. J., McDonald, M. W., and Shenstone, F. S. 1984. A review of factors influencing pigmentation of egg yolks. *World's Poult. Sci. J.* 40:52-65.
15. Leach, R. M. 1982. Biochemistry of the organic matrix of the eggshell. *Poultry Sci.* 61:2040-2047.
16. Nalbanddov, A. V. and Card, L. E. 1994. The problem of blood clots and meat spots in chicken eggs. *Poultry Sci.* 23:170-180.
17. Rahn, H. and Paganelli, C. V. 1981. Gas exchange in avian eggs. Report of State Univesity of New York, Buffalo, NY, USA.
18. Romanoff, A. L. and Romanoff, A. 1963. The avian egg. John Wiley &

Sons Co., NY, USA.

19. Stadelman, W. J. and Cotterill O. J. 1990. Egg science and technology. 3rd (ed.), Food Products Press, NY, USA.
20. USDA. 1981. Revision of shell egg standards and grades. *Fed. Regis.* 46 (149):39566-39573.
21. USDA. 1983. Egg grading manual. Agricultural handbook No. 31, Food safety and quality service, Washington, DC, USA.
22. Wesley, R. L. and Beane, W. L. 1967. The effect of various wash water and internal egg temperatures on the number of thermal checks of oiled and unoiled eggs. *Poultry Sci.* 46:1336.
23. 渡邊 乾二. 2016. 食卵の科學と機能. -發展的利用の課題-. 弘學出版.
24. 정민국, 송우진. 2012. 제6장. 축산물과 축산식품 유통체계 개선연구. 정민국, 이창범, 우병준, 송우진, 지인배, 이명기, 남경수. 물가안정을 위한 축산물과 축산식품 유통체계 개선 연구 1,2차 연구결과 연구보고서 R678. 한국농촌경제연구원.

제 4 장

계란의 기능성

기능성(functional property)이란 계란이 다른 식품의 구성 원료로 그 식품의 고유한 특성을 형성시키는 데 필요한 기여도라고 할 수 있다. 계란의 기능성으로 응고성, 기포성, 유화성, 영양 제공성, 색택 및 향기증진, 설탕 결정체로서 크기 조절 등을 들 수 있다. 계란의 기능성으로 가공제품에 응용을 보면 표 4-1에서 보는 바와 같이 기포력을 이용하여 케이크와 과자류, 결합력을 이용한 커스터드, 유화성을 이용한 마요네즈 등이 있다. 계란의 기능성은 단독 효과보다는 복합적인 효과를 지니는 경우가 많다.

표 4-1. 계란의 기능성을 이용한 식품의 제조

기능성	제 품
응고 또는 젤	피단, 삶은 계란, 수리미(surimi), 재형성 계란(long egg), 커스터드(custard), 스크램블드 애그(scrambled egg), 키시(quich), 어육 및 축육 가열제품, 국수, 기타 결착제 역할을 하는 식품
기포력	엔젤케이크, 스펀지케이크, 머랭(meringue), 수플레(souffle), 오믈렛(omelette)
유화력	마요네즈(mayonnaise), 샐러드드레싱(salad dressing), 슈크림(cream puff)
향 기	엔젤케이크, 스크램블드에그, 어육 및 축육 가열제품, 국수, 삶은 계란류
결정화 억제력	캔디(candy)
색 깔	에그저키(egg jerky), 케이크, 파이류(pie)

1. 응고성

응고(coagulation)란 계란 단백질이 열, 기계적 충격, 소금, 산, 알칼리, 요소 등의 영향으로 단백질의 거대분자가 개화(unfolding)되어 액체(sol) 상태에서 고체(gel) 상태로 변하는 현상이다. 변성된 단백질은 소수결합, 수소결합, disulfide bond과 같이 여러 종류의 결합이 이루어져 용해성과 유동성이 없어지고 조직이 단단해진다. 가열에 의해 형성된 난백의 젤은 단백질 함량이 많을수록 단단해진다(그림 4-1).

그렇지만 난백단백질의 종류에 따라 다르다. 응고와 결합력에 관여하는 난단백질은 conalbumin, globulins, ovalbumin, lysozyme 등이다. 오보뮤코이드나 오보뮤신은 열저항성이 강해서 쉽게 응고되지 않는다. 농후난백에는 오보뮤신의 농도가 높기 때문에 수양난백보다 열저항성이 강해져서 응고가 더디게 일어난다. 콘알부민은 철과 같은 금속이온이 결합되지 않으면 열에 매우 민감하며, 오브알부민도 쉽게 열에 의해 응고된다. 난황의 포스비틴이나 리베틴은 열응고가 잘 되지 않으나 대부분의 난황성분은 열에 의해 응고된다.

난백의 응고에 영향을 끼치는 요인은 온도, 단백질 농도, 희석, 염, 당, 산, pH에 따라 각각 다르다(표 4-2). 이들은 단독보다 복합요인에 의해 작용하며 때로는 서로 상반되는 경우도 있다. 계란에 열처리를 하면 주어진 온도에서 즉각적으로 응고되는 것이 아니라 시간경과에 따라 서서히 응고가 진행된다. 난백의 응고는 62℃에서 시작되어 65℃에서는 유동성이 없어지며 70℃ 이상에서는 조직이 단단해진다.

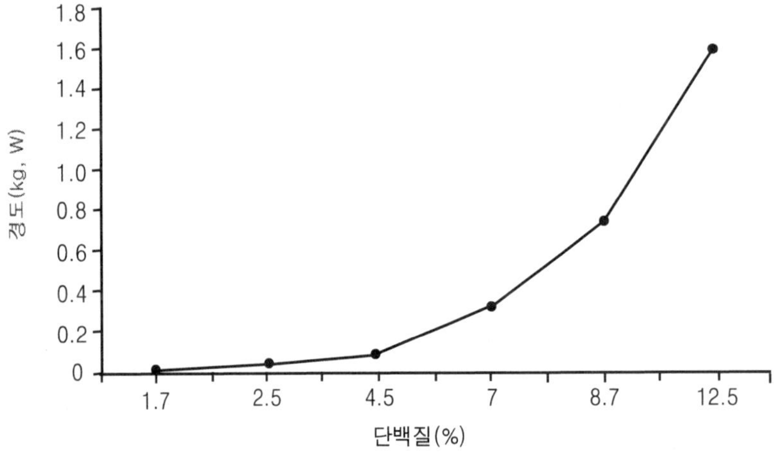

그림 4-1. 난백 알부민의 농도 증가에 따른 젤 경도의 변화(島田, 1981)

표 4-2. 계란응고에 영향을 미치는 요인

요 인	영 향
온 도	난백은 62℃, 난황은 65℃에서 응고되기 시작함. 가열시간이 길면 과응고가 일어나고, 높은 온도는 과응고와 적정 응고 온도 차이를 줄여줌
희 석	희석할수록 응고시키는 데 높은 온도가 필요함
염(鹽)	계란 내에 있는 염류는 응고에 도움이 됨. 소금첨가는 응고를 증가시키고, $CuSO_4$, $AlCl_3$는 경도를 감소시킴
당(糖)	당을 첨가할수록 응고시키는 데 높은 온도가 필요함
산(酸)	산 첨가는 더 낮은 온도에서도 초기 응고가 진행됨
알칼리	pH 11.9 이상에서는 투명한 젤이 형성됨

자료 : Stadelman과 Cotterill (1990)

난황은 난백보다 열저항성이 강하므로 65℃에서 응고되기 시작하여 70℃에서 유동성이 없어진다. 고온에서 장시간 가열하면 과잉 응고가 되어 조직이 단단해지는 상승작용(syneresis)이 일어난다. 이와 같이 계란의 응고성은 가열온도와 시간에 달려 있다. 계란에 물을 희석하면 응고에 필요한 온도가 상승할 뿐 아니라 조직이 연약해지며 액즙분리가 일어난다. 가공제품에 따라 계란에 물을 희석하여 조직감을 조절하기도 한다. 스크램블드 에그(scrambled egg) 제조시 희석하지 않으면 과잉 응고가 일어나기 때문에 계란 1개당 우유 10~25 mL의 희석이 필요하다.

소금은 응고력을 증진시키므로 열처리하기 전에 소금을 넣으면 제품의 응고가 잘 된다(그림 4-2). 보통 Cl, P, S, $MgCl_2$, NaSCN, NaCl, $NaSO_4$, $CaCl_2$는 계란의 응고성질을 향상시킨다. 설탕은 난백 응고에 필요한 온도를 보다 높게 함으로써 응고형성을 지연시킨다. 특히 pH 8.5 이상에서는 열저항력이 커진다. 그러므로 커스터드(custard)에서 설탕 첨가로 인해 연도(tenderness)를 증진시킨다고 한다. 난백단백질은 pH에 매우 민감하다. 난백단백질은 등전점(等電點)에서 분산성이 가장 낮기 때문에 흡광도가 증가하고 열에 의한 응고가 잘 이루어진다. 콘알부민(conalbumin)인 경우 pH 6에서 열에 가장 민감하며 pH 9에서는 열안정성이 증가한다. 또 열을 가하지 않아도 pH가 매우 높거나 낮을수록 응고가 잘 된다(표 4-3).

일반적으로 산성 영역에서 응고력이 약해지지만 커스터드의 경우 pH를 저하시키면 부드러운 젤이 형성되고, 물에 식초를 넣고 계란의 내용물을 삶으면 향기나 제품의 모양이 좋아진다. 또 알칼리 영역에서는 계란이 응고되어 투명한 색깔로 변하게 된다. 만약 계란을 pH 11.9 이상에서 침지해 두면 시간이 경과함에 따라 투명한 젤이 형성되는데, 이러한 원리를 이용한 난제품이 피단(皮蛋)이다. 난백에 난황을 혼입시키면 젤 강도가 감소한다(표 4-4).

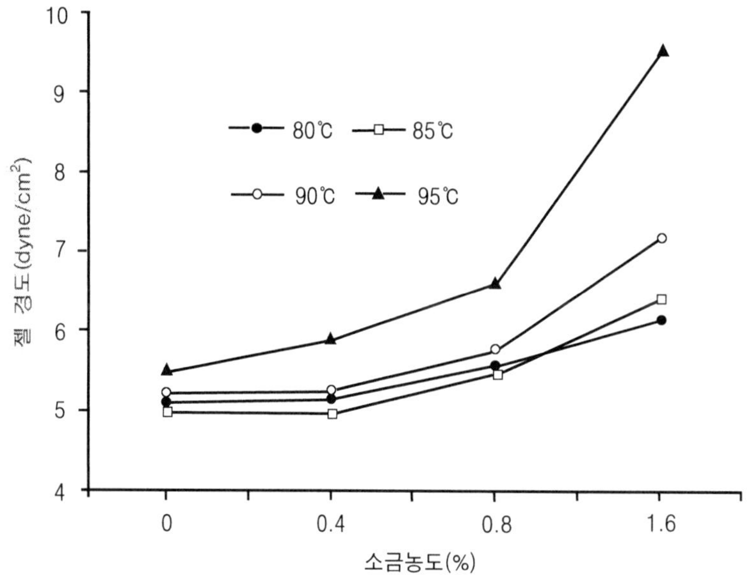

그림 4-2. 소금농도 및 가열온도별 전란의 젤 경도(中江, 1986)

표 4-3. 알칼리와 산성상태에서 젤 형성에 필요한 시간

pH	젤 형성시간(초)	pH	젤 형성시간(분)
12.0	15,000	1.0	65
12.1	10,000	1.2	85
12.2	1,000	1.4	110
12.3	480	1.6	300
12,4	340	1.8	600
12,5	180	2.0	1,000
12.6	90	2.2	2,400
12.7	10	2.3	젤 형성이 안됨

자료 : Cunningham (1963)

표 4-4. 난백의 젤(gel) 경도

시 료	젤 강도
생난백(pH 9.10)	29.0
생난백(pH 7.55로 조정)	16.1
생난백(pH 9.10)+난황 0.1%	22.5
생난백(pH 9.10)+난황 0.2%	22.8

자료 : 永田과 渡辺(1986)

산업체에서 난백 응고성을 이용하여 부드러운 과자를 제조하고자 할 때는 의도적으로 적당량의 난황을 첨가함으로써 조직감을 조절하기도 한다. 계란에서 응고력을 측정하는 데는 여러 방법이 이용되고 있다. 계란을 일정한 관에 흘러 내려 열에 의한 난단백질 용해도의 변화를 흡광도로 측정하는 방법이 있는데 응고가 시작되면 단백질의 용해성이 떨어지고 침전되기 시작하며, 열변성에 의한 빛의 투과성이 떨어지는 원리를 이용한 것이다. 제빵의 경우에는 가열 후에 가열틀을 제거하고 가열에 의해 줄어든 높이와 직경의 변화를 측정한다. 근래에는 기계를 이용하여 가열에 따른 점도 변화를 측정하거나 일단 형성된 젤 조직을 경도측정기(penetrometer)로 찔러 소요되는 힘으로 측정하기도 한다.

2. 기포력(起泡力)

기포(foaming)는 액상에서 기체상으로 존재하는 콜로이드의 분산성(colloidal dispesion)을 말한다. 난백에 물리적인 충격(beating)을 가하면 난백 용액에 공기 거품(air bubblc)이 생긴다. 계속적으로 충격을 가하면 기포수(起泡數)는 늘어나나 부피는 줄어든다. 결국에는 기포가 부서지고 유동성과 물기가 사라진다. 난백의 기포력은 제빵을 부풀리는 역할을 할 뿐만 아니라 제빵과정에서는 공기의 운반체 역할을 하기 때문에 효모에 의한 발효를 돕는다. 어떤 식품에서는 색깔을 밝게 하는 역할을 한다. 머랭(meringue)은 설탕이 함유된 난백단백질의 기포력을 이용한 식품이며 엔젤케이크(angel cake)나 스펀지케이크(spongy cake)는 밀가루를 첨가한 난백단백질의 기포력을 이용하였으며, 수플레(souffles)나 오믈렛(foamy omelette)은 난백의 기포성 때문에 밝은 색을 띠는 가공제품이다.

난백에 물리적 충격을 주면 거대 단백분자가 변성되어 폴리펩타이드(polypeptide)

의 사슬이 표면 장축방향으로 늘어지고 액체의 표면장력이 낮아져 기포를 형성시켜 액상과 공기 사이에는 일종의 필름막이 생긴다. 그림 4-3에서와 같이 표면활성 물질이 기포막을 중심으로 액체가 있는 곳에 친수기가, 기포막 내외에 소수기가 밀집됨으로써 터지지 않고 공기구로 존재하게 된다. 기포를 안정시키려면 항장력(抗張力)과 탄성이 있는 액체가 필요하다. 난백에서 너무 많은 기포가 형성되면 탄성이 상실되고 열을 받게 되면 기포구가 커져 터지기 쉽다.

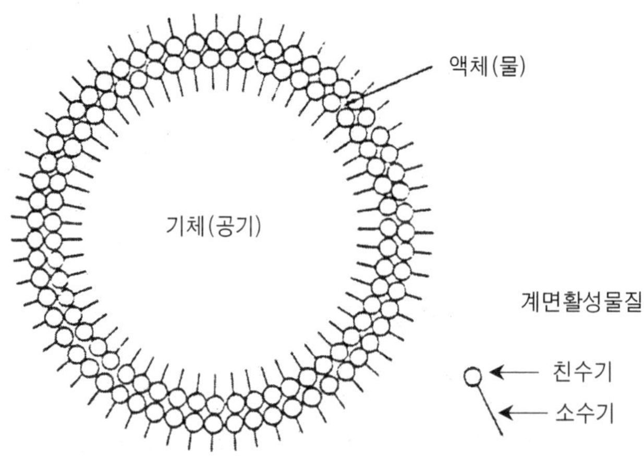

그림 4-3. 기포막을 형성하고 있는 계면활성물질의 배열
(淺野와 八田, 1985)

표 4-5. pH에 따른 난백단백질 용액의 기포력 비교

pH	오브알부민 (ovalbumin)	글로불린 (globulin)	오보뮤코이드 (ovomucoid)	콘알부민 (conalbumin)	라이소자임 (lysozyme)
2.0	6.6	10.8	6.9	13.8	?
4.0	11.3	10.7	11.5	11.6	4.0
4.7	14.5	10.5	2.0	13.6	3.5
9.0	3.4	9.2	≒0	10.6	3.5
10.0	3.4	9.0	≒0	10.6	3.5

* 0.2% 단백질 용액에서 실시.

자료 : 永田와 渡辺 (1986)

난백단백질이라고 모두 동일하게 기포형성에 기여하는 것은 아니다. 난백단백질 종류와 pH에 따라 기포형성 능력이 각각 다르다(표 4-5). 불용성 필름을 만들어 형성된 공기 거품을 안정시키는 오보뮤신(ovomucin)이 있다. 그러나 계속적으로 휘저으면 오보뮤신이 과도하게 불용성이 되어 기포의 탄성이 떨어진다.

글로불린도 점도를 높이고 표면장력을 낮추기 때문에 초기에 기포가 잘 형성되도록 하는 데 기여한다. 콘알부민, 라이소자임, 오보뮤신, 오보뮤코이드는 단독으로 기포형성이 안되지만 라이소자임-글로불린 결합체는 기포를 형성시킨다. 1차로 기포를 형성시키고 남은 난백을 다시 휘저어 기포를 형성시키고자 할 때 여액 중에 적은 양의 오보뮤신이 함유되었기 때문에 더 오랜 시간이 소요된다. 머랭과 엔젤케이크를 제조할 때 다른 난백 성분 없이 오보뮤신과 글로불린만으로도 기포형성이 가능하지만 열응고성 단백질인 오브알부민이 없기 때문에 쉽게 붕괴된다. 그러므로 케이크에서 기포형성 성분뿐 아니라 형성된 기포를 유지시키기 위해 여러 난백성분이 복합적으로 필요하다.

기포력에 영향을 주는 요인은 이외에도 많다. 기포를 이용한 난가공 제품을 제조하고자 할 때 전처리 및 반죽방법과 첨가제의 종류나 양에 따라 품질이 달라진다(표 4-6, 4-7).

표 4-6. 전처리와 반죽방법이 기포형성에 미치는 영향

방 법	영 향
반죽방법	손반죽기로 작동시킬 때 된반죽보다 무른반죽이 부피가 늘어남. 전동기 반죽도 동일한 결과를 보이나 장시간 실시하면 수율이 감소됨. 난백 기포물의 부피가 최대로 되었을 때 기포 안정성도 가장 높음. 반죽시간이 길수록 전란 기포물의 부피는 증가하지만, 이것을 이용하여 케이크를 만들면 부피는 증가하지 않음
휘젓기	휘젓기를 많이 한 난백으로 케이크를 제조하면 케이크 부피와 반죽률을 증가시킴
균 질	균질시킨 난백으로 케이크를 제조하면 기포형성 시간이 단축되고 부피도 감소됨
온 도	저온보다는 상온에서 기포가 빨리 형성됨. 난백 기포물의 안정성은 20℃와 34℃ 간에 차이가 없으며, 난백을 58℃에 두어도 기포력에 손상을 주지 않음. pH 6.5로 조절하면 열에 안정성이 증가됨. 난백을 pH 8.75, 58℃에서 3시간 동안 가열하면 기포력이 향상되고, 살균(60℃, 3.5분)처리는 기포형성 시간을 연장시킴

자료 : Stadelman과 Cotterill (1990)

표 4-7. 첨가제가 기포형성에 미치는 영향

방법	영 향
산 또는 알칼리	산미제를 첨가하면 케이크 색깔이 더 하얗게 되며, 산미제는 보통 기포를 안정시키지만 염기제는 효과가 없음. 특정 산미제와 함께 pH 6.5로 조절하면 난백의 열안정성이 증대됨. Potassium acid tartrate를 머랭(meringue)에 첨가해도 거품이 증가하지는 않음. 구연산(citric acid)을 첨가하면 머랭의 변색을 방지하고, 레몬주스를 첨가하면 오리알의 기포력을 증대시킴. pH 8.75로 조절하고 58℃에서 3분간 가열한 난백을 케이크에 첨가하면 기포량과 시간을 향상시킴. pH 7.0의 오브알부민(ovalbumin), 라이소자임(lysozyme), 오보뮤코이드(ovomucoid)는 열안정성을 증대시킴
물	40% 이상의 물을 첨가하면 기포량은 증가하나 기포 안정성은 감소함. 일반적으로 물을 첨가하면 난황 기포량을 증가시키나 기포 안정성을 감소시킴
소 금	소금은 기포 안정성을 감소시키고 전란 기포물을 부드럽게 만들며, 난백의 기포형성시간을 지연시킴
당	기포형성과 팽창을 지연시킴. 난백을 살균하기 전에 설탕, 유당, 포도당, 맥아당을 첨가하면 열에 의한 열변성을 방지하여 기능성을 향상시킴
난 황	난황은 난백 기포량을 감소시킴. 난황 성분 중에서 난백 기포형성에 더 나쁜 영향을 끼치는 것은 콜레스테롤이나 인지질보다 중성 지질임. 난황 첨가로 인한 기포력 저하를 동결건조 난분을 첨가하면 어느 정도 막을 수 있음
기 름	5% 이상의 목화씨기름은 난백 기포량과 안정성을 감소시킴. 목화씨기름, 옥수수기름, 코코넛기름으로도 딱딱한 난백 기포물을 방지할 수 없음. 생우유, 크림, 버터유는 난백 기포를 안정시킴
계면활성제	음이온이나 양이온 계면활성제는 난백의 기포를 증대시킴. 그러나 이온이 없는 계면활성제는 난백 기포형성을 방해함
에스테르 (Ester)	난황 첨가와 상관없이 구연산 트리에틸(triethyl citrate)은 난백의 기포형성 시간을 단축시키고, 난황이 첨가된 케이크에서 부피를 증대시킴. Triethyl citrate는 살균한 난백이 기포형성에 필요한 시간을 단축시킴
화학변형제	3,3-Dimethylglutaric anhydride는 난백의 열변성을 방지함. 호박산 무수물(succinic anhydrid)은 난백의 열안정성과 기포력을 향상시킴. 초산 무수물(acetic anhydride)도 기포력을 향상시키나, 너무 많이 첨가하면 엔젤케이크의 부피를 감소시킴

(계속)

방법	영　향
유화제	기포 형성용으로 이용된 난황에 레시틴(lecithin)을 첨가하면 스펀지케이크의 부피가 줄어듬. 레시틴과 콜레스테롤의 비율이 10 : 1일 때 수플레(souffles)의 부피가 더욱 줄어듬
안정제	Hydroxymethyl cellulose는 냉동 수플레나 머랭의 부피감소를 방지하며, 수화교질(hydrocolloid) 안정제는 머랭의 부피 감소 지연제로 권장됨. Guar gum은 마이크로 웨이브에 의해 가열한 머랭의 부피 향상에 기여함

자료 : Stadelman과 Cotterill (1990)

반죽에서 난백의 기포 안정성은 최대 부피가 형성되기 전에 이루어진다. 반죽을 좋게 하기 위해 충격시간을 오래 주면 부피는 증가하지만 기포 안정성이 감소하여 최종 케이크의 부피에는 별 영향을 주지 않는다(그림 4-4).

난백을 혼합(blending)하면 오보뮤신 섬유(ovomucin fiber)가 200 μm까지 계속 작아지는데 300 μm 크기에서 혼합시키면 케이크의 부피가 증가한다는 보고가 있다. 그런데 난백을 너무 강력하게 장시간 균질(homogenizing)시키면 오히려 케이크의 부피가 줄어든다고 한다. 기포의 형성시 온도를 증가시키면 표면장력이 감소된다. 그러므로 냉장상태보다 상온에서 쉽게 난백의 기포가 형성되고 부피도 증가된다. 통상 20~34℃에서는 별 차이가 없다. 그러나 살균에 의해 난백이 열에 영향을 받아 단백질이 변성되면 기포성이 떨어진다. 살균처리한 난백은 더 오랫동안 휘저어 주어야 살균처리를 하지 않은 난백과 동일한 기포를 형성한다(표 4-8). 이것은 오보뮤신-라이소자임 복합체가 열에 의해 일부 불가역적으로 변성되었기 때문이다. 50℃에서 30분간 가열해도 기포형성에 영향을 끼치지 않았지만, 65℃에서 15분간 가열하면 기포 안정성이 떨어진다고 한다.

pH는 열안정성과 관련하여 기포형성에 밀접한 관련이 있다. 난백은 알칼리 영역이므로 산미제를 첨가하여 pH 6.5로 조정하면 열안정성이 증가하기 때문에 기포력도 증가한다. 그러므로 난백을 살균하기 전에 pH를 중성 영역으로 조절해야 오브알부민(ovalbumin), 라이소자임(lysozyme), 오보뮤코이드(ovomucoid) 등의 열변성을 막을 수 있다. 케이크 제조에 있어서 난백에 산을 첨가하면 기포력을 향상시키고 색깔이 밝게 된다. 초산이나 구연산보다 potassium acid tartrate를 첨가하면 pH 6.0에서 기포형성이 잘 되고 안정된다고 한다. 반죽작업을 하기 전 난백에 물을 첨가하면 기포력이 좋아진다. 난백 10g에 물 5 mL를 넣으면 기포력이 향상된다. 난황에 소량의 물을 희석하면 기포력이 좋으나 물대신 난백으로 희석시키면 더 좋다.

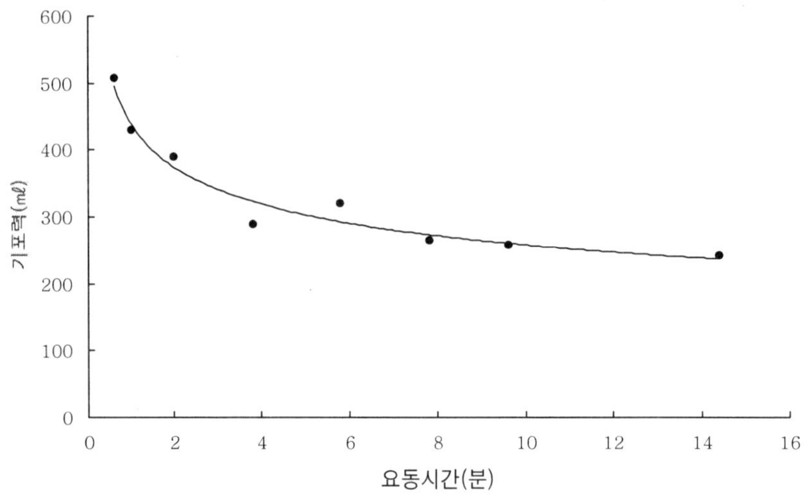

그림 4-4. 요동시간이 기포력 형성에 미치는 영향(Kitabatake와 Doi, 1983)

표 4-8. 가열온도와 기포증진제 첨가에 따른 난백의 기포형성 시간*

온도(℃)	기포형성 시간(초)		
	무첨가구	구연산 트리에틸 (0.015%)	구연산 트리에틸 (0.35%)
상온	20	–	–
53.3	45	–	–
55.6	60	40	25
56.4	75	–	–

*최대 부피의 엔젤케이크가 되기 위해 필요한 시간.

자료 : Stadelman와 Cotterill (1990)

소금과 설탕은 기포형성을 지연시켜 반죽시간을 길게 한다. 전란에 소금을 넣으면 작고 부드러운 기포가 형성된다. 케이크 제조에 설탕을 넣으면 표면의 과도한 응고를 방지할 수 있다. 난황은 기포형성에 결정적으로 방해하고 첨가된 기름도 기포형성에 좋지 않다. 예를 들어 난황 1방울을 난백에 혼입시키면 난백의 기포부피가 40～135 mL만큼 줄어든다. 이는 난황이 혼입되어 난백의 오보뮤신과 결합하여 기포형성을 방해하기 때문이다. 혼입된 난백의 기포력을 향상시키기 위하여 가열처리와 pH 조절로 오보뮤신-난황 복합체를 해리시키면 된다. 예를 들면 38℃에서 10시간, 43℃에서 1.5시간, 54℃에서 15분 동안 가열하거나 pH 8.5로 조절한다면 이들 결합체가 해리된다고 한다. 또한 기름을 첨가하면 기포 부피를 감소시킨다. 특히 올리브기름은 난황보다 더 기포형성을 방해한다. 그러나 0.5% 이상 넣지 않으면 기포 안정성에 큰 영향를 끼치지 않는다는 보고도 있다.

Lauryl sulfate와 같은 음이온 계면활성제들은 라이소자임과 결합하여 난백의 표면장력을 감소시켜 기포력을 증대시킨다. 양이온 계면활성제는 난백에서 기포형성에 기여하나 난황이 혼입된 난백에서는 효과가 없다. 구연산 트리에틸(triethyl citrate)도 난백의 표면 점도를 변화시켜 난백이나 혼입된 난백의 기포력 증대에 기여한다(표 4-8). 3,3-Dimethylglutaric anhydride도 난백단백질 1 mol당 15 mL을 쓰면 살균시 열변성을 방지하므로 기포형성에 도움이 된다. 호박산 무수물(succinic anhydride)과 초산 무수물(acetic anhydride)도 난백 50 kg당 20 mol 이하로 이용하면 기포능력이 향상되고 케이크 제조에서 부피가 감소하는 것을 방지할 수 있다. 구아검(guar gum)도 품질 증대에 관여하는데, 특히 triacetin과 혼합하여 0.1～0.3% 만큼 첨가하면 머랭을 제조하기 위한 휘젓는 시간을 단축시키고 액즙 유출량(drip)을 감소시킨다. 냉동난백은 단백질의 변성에 의해 기포성이 저하되지만 안정제나 CMC(carboxymethyl cellulose)의 사용으로 냉동 수플레나 머랭의 조직감이 거칠게 되는 것을 방지시킨다.

기포형성 능력과 안정성의 측정에는 여러 가지 방법이 있다. 엔젤케이크(angel cake)에서 부피형성 정도를 측정하는 방법이 널리 이용되어 왔다. 형성된 부피를 극성 체적기(polar planimeter)로 측정하거나 일정 틀속에서 부피를 측정하며, 또는 이미 형성된 부피를 기계적 물성 측정기로 전단력을 측정하기도 한다. 반죽에 충격을 가하면 일정 단계에서 기포가 형성되는 데 소요되는 시간이나 점도 변화를 조사하고, 또 단위 무게와 시간당 형성된 부피량으로 측정하기도 한다.

반죽의 비중은 부피의 크기와 기포 안정성과도 밀접한 관계가 있으므로 비중을 측정함으로써 간접적으로 이용되기도 한다. 일단 형성된 기포가 시간에 따라 얼마만큼 원형을 유지하는가를 측정하여 안정성을 측정하기도 한다. 즉 기포 안정성이란 주어진 시간에 형싱된 기포로부터 일마만금 액세가 유출되있는가의 징도를 나타낸다. 액체 유출량은 무게, 부피, 유출율 등으로 판정된다. 이외에도 유출된 단백질 침전물을 건조시켜 무게를 측정하여 판정하기도 한다.

3. 유화제

난황도 연속상(continuous phase)에서 지방구(脂肪球)가 분산된 유화물이며, 이러한 특성을 가지고 가공식품의 원료로 이용될 때에도 효과적인 유화제 역할을 한다.

난황은 마요네즈, 샐러드드레싱의 주원료이며, 일부 케이크 혼합물에서 중요한 역할을 하기도 한다. 난황단백질(lipovitellin, livetin, lipovitellenin)에는 표면활성물질(surfaceactive agent)이 있어 계면장력을 감소시켜 유화를 형성시키는 주요한 역할을 한다.

그림 4-5에서와 같이 지방구와 물 사이에서 계면활성물질이 외부의 물에 친수기로, 내부의 지방구에 소수기로 배열되어 안정을 이룬다. 이는 지방구가 둘러싸는 막을 형성하고 지방구 파괴를 막는다. 계란에서 유화형성에 관여하는 성분은 단독성분이 아니라 여러 혼합성분이다. 예를 들면 매우 정제된 레시틴(lecithin)은 정제하지 않은 복합 인지질보다 유화능력이 떨어진다고 한다. 레시틴은 수중 오일(oil-in-water) 유화에 관여하고 콜레스테롤은 유중물(water-in-oil) 유화에 관여한다. 레시틴과 콜레스테롤의 비율이 8 : 1 이하면 유중물(water-in-oil) 유화를 촉진시킨다.

신선한 난황의 레시틴과 콜레스테롤의 비율이 6.7 : 1로서 8 : 1 이하에 해당되므로 유중물 유화가 형성되는 것이다. 샐러드드레싱은 기름량이 45%로서 기타 유화제의 첨가로 완성되는 수중 오일 유화물이다. 난황은 유화물 형성뿐만 아니라 점도를 증가시켜 유화 안정에도 기여한다. 만약 난황에 물을 희석하면 점도가 떨어지고 유화 안정도도 낮아진다. 유화물에 sodium-2-lactylate 0.05%를 첨가하면 유화 안정성이 증대된다. 또한 아세틸화(acetylation)나 석시닐화(succinylation)를 시키면 난황의 지질단백질의 유화 안정성에 기여한다. 난황을 발효시키거나 phosphate A_2로 처리하면 마요네즈의 유화력과 열안정성이 증대된다. 난황의 유화력은 원료상태나 살균온도에 영향을 받는다.

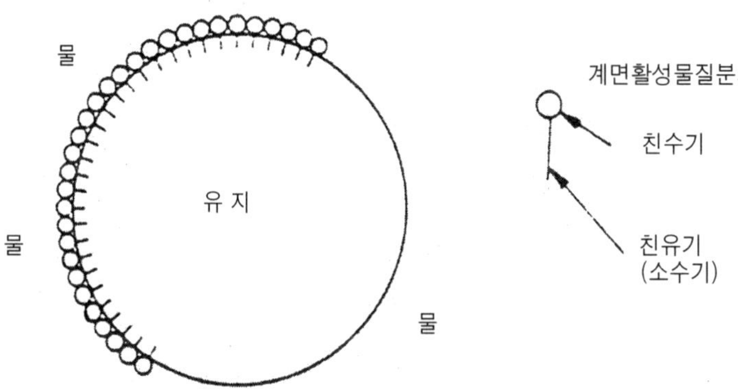

O : 친수기, — : 소수기

그림 4-5. 기름과 물에 흡착된 계면활성물질의 배열(淺野와 八田, 1985)

표 4-9. 난황의 가공방법에 따른 유화력

처리방법	유분리량(%)
신선난황	1.2
동결난황	3.0
동결 건조난황	4.6
분무 건조난황	8.8

자료 : 佐藤 (1980)

신선한 난황은 유화가 잘 형성되어 유분리가 적으나 건조난황은 유분리가 많이 된다(표 4-9). 유화력은 단백질질소 mg당 유화되는 오일 g으로 표시된다. 특정 pH에서 6.0 mg의 단백질 질소가 함유된 10 mL의 KCl(0.6M) 완충용액에 오일을 초당 0.6 mL를 떨어뜨려 1,500 rpm으로 혼합시켰을 때 유화가 깨어지는 시점을 기준으로 한다. 형성된 유화의 안정성을 측정하기 위해서는 유화물을 눈금이 있는 용기에 담아 유분리가 일어나는 데 소요되는 시간과 양으로 계산한다. 최근에는 원심분리를 실시하여 측정시간을 단축시키고 있다.

4. 설탕 결정화의 조절

사탕을 제조하는 데 첨가되는 설탕은 공정중 설탕결정의 크기가 커지기 때문에 제품의 조직감이 딱딱하게 된다. 그러나 난백은 혼합과정에서 공기를 포집하여 안정적으로 분산시키기 때문에 설탕에 의해 형성된 결정의 크기를 조절할 수 있다. 사탕을 제조하는 데 부피, 용해도, 결정의 크기는 pH, 표면장력, 난황의 혼입, 옥수수시럽(corn syrup) 첨가량에 따라 다르다. 옥수수시럽이나 난황의 혼입은 설탕 결정을 확대시키므로 난백 3%나 양이온 계면활성제를 넣어 감소시킨다. 사탕에서 pH가 8～10보다 pH 4.0～4.5일 때 부피가 커지고 용해도가 증가한다고 한다.

5. 색 깔

난황의 색은 소비자의 기호도를 높이는 자연색소로 알코올에 잘 녹는 잔토필(xanthophyll), 루테인(lutein), zeaxanthin이 주성분이다. 일반 오리와 필리핀산 오리의 난황은 각각 β-카로틴(carotene)과 ketocarotenoid가 주성분이기 때문에 품종별 차이가 있다. 난황색의 변화는 사료성분에 따라 달라진다. 예를 들면 canthaxanthin이 다량 함유된 사료를 먹고 산란된 난황에는 진한 오렌지색을 띠며, 이것으로 케이크를 제조하면 바람직하지 못한 분홍 색깔이 나타난다. 일반적으로 케이크의 색깔은 밝은 노란색이 좋다.

난황의 주요 색소인 잔토필은 식품의 제조공정 중에 매우 안정하므로 별 문제가 없다. 그러나 삶은 계란에서 난황 표면색이 녹흑색으로 변색되는 경우가 있다. 이것은 난황에 있는 철(Fe)과 난백에 있는 황화수소(H_2S)가 가열에 의해 황화철(FeS)을 형성하기 때문이다. 난백의 cystine desulfhydrase에 의해 황화수소의 생성이 촉진된다. 가열을 장시간 동안 하거나 고온 고압에서 처리할수록 변색이 심하다. 삶은 계란을 급냉시키고 빨리 껍질을 벗길수록 변색을 완화시킬 수 있다. 형성된 녹흑색의 난황은 상온에서 오래 방치하면 FeS가 산화되어 변색이 사라진다.

이외에도 오믈렛(omelette)에서 마이야르 반응(Maillard reaction)에 의한 갈색이 나타나는 경우도 있고, 매우 드문 경우이지만 콘알부민(conalbumin)이 철과 결합하여 붉은색을 나타나거나 에그롤(egg roll)이 자외선에 노출되면서 트립토판(tryptophan)의 산화로 색깔이 황색으로 변하기도 한다.

6. 향 기

소비자가 계란을 선택하는 주요 원인이 독특한 향기 때문이다. 향기와 나쁜 냄새의 화학적 성분을 명확히 구별하기는 어렵다. 난황에는 지방과 휘발성 성분이 많기 때문에 많은 연구가 이루어지고 있다. 냄새에 영향을 끼치는 요인으로 사료 성분이 중요하며, 이외에도 취급방법, 저장방법과 기간에 따라 달라진다. 특히 신선하지 않은 어유나 어분, 유채씨(rapeseed)를 사료로 급여하면 나쁜 냄새가 발생한다. 계란과 계란제품에는 포화 또는 불포화 탄화수소(unsaturated hydrocarbons), 페놀(phenols), indans, indols, pyrroles, pyrazines, sulfides 등이 많이 들어 있다. 또 다른 연구에 의하면 계란의 휘발성분 중에서 n-pentadecane, 5-heptadecene, toluene, indole 등이 많다고 한다. 기름을 코팅하여 저장한 계란을 반숙할 때 난백에서 이취가 감지될 수 있고, 90℃에서 25시간 장시간 가열하였을 때 쓴 냄새가 난다고 한다. 스크램블드에그(scrambled egg)를 이중솥에서 제조할 때 황화수소(H_2S), 암모니아(NH_3), 총 카르보닐(total carbonyl)이 감소한다는 보고도 있다.

참고문헌

1. Baker, R. C., Darfler, J., and Lifshitz, A. 1967. Factors affecting the discoloration of hard-cooked egg yolks. *Poultry Sci.* 46:664-672.

2. Ball, H. R., Jr. and Winn, S. E. 1982. Acylation of egg white proteins with acetic anhydride and succinic anhydride. *Poultry Sci.* 61:1041-1046.

3. Beveridge, T., Arntfield, S., Ko, S., and Chung, J.K.L. 1980. Firmness of heat induced albumen coagulum. *Poultry Sci.* 59:1229-1236.

4. Cimino, S. L., Elliott, L. F., and Palmer, H. H. 1967. The stability of souffles and meringues subjected to forzen storage. *Food Technol.* 21:1149-1152.

5. Cotterill, O. J., Glauert, J., and Bassett, H. J. 1976. Emulsifying properties of salted york after pasteurization and storage. *Poultry Sci.* 55:544-548.

6. Cunningham, F. E. 1963. Factors affecting the insolubilization of egg white proteins. ph. D. Dissertation, Univ. of Missouri, Columbia.

7. Cunningham, F. E. 1976. Properties of egg white foam drainage. *Poultry Sci.* 55:738-743.

8. Hanson, H. L. and Fletcher, L. R. 1961. Salad dressings stable to frozen storage. *Food Technol.* 15:256-262.

9. Johnson, T. M. and Zabik, M. E. 1981B. Gelation properties of albumen proteins, singly and in combination. *Poultry Sci.* 60:2071-2083.

10. Mecham, D. K. and Olcott, H. S. 1949. Phosvitin, the principal Phosphoprotein of egg yolk. *J. Am. Chem. Soc.* 71:3670-3679.

11. Sloberg, H. M., Hanson, H. L., Stewart, G. F., and Lowe, B. 1948. Factors influencing the effects of heat treatment on the leavening power of egg white. *Poultry Sci.* 27:294-301.

12. Stadelman, W. J. and Cotterill O. J. 1990. Egg Science and Technology. 3rd ed., Food Products Press, New York, U.S.A.

13. Wang, A. C., Funk, K. and Zabik, M. E. 1973. Effect of sucrose on quality characteristics of baked custards. *Poultry Sci.* 53:807-813.

14. Woodward, S. A. and Cotterill, O. J. 1986. Texture and microstructure of heat-formed egg white gels. *Food Sci.* 51:333-339.

15. 島田和子. 1981. 食品の物性. 第7集, p.93.

16. 永田致治, 渡辺活幸. 1986. 肉製品と.卵製品の特性, 中江利孝(編著). 1986. 乳.肉.卵の科學, 特性と機能.

17. 佐藤泰. 1980. 食卵の科學と利用. 地球社.
18. 中江利孝. 1986. 乳.肉.卵の科學, 特性と機能.
19. 淺野悠輔, 八田 一. 1985. 第3章 卵の機能特性. 卵. 淺野悠輔, 石原良三(編者). 光琳. 東京. 日本. p. 111-162.

제 5 장

산업체에서 계란의 1차 가공

1. 계란의 수거

농가에서 생산한 계란을 수거하여 가공처리한 다음 식탁용 계란(egg shell, 통계란)으로 판매되거나 또는 할란시켜 원료 가공란으로 제조된다. 식탁용 계란의 경우 농장에서 수거하여 취합 후 수세, 검란, 건조, 코팅, 등급, 포장, 운송과정을 거쳐 소비자에게 전달된다. 가공용 계란의 경우 수세와 등급작업까지 마친 다음 할란, 난액분리, 살균, 냉장, 냉동, 탈당, 건조 등의 공정을 거쳐서 가공제품의 원료로 이용된다.

계란이 가공과 유통을 거치는 과정에서 가장 중요한 항목은 품질과 위생이다. 우리나라에서는 산란 후부터 가공란에 이르기까지 품질과 위생증진을 위한 상세한 관리와 취급에 관한 정보가 부족하지만, 선진국에서는 규정과 가이드라인을 정해 자세히 제시하고 있다. 미국에서는 산란 후 신선한 계란을 가능한 빨리 냉장고에 입고시켜야 한다고 한다. 오늘날 계란의 수거작업은 대부분 기계로 실시하고 있지만, 때로는 손으로 수거하는 경우도 있다. 수거작업을 가능한 자주하여 계란이 상온에 노출되는 시간을 줄여야 한다.

계란의 품질을 가장 빨리 떨어트리고 위생에 영향을 끼치는 것이 온도이다. 계란은 상온에서 하루 보관하는 것이 냉장고에서 1주일 보관하는 것보다 품질저하가 더 심하기 때문에 반드시 냉장 보관시켜야 한다. 산란 직후 계란을 수거하여 4.4～7.2℃, RH 80% 이하를 유지해야 한다.

수세와 분류가 끝난 식탁용 계란은 소비자까지 가능한 빠른 시간 내에 전달되는 것이 좋다. 미국의 경우 산란 후 지역판매 소매점(grocery store)은 1일 이내, 대부분의 계란도 3일 이내에 소매점에 도착하도록 하고 있으며, 운송 시에 냉장트럭을 이용해야만 한다고 권고하고 있다. 슈퍼마켓에서 판매할 때는 온도와 습도관리에 용이한 carton 포장을 추천하고 있다. 통상적으로 식탁용 계란과 액란은 2시간 이상 냉장고 외에 두어서는 안 되고 반드시 4.4℃ 이하에서 보관해야 하며 얼려서는 안 된다.

위생과 안전을 위하여 계란 수거방침, 작업실내 환경, 작업자의 위생수칙까지 철저히 문서화하여 관리하고 있다. 예를 들면 할란실과 수세실을 함께 사용하면 안 되고, 할란실은 외부로부터 공기를 여과하는 환기시설을 갖추도록 요구하고 있다. 화장실에 이용되는 수건도 면직수건을 쓰지 말고 일회용을 쓰도록 권장하고 있다. 건물내부 구조나 청결상태, 배수구의 관리도 자세히 제시하고 있으며, 특히 파란이나 식용 불가란을 담는 용기의 취급방법도 상세히 기술하고 있다.

2. 수세(washing)

산란 후 계란 표면에는 미생물이 cm^2당 10^6 마리 정도가 붙어 있는데 할란이나 추가가공 공정에서 난액으로 쉽게 오염될 수 있기 때문에 제거해 주어야 한다. 물로 세척하면 눈에 보이는 오염물질은 제거되나 미생물은 거의 제거되지 못한다. 그렇지만 수세액에 염소제(chlorine)를 첨가하면 난각 표면 미생물의 90%를 제거할 수 있다. 산업적으로 여러 종류의 염소제를 단독 또는 혼합으로 사용하고 있다. 수세방법으로는 세척수에 침지하면서 솔로 닦거나 분무하는 방법이 있다.

세척작업을 할 때 주안점을 두는 것은 효과적인 난각 표면 미생물의 제거, 난각파손 방지, 난각변색 방지 등을 들 수 있다. 많이 사용하는 소독제로는 차아염소산 나트륨(sodium hypochlorite), 수산화나트륨(sodium hydroxide), alkyl aryl sulfate, 규산나트륨(sodium silicate) 등을 50～200 ppm 정도 사용한다. 우리나라의 경우 난각에 분변 등이 오염된 알을 사용하는 경우에 깨끗이 세척하는 동시에 150 ppm 이상의 차아염소산 나트륨으로 살균 또는 이와 동등한 이상의 효력이 있는 방법으로 살균해야 한다고 명시하고 있다. 염소제제에 따라 너무 과량 사용하면 난각 색깔이 변색될 수도 있다. 세척용액에 철(Fe)이 함유하면 세척 후 남은 세균들이 난각막을 통해 쉽게 침투하여 계란이 빨리 부패가 진행되기 때문에 철제용기를 사용하거나 세척액에 철이 혼입되어서는 안 된다.

수세용액의 온도는 효과적으로 미생물을 제거하기 위해 중요하다. 통상적으로 수세용액의 온도를 적어도 32.2℃(90°F) 이상에서 실시하되 계란 내부 온도보다 11.1℃(70°F) 이상 높아야 효과적이다. 만약 반대로 계란보다 수세온도가 낮으면 미생물이나 이물질이 난각의 세공(pore)을 통해 침입할 수 있기 때문에 안 된다. 아무튼 계란의 온도보다 수세용액의 온도가 높아야 위생적으로 수세가 가능하지만 너무 온도의 차이가 나면 수세중 난각이 파손될 우려가 있으니 주의해야 한다.

위생적인 수세작업을 위해서 과도한 거품이 나는 세제를 쓰면 안 되고 수세용액을 4시간마다 교체해야 한다. 세척 후에 헹구는 물(린스)과 염소수 첨가물을 이어 사용한다. 수세할 때 계란을 물에 침지해서는 안 되고, 가능한 빠른 시간에 실시하여야 한다. 수세작업이 끝난 후 미생물의 오염을 방지하기 위해 난각을 건조시켜야 하며 불량란이나 파란을 구별하기 위해 투광작업을 실시한다. 수세작업이 모두 끝난 후에 난각 표면의 큐티클 단백질이 일부가 손상될 수 있으므로 필히 포장을 실시한다.

3. 할란(割卵, egg breaking)

할란실은 가장 위생적인 장소여야 하고 위생을 위해 수세실과 같은 장소에 있으면 안 된다. 미생물이나 먼지의 흡입을 막는 여과용 환기시설을 비롯하여 소독실, 손 씻는 수도, 적당한 조명이 구비되어야 한다. 미국에서는 할란실에는 30 foot-candle, 검사구역은 50 foot-candle의 조도를 요구하고 있다.

할란 전 난각 표면에 100～200 ppm의 염소수로 분무해준다. 분무 후 충분히 건조시켜 할란 할 때 결로(sweating)가 최소화 되도록 해야 한다. 미국에서 할란용 계란은 등급 B 이상 계란을 사용한다. 등급판정을 받지 않았거나 nest-run 계란은 할란시킬 수가 없다고 한다.

할란작업 과정에서 난백에 난황이 혼입되지 않도록 해야 한다. 껍데기, 혈반이나 육반이 있다면 수작업으로 골라내어야 한다. 기계작동이 정지할 때는 반드시 위생적으로 세척을 실시해 주어야 하며, 통상 4시간마다 세척과 청결작업을 실시한다. 미국 농무성에서는 할란 후 액란을 8시간 이내에 보관할 경우 7.2℃(45°F), 8시간 이상일 경우 4.4℃(40°F)에 보관하도록 규정하고 있다. 또한 액란을 레스토랑이나 제빵공장으로 이송하는 것은 상당히 규제하고 있다.

보통 할란공장에서는 폐수문제가 대두되고 있다. 폐수처리를 하지 않은 BOD(biological oxygen demand, 생물학적 산소요구량)는 공장마다 차이는 있으나 보통 1,000～22,000 mg/ℓ이다. 산업체에서 널리 이용되는 폐수처리 방식으로 황산을 첨가하여 pH 4.7에서 75℃로 가열한 후에 여과와 원심분리로 침전시키면 76～97% 이상의 BOD를 감소시킬 수 있다.

이와 같이 할란함으로써 과잉 공급된 계란을 수집, 저장하기가 쉽고 운반비의 75% 이상 절약된다. 또한 기계적인 자동 할란기를 이용하여 시간당 36,000개를 처리할 수 있으므로 노동비를 80% 이상 절감할 수 있다.

4. 살균(殺菌, pasteurization)

할란후 액란을 제조하여 유통시키려면 살균공정을 실시해야 한다. 그러므로 독성 미생물의 오염을 막아 안전하게 저장시킬 수 있고 난제품도 미생물의 오염을 막을 수 있기 때문이다. 서구 선진국 대부분은 파란후 살균을 의무적으로 요구하고 있지만 일본과 우리나라에서는 살균과 비살균 모두 허용하고 있다. 우리나라 축산물의 가공기준 및 성분규격에 의하면 "비살균 제품은 할란 후 속히 5℃ 이하로 냉각하여야 하며, 72시간을 초과하여 보관하여서는 안 된다"로 규정되어 있다.

오늘날 상업적으로 가장 널리 이용되고 있는 살균방법은 가열방식이다. 살균을 실시함으로써 미생물이 죽게 되지만, 부수적으로 열에 의해 난단백질이 변성되어 기능성이 떨어지는 문제점이 있다. 그러므로 살균의 최대 목표는 첫째 가장 적은 열량으로 효과적인 살균이 이루어져야 하고, 둘째로 열처리 후 계란의 기능성을 최대로 유지시키는 것이다. 난단백질의 변성을 최소화시키기 위해 낮은 온도로 미생물을 살균하기 위해서는 pH 등을 조절하여 미생물에 대한 열저항성을 약하게 만들어 주어야 한다.

살균방식으로 1930년대에 처음 배치형(batch type)으로 살균을 실시하였으나 오늘날은 대부분 판형(plate type)으로 고온단시간 살균방식을 실시하고 있다. 살균처리를 하여도 모든 미생물이 사멸되는 것이 아니라 소수의 균들은 남게 된다(표 5-1). 살균처리 후에 생존균수는 약 1% 미만이며, 미국에서 상업용 살균액란에는 미생물이 500마리/g 들어 있다고 한다. 이들은 대부분 *Micrococci*, 응집양성 *Staphylococcus* 등이다.

각 나라마다 계란의 성분별로 살균온도와 시간을 규정하고 있다(표 5-2). 우리나라의 경우 난백액은 55℃에서 9분 30초간, 난황액은 60℃에서 3분 30초간, 전란액은 64℃에서 2분 30초간, 알가열성형제품은 90℃에서 20분간 가열살균하거나 또는 이와 동등 이상의 효력이 있는 방법으로 가열 살균하여야 한다고 명시되어 있다. 우리나라 모든 식용란은 가능한 냉소(0~15℃)에 저장해야 하며, 살균한 액란은 10℃ 이하에서 보존해야 한다고 규정되어 있다. 축산물의 가공기준 및 성분규격에 의하면 알가공품의 살균여부에 따라 세균수를 규제하고 있다(표 5-3).

표 5-1. 액란의 살균효과

종 류	총 균수(마리/g)		살균조건	
	살균 전	살균 후	온도(℃)	시간(분)
난 백	6,600	120	55	3.5
난 황	8,500	10	61	3.5
전 란	12,000	20	61	3.5

자료: 石原과 前川 (1985)

표 5-2. 국가별 액란의 살균조건

국 명	난 백		난 황		전 란	
	온도(℃)	시간(분)	온도(℃)	시간(분)	온도(℃)	시간(분)
한 국	55	9.5	60	3.5	64	2.5
루마니아	-	-	67	3	67	3
폴란드	56	3	60.5	3	64	3
네덜란드	54	60[1)]	60～66	3	64	4
독 일	56	8	58	3.5	65.6	5
프랑스	55.5	3.5	62.5	4	58	4
스웨덴	55～56	3.5	62～63	4	58	4
덴마크	61	3[2)]	68	4.5	68	4.5
영 국	57.2	2.5	62.8	2.5	64.4	2.5
오스트리아	55.6	10	60.6	3.5	64.4	2.5
남아메리카공화국	56.6	3	60	2.5	60	2.5
벨기에	-	-	64	3	66	3
미 국	60	3.5[3)]	60	3.5	60	3.5

[1)]Batch식, [2)]인산염 첨가법, [3)]금속염 첨가법(Al염)

자료: 石原과 前川 (1985)

표 5-3. 우리나라의 전란액, 난황액, 난백액, 전란분, 난황분, 난백분, 알가열성형 제품, 염지란, 피단의 품목별 성분규격(g당 마리수)

미생물명	살균제품	비살균제품
세균수	10,000 이하	500,000 이하
대장균군	10 이하	100 이하[1)]
살모넬라균	음 성	음 성

[1)]피단의 경우 음성

자료 : 축산물의 가공기준 및 성분규격(2015)

4.1 난백의 살균

난백단백질은 열변성이 되기 쉽다. 특히 아무 첨가제 없이 순수 난백만으로 열처리를 하면 열에 민감하여 물리적 특성이 변한다. 그러므로 난백을 살균하기 위해 우리나라의 경우 55℃의 9.5분, 미국의 경우 56.7℃에서 3.5분 또는 55.6℃에서 6.2분으로 낮은 온도에서 살균하도록 제시하고 있다. 난액에 오염된 살모넬라(*Salmonella*)를 효과적으로 사멸시키기 위해서는 pH를 증가시키면 좋다. 살모넬라는 낮은 pH 환경에서 열저항성이 강하기 때문이다(표 5-4). 예를 들어 난백을 56.6℃에서 3.5분간 pH 별로 열처리를 하였을 때 살모넬라의 감소율을 보면 pH 7.8에서 log 0.97, pH 8.2에서 log 1.64, pH 8.8에서 log 2.20, pH 9.3에서 log 3.24만큼 증가하고 있다.

표 5-4. 전란액을 60℃로 가열하였을 때 pH에 따른 *S. senftenberg*의 사멸시간

pH	사멸시간
5.4～5.5	83.6
6.1～6.2	85.8
6.6～6.7	62.9
7.35	48.0
8.0	11.0
8.50～8.55	3.1

자료 : Anellis 등(1954)

그림 5-1에서 보는 바와 같이 난백의 경우 pH가 증가할수록 더 낮은 살균온도가 요구된다. 그 만큼 pH가 중성에서 알칼리성 영역으로 갈수록 미생물의 열저항성이 약해진다는 의미이다. 일반적으로 난백의 pH를 8.9이상 유지하면 살모넬라를 효과적인 살균할 수 있다.

살모넬라의 열감수성은 pH가 알칼리 영역일수록 좋지만, 난백의 열안정성을 위해서 pH가 오히려 중성영역(pH 6.8～7.3)이 좋다. Ovalbumin, lysozyme, ovomucoid, ovomucin 등은 중성영역에서 열안정성이 가장 강하기 때문이다. 실제 살균공정에서 난백의 열안정성 증대를 위해 젖산을 첨가하여 알칼리 영역의 난백을 중성영역으로 맞춘다. 여기에 알루미늄(aluminum sulfate)과 같은 금속이온을 첨가하면 conalbumin과 결합하여 열에 안정한 복합체를 형성하게 된다.

일찍부터 가열대신 상온에서 과산화수소(H_2O_2)를 첨가하여 살모넬라를 사멸하고 다시 카탈레이스(catalase)를 첨가하여 과산화수소를 제거하면서 물과 산소를 방출하는 방법이 제안되었다. 그 후 몇 차례 수정 보완되어 산업에서 사용되고 있다. 즉, 51.7℃에서 1.5분간 가열처리하여 난백 속에 존재하는 본래의 카탈레이스를 제거한 다음 10%의 과산화수소 용액을 저장관에 0.5% 만큼 넣거나 0.875%를 분사하고 51.7℃에서 2분간 또는 3.5분간 처리한다. 이어서 7℃에서 충분히 냉각시킨 다음 카탈레이스를 첨가하여 난백액에 남아 있는 과산화수소를 제거한다.

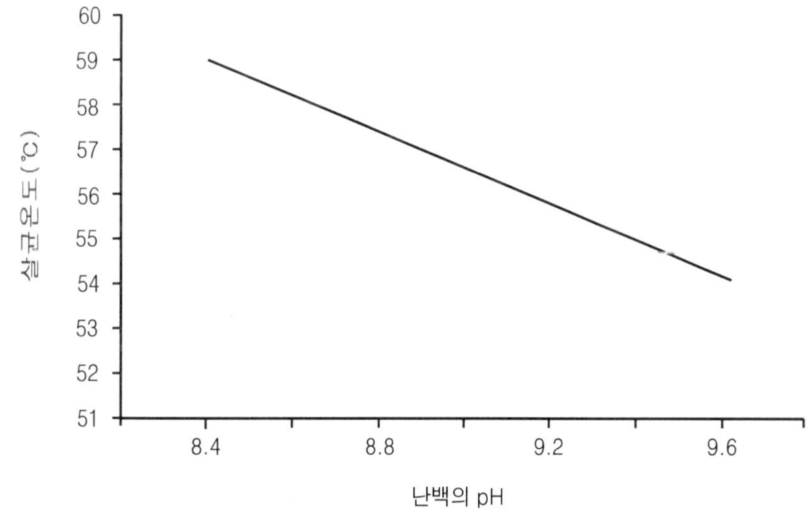

그림 5-1. 미국에서 난백의 pH에 따라 권장되는 살균온도
(Stadelman과 Cotterill, 1990)

과산화수소 살포를 이용한 난백의 살균법은 낮은 온도에서 처리되므로 난단백질의 열변성을 최소화시킬 수 있기 때문에 전 세계의 산업체에서 현재 사용하고 있는 방법이다. 그 외 방법으로 56.7℃에서 3.5분간 정상적으로 살균을 실시하고 냉각관으로 이동하기 전에 진공상태를 걸어 주어 난백의 가열 변성을 줄여주는 방안도 제시되고 있다.

건조난분도 살균을 실시한다. 건조난분은 다른 건조란과 달리 액란을 살균처리하지 않고 직접 건조한다. 제조된 난백분을 건조된 상태에서 가열처리하여 살균을 실시한다. 건조난분 속에 있는 살모넬라를 효과적으로 가열살균하려면 수분이 최소한 6% 정도 있어야 한다. 대용량으로 포장된 건조난백분을 54.4℃에서 살모넬라가 사멸할 때까지 적어도 7～10일 정도 둔다. 이 방법은 살균뿐 아니라 난고형분의 기포력 향상에도 도움이 된다고 알려져 있다.

4.2 전란의 살균

우리나라에서는 계란의 제품마다 상세히 살균방법을 규정하고 있지 않지만, 미국의 경우 난황, 전란, 전란혼합물, 강화전란 혼합물, 가염난황, 가염전란, 가당난황, 가당전란 모두에서 규정된 살균방법을 요구하고 있다. 표 5-5에서와 같이 미국에서 각 난제품별 최소 온도와 시간을 제시하고 있다.

최근에 개선된 방법에 따르면 전란을 판형(plate) 살균기를 이용하여 60.0℃에서 3.5분간 처리하면 살모넬라를 9D 만큼 감소시킬 수 있다고 한다. 근래 초고온 멸균방법이 개발되어 효과적인 살균과 저장기간을 연장하고 있다. 멸균 포장된 가공라인에 따라 전란을 63.7℃에서 72.2℃까지 2.7에서 192.2초까지 처리하였을 때 저장기간을 4℃에서 4～24주간 저장할 수 있다고 한다(Swartzel 등, 1989)

4.3 난황의 살균

난황 속에 있는 살모넬라는 살균 저항성이 강하지만 비교적 높은 온도에서도 열변성이 둔감한 편이다. 따라서 난황을 살균하려면 난백보다 더 높은 온도에서 살균이 가능하다. 난황에 소금이나 설탕을 첨가하여 열저항성을 더욱 증가시켜 더 높은 온도로 살균작업을 실시할 수 있다. 순수 난황의 D값은 61℃에서 0.57이지만, 10% 가당난황은 63.3℃에서 0.72이고, 10% 가염난황은 63.3℃에서 11.5이었다. 그러므로 초기 살모넬라 오염이 높은 가염난황을 살균할 때는 현행방법으로는 사멸이 잘 되지 않을 가능성이 있다고 경고하고 있다.

표 5-5. 미국에서 액란의 살균 요구조건

액란 종류	최소온도(℃)	최소가열 유지시간(분)
난 백	56.7 55.6	3.5 6.2
전 란	60.0	3.5
전란 혼합물 (계란 외 첨가물이 2% 미만 혼입)	61.1 60.0	3.5 6.2
강화된 전란 혼합물 (고형물 24~38%, 계란 외 첨가물 2~12%)	62.2 61.1	3.5 6.2
가염전란(2% 이상)	63.3 62.2	3.5 6.2
가당전란(2% 이상)	61.1 60.0	3.5 6.2
난 황	61.1 60.0	3.5 6.2
가당난황(2% 이상)	63.3 62.2	3.5 6.2
가염난황(2~12%)	63.3 62.2	3.5 6.2

자료: Froning 등(2015)

4.4 방사선조사 살균

방사선 중 감마선(gamma radiation)은 침투력이 강해 특히 냉동난제품의 살균에 용이하다. 냉동전란의 경우도 감마선 2.5 KGy로 조사를 실시하면 관능적, 기능적 성질이 변하지 않고 효과적으로 살균을 실시할 수 있고, 이 때 미생물 90%를 사멸하는데 소요한 조사량(D값)은 0.39 KGy라고 알려지고 있다. 건조과정에서 이취가 발생되는 전란분도 감마선조사로 이취발생을 억제시킬 수 있다.

방사선 중 전자선(electron beam irradiation)을 이용하여 살균하는 방법도 연구되어 왔다. 전자선은 방사선 폐기물의 방출량이 없는 장점은 있지만, 8.1KW 선량강도에서 3cm 정도밖에 침투되지 않아 식품에서 침투력 문제 때문에 사용에 한계가 있는 것으로 알려지고 있다(Wong 등 1966).

방사선조사는 식탁용 계란에 0.5 KGy만큼 소량 실시해도 난각 표면의 미생물을 살균할 수 있다. 난각 표면과 난액에 1.5 KGy를 실시하면 살모넬라 4 log 정도 줄일 수 있다. 또 방사선조사 살균은 계란의 기능성도 향상시키는 장점도 있다. 연구보고에 의하면 난백액란에 접종한 천만 개의 *Salmonella typhimurium*에 방사선 2.5～3.3 KGy를 조사하면 효과적으로 사멸할 수 있고, 가열살균에 비해 액의 유출량도 47% 줄었다고 하였으며, 이것을 원료로 만든 엔젤케이크의 부피량도 향상되었다고 하였다(Wong 등 1996).

이와 같이 방사선 살균은 많은 장점이 있어 미국의 FDA(2000)는 신선한 식탁용 계란의 난각 표면에 붙어 있는 살모넬라를 살균하기 위해 방사선 이온화 살균법 사용을 승인하였다. 3 KGy를 조사하면 계란의 점도와 색깔에 약간의 변화가 있지만 화학적 조성에는 영향이 없다고 한다. 그렇지만 이 정도 방사선조사로 살모넬라를 줄일 수는 있지만 완전히 제거되는 효과는 없다는 사실이다. 향후 액란에 전자선과 같은 방사선을 조사하면 살모넬라를 제거하는데 좋은 방법 중에 하나라 예상되지만, 방사선을 조사한 제품을 소비자가 받아드릴 정도로 인식이 바뀌어 상업화하기에는 아직 이른 편이다.

4.5 미국에서 시행하는 산업적 살균방법 소개

미국에서 시행하고 있는 살균방법을 소개하면 난백에 젖산으로 pH를 조절하고 금속염을 첨가하여 열안정화 시키고 있다. 우선 25% 젖산 1kg에 황산알루미늄[aluminum sulfate($Al_2(SO_4)_3 \cdot 18H_2O$] 62.4g을 녹여서 용액을 제조한다. 1kg의 난백에 제조된 용액 6.5g을 첨가하여 소량씩 서서히 저어 단백질의 급작스러운 응고를 방지한다. 최종 pH를 6.0～7.0으로 조절하여 가열처리를 실시한다. 필요에 따라 기포력을 증진시킬 목적으로 7% triacetin이나 7% 구연산 트리에틸(triethyl citrate) 용액을 최종 중량의 0.05% 정도 첨가하기도 한다.

4.6 살균에 영향을 끼치는 요인

살균에 영향을 끼치는 요인으로 가열시간, 온도, pH 외에도 난성분이나 농도, 염농도, 당류, 금속염, 화학적 변형 등이 있다. 계란의 pH를 조절하면 난단백질의 열저항성과 미생물의 열감수성을 변화시킬 수 있다. 난황에 옥수수시럽(corn syrup)과 같은 당(糖)이나 소금을 첨가하면 수분활성도가 저하되기 때문에 살균이 잘 되고, 초산을 첨가하면 pH가 저하되므로 더욱 살균이 용이해진다. 표 5-5에서와 같이 미국에서 각 난제품의 종류별 가열온도와 시간을 나타내고 있다. Mg, Fe와 같은 금속염을 첨가하면 난백의 열저항성이 강해진다. 또한 난백의 석시닐화(succinylation)나 아세틸화

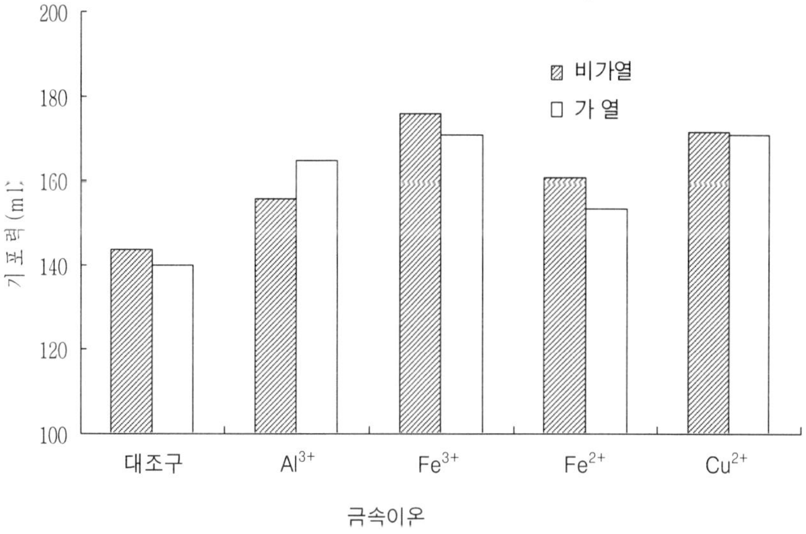

그림 5-2. 금속이온 첨가가 난백의 기포력에 미치는 영향(유 등, 1989)

(acetylation)를 시키거나 효소적인 변형을 시키면 열저항성이 증대된다.

가열처리를 하면 열변성에 의한 난가공제품의 가공적성이 변하기 쉽다. 난백은 54~60℃에서 기포력이 저하되기 때문에 살균한 난액으로 케이크를 제조하려면 부피형성이 제대로 되지 않아 문제가 되기도 한다. 60~68℃와 70℃에서 처리한 난백으로 제조한 스펀지케이크의 부피가 각각 4%와 8%씩 저하되었다는 보고가 있다. 기포력(起泡力)은 pH와 관련이 있으며 구연산 트리에틸(triethyl citrate)이나 금속염을 첨가하면 기포력이 감소하는 것을 방지할 수 있다(그림 5-2). 가열처리한 난백으로 마요네즈 제조시 유화력이 감소되거나 점도가 증가한다. 56~66℃에서 단백질의 일부가 침전되고 73℃에서 급격히 침전되어 점도가 증가한다.

4.7 살균시설과 확인방법

살균기계로는 3중관에 액란이 흐르고 내외관에 열수와 냉수를 흘려보내 살균과 냉각이 단시간에 대량적으로 실시되는 판형열교환기(plate heat exchanger)를 이용한다(그림 5-3). 이와 같은 방법은 열전환 효율이 빠르고 면적을 적게 차지하며 관의 세척에도 편리하므로 대부분 산업체에서 이용하고 있다.

살균이 완료된 난액이 실제로 제대로 살균이 되었는지 실험실에서 확인할 필요가 있다. 난백의 포스포테이스(phosphotase) 역가는 60℃에서 20분, 70℃에서 5분까지

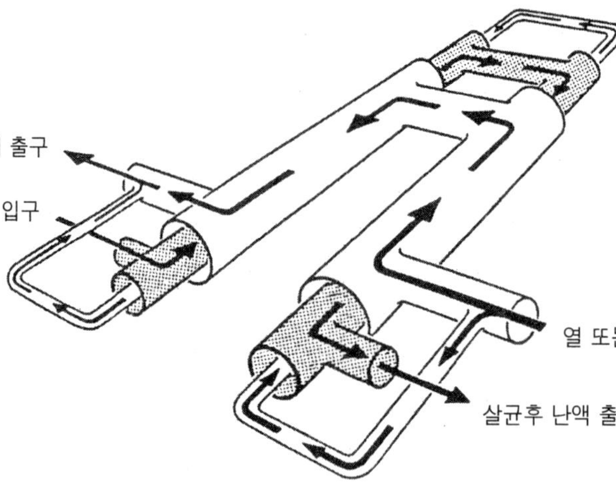

예비가열은 48℃에서 0.5분, 살균은 3.5~4분간 실시

그림 5-3. 계란 살균용 열교환 삼중관의 구조

존재하므로 살균한 액란의 효소역가를 측정하면 열처리 정도를 확인할 수 있다. 또 난백에 있는 알파 아밀레이스(α-amylase)는 64℃에서 2.5분까지 역가가 존재하므로 영국에서 사용되고 있다. 그러나 미국의 경우 60℃에서 3.5분간 가열하기 때문에 이 방법을 사용하지 않는다. 카탈레이스(catalase)의 역가는 54℃까지 가열하면 줄어들므로 살균 완료 후에 과산화수소의 잔존여부를 확인하기 위해서 카탈레이스의 역가를 측정한다. 이외에도 전기영동장치(starch gel electrophoresis)를 이용하면 열처리에 의해 특정 단백질 밴드(band)가 사라지는 것을 이용하여 확인할 수 있다. 즉 18번째 밴드는 60℃에서는 존재하지만 61℃에서 3.5~4.0분간 가열처리를 하면 사라진다.

5. 동결(凍結, freezing)

계란을 전란, 난황, 난백으로 구분하여 플라스틱 박스에 넣고 2~4℃로 예비냉각을 시킨 다음 -30℃에서 급속 냉각시키는 것이 동결작업이다. 미국의 규정을 보면 비살균 액란으로 동결시키려면 할란 후 60시간 이내, 살균 액란으로 동결시키려면 살균처리 후 60시간 이내에 난액온도가 -12.2℃(10°F) 이하로 유지되어야 한다.

계란제품의 열 특성은 수분함량과 고형분에 의해 결정된다. 계란의 동결과 융해과

표 5-6. 계란제품의 열함량

제품명	고형분(%)	동결점		비열(Btu/lb/°F 또는 Cal/g/℃)		동결잠열* (Btu/lb)
		℃	(°F)	빙점 이상	빙점 이하	
물	0	0	32	1.00	0.5	144
난 백	12	-0.56	31	0.94	0.5	127
난 황	44	-0.56	31	0.78	0.5	81
전 란	25	-0.56	31	0.88	9.5	108
가당난황	50	-3.89	25	0.75	0.5	72
가염난황	50	-17.22	1	0.75	0.5	64

*칼로리/g으로 변환시키려면 0.555를 곱함

자료 : Cotterill (1990)

정에는 비열과 잠열이 관여한다. 표 5-6에서 보는 바와 같이 계란의 종류별로 고형분과 수분함량이 다르고 이에 따라 동결점, 비열, 잠열이 각각 다르다. 동결단계를 포함하여 계란의 온도를 올리거나 내릴 때 비열을 이용한 열량이 필요하다.

예를 들면 전란 30lb를 40°F에서 0°F로 내리고자 할 때 제거해야 할 열량을 보면 30×0.88×(40-31)+(30×1.08)+(30×0.5×31)= 3,943 Btu가 된다. 동결계란의 품질유지를 위해 동결속도가 빠르고 저장온도가 낮으면 낮을수록 좋다. 냉동난백은 일부 농후난백이 수양난백으로 변하지만 대체로 케이크 제조 시에 생난백의 기능성(機能性)과 비슷하고 단백질의 변성이 없기 때문에 경제적으로 널리 이용할 수 있다. 그러나 사전에 변성 방지제를 첨가하지 않은 냉동난황은 젤화(gel) 현상이 일어나서 점도가 급증하여 고무같이 끈적한 소시지으로 변한다. 그래서 해동(解凍)시켜 식품의 원료로 이용할 때 다른 원료와 혼합이 어렵게 되고 외관이 나쁘며 상품의 가치를 하락시키는 문제점이 있다.

젤화의 작용기작은 아직 불분명하나 일반적으로 저밀도지질단백질(low density lipoprotein, LDL)의 응집현상과 관련이 있다고 한다. 레시틴 또는 레시틴-단백질 복합체(lecito-protein complex)의 구조가 파괴되거나 단백질 분자끼리 분리되고 개화(unfolding)되어 탈수(脫水)되기 때문이다. 난황의 젤화는 -0.65℃부터 서서히 진행되기 시작하여 -6℃에서 본격적으로 진행되며 -18℃에서 최대로 형성된다.

급속냉동을 실시할 경우 단백질의 탈수가 줄어들고 얼음 결정구가 적게 생기기 때문에 젤화 정도가 약하게 일어난다. 가능한 -80℃에서 급속 냉각시키면 더 좋다. 표 5-7에서와 같이 저밀도지질단백질에 설탕을 첨가하면 동결 후에도 점도나 탁도가 현저히 증가하지 않아 냉동변성에 의한 젤화가 일어나지 않고 있음을 보여 주고 있다. 그리고 수분을 잡는 알긴(algin), 카라기난(carrageenan), 우무(agar) 등을 넣거나 탄산칼슘(calcium carbonate)을 첨가하면 얼음 결정체를 줄일 수 있다. 난황의 젤화를 방지하기 위하여 설탕이나 소금 10%를 첨가하면 된다.

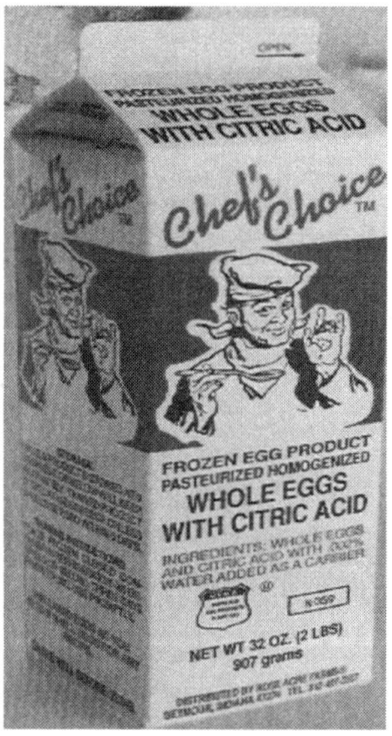

그림 5-4. 시판중인 냉동전란액

표 5-7. 저밀도지질단백질(LDL)에 대한 설탕첨가 효과

설탕농도(%)	점도(poise)		탁도 변화율
	동결 전	동결 후	
0	0.39	19	7.3
1	0.26	2.3	1.7
3	0.27	0.66	1.4
5	0.27	0.45	1.3
10	0.28	0.30	1.0

자료: 石原과 前川 (1985)

냉동 전에 crotoxin(lecithinase A)을 처리하여도 지질단백질의 분리를 막고 단백질만 가수분해시키기 때문에 젤화를 막을 수 있다. 파파인(papain), 트립신(trypsin), rozyme과 같은 효소를 첨가해도 효과가 있으나 이미(異味)나 이취(異臭) 문제가 발생하는 단점이 있다. 그 중에서 papain이 가장 효과가 좋다고 알려지고 있다. 이외에도 난황을 기계적으로 미세하게 균질시키거나 옥수수시럽(corn syrup), 인산염, 글리세린(glycerin) 등을 첨가하는 경우도 있다.

냉동란은 냉동기간 중에 모든 미생물의 활동이 중지되고 일부 미생물은 감소된다. 미국에서는 냉동란을 -17℃(0°F)에서 보관해야 하며 밀봉포장을 해야 한다고 규정하고 있다. 그렇지만 *Bacillus, Alcaligenes, Proteus*와 같은 포자(spore) 형성균은 계속 생존한다.

냉동란을 해동시키면 미생물이 오염되기 쉽고 증식이 빠르다. 밀봉포장된 냉동란을 상온에서 해동시키면 안 되고 냉장고나 흐르는 물에서 해동시켜야 한다. 4.4℃(40°F) 이하에서 48시간, 그 온도 이상에서는 24시간 이내에 해동이 완료되어야 한다. 유수로 해동시키려면 밀봉된 동결란을 21.1℃ 이하의 물에 넣어두면 된다. 동일한 살균조건일지라도 해동시킨 난액이 냉장란보다 저장성이 더 짧기 때문에 가능한 단시간에 이용하여야 한다. 해동시킨 난액은 반드시 4.4℃ 이하에 두어야 하며, 해동시킨 다음 최소 16시간 이내에 건조처리하거나 기타 가공공정에 활용해야 한다.

6. 탈당(脫糖, desugarization)

난백을 최초로 건조했던 1930년대에 미국이나 유럽에서 제조한 건조 난백은 쉽게 변색되고 냄새가 나며 용해도가 떨어지는 문제점이 있었다. 그러나 중국산 난백은 자연상태로 일정시간 발효시킨 다음 건조하였기 때문에 이러한 문제점이 발생하지 않았었다. 그 후 1940년대 세계 2차대전 중에 군용 식량의 원료로 건조난분이 많이 이용되고 있을 때 처음으로 건조난백의 품질을 저하시키는 원인물질이 난백내 함유된 포도당 때문인 것으로 알게 되었다. 이때부터 건조하기 전에 난백 속에 함유된 포도당을 제거하기 시작하였다.

난분의 변색반응은 난단백질의 아미노 그룹과 당의 glucosidic hydroxyl group이 반응하여 갈색을 띠게 되는데, 이를 마이야르 반응(Maillard reaction) 또는 갈색화 반응(Browning reaction)이라고 한다. 또한 난백의 포도당과 세팔린(cephalin)의 아미노기 그룹과 알데하이드 등이 반응하여 나쁜 냄새를 발생시키는데, 이를 포도당-세팔린 반응(glucose-cephalin reaction)이라고 한다. 이와 같은 반응으로 건조된 난분이 단시간 내에 색깔이 변하고 나쁜 냄새가 발생하여 저장기간이 짧아진다.

산업적으로 난백에서 당을 제거시키는 가장 편리한 방법으로 예전부터 발효방법을 이용하여 왔다. 1940년대 중반까지 사용한 자연발효 방법은 난백을 23.9～29.4℃에서 6～7일간 방치해 둔다. 초기에는 난백성분이 변하지 않지만 일정시간이 지나면 젤리 같은 끈끈한 수양난백이 증가하고 난백에 산(酸)이 생성되어 이취가 발생하며 농후난백의 뮤신(mucin) 섬유가 산생성 때문에 응집되어 표면에 막(膜)을 형성하게 된다. 발효중 난백내 이산화탄소는 산도 증가에 따라 7～8일 만에 완전히 증발된다. 난백은 초기 점액물질이 발효 완료 후에 수용성으로 변할 때 발효를 중단하고 건조시킨다. 자연발효에는 *Enterobacter, Citrobacter, Aerobactor aerogenes, Escherichia freundii* 등과 같은 미생물이 관여하게 된다.

자연발효는 24시간 이상 긴 시간이 소요되고 부수적으로 독성 물질이 생성될 가능성이 있으며, 균일하지 않게 탈당되거나 이취(異臭)가 발생하는 단점이 있다. 그래서 오늘날에는 인위적인 발효방법을 실시하고 있다. 인위적인 방법에는 박테리아발효법, 효모발효법, 효소발효법 등이 있다. 박테리아발효법으로는 *Streptococcus diacetilactis, Strep. lactis, Lactobacillus, Enterobacter aerogenes* 등을 이용한다. 1%의 *Strep. lactis*를 난백에 넣으면 37℃에서 1.5시간 만에 포도당이 0.320%에서 0.006%로 감소된다. 박테리아발효는 생성된 산 때문에 pH가 저하되므로 다시 중화시키는 불편함이 있다.

효모발효(yeast fermentation)는 Torulopsis나 *Saccharomyces cerevisiae*를 이용하여 발효시킨다. 즉 0.2～0.4%의 *S. cerevisiae*를 난백에 접종하여 22～24℃에서 2～4시간 동안 방치한다. 효모발효(酵母醱酵)는 미생물 발효처럼 산이 생성되지 않아 중화시킬 필요가 없고, 단시간(2～4시간) 동안 발효가 완료되므로 오염균의 침입을 막을 수 있다. 또한 접종 스타터(starter culture)의 사용이 편리하고 액체, 고체상태로 모두 이용이 가능하며 불필요한 발효산물을 생성하지 않기 때문에 이미, 이취가 없는 장점이 있다. 효소발효법(enzyme fermentation)은 *Penicillium glaucum*이나 *Aspergillus niger*와 같은 미생물이 생성하는 포도당 산화효소(glucose oxidase)를 이용하여 포도당을 글루콘산(gluconic acid, $C_6H_{12}O_7$)으로 전환시킨다.

$$\text{즉, } C_6H_{12}O_6 + O_2 + H_2O \xrightarrow[\text{(Oxido reductase)}]{\text{포도당 산화효소}} C_6H_{12}O_7 + H_2O_2$$

$$2H_2O_2 \xrightarrow{\text{카탈레이스}} 2H_2O + O_2$$

즉, 생성된 과산화수소(H_2O_2)를 카탈레이스(catalase)로 제거한다. 효소발효법을 실시하면 탈당이 쉽게 처리할 수 있어 균일한 제품을 제조할 수 있고 이뿐 아니라 난황분의 경우 저장성, 안전성, 기호성이 증대된다. 산업적으로 이용하는 발효방법으로 난백에는 박테리아발효법, 전란이나 난황에는 효소발효법, 제빵제조에 효모발효법을 주로 이용하고 있다.

박테리아발효법을 보면 난백에 구연산이나 젖산을 첨가하여 pH 7.0～7.5로 조정하고 젖산균을 접종하여 30～35℃에서 발효시킨다. 그러므로 효소나 효모발효에 비해 기포력, 향기, 용해도와 같은 기능성이 향상되고 경제적으로 처리할 수 있다. 효소발효법은 전란과 난황에서 당을 제거하기 위해서 직접 포도당 산화효소와 카탈레이스를 첨가하고 30～33℃에서 단시간 또는 10℃에서 장시간 동안 발효를 시킨다. 포도당 산화효소의 최적 pH는 난황의 pH 6.0과 일치하기 때문에 박테리아발효법과 달리 pH를 조절하지 않는다.

효모발효(yeast fermentation)는 제과나 제빵 제조를 위해 사용되는 전란에서 당을 제거하기 위해 실시되는데, 보통 1kg의 전란에 3.4g을 접종하여 30℃에서 발효시킨다. 발효 완료 여부를 확인하기 위해 당 잔존량 검사를 실시한다. 간이 방법으로 난액 1～2 mL을 페트리 접시(petridish)에 넣고 적외선 램프에서 10～15분간 가열하여 노란색이 나타나면 포도당이 잔존한 것이고, 무색이면 발효가 완료된 것이다. 이외에도 somogy sugar reagent을 이용하여 직접 당 함량을 측정하기도 한다.

7. 건조(乾燥, drying)

7.1 건조 특성

건조란의 역사를 살펴보면 1865년에 미국에서 최초로 특허가 취득된 후 1878년부터 산업화가 이루어졌다. 1900년 이후에 중국에서는 자연발효시켜 벨트식 건조를 실시하여 세계로 수출한 바 있으며, 1940년대 세계 2차대전중에 난분시장이 가장 성황을 이루었다고 한다. 계란을 건조함으로써 미생물 및 화학적 품질 변화를 지연시켜 장시간 동안 저장이 가능하면서도 영양가가 거의 보존된다(표 5-8).

또한 건조란은 저렴한 가격에 운반하거나 사용하기에 편리한 장점이 있다. 건조난분을 이용하여 제빵, 제과, 국수, 사탕, 마요네즈, 샐러드드레싱과 같은 즉석식품을 제조하는 데 사용된다. 그러나 건조란은 건조과정에 따라 응고성, 기포 안정성, 유화성, 색택, 향기 등 기능성이 떨어지는 단점이 있다. 건조는 열의 전도, 대류, 복사와 같은 이동으로 계란의 수분을 증발시킨다. 건조기계 내에 상대습도와 온도에 따라 계란의

표 5-8. 건조란의 조성

조 성	난백분	난황분	전란분
수분(%)	6.5	3.0	3.2
단백질(%)	83.4	30.3	47.2
조지방(%)	0.6	61.8	41.7
당(%)	4.0	1.5	4.1
회분(%)	5.5	3.4	3.8
열량(C)	381	718	611
pH	7.1	6.8	8.7
철(FeO, mg)	0.4	9.1	6.9
칼슘(CaO, mg)	60	280	210
인(PO_4, mg)	110	1,000	770
비타민 A(IU)	0	3,300	2,000
비타민 B_1	0.03	0.42	0.31
비타민 B_2	2.09	0.82	1.84

자료 : 石原과 前川 (1985)

평형도달 수분함량은 달라진다. 건조 초기에는 증발률이 증가하다가 계란의 최종 수분함량에 도달할수록 증발률이 감소하게 된다. 건조방식으로 예전에는 팬건조(pan dry)를 이용하였지만 표면적이 넓지 않아 건조율이 떨어지고 분말이 결정화되는 단점이 있었다.

오늘날에는 난액(卵液)을 노즐(nozzle)로 통해 매우 작은 입자로 만들어 열풍으로 단시간에 건조시키는 분무건조(spray dry) 방식을 이용하고 있다. 구형의 작은 입자는 직경이 24 micron 정도 되며 표면적이 2,500 cm^2/cm^3 만큼 넓으므로 열풍에 의한 수분의 증발률이 매우 높다. 증발률에 영향을 주는 요인으로 온도와 습도, 바람의 세기, 입자의 크기나 표면적 외에도 계란의 비열, 점도, 밀도, 표면장력 등이 있다.

7.2 기능성(functionality) 변화

계란을 건조시키면 기능성(機能性)이 변한다. 건조난분의 기포력(起泡力)은 열과 물리적 충격으로 말미암아 감소한다. 기포형성을 유지하는 오보뮤신-라이소자임(ovomucin-lysozyme) 결합체가 57℃ 이상의 열을 받으면 단백질의 단말기의 개화와 응고에 의해 변성이 일어난다. 이외에도 기포형성에 도움을 주는 오보글로불린(ovoglubulin)이나 제빵제조 시 빵 구조를 유지시켜 주는 오브알부민(ovalbumin)도 건조 중에 열변성을 받는다.

분무건조를 실시할 때 액란이 압력에 의한 펌프작업과 노즐(nozzle) 통과과정에서 물리적인 충격으로 인해 전단력이 강해지고 난단백질이 변성되어 기포력이 저하된다. 또한 분무 전에 계란의 pH가 낮을수록 기포력이 떨어지고 난백에 난황이 0.03% 이상만 혼입되어도 기포력은 급격히 저하된다. 건조난분의 기포력을 유지시키기 위해서 난백건조 시에 난황의 혼입을 막아야 하고, 중성 pH로 유지시키며 구연산 트리에틸(triethyl citrate), triacetin, 황산 암모늄(aluminium sulfate) 등을 첨가한다.

건조난분의 유화력(乳化力)은 오히려 증가하거나 생란에 비해 큰 차이가 없다. 난황과 난백 모두 훌륭한 유화제이지만 난황이 난백에 비해 유화력이 4배 정도 높다. 유화물질은 전란에서 에테르에 녹지 않은 물질로 인지질 단백질(lecitoprotein)이다. 건조난분으로 제조한 마요네즈는 유화형성에서 문제는 없으나 35℃에서 3개월간 저장하였을 때 유화력이 감소된다는 보고가 있다. 건조과정 중에 난 단백질의 열 응고성(凝固性)은 크게 변하지 않는다. 다만 너무 높은 온도로 건조시켰거나 건조제품의 저장조건이 열악하면 용해성(溶解性)이 감소된다. 건조하기 전에 탈당(脫糖)처리를 하지 않으면 마이야르 반응(Maillard reaction)과 포도당-세팔린(glucose-cephalin) 반응에 의해 갈색과 이취가 수반된다.

난백에 있어서 발효작용에 의해 당을 제거한 후 건조를 실시하므로 별 문제가 없다. 그러나 전란분인 경우 난황에 인지질이 많기 때문에 건조 전후와 저장 중에 산화되지 않도록 주의하여야 한다. 전란은 건조 전에 pH 5.5로 조절하여 이취 및 갈색화를 방지하고 건조 후 산소와 접촉으로 인한 산화를 막기 위해 이산화탄소를 주입하여 포장하는 것이 좋다. 전란분에 다시 설탕이나 옥수수시럽 등을 첨가하면 이취를 방지할 수 있다.

정상적인 상태에서 건조와 저장을 실시하면 단백질이나 비타민과 같은 영양가는 파괴되지 않는다. 그러나 저장여건이 열악하면 영양소가 파괴되거나 감소될 수 있다. 보통 난분이 향기가 좋은 상태로 유지되면 영양소도 유지된다고 할 수 있다. 색택은 난백의 경우 탈당시키지 않으면 마이야르 반응에 의한 갈색을 띠지만 탈당작업을 끝낸 후에 건조시키므로 엷은 갈색을 띤다. 전란이나 난황분은 건조나 저장기간 중에 변색되지 않지만 저장중 과도한 산화반응이나 고온처리에 의해 회백색(bleach)으로 변할 수 있다.

7.3 기타 품질의 변화

건조시킬 때 과도한 열을 가하면 난황에서 점도(viscosity)가 문제가 된다. 온도가 증가할수록 점도증가에 의해서 단백질의 용해도가 저하된다. 예를 들어 분무건조기의 출구 온도가 60℃일 때 난황의 점도는 3,000 cp이고 용해성 질소량은 95.4%이나, 출구온도가 107℃이면 점도가 80,000 cp로 용해도 질소량이 39.6%로 급속히 감소한다. 건조난분은 수분증발 과정에서 지질과 단백질의 균형이 깨어지기 때문에 그들의 고유한 성질을 지니면서 건조시키기는 어렵다. 특히 난황에는 불포화도가 높은 인지질이 다량 함유하고 있으므로 저장기간 중에 산패되기 쉽다.

인지질 중에서 세팔린(phosphatidylethanolamine, phosphatidylserine)이 레시틴(phosphatidylcholine)보다 100배 이상 산패가 빠르다는 보고가 있다. 건조상태에서는 수분활성도(water activity)가 낮기 때문에 미생물의 생육이 불가능하지만 저장조건이 열악해서 상대습도가 높은 곳에 두면 건조란에 흡습현상이 일어나고 곰팡이가 생기게 되어 오염될 가능성이 있다. 건조처리를 하기 전에 난황이나 전란은 액상태에서 가열처리를 하지만 난백의 경우 건조상태의 고온에서도 안정할 뿐 아니라 살모넬라를 잘 죽이므로 분말상태에서 가열살균을 실시한다.

7.4 건조 시 첨가제의 역할

계란의 건조과정 중에 수분이 증발되고 열에 의해 단백질이 변성되므로 신선란이 가지는 고유의 성질이 상실된다. 그러므로 당, 소금, 기포증진제, 유동제, 유화제 등을 첨가하여 이러한 변성을 최소화시킨다. 당은 전란이나 난황을 건조할 때 기포력 향상과 향기 증진 목적으로 첨가된다. 건조에 따라 난황의 저밀도지질단백질의 구조가 수분증발로 파괴되는데, 당이 수분결합을 유지하도록 관여한다. 또한 당의 첨가로 향기 증진에도 기여한다. 전란과 난황에 기포력 유지를 위해 10%, 향기 증진 목적으로 5% 정도 첨가한다. 난백의 경우에는 당이 열변성을 막지 못하고 기포력 형성에도 기여하지 못하며 때로는 갈색을 유발시키기 때문에 사용하지 않는 것이 좋다.

소금은 건조 난황이나 전란에서 당과 동일한 기포력 유지 효과를 발휘한다. 그러나 소금을 첨가하면 지질의 산화를 촉진시켜 이취나 산패 문제가 있으므로 현재에는 많이 쓰이지 않고 있다. 기포를 증진시키기 위해서 소금대신 기포증진제를 난백에만 사용한다. 미국의 경우 FDA에서 인정하는 기포증진제로 sodium lauryl sulfate, 구연산트리에틸(triethyl citrate), triacetin, sodium deoxycholate 등을 고형분량의 0.1% 만큼 사용하도록 되어 있다.

이외에도 sodiumhexameta phosphate, acetyl methyl carbinol, 카프르산(capric acid), sodium diacetate, calcium stearyl-2 lactylate 등이 기포증진에 효과가 있다. 난액이 노즐을 통해 쉽게 이동하여 분무시키기 위해서 유동제(流動劑)의 첨가가 필요하다. 유동제의 역할은 난액의 작은 입자 표면을 피복시켜서 이동을 쉽게 하는 것이다. 난 건조를 위해 쓰이는 유동제로 silicon dioxide 1%나 silicoaluminate 2%를 첨가한다. 이외에도 난분의 유화 능력을 향상시키기 위해 모노스테아르산 글리세린(glyceryl monostearate), glyceryl dioleate, polyxyethylene, sorbitan mono-oleate 등을 사용하기도 한다.

7.5 건조설비와 저장

난액의 건조설비는 그림 5-5에서와 같이 공기가 흡입되어 여과막을 통해 정화된 후 가열장치에 의해 뜨거운 공기가 확산되게 되어 있다. 다른 입구에서는 난액이 펌프(pump)를 통해 노즐에 이르면 매우 미세한 입자가 분무되어 열풍과 만나 수분이 증발되고 고형분이 아래로 떨어지게 된다.

상품화된 건조란의 종류를 보면 건조 난백, 건조 전란, 건조 전란이나 난황에 당을 첨가한 것, 스크램블드에그(scrambled egg)와 같이 특별히 제조된 난제품용 건조란 등이 있다. 건조란은 수분을 증발시켰으므로 제품의 수분활성도가 낮아 미생물의 오염에는 문제가 없으나 이미 오염된 난액을 살균처리 하지 않고 건조했거나 저장환경이 열악하면 미생물이 성장할 수 있다.

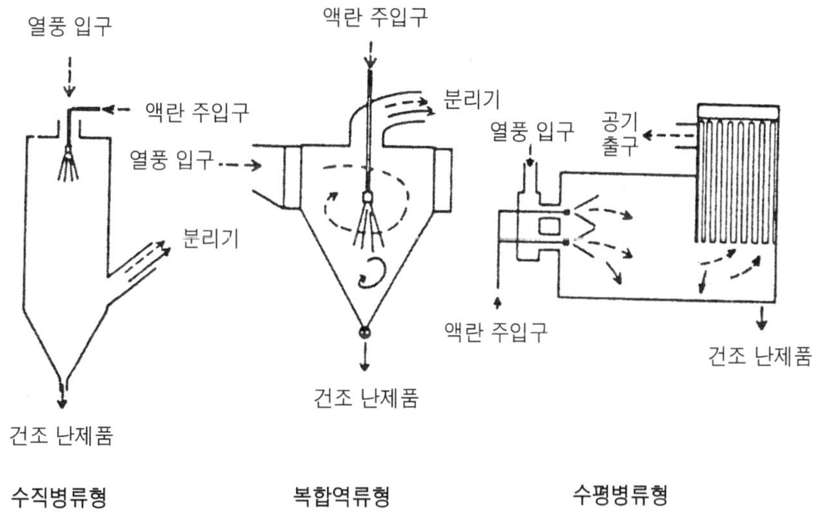

그림 5-5. 건조 난제품을 제조하기 위해 사용되는 분무건조기의 종류

(Bergquist, 1990)

일반적으로 미생물 성장 가능성보다 난황이나 전란에 함유된 지질(脂質)때문에 산패(酸敗)로 변색이나 이취발생 가능성이 더 높다. 각 건조 제품별 저장 특성을 보면 건조 난백은 탈당을 시켰으므로 상온에서 장시간 저장이 가능하다. 전란이나 난황분은 지질이 함유되었기 때문에 저장기간이 비교적 짧다.

탈당(脫糖)을 하지 않은 전란은 상온에서 1달, 냉장고에서 1년 동안 저장이 가능하고, 탈당한 전란은 상온에서 1년이 가능하지만 산패를 방지하기 위해 이산화탄소나 질소가스를 주입한 포장이 필요하다. 탈당하지 않는 난황은 상온에서 3달, 냉장에서 1년, 탈당처리한 난황은 상온에서 8달, 냉장에서 1년 이상 저장이 가능하다. 난황은 전란에 비해 당 함량이 낮고 pH가 낮기 때문에 갈색화 반응이 서서히 일어난다. 탈당한 경우는 변색보다는 산패에 의한 이취가 발생하기 쉽다. 전분과 같은 당을 첨가한 건조란은 일반적으로 상온에 1년, 냉장에서 2년 이상 보존이 가능하다. 장기간 보존하면 갈색화 반응이 일어나지 않으나 산패에 의한 이취가 발생하기 쉽다.

건조란이 상대적으로 장기간 보관할 수 있어도 화학적 변질이 진행되기 때문에 미국에서는 21.1℃ 이하의 어두운 곳에서 보관하도록 규정하고 있다.

참고문헌

1. Anellis, A., Lubas, J., and Rayman, M. M. 1954. Heat resistance in liquid eggs of some strains of the genus Salmonell. *J. Food Sci.* 19:377-395.
2. Bergquist, D. H. 1990. Egg Dehydration. In: Egg science and technology. 3rd(ed.), Stadelman, W. J., and Cotterill, O. J(eds.), Food Products Press, New York. USA, p. 285-323.
3. Brown, S. L. and Zabik, M. E. 1967. Effect of heat treatments on the physical and functional properties of liquid and spray-dried albumen. *Food Technol.* 21:87-92.
4. Chen, T. C. 1976. Improvements of liquid egg products. *Poultry Sci.* 55:2019-2020.
5. Clinger, C., Young, A., Prudent, I., and Winter, A. R. 1951. The influence of pasteurization, freezing, and storage on the functional properties of egg white. *Food Technol.* 5:166-170.
6. Cotterill, O. J. 1990. Freezing egg products. In: Egg science and technology. 3rd(ed.), Stadelman, W. J., and Cotterill, O. J(eds.), Food Products Press, New York. USA, p. 217-242.

7. Cotterill, O. J. and Bassett, H. J. 1976. Emulsifying properties of salted yolk after pasteurization. *Poultry Sci.* 55:544-548.

8. Cunningham, F. E. and Lineweaver, H. 1965. Stabilization of egg white proteins to pasteurizing temperatures above 60℃. *Food Technol.* 19:1442-1447.

9. Froning, G. W., Peters, D., Muriana, P., Eskridge, K., Travnicek, D., and Summer, S. S. 2015. International egg pasteurization manual. American Egg Board, USA.

10. Johnson, T. M. and Zabik, M. E. 1981. Gelation properties of albumen proteins, singly and in combination. *Poultry Sci.* 60:2071-2083.

11. Joslin, R. P. and Proctor, B. E. 1954. Some factors affecting the whipping characteristics of dried whole egg powders. *Food Technol.* 8:150-154.

12. Kim. K. and Setser, C. S. 1982. Foaming properties of fresh and of commercially dried eggs in the presence of stabilizers and surfactants. *Poultry Sci.* 61:2194-2199.

13. Kline, L. 1964. Properties of yolk-containing solids with added carbohydrates. J. *Food Sci.* 29: 693-709.

14. Palmer, H. H., Ijichi, K. and Roff, H. 1970. Partial thermal reversal of gelation in thawed egg yolk products. *J. Food Sci.* 35:403-406.

15. Reinke, W. C. 1967. Investigations on egg yolk gelation. Ph. D. Thesis, Cornell Univ., Ithaca, NY, USA.

16. Seideman, W. E., Cotterill, O. J. and Funk, E. M. 1963. Factors affecting heat coagulation of egg white. *Poultry Sci.* 42:406-417.

17. Sugihara, T. F., Ijichi, K., and Kline, L. 1966. Heat pasteurization of liquid whole egg. *Food Technol.* 20:100-107.

18. Swartzel, K. R., Ball, Jr. H. R., and Hamid-Samini, M. H. 1989. Method for the ultrapasteurization of liquid whole egg. U.S. Patent No. 4,808,425.

19. USDA. 1969. Egg Pasteurization Manual. ARS 74-48. pp. 9.

20. Wong, Y. C., Herald, T. J., and Hachmeister, K. A. 1996. Comparison between irradiated and thermally pasteurized liquid egg white on functional, physical and microbiological properties. *Poultry Sci.* 75:803-808.

21. 石原良三, 前川重樹. 1985. 卵の 一次加工. 卵. 淺野悠輔, 石原良三(編者). 光琳. 東京. 日本.

22. 유익종, 이성기, 김영붕. 1989. 난백의 열감수성에 관한 연구. II. 금속염의 첨가와 pH가 난백의 열감수성에 미치는 영향. 한국가금학회지 16:17-22.

23. 中江利孝. 1986. 乳.肉.卵の科學, 特性と機能.

24. 축산물의 가공기준 및 성분규격. 2015. 식품의약품안전처.

제 6 장

계란 가공식품과 이용

계란의 이용범위를 보면 전통적으로 2차 가공식품이나 조리식품으로 많이 활용되어 왔다. 영양식품으로서의 활용 외에도 계란은 예술품이나 장식품, 의약품과 같은 생물산업에서 이용되어 왔다. 최근에는 계란을 이용한 고부가 가치화의 노력으로 첨단기술의 도입이나 생리활성 물질의 추출을 계속적으로 연구하고 있으며, 제한적이나마 일부 제품을 개발하여 출시하고 있다.

1. 계란 가공식품

1.1 삶은 계란

가장 간편하게 이용하는 것이 삶은 계란이다. 삶는 과정에서 파란(破卵), 탈각성질(脫殼性質), 난황이 내부 중심에 있는지 여부, 난황의 변색 등이 품질을 결정하는 중요한 요인이다. 삶는 과정에서 파란율을 줄이려면 난각(卵殼)이 단단한 것을 사용하여야 하고, 고압가열보다 상압가열을 실시하여야 한다. 끓는 물에 직접 넣거나 물의 가열속도가 너무 빨라서 물의 온도와 난각 내의 난황온도와의 차이가 클수록 파란율이 증가한다(표 6-1).

가열 중에 가장 온도 차이가 심할수록 파란율과의 상관계수가 0.96으로 나타났다. 또한 너무 오래 저장하여 기실(氣室, air cell)이 커지면서 파란율이 높아진다. 파란율의 방지를 위해 너무 뜨거운 물에서 직접 계란을 넣지 않고 미지근한 물에 미리 담그어 서서히 온도를 올린다. 삶는 방법은 다양하지만 완숙란일 경우 계란을 찬물에 넣고 보통 90℃까지 물의 온도를 높인 다음 15분간 방치시키는 것이 좋다. 실험적 방법으로 난각에 작은 구멍을 내면 파란율이 줄어든다는 연구도 있다. 삶은 후에 탈각(脫殼) 여부는 난백의 pH와 관련이 깊다.

표 6-1. 가열중 물과 난황과의 온도 차이에 의한 계란의 파손율

온도 증가율 (℃/분)	가열중 온도차		파손율(%)
	최대(℃)	평균(℃)	
0.5	5.9	3.2	4.5
1.0	10.9	7.0	9.3
2.0	21.6	13.9	15.4
4.0	29.4	15.9	20.3
6.0	39.0	18.1	38.6

자료 : 이 (1989)

난백의 pH 8.9 이상이면 껍질이 잘 벗겨지고, pH가 중성이나 산성이면 벗겨지기가 어렵게 된다. 보통 산란 직후 난백의 pH는 7.6으로 중성에 가깝기 때문에 신선란을 삶으면 탈각시키는 데 문제가 발생한다. 그러므로 산란 후 시간이 경과할수록 난각 내의 이산화탄소가 외부로 방출되면서 pH가 증가한다. 저장온도가 높거나 저장시간이 경과될수록 pH가 더 빨리 증가하므로 탈각도 그 만큼 쉬워진다(표 6-2).

일반적으로 신선란을 15℃에서 2일간 두어 pH 8.7～8.9이 되도록 하거나 신선란을 50℃에서 24시간 둔 후에 삶으면 탈각이 잘 된다. 실험적인 방법으로 수산화암모늄(ammonia hydroxide)을 10분간 씌우거나 산란 1～2일 후에 소금 1～10%를 넣고 삶으면 탈각효과가 있다. 또한 난각에 미세한 구멍을 내거나 100 krad의 방사선(radiation)을 쬐면 탈각이 잘 된다. 삶은 계란의 노란자는 가끔 흑변 또는 녹흑색으로 변한다. 이는 난황 속에 있는 철(Fe)이 난백에 있는 황화수소(H_2S)와 열에 의해 반응하여 황화철(FeS)을 형성시키기 때문이다.

난황의 변색은 pH가 높거나 너무 장시간 가열하거나 고온고압에서 가열할수록 심하게 일어난다. 식용 산화제를 첨가하면 변색을 어느 정도 줄일 수는 있지만 예방적인 가열방법이 더 중요하다. 형성된 흑변을 상온에 방치하면 산화에 의해 회갈색으로 변하기도 하고, 초란(pickled egg) 제조를 위해 탈각후 산성용액에 담그면 유기산과 평형을 이루어 본래의 색으로 되돌아온다. 탈각 후에도 삶은 계란의 난황은 계란의 중심부에 위치하고 난백은 단단하고 표면이 매끄러워야 하며 탈각과정에서 상처를 입으면 안 된다. 난황을 중심부로 두기 위해 둔부를 위로 첨부를 아래로 하여 삶으면 좋다. 품종에 따라 차이가 있으나 신선한 계란일수록 알끈(chalaza)으로 난황을 중심부에 고정시키므로 난황이 계란의 중심부에 잘 위치하며 운송시나 취급할 때 계란을

표 6-2. 삶은 계란의 탈각성과 저장온도와의 관계

저장시간	저장온도에 따른 탈각 정도			
	10~30℃	27℃	40℃	50℃
0	4.7*	5.0	5.0	5.0
5.5	—	3.2	2.8	2.4
19	—	1.2	1.2	0
24	4.2	0.6	0.2	0

* 점수가 낮을수록 탈각이 잘됨.

자료 : Fuller와 Angus (1969)

심하게 흔들지 않도록 주의해야 한다.

난백의 품질은 탈각 정도와 밀접한 관련이 있다. 난각 표면이 매끄럽고 단단하며 터지지 않은 것은 고급 품질로 분류되어 초란(醋卵)용 계란으로 사용되고, 일부 파손된 삶은 계란은 샐러드용으로 이용된다. 삶은 계란의 저장성을 증진시키기 위해 식초에 담그거나 냉동시키기도 하지만 조직이 고무질감으로 변하기 쉽다. 때로는 포장한 후 열탕처리나 가온 가압 살균을 실시하기도 한다.

1.2 재형성 계란(long egg)

삶은 계란을 절단하였을 때 내부의 난황과 외부의 난백이 항상 균일한 크기로 있으면 기호성도 좋고 상품적 가치도 증대된다. 따라서 생계란을 깨어 난황과 난백을 분리한 다음 인위적으로 만든 계란 재형성 틀에 넣어 가열하여 굳힌 제품을 재형성 계란 또는 장란(long eggs)이라고 한다. 형성용 틀은 이 중의 긴 실린더형의 스테인리스관을 사용한다. 외관에 난백액을 넣고 가열한 다음 내관을 제거하고 생긴 구멍으로 난황을 넣어 가열시켜 완성된다. 긴 실린더형의 계란을 수직으로 절단하면 내부의 노란자와 외부의 흰자 크기가 균일한 삶은 계란이 된다. 냉동란을 해동시켜 이용하고자 할 때 제품의 품질을 증진시키기 위해 난백에 구아검(guar gum), 소금, 변성 전분 등을 첨가하기도 하고, 기존 56%의 난황 고형분 대신 46%로 줄여서 사용한다.

1.3 초란(pickled egg)과 조미란(seasoned shell egg)

초란(피클알)은 삶은 계란을 탈각시킨 소형란(40~45g) 중에서 최고의 품질만 선발하여 초저림용액(pickling solution)에 담그어 제조된다. 우리나라에서는 메추리알로도 많이 사용한다. 기본적인 초절임용액의 조성을 보면 3～5% 초산(pH 4)에 소금, 절임용 향신료를 쓰지만, 제품에 따라 붉은 계피, 홍당무주스, 마늘, 세절한 양파, 겨자씨, 설탕, 기타 향신료를 첨가하기도 한다. 절임시간은 수분에서 수주일까지 다양하지만, 보통 1주일 이내에 절임이 완성된다. 뜨거운 절임용액에 담그면 조직이 부드러워지고, 용액에 설탕함량이 너무 높으면 조직이 질겨진다. 제품에 따라 표면이 붉은 색을 띠는 초란이 있는데, 이것은 홍당무주스로 난백 표면에 착색시켜 제조한 것이다. 제조된 초란은 병조림상태로 유통시키며 상온에서 서너 달 동안 저장이 가능하다.

조미란은 계란의 껍데기를 벗기지 않은 상태에서 외부의 양념이 내부로 침투시키면서 동시에 가열처리한 제품이다. 따라서 초란처럼 용액상태에서 포장할 필요가 없어 간편하게 유통시킬 수 있다. 또 일반 찐 계란에는 소금을 따로 준비해야 되나 조

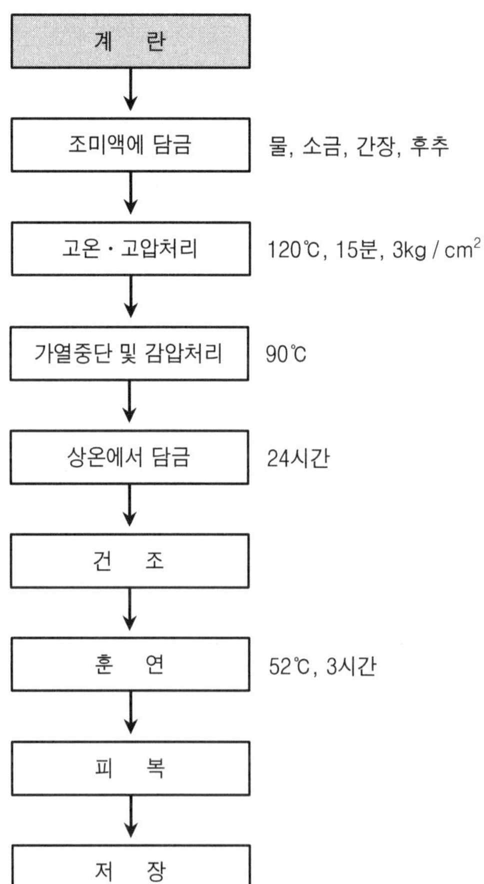

그림 6-1. 조미란의 제조공정(이와 박, 1989)

미란은 내부에 이미 양념이 침투된 상태이므로 직접 껍데기를 벗겨서 먹기 때문에 따로 준비할 필요가 없다.

그림 6-1에서와 같이 제조방법을 보면 난각에 분포되어 있는 기공을 통해 조미액을 고온고압 상태에서 침투시킨 다음 훈연과 기름으로 표면을 코팅한다. 제조공정이 일종의 멸균제품과 비슷하게 고온고압으로 살균하고 나서 열려진 난각기공을 훈연성분이 일부 침투시키면서 구멍을 막게 되고 이어서 목화씨기름과 같은 물질로 코팅을 실시함으로써 상온에서도 3～4개월 이상 유통시킬 수가 있다. 조미액에는 소금, 후추, 간장 등이 기본으로 들어가나 일본에서는 다시마를 넣기도 한다. 그러나 고온고압 처리를 할 때 파란율이 높고, 너무 장시간 가열을 하면 난황의 흑변과 이취가 발생하기도 하기 때문에 가열조건이 중요한 제조기술이라 할 수 있다. 이 외에도 삶은 계란을 탈각하여 조미용액에 일정시간 침지시켜 조미성분이 계란 내부로 침투하게 한 다음에 표면에 묻어 있는 양념 성분을 물로 씻고 건조한 후에 훈연처리한 훈제란(燻製卵)이 있다.

1.4 샐러드(salad)와 데빌드에그(deviled egg)

계란샐러드를 제조하기 위해 삶은 계란을 탈각한 후 상대적으로 품질이 떨어지는 것을 사각형 또는 샐러드형으로 자른다. 직접 샐러드 혼합용으로 이용하기도 하지만, 장기간 보존하기 위해 급속 냉동시켜 -20℃에서 약 6개월까지 보존하면서 이용할 수 있다. 기본적인 샐러드 혼합물제조를 보면 먼저 마요네즈 1컵, 사워크림(sour cream) ⅓컵, 세절한 피망 1 큰스푼, 소금 2 티스푼을 잘 혼합하여 둔다. 잘게 절단한 삶은 계란 대란 12개와 세절한 셀러리(celery) 1½과 후추 ½컵, 양파 ½컵을 이미 만들어 놓은 마요네즈 혼합물과 함께 잘 섞는다. 이 외에도 감자, 마카로니(macaroni), 참치 등을 첨가하여 혼합하기도 한다.

보통 샐러드 혼합물은 냉장에서 3일간 밖에 저장할 수 없다. 그러나 구연산(citric acid)으로 각 원료들의 pH를 낮추어 pH 4.4 이하로 낮게 제조하면 살모넬라 성장을 억제시켜 저장성을 향상시킬 수 있다(표 6-3). 데빌드에그는 삶은 계란을 반절 절단하여 난황을 제거하고 여기에 샐러드 혼합물을 집어넣어 제조한다.

1.5 스카치계란(Scotch egg)

영국 스코틀랜드에서 700년 이상의 역사를 지닌 스카치계란은 운동중 간식으로 먹거나 또는 음료나 술과 같이 먹는 가벼운 식사용으로 널리 소비되고 있다. 기본적인 제조방법은 소시지용 혼합물을 삶은 계란의 외부에 도포하여 빵가루를 묻히고 기름

표 6-3. pH를 낮춘 계란샐러드 배합예

원 료	%	pH
초절임시킨 마쇄한 계란	60.38	5.60
시큼한 샐러드드레싱	15.09	2.85
픽클 조미료	15.09	3.20
수화시킨 건조 양파(2배의 물 첨가)	5.67	6.20
겨 자	3.77	4.00
제조된 계란샐러드(합계)	100.00	4.25

자료: Simmons (1974)

표 6-4. 상업용 스카치계란의 배합예

	원 료	%
소시지 혼합물	분쇄한 돼지나 닭고기	69.4
	조직대두단백	5.9
	분리대두단백	1.6
	물	18.3
	세이지(sage)	0.4
	소시지용 혼합 향신료	0.6
	글루텐	3.7
	소 계	100
밀가루반죽	계 란	40
	우 유	25
	밀가루	35
	소 계	100
빵가루	옥수수빵가루	100

자료: McKinney 등(1983)

에 튀긴 것이다. 표면이 촉촉한 삶은 계란에 글루텐(gluten) 가루를 묻히고 이어서 소시지 혼합물을 도포하면 잘 붙는다. 그 위에 크레이프 반죽(crepe batter)을 묻히고 177℃에서 7분간 기름에 튀긴다(표 6-4). 기름을 뺀 다음 더운 상태에서 먹기도 하고 차거운 상태에서도 먹을 수 있다. 보통 4℃에서 30일까지 저장이 가능하다.

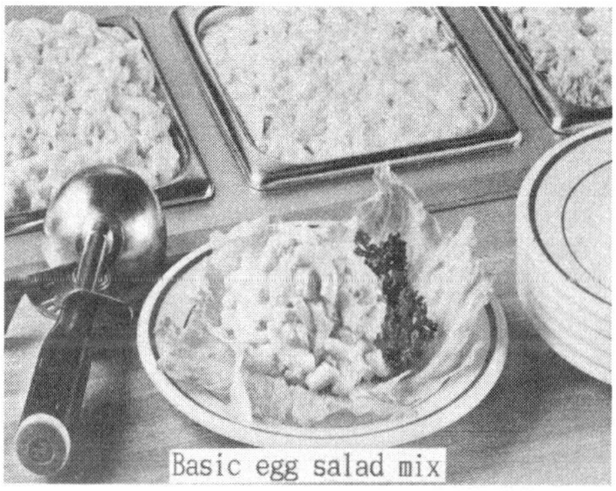

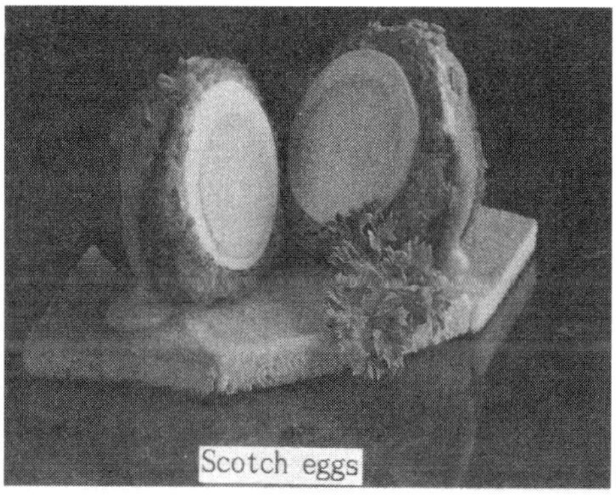

그림 6-2. 샐러드와 스카치계란

1.6 피단(pidan)류

피단(皮蛋)은 원래 중국에서 오리알을 이용하여 붉은 흙, 석회(石灰), 나뭇재(木灰), 소금, 차 등의 혼합물을 1cm 정도의 두께로 난각 표면에 덮어 25~35℃에서 1.5~2개월간 밀봉하거나 냉암소에서 약 5~9개월간 두어 제조한다. 때로는 도포 대신 피단 배합액에 탄산나트륨을 첨가한 용액에 담그어 2주내에 생산하기도 하지만 정통적인 방법은 아니다. 숙성기간 동안 알칼리성 물질이 난각을 통해 난백에 침투되어 투명한 젤(gel)이 형성된다.

너무 오랜 기간을 두게 되면 응고된 난백이 액화되어 상품 가치를 잃게 되므로 적절한 숙성기간이 필요하다. 홍차잎 추출물을 함께 넣으면 난백은 적갈색으로 변하고 향기 증진에도 기여한다. 난황도 고유의 철(Fe)과 난백의 유화수소(H_2S)와 반응하여 유화철(FeS)이 형성되어 색깔이 청홍색 또는 황갈색으로 변한다. 중국에서는 난백과 난황 사이에 송화가루와 같은 결정이 생긴다고 하여 송화단(松花蛋) 또는 채단(彩蛋)이라는 피단류가 있다. 일반적인 피단의 배합예는 표 6-5와 같다. 중국에서는 피단과 제법이 비슷하게 배합하여 1개월간 숙성시킨 힘단(鹹蛋, hueidan)과 식초와 소금의 혼합액에 담그어 난각에 연하게 된 것을 술 찌꺼기와 약간의 식초와 혼합하여 5~6개월 침지한 조단(糟蛋, zoodan)도 있다.

1.7 스크램블드에그(scrambled egg)

스크램블드에그는 기름이 있는 가열판 위에 액란과 우유를 7:3으로 혼합하고 소금과 후추를 넣어 가열한 제품이다. 예를 들면 계란 2개에 우유 10~20 mL, 소금과 후추를 넣고 혼합한다. 열이 달은 프라이팬에 버터를 넣고 이어서 혼합물을 넣어 계속 가열하면 부피가 커진다. 굳어진 제품을 뒤집은 다음 부드러운 커드가 생길 때까

표 6-5.. 피단의 배합예

배합예	생석회	초목회	탄산나트륨	홍차잎	소 금	물
예 1	3kg	20 ℓ	0	300g	1kg	20 ℓ
예 2	800g	6 ℓ	200g	0	150g	2～3 ℓ
예 3	800g	6 ℓ	0	120g	150g	2～3 ℓ

자료 : 大川 (1981)

표 6-6. 스크램블드에그(scrambled egg) 혼합물의 기본 배합예

재 료	액 혼합물		건조 혼합물(%)
	액란(%)	건조란(%)	
전란(액란)	66.3	–	〉51
건조전란	–	17.1	(51)
무지방분유	9.6	10.0	〉30
식물성기름	4.8	5.0	〉15
소 금	0.3	0.3	〈 1
물	19.0	67.6	〈 3
합 계	100	100	100

자료 : USDA (1981)

지 가열하여 완성시킨다. 상업용으로 판매하는 스크램블드에그는 사전에 액란 혼합물을 제조하여 가열하지 않고 포장하여 냉동 저장시킨다. 액란 대신 건조난분으로 사전에 양념이 미리 섞여져 있어 가정에서 조리할 때 물만 섞도록 한 제품도 시판되고 있다(표 6-6).

좀 더 편리하게 가정에서 데워 먹기만 하면 되는 사전 가열한 완제품도 저온에서 시판되고 있다. 스크램블드에그의 품질상 문제가 되는 것은 표면의 유리액즙과 가열 후의 변색이다. 포장하였을 때 표면에 고이는 유리액즙을 방지하기 위해서 1%의 CMC(carboxylmethyl cellulose)를 사용한다. 가열후 철과 황의 결합으로 녹색이 발생하는 경우가 있는데 0.1%의 인산염(monosodium phosphate)이나 구연산을 첨가하

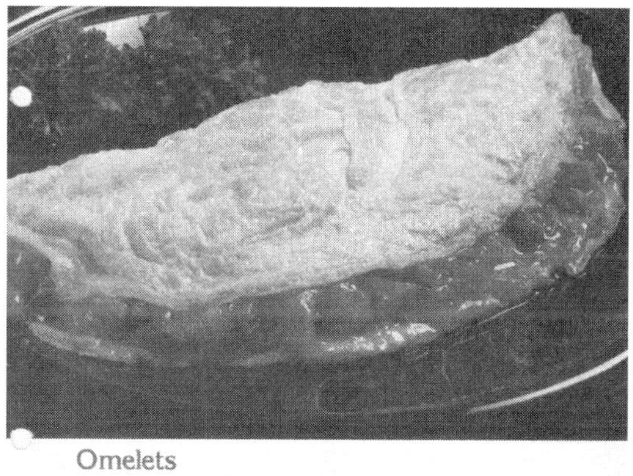

그림 6-3. 오믈렛

면 방지할 수 있다. 최근에는 노란자를 제거하고 대신 식용 색소와 레시틴, 식물성기름과 같은 유화제를 첨가하여 제조하는 경우도 있다.

1.8 오믈렛(omelette)과 프렌치토스트(French toast)

오믈렛은 전란 혼합물을 열판에 가열하여 응고된 상태에서 각종 내용물을 넣고 반절 접어서 완성된다. 기본적인 제조 방법을 보면 대란 2~3개, 물 2~3 스푼, 소금 ¼ 티스푼, 후추 소량을 섞어 혼합물을 만든다.

스크램블드에그 혼합물과 다른 점은 우유 대신 물을 첨가한다는 점이다. 가열한 팬(pan) 위에 버터 1스푼을 넣고 녹인 다음 계란 혼합물을 넓게 깔아서 응고시킨다. 때로는 혼합물 위에 우유나 야채소스를 넣기도 한다. 제품에 따라 치즈, 햄, 양파, 베이컨, 버섯, 썰은 고추와 같은 다양한 속(filling)을 ½컵 정도 넣는다. 다양한 속은 사전에 미리 가열처리하여야 한다. 혼합물 상태에서 냉동하거나 사전에 가열하여 완제품 상태에서 냉동시판하기도 한다. 색깔은 가열방법과 사용한 기름에 따라 노란색이나 흰색을 나타내지만 고급 품질을 유지하기 위해서는 내용물이 촉촉하고 끈적끈적하는 것이 좋다.

프렌치토스트(French toast)는 약 1cm 두께로 절단한 식빵을 전란액에 1차로 담그고, 2차로 오믈렛과 비슷한 혼합물에 담근 다음 기름에 튀겨 제조한다.

1.9 팬케이크(pancake), 크레이프(crepe), 와플(waffle)

계란의 기포력을 이용하여 만든 제품이 케이크이다. 냄비(프라이팬)에서 굽는다고 하여 통상 팬케이크이라고 부른다. 대표적인 케이크에는 엔젤과 스펀지케이크가 있

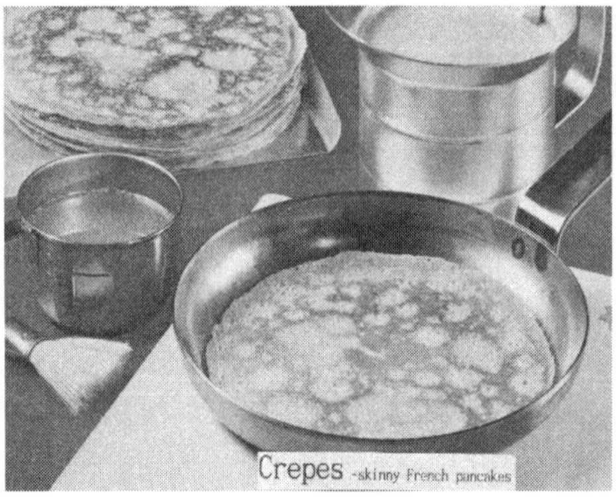

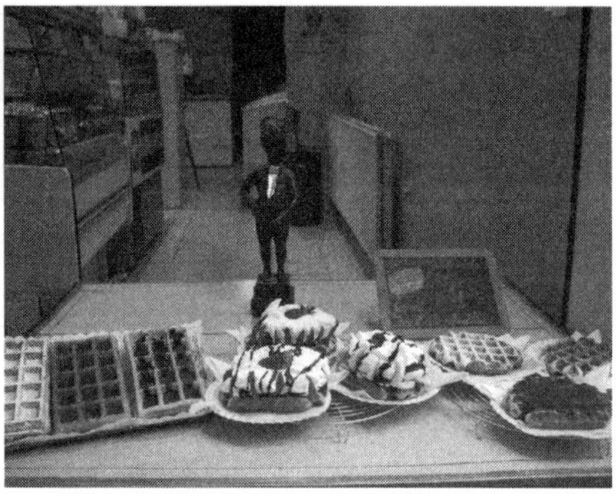

그림 6-4. 크레이프와 와플

표 6-7. 팬케이크의 배합예

원 료	배합예(%)	
	A	B*
전란액	14.66	—
건조 전란	—	4.00
밀가루	19.20	36.00
베이킹파우더	0.93	0.60
소 금	0.93	5.80
버 터	5.33	—
우 유	46.69	—
탈지분유	—	3.00
설 탕	5.86	—
정제된 옥수수겨(corn bran)	6.40	—
옥수수가루	—	50.00
소 다	—	0.60
식용 해초추출물	—	0.30

* 배합분말에 물 또는 우유 75% 첨가

자료: Stadelman 등(1988)

다. 엔젤케이크(angel cake)는 난백만을, 스펀지케이크(spongy cake)는 난황이나 전란을 이용하여 제조한다. 엄밀히 말하면 스펀지케이크는 쇼트닝이나 베이킹파우더가 혼합되지 않는 제품을 말한다. 엔젤케이크는 난백만으로 이용되기 때문에 색깔이 희고 밝다. 팬케이크의 기본 배합예는 표 6-7과 같다. 케이크의 부피는 크레이프보다 크기 때문에 가열시간이 비교적 오래 걸린다. 부피를 보면 엔젤케이크가 11～12 cm, 스펀지케이크가 4～5 cm 정도이다.

크레이프(crepe)는 계란, 소금, 소맥분, 우유, 물에 버터와 기름을 첨가하여 얇게 구운 제품이다. 반죽의 원료조성이나 제조방법은 팬케이크와 같으나 프라이팬이나 스테인리스 스틸 벨트 위에서 얇게 단시간에 굽는다. 얇게 구운 제품을 여러 장 포개어 포장하여 냉동저장한다. 얄팍하게 구워진 크레이프 위에 제품에 따라 야채, 고기, 치즈, 과일, 수산물, 크림, 견과류 등을 넣어 좌우로 잘 접어 직경이 약 2.5cm 크기로 접어서 완성시킨다.

와플은 대부분 냉동상태에서 유통되며 전자레인지에서 간단히 데워 먹는 간편한 음식이다. 배합조성은 팬케이크와 비슷하다. 냉동한 것을 재가열시켰을 때 조직이 부드럽고 밝은 색을 띠어야 질이 좋다. 와플액으로 구울 때 사각형 모형틀을 가장 많이 사용하고 있다.

1.10 수플레(souffle)

수플레는 난황, 소맥분, 버터, 우유를 넣어 잘 혼합하여 가열한 용액에 포립시킨 난백을 넣어 오븐에 구은 제품이다. 대표적으로 치즈 수플레와 야채 수플레가 있으며, 외관이 노란색으로 보기가 좋고 잘 부푼다. 기본적인 제조방법을 소개하면 녹인 버터 ¼컵, 밀가루 ¼컵, 소금 ½ 티스푼, 우유 1컵을 넣고 휘저으면서 서서히 가열하여 끈적한 점질물로 만든다. 제품에 따라 잘게 썰은 치즈 1½컵이나 기타 양념류도 첨가한다. 계란 4개에서 분리한 난백액에 주석영(酒石英, cream of tartar) ½티스푼을 넣고 액이 흘러내리지 못할 때까지 고속으로 균질하여 기포물을 형성시킨다. 노란자는 휘저어서 이미 제조한 점질물과 섞는다. 혼합물을 다시 포립시킨 난백물질과 섞은 다음 알루미늄 호일로 만든 용기에 부어 177℃ 오븐에서 중심온도가 94℃가 도달될 때까지 굽는다.

냉동하였다가 해동하면 수분유리와 부피의 감소현상이 일어날 수 있는데 1%의 CMC(carboxylmethyl cellulose)를 첨가하면 예방할 수 있다. 또한 고급 품질을 유지하기 위해서는 급속냉각과 냉동이 필요하다. 시금치 수플레의 배합예를 보면 표 6-8과 같다.

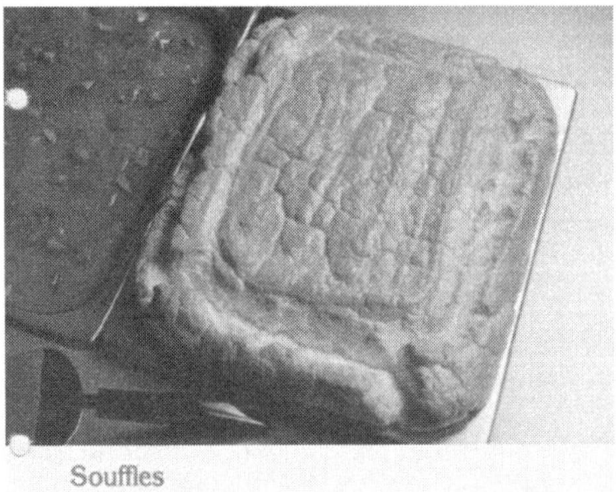

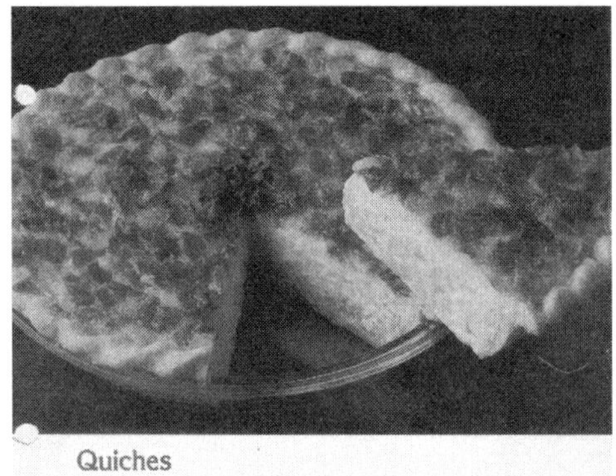

그림 6-5. 수플레와 키시

표 6-8. 시금치 수플레의 배합예

원 료	%
우 유	44.26
가열한 시금치	30.62
전 란	12.91
마아가린	6.45
밀가루	4.72
소 금	0.83
설 탕	0.19
후 추	0.02

자료 : Shemwell (1974)

1.11 커스터드(custard), 키시(quich), 머랭(meringue)

커스터드는 계란, 우유, 설탕, 향신료를 첨가하여 휘저으면서 가열한 제품이다. 커스터드 소스로 알려진 부드러운 소스(stirred custard)와 오븐에 가열하여 젤형태인 단단한 커스터드(baked custard)가 있다. 커스터드는 디저트용으로 먹는 식품이지만 소스나 토핑(topping)용으로도 이용된다. 주로 냉장상태에서만 시판된다.

키시는 간식용 또는 스낵류로 차거나 뜨거운 상태에서 먹는 무가당 커스터드 파이 종류이다. 배합성분으로 계란, 우유와 양념류가 주성분이며 상층에 육류, 닭고기, 야채류을 넣기도 한다. 머랭(meringue)은 난백을 포립시켜 밀가루 파이처럼 만든 다음 그 위에 설탕을 첨가해서 구운 것이다. 계란 1개당 2스푼의 설탕을 넣어 조직이 부드러운 머랭과 계란 1개당 설탕을 4스푼을 넣어 조직이 굳은 머랭이 있다.

1.12 계란음료

계란에 우유나 과일주스를 넣어 믹서기에 갈아 음료수로 마시는 제품이다. 잘 알려진 에그노그(egg nog)는 계란 2개에 우유 470 mL를 넣고 설탕과 기타 향료를 넣어 갈아서 만든다. 때로는 우유대신 크림을 넣기도 하고 여기에 알코올을 넣어 마시기도 한다. 주로 아침 식사 때 따뜻하거나 찬 상태에서 마신다. 시판되는 제품은 혼합 건조분말을 만들어 소비자가 일정량의 물을 희석하여 마실 수 있도록 제조되었다. 또 다른 음료로 계란을 오렌지나 사과주스와 섞어서 만든 제품을 에그픽업(egg pick-up)이 있다. 제조방법을 예로 든다면 비교적 간단하다. 위생적인 생계란 1개와 오렌지주스 ¾컵, 꿀 1스푼을 잘 섞어서 즉시 마시면 된다. 과일주스를 첨가하면 pH가 낮아지기 때문에 저장성이 좋다. 난음료의 품질을 향상시키기 위해 구아검(guar gum)이나 유화 안정제를 첨가하기도 한다.

1.13 유화식품

마요네즈(mayonnaise)는 난황의 수중 오일형(oil-in-water) 유화성질을 이용한 것으로 식물유, 식초, 소금, 향신료 등을 넣고 교반시켜 유화물을 만든 제품이다. 마요네즈는 보통 70% 이상의 지방이 들어 있다. 산과 소금이 있는 환경이기 때문에 미생물의 번식을 억제하여 상온에서도 유통이 가능하다. 고급 아이스크림이나 커스터드 아이스크림에 난황이 사용된다. 난황은 제품의 독특한 향기를 내며 응고점을 변화시켜 점도를 높여 준다.

1.14 축육, 수산, 면제품에 이용

소시지와 햄과 같은 축육제품에 난백을 첨가한다. 축육제품에서 난백은 결착성을 증진시키고 풍미향상에 기여한다. 소시지를 제조할 때 사일런트 카터(silent cutter)에서 유화형성 시에 냉동난백을 넣어 온도증가를 지연시키는 역할까지 한다. 햄을 제조할 때도 픽클용액에 난백을 함께 첨가하게 되면 제품의 젤 강도를 증진시키고 유리수를 방지하며 맛도 증진시킨다. 표 6-9에서 보는 바와 같이 건조 난백을 로인햄에 첨가하였을 때 첨가량이 많을수록 무첨가구에 비해 젤 강도가 증가하였고, 반면 유리수가 감소되었다.

표 6-9. 건조 난백의 첨가에 따른 로인햄의 조직감

항 목		건조난백 첨가량(%)		
		0.5	0.75	1.0
젤 강도(g)		555	722	959
유리수(%)	1시간 후	1.52	1.26	1.12
	2시간 후	2.31	2.03	1.89

자료 : 猪肢 (1984)

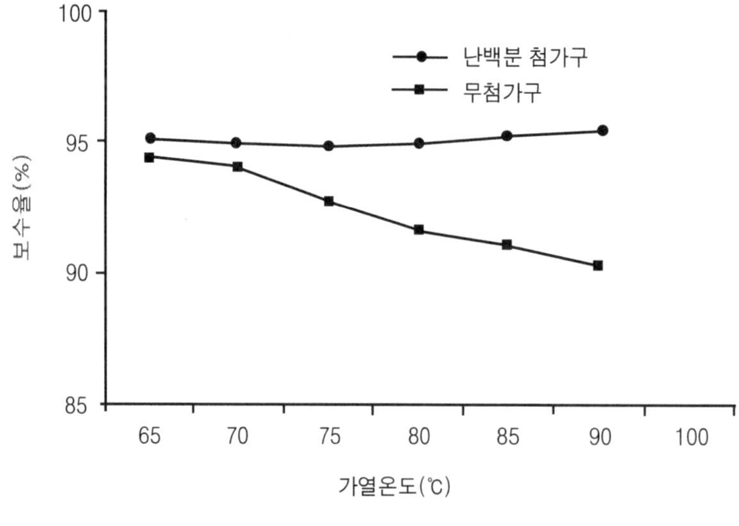

그림 6-6. 돈육 염지혼합물에서 가열온도에 따른 난백분의 보수효과
(淺野와 石原, 1985)

그림 6-6에서도 돼지고기의 세절 혼합육에서 난백을 첨가하면 보수성이 현저히 향상되고 있음을 알 수 있다. 그러므로 난백을 첨가하면 가열에 의해 젤이 형성되고 보수성이나 결착성이 좋을 뿐만 아니라 자체의 향기도 좋고 가열 후에 외관이 우수하다. 어육을 주원료 쓰는 연제품, 어육 햄이나 어육 소시지에서 난백을 첨가하면 결착력이 증가하고 제품을 더욱 하얗게 하여 상품성을 증진시킨다. 가열에 따라 어육 단백질이 열변성되어 젤이 형성될 때 수와리(suwari) 효과를 증대시키고, 가열이 끝난 어육조직의 젤 강도를 더욱 증대된다. 따라서 난백은 조직감을 향상시키고 포장한 연제품에서 발생할 수 있는 유리수(遊離水)를 방지하는 데 기여한다.

표 6-10에서 보는 바와 같이 냉동난백과 건조난백을 연제품(가마보꼬)에 첨가했을 때 광택이 나고 백색도가 증가하였으며, 젤 강도도 증가하여 무첨가구나 물만 첨가한 구보다 품질이 월등히 높았다.

계란이나 난백을 면류에 첨가하면 면의 강도를 조절할 수 있고, 면이 쉽게 끊어지는 것을 방지한다. 서양에서는 마카로니나 스파게티에 전란이나 난황을 첨가하여 색깔과 강도를 조절하고 있다. 일본에서 주로 라면이나 우동과 같은 면제품을 삶을 때 난백은 면이 늘어지거나 엉키는 것을 방지하고, 고형분이 물에 용출되는 것을 방지하여 품질을 개선한다(표 6-11). 난백 성분 중에는 열응고성이 있기 때문에 메밀가루와 같이 결착성이 낮은 전분으로 면을 제조하고자 할 때 난백을 첨가하면 면의 조직감이 좋아진다.

표 6-10. 냉동난백과 건조난백 첨가가 어육 연제품의 품질에 미치는 영향

첨가구		젤 강도	백색도	광택도	관능시험
무첨가구		390	51.6	20.2	6.7
물(%)	5	390	51.6	20.8	6.7
	10	360	52.9	20.4	6.0
	15	280	53.8	18.5	5.7
냉동난백(%)	5	470	51.9	19.9	7.3
	10	460	51.9	19.9	7.3
	15	430	51.9	19.9	7.2
건조난백(%)	5	440	51.6	21.0	7.3
	10	430	51.2	21.0	7.2
	15	380	52.4	21.0	6.8

자료: 猪肢 (1978)

표 6-11. 건조난분 첨가가 라면의 품질에 미치는 영향

항 목	무첨가구	0.5% 첨가구
무게 증가율	215	239
삶은 물의 탁도	110	40
증발 잔사율	11.0	9.0

자료: 中江 (1986)

1.15 에그저키(egg jerky)

계란에 각종 양념과 당, 소금 등을 첨가하여 혼합한 다음 일정한 두께로 성형을 실시한다(표 6-12). 열풍 건조기에 넣고 적당한 조직이 될 때까지 건조를 실시한다. 에그저키는 건조에 의해 수분활성도가 낮춰졌기 때문에 상온에서 오랫동안 저장할 수 있는 제품이다.

1.16. 계란발효유와 에그치즈(egg cheese)

계란을 발효시켜 만든 제품으로 계란발효유와 계란치즈가 있다. 계란요구르트(egg yoghurt)는 난백을 10～40% 첨가하여 발효시키면 기존 우유로 만든 요구르트보다 맛과 조직감이 더 우수하다(Cunningham과 Brant, 1984). 계란치즈는 그림 6-7에서 보는 바와 같이 살균한 저지방 우유에 전란을 50 : 50으로 혼합한 뒤 *Streptococcus*

표 6-12. 에그저키의 배합예

원 료	배합량(g)
균질한 전란	14.8
우스터소스(Worcester sauce)	19.4
간 장	13.0
양파분말	0.9
칠리파우더(chili powder)	1.4
합성조미료(monosodium glutarmate)	0.3
파프리카(paprika)	0.4
쇠고기향(beef flavoring)	5.9
고수풀(coriander)	0.3
검정후추	1.2
검정옥수수시럽(dark corn syrup)	14.1
훈연액	26.6
식물성 조직단백질	61.1
히커리향 소금(hickory-flavoured salt)	0.8

자료 : Lo 등 (1983)

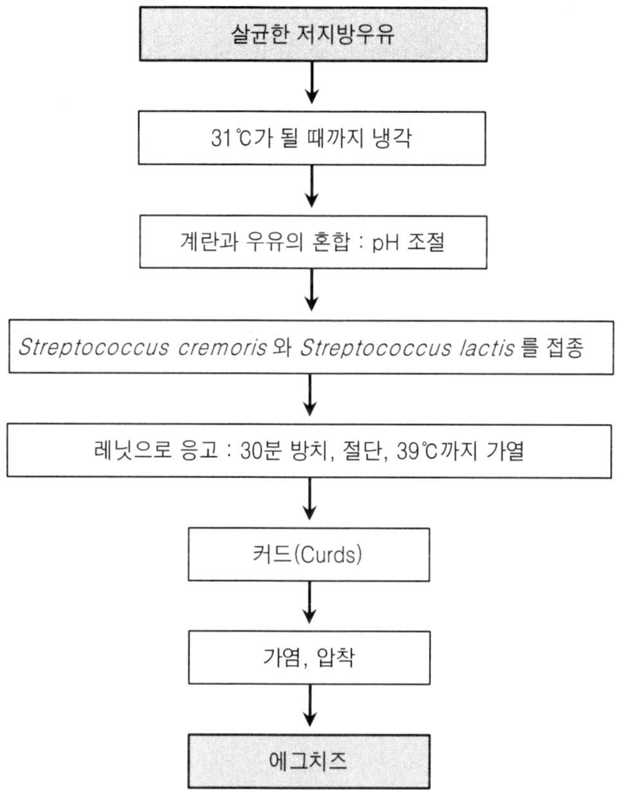

그림 6-7. 에그치즈의 제조공정(Cunningham과 Francis, 1982)

*cremoris*와 *Streptococcus lactis*를 접종하여 발효시킨다. 이어서 레닛(rennet)으로 응고하여 탈수시킨 다음 압착시켜 성형을 실시한다.

1.17. 스낵식품과 가정용 조리

각종 스낵식품에서 계란이 다양하게 사용된다. 이것은 계란이 지니고 있는 풍미, 영양, 기능적 특징, 가격 면에서 유리한 점을 지니고 있기 때문이다. 통상 과자에서 기포력을 이용하여 난황을 가감함으로써 부드러운 쿠키(cookie)를 생산하기도 하고, 색깔도 조절할 수 있다. 산업체에서 과자류를 생산하는 데 기포형성 방법으로 전란을 동시에 사용하는 방법과 난백으로 먼저 기포를 형성시킨 다음 나중에 난황을 첨가하는 방법 등을 쓰고 있다.

아직 산업화가 되지 않았지만 계란을 이용한 요구르트, 저키, 에그링, 계란소시지 제조에 대한 연구가 보고된 바 있다. 특히 단백질의 젤 형성이 잘 되는 어육 수리미와 반대로 젤 형성을 방해하나 색깔과 향기가 있는 난황을 적절히 혼합하면 독특한 조직감이 있는 제품을 얻을 수 있다(이 등, 1988).

우리나라에서도 계란을 이용한 식품으로 계란국, 계란말이, 계란찜, 계란김밥 등 매우 다양하다. 그러나 이들 일부는 단체급식용으로 산업화되고 있으나 대부분은 가정에서 조리수준에 머물러 있는 실정이고, 학문적으로 구체적인 연구가 거의 이루어지지 못하고 있다.

2. 식품외 이용

2.1 생물분야

난백단백질 중에 오브알부민(ovalbumin)은 분자량이 45,000, 라이소자임(lysozyme) 14,600, 콘알부민(conalbumin)은 75,000이므로 전기영동에서 분자량 표준품으로 이용된다. 계란의 난황은 미생물 배지에 좋은 영양소로 알려지고 있다. 특정 배지에서 잘 자라지 않는 미생물도 난황을 소량 첨가하면 잘 자란다는 보고가 있다. 특히 난황은 *Clostridium perfringens*의 배지와 *Staphylococcus*의 동정 목적에 이용되는 TPEY(tellurite polymyxin egg yolk) 배지 등에도 이용되고 있다.

액상 계란뿐 아니라 건조 난백과 난황, 응고된 난백이나 전란, 계란에 육추출물과 혼합물, 부화중 병아리 조직이나 추출물 등이 배지용으로서 상업적으로 이용되고 있다. 난황은 pH 6.75로 조절하여 숫소의 정액을 보존하는 영양 매체로 이용되어 왔다. 정액을 난황이 함유된 영양매체에 넣어 10℃에서 100시간 저장하여도 동일한 수정능력을 유지할 수 있다. 또한 난황에 구연산 용액을 1 : 1로 희석하면 정액의 보존기간을 연장시킬 수 있다고 한다.

수정란(Fertile egg)은 여러 백신(vaccine) 제조에 쓰인다. 예를 들면 1937년에 발생했던 말의 수면병(sleeping sickness)에 부화중인 병아리(chick embryo)를 이용해 백신을 만들어 치료에 이용하였다. 이와 같이 부화란(embryonated egg)을 이용하여 동물의 각종 질병을 예방 또는 치료하는 의약품을 제조해 왔다.

2.2 동물사료

계란이나 닭 부산물에 양념을 넣어 애완용 동물의 사료용 통조림을 만든다. 최근 애완용 고양이나 개의 사육이 증가함에 따라 소비가 늘고 있다. 계란이 일반 가축에 대한 사료로서의 가치는 매우 우수하지만 신선한 계란을 이용하기에는 비경제적이다. 그러나 할란(割卵)후 남은 난각 폐기물을 이용하거나 계란의 과잉 공급시 이용이 가능하다. 난각의 아미노산 조성은 탈각시킬 때 묻어 있는 난백액의 양에 따라 다르다.

일반적으로 난각 폐기물에는 난백에 비해 라이신(lysine) 함량은 낮지만 프롤린(proline), 히스티딘(histidine), 아르지닌(arginine)이 더 높다. 난각에는 칼슘(Ca) 함량이 높기 때문에 석회암이나 굴 껍질에서 얻을 수 있는 칼슘 대체제로 이용할 수 있다. 그러나 계란 폐기물에는 할란 후 남은 난백액에 각종 부패성 미생물이 생존할 수 있기 때문에 신속한 살균처리와 가공이 뒤따라야 한다.

2.3 비 료

계란 폐기물이나 부화(孵化) 가공장에서 나오는 각종 부산물을 건조시켜 비료로 이용하기도 한다. 건조 난폐기물 성분 중에 난백은 토양을 알칼리화로 전환시키는 데 기여한다. 최근 유기농업의 발달로 계란 폐기물을 정원용 수목의 유기비료로 이용한다. 난각은 토양에 공기를 스며들게 하기 때문에 토양의 pH를 변화시킨다.

2.4 예술품

예술작품에 계란을 이용하기 시작한 역사는 기원전부터 시작되었다. 계란은 종교와 문화에 따라 달리 취급되어졌다. 민족에 따라 계란은 신념, 미신, 마술, 순종, 악마, 환생, 생명 등을 상징하였으므로 이에 따른 예술적 장식을 달리하였다. 어떤 나라에서는 식용으로 금지한 적도 있고, 고대 이집트에서는 출산과 관련한 상징물로 여겨 사원에 보관하면서 임신을 기원하기도 하였다. 계란의 장식은 계란 표면에 그림을 그리거나 긁어 무늬를 내서 염색을 하고 왁스를 칠하여 완성하였다. 난각 조각을 뜯어 접착시키는 모자이크(mosaic)도 있고, 난황에 각종 색소를 섞어 유화시켜 그림을 그렸다. 난황을 이용한 유화는 건조가 빠르고 색택이 안정하여 널리 이용되어 왔다.

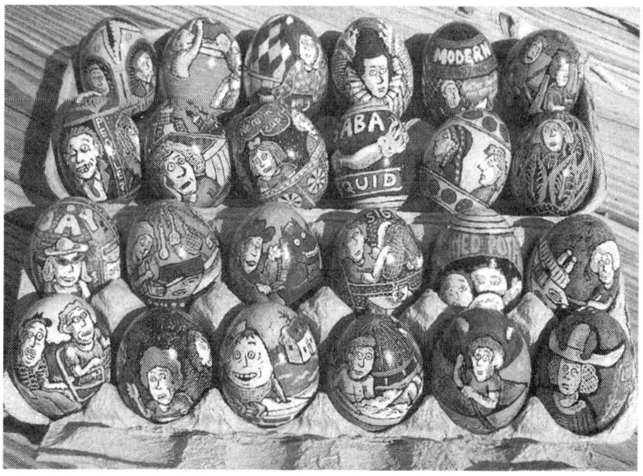

그림 6-8. 계란 표면에 그린 그림

2.5 화장품

계란은 머릿결을 깨끗하게 하고 윤이 나며 부드럽게 만든다. 피부에도 탄력을 유지시켜 주고 깨끗하게 해주는 역할을 한다. 그러므로 계란은 샴푸나 화장용 비누의 원료로 이용되고 마사지용 에그오일(egg-oil)로 제조되어 시판되고 있다.

2.6 기 타

예전부터 계란을 이용하여 사진제판 제조, 잉크 제조, 방추형 인공섬유 제조, 모직물이나 가죽의 착색제 등에 이용되었다. 그러나 오늘날 화학적 물질과 기술 개발로 기존 계란보다 경제적이고 효율이 좋은 것으로 대체되었다. 특히 흥미로운 것은 썩힌 계란을 이용하여 가축의 추방제나 유인제로 사용하기도 하였다. 발효된 계란의 강력한 냄새는 주로 휘발성 지방산 때문이다. 이 냄새를 맡으면 사슴은 도망가고 늑대는 접근한다고 한다. 실제 미국 루이지애나 주의 콩밭에 발효시킨 계란과 물을 희석한 것을 분무해서 야생 사슴의 접근을 막았다고 한다.

3. 고부가가치화를 위한 신기술 개발

최근에 계란을 이용하여 고부가가치화를 위해 의약, 생리학, 식품첨가제용으로 쓰이는 정제물질을 추출하거나 영양물질이나 기능성을 변형시키는 신기술을 개발하고 있고, 일부는 산업화하고 있다.

3.1 라이소자임(lysozyme)과 아비딘(avidin)

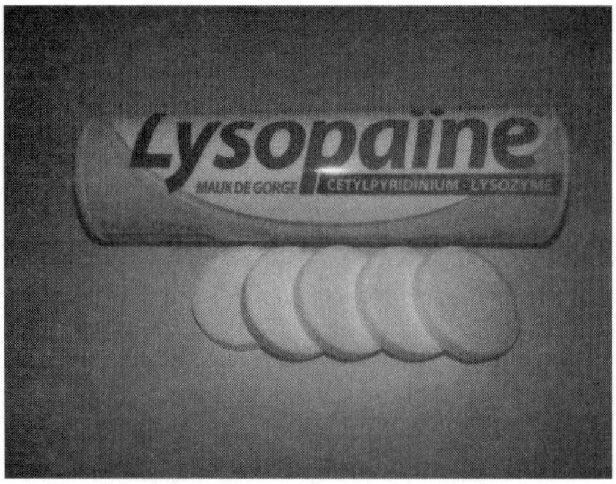

그림 6-9. 의약품으로 시판되고 있는 라이소자임

표 6-13. 이온교환크로마토그래프에 의한 라이소자임의 추출

수지명	추출작업 여건*			회수율(%)	역가(U/g)
	수지부피 팽창	컬럼의 막힘	수지의 재생		
Dowex MSG-1	+	+	+	15	30,500
Amberite IRP-64	-	—	-	50	32,000
CM Sephadex C-25	—	-	-	80	36,000
Duolite C-464	+	+	+	95	30,000

*+ 긍정적, - 부정적.

자료 : 이 등(1989)

라이소자임은 이미 오래 전부터 추출, 정제방법을 통해 상업화에 성공하여 시판하고 있다. 표 6-13에서와 같이 이온교환 크로마토그래프 중에서 Duolite C-464 수지로 라이소자임을 추출하면 역가는 약간 떨어지지만 추출작업의 여건이 좋고 회수율도 높다. 계란에 들어 있는 라이소자임의 효소역가는 40,000~50,000이나 추출하는 과정에 30,000~40,000으로 약간 감소하지만 정제과정을 통해 증진시킬 수가 있다. 라이소자임은 산과 열에 강하고 알칼리에서 불안정한 것이 특징이다.

라이소자임의 중요한 기능은 그람양성균의 세포벽을 가수분해시켜서 사멸시키는 작용을 한다. 또한 면역 용균촉진, 백혈구의 식균능력을 증대, 면역 증강작용, 항생물질 증강, 염증에 의해 손상된 조직복구를 촉진, 농점액의 분해배출 촉진, 출혈억제 등 여러 약리작용을 하기 때문에 축농증이나 만성 비염, 호흡기 질환의 치료제로 이용되고 있다. 또한 난백의 구성성분이기 때문에 인체에 무해한 천연식품 보존제로 이용되고 있다. 그러나 모든 균에게 항균력이 있는 것이 아니므로 식품 보존제로 개발하기 위해서는 상승효과가 있는 다른 원료와 조합기술이 필요하다(표 6-14, 6-15).

아비딘은 라이소자임 함량의 1/100 정도 들어 있고, 난백 중량 기준으로 0.05% 만큼 함유하고 있다. 원래 아비딘은 바이오틴(biotin)과 결합하기 때문에 인체에서 비타민 흡수 이용 능력을 방해하는 독소인자로 알려졌다. 구조를 보면 4분자로 이루어진 복합체로 1분자당 1분자의 바이오틴을 결합하는 성질이 있다. 아비딘은 바이오틴의 결합 성질을 이용하여 현대 생물학 분야와 의학에서 진단시약, 흡착수지 등에 매우 다양하게 이용되고 있고, 앞으로 활용 가능성은 더 늘어날 전망이다. 특히 항원항체 반응의 약 100만 배 이상 선택적으로 결합 능력을 발휘하기 때문에 최근에 면역과 세포막 연구용 시약으로 개발되고 있다.

표 6-14. 난백 라이소자임에 대한 미생물별 항균력

강력하게 억제시키는 균	보통 억제시키는 균	억제효과가 없는 균
Bacillus stearothermophilus	*Bacillus cereus*	*Clostridium butyricum*
Clostridium thermosaccharolyticum	*Campylobacter jejuni*	*Clostridium perfringens*
Clostridium tyrobutyricum	*Clostridium botulinum* types A, B, C.	*Escherichia coli* 157 : H7
	Listeria monocytogenes	*Klebsiella pneumoniae*
	Yersinia enterocolitica	*Salmonella typhimurium*
		Staphylococcus aureus
		Staphylococcus aureus

자료 : Johnson (1994)

표 6-15. 라이소자임과 글라이신을 첨가한 배지*에서 *Lactobacillus plantarum*의 성장억제율(%)

글라이신(%) (glycine)	라이소자임(ppm)				
	0	40	80	120	200
0	0	1	4	15	30
0.2	1	2	4	34	77
0.5	15	20	44	77	100

*32℃에서 2일 저장

자료 : 이 등 (1992)

3.2 인지질류 - 난황유, 레시틴(lecithin)

난황유는 다량의 인지질이 들어 있기 때문에 추출하여 강정식품으로 이용되고 있다. 다량의 인지질을 수집한 것을 통상 난황유라고 한다. 이미 언급했다시피 난황 인지질은 다량의 불포화지방산을 함유하고 있고, 그 인지질 중에서 대두 인지질과 조성면에서 차이가 있다. 표 6-16에서 보는 바와 같이 난황 인지질에는 대두 인지질에 비해 올레산과 고도불포화지방산이 더 많이 들어 있다. 또 난황과 대두 인지질은 함유된 종류와 조성이 다르다. 표 6-17과 같이 phosphatidylcholine이 73%, phosphatidylethanolamine이 15%로 대부분을 차지한다.

표 6-16. 난황과 대두 인지질의 지방산 비교

지방산	난황 인지질(%)	대두 인지질(%)
팔미트산(C16 : 0)	28.9	19.9
팔미톨레산(C16 : 1)	1.7	–
스테아르산(C18 : 0)	15.4	3.9
올레산(C18 : 1)	29.6	12.3
리놀레산(C18 : 2)	13.3	58.0
고도불포화지방산	9.7	5.9

자료 : 淺野와 石原 (1985)

표 6-17. 난황과 대두에 함류된 인지질의 종류

인지질	난황 인지질(%)	대두 인지질(%)
Phosphatidylcholine	73	38.2
Phosphatidylethanolamine	15	17.3
Lysophosphatidylcholine	5.8	1.5
Sphingomyelin	2.5	0
Lysophosphatidylethanolamine	2.1	0.4
Plasmalogen	0.9	0
Phosphatidyinositol	0.6	17.6
Phosphatic acid	0	8.4
N-Acylphosphatidylethanolamine	0	2.0
Phosphatidylglycerol	0	1.2
Phosphatidylserine	0	0.5

자료 : 淺野와 石原 (1985)

이와 같이 난황이 지니는 특성 때문에 대표적인 인지질인 레시틴(lecithin)이나 세팔린(cephalin)을 추출, 정제하여 건강식품 보조용이나 기타 생물학 분야에 이용하고 있다. 그 중에서 레시틴은 난황 속에 들어 있는 인지질의 일종으로 계면활성작용, 침투작용, 불포화지방산 함량이 높아 혈류관계의 질병을 예방, 치료하는 작용, 강정식품

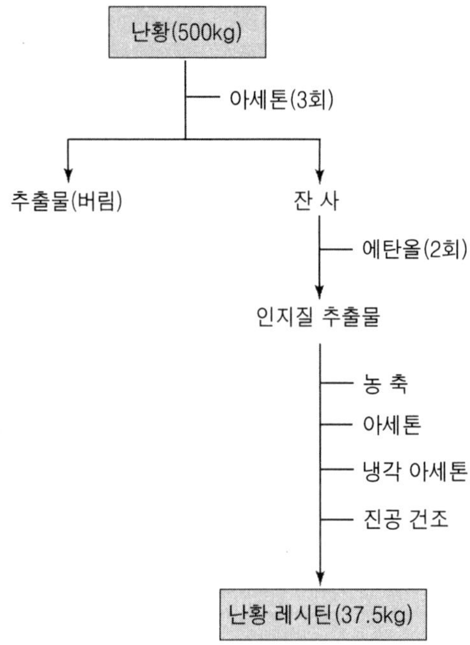

그림 6-10. 난황 레시틴의 제조공정(Juneja 등, 1994)

으로 이용된다. 레시틴의 추출방법을 보면 그림 6-10에서와 같이 500 kg 난황을 1 ℓ 아세톤(acetone)에 잘 섞어 상온에서 1시간 동안 방치한 후 여과시킨다. 이 때 아세톤과 함께 추출된 것은 대부분의 중성지질과 색소이기 때문에 버린다. 인지질이 포함되어 있는 응고물을 다시 아세톤으로 3회 씻어 버린 다음 에탄올(ethanol)에 녹여서 1시간 동안 방치한 후 여과시킨다. 다시 한 번 에탄올로 추출하여 혼합물을 질소가스가 있는 감압 농축기에서 농축시킨다. 진공상태에서 건조시킨 37.5kg의 최종 레시틴을 얻을 수 있다.

3.3 난황 콜레스테롤 저감기술

최근 계란섭취가 심혈관질환에 영향을 미치지 않는다는 과학적 사실이 매스컴을 통해 발표되었지만 지금까지 콜레스테롤을 낮추는 연구를 해왔었다. 난황에 있는 콜레스테롤을 낮추는 방법은 두 가지로 분류될 수 있다. 우선 닭으로부터 사료조성을 변화시키거나 콜레스테롤의 흡수, 배설 및 합성과정을 저해시키는 약물을 닭에게 투여한다거나 혹은 닭의 품종이나 계통을 유전적으로 선발, 개량하거나 산란주기, 나이, 계란의 크기 등을 관리하는 방법이다. 또 다른 방법은 할란시킨 난황에서 콜레스테롤을 제거하기 위해 흡착제, 식물성기름, 효소, 용매 및 초임계 액체 등을 직접 처리하

표 6-18. 초임계 이산화탄소 추출법을 이용하여 난황분에서 콜레스테롤을 제거

처 리	콜레스테롤 (mg/g)	Phosphatidyl-ethanolamine(mg/g)	Phosphatidyl-choline(mg/g)
무처리구	18.5	27.8	182
163 atm/40℃	15.5	30.8	105
283 atm/45℃	13.3	35.2	239
306 atm/45℃	6.4	46.5	326
374 atm/55℃	6.3	44.1	328

자료 : Froning (1994)

는 것이다. 사양방법은 매우 노동집약적이며 제거율이 30～50%로 낮은 단점이 있다. 할란상태에서 제거방법은 제거율이 80～90%로 높은 편이지만 인체에 안정성의 문제와 관능적인 품질이 저조해지는 단점이 있다(이 등, 1993).

또한 추출공정의 복잡성, 상품으로서 경제성 등에서 문제점으로 지적되고 있다. 표 6-18에서 보는 바와 같이 분무 난황분을 초임계 이산화탄소 추출법으로 처리한 결과 온도와 압력이 높을수록 많은 양의 콜레스테롤이 제거되고, 반면 phosphatidyl-ethanolamine과 phosphatidylcholine은 다량 회수할 수 있었다. 김 등(1996)도 반응표면 분석법에 의하여 얻어진 aqueous extraction 최적 조건하에서 식용유, 담즙염(bile salt), 단백질분해효소를 이용하여 난황에서 콜레스테롤을 97%까지 분리시켰다고 보고한 바 있다.

3.4 포스비틴(phosvitin) 추출

포스비틴은 난황에 존재하는 인(P)이 결합된 인당단백질(phosphoglycoprotein)로서 철과 강하게 결합되어 있고, 양이온 금속인 Fe^{2+}, Ca^{2+}, Mg^{2+}을 강하게 흡착하기 때문에 금속이온 봉쇄자로서 항산화성을 지니고 있다. 또한 유화제로서 중요한 역할을 한다. 추출방법의 개요는 그림 6-11과 같다.

난황을 물에 씻은 다음 여과지에 조심스럽게 난황막 표면에 붙어 있는 난백과 물기를 제거한다. 바늘로 난황막을 찔러 난황 내용물을 용기에 담근다. 난황과 물을 1 : 10으로 하여 최종 pH 5.0～5.3이 되도록 잘 섞은 후 4℃에서 6시간 방치한다. 원심분리기에 옮겨 4℃에서 25분간 10,000g으로 원심분리시켜 침전물을 얻는다. 수용성 단백질이 함유된 상등액은 버리거나 리베틴(livetin) 회수용으로 쓰인다. 침점물은

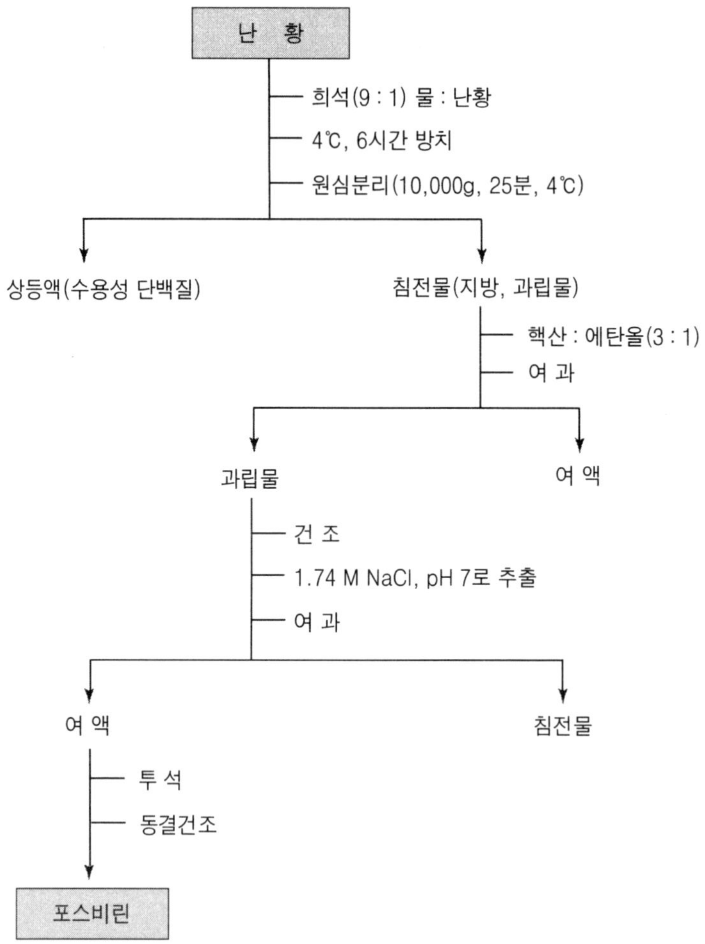

그림 6-11. 난황으로부터 포스비틴의 추출(Losso와 Nakai, 1994)

20배의 헥산 : 에탄올(3 : 1) 혼합용매로 4℃에서 3시간 동안 추출시키고 여과시킨다. 여액 속에 있는 용매는 회전식 농축기에서 제거하고 질소가스와 함께 -20℃에서 보관한다. 여과에서 남은 과립자(granule)를 풍건(風乾)시키고 10배의 소금물(1.74M NaCl, pH 7.0)로 추출한 다음 여과시키고 0.45 μm 막으로 통과시킨다. 이 여액을 투석하여 진공동결 건조시켜 얻는다.

3.5 시알산(sialic acid)

N-Aacetylneuramic acid(Neu5Ac)라고도 하는 시알산은 당화합물로 생명체의 세포기능에 관여하는 새로운 의약품으로 각광을 받고 있다. 대표적 작용으로 부작용이 없는 경구용 소염제로서 작용을 한다. 이 외에도 시알산은 생체 내에서 여러 생물학

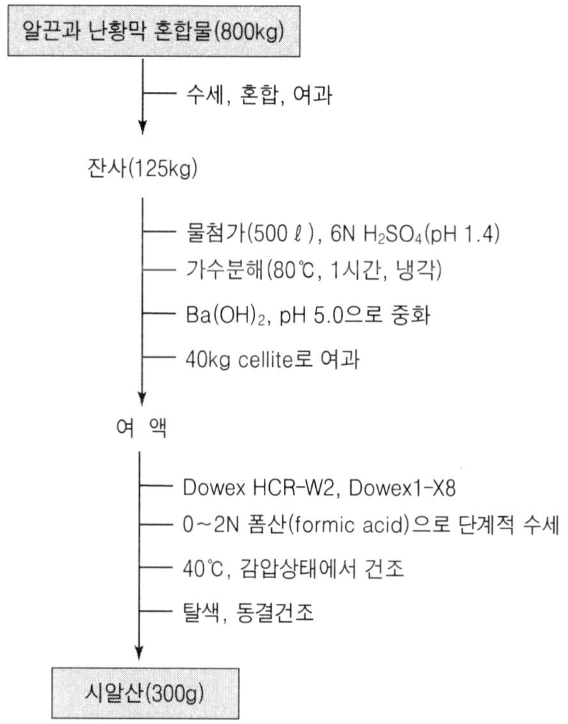

그림 6-12. 알끈과 난황 혼합물로부터 sialic acid의 추출(Juneja 등, 1994)

표 6-19. 알 종류별 시알산 함량(건조중량, %)

품 종	난황막	알 끈
계 란	1.0	2.40
메추리알	1.25	3.79
비둘기알	1.85	3.21

자료 : Juneja 등 (1994)

적인 기능을 가진다. 각종 호르몬, 미생물, 독소에 대해 수용체(receptor)로서 작용을 하며, 세포나 분자의 면역학적 인식체로서 기능이 있다. 따라서 병리학과 관계되는 여러 의학용 시약에 이용되고, 특히 암 진단제 시약으로도 사용된다.

추출방법을 소개하면 그림 6-12와 같이 가수분해와 pH를 조절하여 크로마토그래프에 흡착시켜 단계적 수세로 수집한다. 자연에 존재하는 시알산은 극히 일부만이 소수 함유하고 있는데 그 중에서 계란의 알끈, 난황막, 탈지난황에 함유되어 있다. 표 6-19에서와 같이 난황막과 알끈에 건조중량을 기준으로 각각 1.0%와 2.4% 들어 있고,

메추리알이나 비둘기 알에서 조금 더 많이 함유되어 있다. 계란은 다량의 원료로 사용할 수 있기 때문에 산업화하기가 쉽다.

3.6 면역글로불린(IgY) 추출

최근에는 계란 난황으로부터 면역글로불린을 추출하는데 성공하여 산업화하고 있다. 닭에게 외부에서 주사하여 혈액에 혈청항체(IgG)를 먼저 생성하게 하고, 이 면역화된 혈청항체는 계란형성 과정에서 난황 속으로 쉽게 유입된다. 난황 속에 유입된 특이항체(specific antibody)를 IgY라고 하여 매우 우수한 polyclonal 항체로 알려지고 있다. IgY는 IgG와 동등한 가치를 지니지만 분자크기, 등전점, 단백질분해효소가 작용하는 지점, 결합능력 등이 다르다. 난황의 면역단백질 함량은 혈청 면역단백질보다 더 많기 때문에 상업화하는 데 유리하다. 폴리에틸렌글리콜(polyethylene glycol)

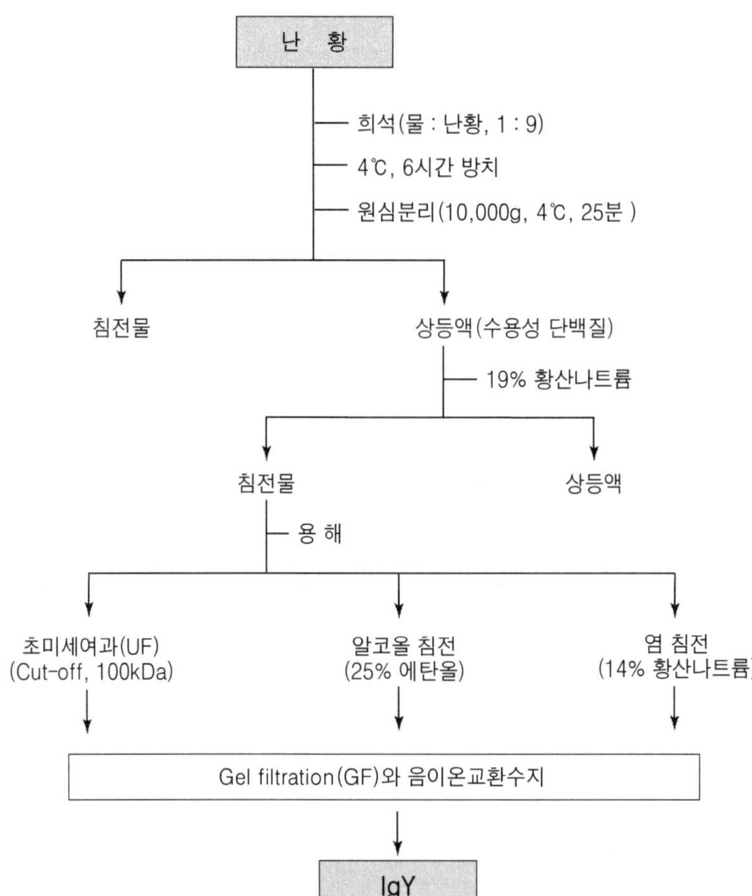

그림 6-13. 난황에서 면역글로불린(IgY)의 분리와 정제(Akita와 Nakai, 1994)

방법으로 면역시킨 닭으로부터 난황당 IgY 75 mg까지 생산할 수 있다.

지금까지 특이항체를 가축의 초유(colostrum)나 혈청에서 생산되었지만 초유를 구입하기에 한계성이 있고, 혈청에서 생산하기 위해 가축을 인위적으로 도축시켜야 하는 어려움이 많았다. 이에 반해 난황으로부터 특이항체를 생산한다는 것은 가축을 죽이지 않고 산란을 통해 다량 생산할 수 있는 장점 때문이다. 특이항체는 식품이나 생물계에서 각각 여러 분자량을 예측, 분리, 측정하는 기초과학에 널리 쓰이고 진단용 시약으로도 활용되고 있다. 또한 유아(幼兒)에게 경구투여(經口投與)를 실시함으로써 장내에서 감염되는 박테리아나 바이러스(virus)에 대해 항체로써 작용이 가능하다.

추출방법을 소개하면 난황을 물에 희석하여 침전시켜 불용성 물질을 제거하고 수용성 단백질을 얻는다. 상등액에 pH와 희석농도를 조절하여 최적 조건을 설정한다. 이어서 여과시켜 자동 액체 크로마토그래프 내에 있는 양이온 교환수지를 통해 정제한다(Fichtali 등, 1994). 다른 방법으로 그림 6-13에서와 같이 기본적으로 수용성 물질을 원심분리하고 다시 용해시킨 것을 젤 여과(gel filtration)와 음이온 교환수지로 정제한다. 여기에 *Aspergillus saitoi*가 생성하는 곰팡이 효소나 펩신(pepsin)를 이용하여 순도 99%까지 정제시켜 생산한다.

참고문헌

1. Akita, E. M. and Nakai, S. 1994. Preparation and purification of Fab' immunoactive fragments from chicken egg immunoglobulin using pepsin and Aspergillus saitoi protease. In: Egg Uses and Processing Technologies, New Development, Sim, J. S. and Naka, S(eds.), CAB International. Wallingford, UK. p. 228-239.
2. Anonymous. 1994. Eggcyclopedia. American Egg Board. 3rd(ed.), E-0023, Illinois 60068, USA.
3. Baker, R. C. 1988. Fundamentals of new food product development. Elsevier, Amsterdam, The Netherlands.
4. Cunningham, F. E. and Brant, S. 1984. Yogurt-style snack food from fermented albumin. *Poultry Tribune* 90:6-8.
5. Cunningham, F. E. and Francis, C. 1982. Fermented liquid eggs used in cheddar cheese. *Poultry Tribune* 88:12-13.
6. Fichtali, J., Charter, E. A., Lo, K. V. and Nakai, S. 1994. A new process for IgY isolation from industrially separated egg yolk including automation

and scale-up. In: Egg uses and processing technologies, new development. Sim, J. S. and Nakai, S.(eds.), CAB International. Wallingford, UK, p. 213-227.

7. Froning, G. W. 1994. Egg cholesterol removal by supercritical fluid extraction technology. In: Egg uses and processing technologies, new development. Sim, J. S. and Nakai, S.(eds.), CAB International. Wallingford, UK, p. 106-114.
8. Fuller, G. W. and Angus, P. A. 1969. Peelability of hard-cooked eggs. *Poultry Sci.* 48:1145-1151.
9. Imoto, T., Johnson, L. N., North, A. C. T., Phillips, D. C., and Rupley, J. A. 1972. Vertebrate lysozyme. *Enzyme* 7:665-868.
10. Johnson, E. A. 1994. Egg white lysozyme as a preservative for use in foods. In: Egg uses and processing technologies, new development. Sim, J. S. and Nakai, S.(eds.), CAB International. Wallingford, UK, p. 177-191.
11. Juneja, L. A., Sugino, H., Fujiki, M., Kim, M., and Yamamoto, T. 1994. Preparation of pure phospholipids from egg yolk. In: Egg uses and processing technologies, new development. Sim, J. S. and Nakai, S.(eds.), CAB International. Wallingford, UK, p. 139-149.
12. Juneja, L. R., Koketsu, M., Kawanami, H., Sasaki, M., Kim, M., and Yamamoto, T. 1994. Large-scale preparation of sialic acid and its derivatives from chalaza and delipidated egg yolk. In: Egg uses and processing technologies, new development. Sim, J. S. and Nakai, S.(eds.), CAB International. Wallingford, UK, p. 192-206.
13. Lo, Y. C., Froning, G. W., and Arnold, R. G. 1983. The water activity lowering properties of selected humectants in eggs. *Poultry Sci.* 62:971-976.
14. Losso, J. N. and Nakai, S. 1994. A simple procedure for the isolation of phosvitin from chicken egg yolk. In: Egg uses and processing technologies, new development. Sim, J. S. and Nakai, S.(eds.), CAB International. Wallingford, UK, p. 150-157.
15. McKinney, C. W., Cardetti, M. M., and Cotterill, O. J. 1983. Scotch eggs variation of an old theme. *Poultry Tribune* 89:22-27.
16. Mountney, G. J. 1976. *Poultry Products Technology.* The AVI publishing Co., INC. Connecticut, USA.
17. Shemwell, G. A. 1974. Factors affecting weepage of baked spinach souffles. M. S. thesis, Purdue University, West Lafayette, Indiana, USA.
18. Simmons, S. E. 1974. Formulation and quality testing of low-pH egg salad. M. S. thesis, Purdue University, West Lafayette, Indiana, USA.
19. Stadelman, W. J., and Cotterill O. J. 1990. Egg science and technology. 3rd

(ed.), Food Products Press, New York, USA.

20. Stadelman, W. J., Olson, V. M., Shemwell, G. A., and Pasch, S. 1988. Egg and poultry-meat processing. Ellis Horwood Ltd., Chichester, England.
21. USDA. 1981. Purchase of dried egg mix for distribution to eligible outlets. Announcement/Invitation PV-95. Food safety and quality services, Poultry and dairy division, Washington, DC, 20250.
22. 김일준, 김영호, 김동훈, 이무하. 1996. Aqueous extraction 공정을 이용한 난황에서의 콜레스테롤 분리. 한국축산학회지 38:519-526.
23. 大川德太郎. 1981. 食品加工實驗書. p.103., 建濟社.
24. 山內 文男. 1986. 食品タンハク質の科學. 株式會社 食品資料研究會, 日本
25. 송계원, 장판형. 1993. 최신 축산가공학. 문운당.
26. 유익종. 1993. 계란의 부가가치향상을 위한 가공기술의 개발. 한국축산학회 추계 심포지움 Proceeding. p. 54-82.
27. 이복희, 유익종, 강통삼. 1993. 계란의 콜레스테롤 함량 조절 기술에 관한 고찰. 한국가금학회지 20:217-231.
28. 이성기, 김인호, 유익종. 1992. Lysozyme과 Glysine, Lysine 및 EDTA의 첨가가 *Lactobacillus plantarum*의 성장에 미치는 영향. 한국식품과학회지, 24:11-13.
29. 이성기, 박주현. 1989. 조미염지란의 가공적성과 저장성에 관한 연구. 한국가금학회지 31:519-526.
30. 이성기, 유익종, 김영명. 1988. 계란을 이용한 조미제품 제조에 관한 연구. 한국가금학회지 15: 45-51.
31. 이성기, 유익종, 민병용. 1989. 이온교환 크로마토그래피에 의한 lysozyme의 추출에 관한 연구. 한국축산학회지 31:780-787.
32. 이성기, 채영석. 1993. 계란을 이용한 가공제품의 개발과 고부가가치화 방안. 한국가금학회 추계심포지움 Proceeding p. 14-34.
33. 이성기. 1988. Liposome과 식육 모델시스템에서 난황 phosvitin의 항산화 효과 구명. 학술진흥재단 중간보고서.
34. 이성기. 1989. 가열중 계란의 난각파손에 관한 연구. 한국축산학회지 31: 449-452.
35. 猪肢哲二. 1978. 水産ねり製品技術研究會誌. 4(4):19.
36. 猪肢哲二. 1984. ニュー·フー ド·インダストリー. 26(9):40.
37. 中江利孝. 1986. 乳.肉.卵の科學, 特性と機能.
38. 淺野悠輔, 石原良三. 1985. 卵. 光琳. 東京. 日本.
39. 한석현. 1996. 계란의 과학과 그 이용. 선진문화사.

찾아보기

ㄱ

Index

C

D

M

N

O

닭고기와 계란의 과학 (증보개정판)

2016년 8월 20일 초판 인쇄
2016년 8월 25일 초판 발행

저 자 : 이성기

펴낸이 : 천승배

펴낸곳 : 도서출판 유한문화사

주소 : (07529) 서울시 강서구 강서로76길 21(가양동)
전화 : 2668-2055~6
팩스 : 2668-2565
http://www.yuhansa.com
E-mail : yuhansa@hanmail.net
등록 : 제 5-31호. 1979. 3. 6.

값 28,000 원

ISBN : 978-89-7722-927-3 93590

「이 도서의 국립중앙도서관 출판예정도서목록(CIP)은 서지정보유통지원시스템 홈페이지(http://seoji.nl.go.kr)와 국가자료공동목록시스템(http://www.nl.go.kr/kolisnet)에서 이용하실 수 있습니다.(CIP제어번호: CIP2016019994)